U0302831

药物早期临床试验安全性评估

主　编　王兴河　李劲彤

副主编　曹　玉　钟国平　曲恒燕　赵　维

科学出版社

北京

内 容 简 介

本书是一部系统、全面介绍药物早期临床试验安全性评估原则与实施细则的专著，共分13章。第一章总论详细介绍了早期临床试验的概念、发展历程、风险评估方案、特殊诊断制剂应用、不良事件判断标准及心脏安全性评估等内容。第二～十三章分别对治疗白血病药物、心血管系统药物、呼吸系统药物、消化系统药物、治疗糖尿病药物、风湿免疫药物、神经与精神类药物、细胞治疗药物、抗感染药物、靶向药物、吸入药物、中药及儿童药物的早期临床试验方案设计及安全性评估方法、标准进行了介绍，方便读者有针对性地快速查阅。

本书的实用性及前瞻性较强，可供药物临床试验相关医务工作者、制药企业、合同研究组织（CRO）/临床机构管理组织（SMO）工作人员及相关专业研究生学习、参考。

图书在版编目（CIP）数据

药物早期临床试验安全性评估 / 王兴河，李劲彤主编 . —北京：科学出版社，2023.6

ISBN 978-7-03-075609-1

Ⅰ.①药… Ⅱ.①王…②李… Ⅲ.①临床药学－药效试验－安全评价 Ⅳ.① R969.4

中国国家版本馆 CIP 数据核字（2023）第 092756 号

责任编辑：程晓红 / 责任校对：张 娟
责任印制：赵 博 / 封面设计：吴朝洪

科 学 出 版 社 出版

北京东黄城根北街 16 号
邮政编码：100717
http://www.sciencep.com

三河市春园印刷有限公司 印刷

科学出版社发行 各地新华书店经销

*

2023 年 6 月第 一 版 开本：787×1092 1/16
2023 年 6 月第一次印刷 印张：23 3/4
字数：560 000

定价：188.00 元

（如有印装质量问题，我社负责调换）

资助项目

国家自然科学基金面上项目（52073180）

国家卫生健康委"重大新药创制重大专项"（2020ZX09201-012）

科技部"十二五"国家科技重大专项"重大新药创制"（2014ZX09303302）

科技部"十三五"国家科技重大专项"重大新药创制"（2017ZX09304026）

北京市科委重大专项"肿瘤药物临床评价关键技术平台建设"（Z111100059411059）

北京市科委"北京医药临床试验服务后补助工作"经费（2022CR0HBZ）

北京市科委"靶向性创新药物人体零期研究平台建设"项目（2018LQYJ）

编著者名单

主　编　王兴河　首都医科大学附属北京世纪坛医院

　　　　李劲彤　中日友好医院

副主编　曹　玉　青岛大学附属医院

　　　　钟国平　中山大学药学院/中山大学临床药理研究所

　　　　曲恒燕　首都医科大学附属北京天坛医院

　　　　赵　维　山东大学药学院

编著者　(按姓氏汉语拼音排序)

　　　　曹　玉　青岛大学附属医院

　　　　崔　刚　中日友好医院

　　　　方莹莹　首都医科大学附属北京世纪坛医院

　　　　郭　聪　中国人民解放军总医院第五医学中心

　　　　韩　麦　中日友好医院

　　　　郝国祥　山东大学药学院

　　　　蒋　鑫　青岛大学附属医院

　　　　金江丽　中日友好医院

　　　　劳斯贤　中山大学药学院/中山大学临床药理研究所

　　　　李　婷　青岛大学附属医院

　　　　李　欣　青岛大学附属医院

　　　　李劲彤　中日友好医院

　　　　李守凤　中山大学药学院/中山大学临床药理研究所

　　　　李亚港　中山大学药学院/中山大学临床药理研究所

　　　　李银娟　首都医科大学附属北京世纪坛医院

　　　　李媛媛　首都医科大学附属北京天坛医院

　　　　林萍萍　青岛大学附属医院

　　　　漆　璐　首都医科大学附属北京世纪坛医院

　　　　曲恒燕　首都医科大学附属北京天坛医院

孙明利　首都医科大学附属北京世纪坛医院

陶　野　青岛大学附属医院

田　芳　首都医科大学附属北京天坛医院

王　清　中日友好医院

王晨静　青岛大学附属医院

王兴河　首都医科大学附属北京世纪坛医院

魏佳会　首都医科大学附属北京天坛医院

续　畅　首都医科大学附属北京世纪坛医院

赵　维　山东大学药学院

钟国平　中山大学药学院/中山大学临床药理研究所

钟婉玲　中山大学药学院/中山大学临床药理研究所

周沁蕾　中山大学药学院/中山大学临床药理研究所

校　对　续　畅　首都医科大学附属北京世纪坛医院

周心娜　首都医科大学附属北京世纪坛医院

统　筹　王筱萌　首都医科大学附属北京世纪坛医院

前　言

现今国际上对药物早期临床试验的定义范畴逐渐扩大，已由过去的仅限于Ⅰ期临床试验延伸至0期临床试验、Ⅰ期临床试验、加强Ⅰ期临床试验及Ⅱa期临床试验的范畴。可以预见，在未来的几年中早期临床试验将是一个大Ⅰ期的概念，可涵盖初步疗效评价的一部分内容，其重要性将有大幅度的提升，将显著减少Ⅱ期临床试验的工作量，从而极大地缩短临床试验时间，为广大患者尽早应用疗效好的新药创造了可能。时至今日，各跨国制药公司为了节省资金及提高效率，纷纷加大了对早期临床试验的投入力度，以便尽早发现问题并反馈给研发者，为后续试验的成功打下坚实的基础。

然而，我国对早期临床试验的概念还不甚明确，制药企业也未给予重视，这导致在Ⅱb期、Ⅲ期、Ⅳ期临床试验中资金投入巨大，研发周期较长，且失败率较高，严重阻碍了新药的上市进程。据此，本书详细介绍了早期临床试验的各个环节及关键性问题，并将新药早期临床试验中安全性评估的方法、标准、观察指标及具体案例进行了详细介绍，以供医疗机构、制药企业、监管部门的相关工作者参考，具有较强的学术价值与应用价值。

为了兼顾理论性及应用性，一方面，本书在总论中对早期临床试验的概念、发展史、风险评估、受试者保护、剂量设计方案、不良事件判断标准、心脏安全性评估、生殖安全性评估等进行了详述，以帮助读者构建早期临床试验的整体知识框架，理论性较强；另一方面，本书在分论中对药理机制相似、作用部位相同药物的早期临床试验进行了分类详述，如治疗白血病药物、心血管系统药物、呼吸系统药物等，可作为工具书在临床试验中进行有针对性的查阅，应用性较强。

本书的编写得到了科技部"十二五"/"十三五"国家科技重大专项"重大新药创制"、北京市科委重大专项"肿瘤药物临床评价关键技术平台建设"及"靶向性创新药物人体零期研究平台建设"，以及国家自然科学基金的大力支持，是中日友好医院、中山大学药学院（中山大学临床药理研究所）、山东大学药学院、青岛大学附属医院、首都医科大学附属北京天坛医院、中国人民解放军总医院第五医学中心及首都医科大学附属北京世纪坛医院全体编者辛勤努力的成果，在此表示最诚挚的感谢！愿本书的出版面世能为业内同仁提供一定的启发与帮助！

首都医科大学附属北京世纪坛医院
药物与医疗器械临床试验机构办公室主任
临床研究中心（研究型病房）办公室主任
药物Ⅰ期临床试验研究室主任
王兴河
2023年4月

目　　录

第一章

总　　论

第一节　早期临床试验的概念与发展

一、早期临床试验的概念

新药的安全性与有效性必须在上市前经过临床试验确认。临床试验（clinical trial）是指任何在人体（患者或健康志愿者）进行的系统性药物研究，以证实或揭示试验药物的作用、不良反应和（或）试验药物的吸收、分布、代谢与排泄（ADME），目的是确定试验药物的有效性与安全性。所有的药物临床试验必须遵循以下三项基本原则：伦理道德原则、科学性原则、药品临床试验管理规范（good clinical practice，GCP）与现行法律法规。尽管新药经过临床前的体外实验、动物实验获得了安全性和有效性数据，但必须再进行临床试验确证，因为药物在动物体内的有效性和安全性与在人体内存在或多或少的差异。无论从安全性和有效性，还是从资金投入上讲，早期临床试验都非常重要，特别是首次人体临床试验，有许多未知的知识需要我们观察、发现、思考、探索。因此，尽可能地通过早期临床试验从少量受试者的试验结果中，分析出试验药物的安全性、有效性和药物代谢动力学（简称药代动力学）特征，才能为后续该药物被批准上市、服务于患者提供坚实基础和可靠证据。所以，临床试验必须极为慎重，既要防止发生严重的毒副作用，也要防止生产疗效欠佳甚至无效的药品。

我国临床试验起步较晚，大致经历了如下两个阶段：第一阶段，中国加入"人用药品注册技术要求国际协调理事会"（International Conference on Harmonization，ICH）组织之前，为我国临床试验的初级阶段。国家卫生部于1998年发布第一版《药品临床试验管理规范（试行）》，此为规范化药物临床试验研究的起步阶段；于2003年6月4日经国家食品药品监督管理局局务会审议通过《药物临床试验质量管理规范》，此为规范化药物临床试验研究的发展阶段。第二阶段，中国于2017年正式加入ICH成员国组织，为了适应新形势，加强对药物临床试验质量管理，国家市场监督管理总局组织对现行《药物临床试验质量管理规范》进行修订，形成修订草案，于2018年发布征求意见稿，向社会公开征求意见，并于2020年正式发布《药物临床试验质量管理规范》，同时国家市场监督管理总局于2020年公布更新版《药品注册管理办法》，使我国药物临床试验研究进入一个全新的阶段，实现了我国与国际药物临床试验接轨，临床试验更加规范化、科学化，试验研究质量进一步提高。

按照国家市场监督管理总局公布的新版《药品注册管理办法》第二十一条，药物临床试验分为Ⅰ期临床试验、Ⅱ期临床试验、Ⅲ期临床试验、Ⅳ期临床试验以及生物等效性试验。根据药物特点和研究目的，研究内容包括临床药理学研究、探索性临床试验、确证性临床试验和上市后研究。Ⅰ期临床试验是评价人体耐受性、药代动力学和药物效应动力学（简称药效学），Ⅱ期临床试验是初步研究新药对于目标适应证的作用，二者统称为早期临床试验。

临床药理学是研究药物与人体相互作用规律的学科，它以药理学和临床医学为基础，阐述药代动力学、药效学、毒副反应的性质和机制及药物相互作用规律等。临床药理学研究内容如下。①药效学：研究药物对人体（包括老年人与儿童、健康成年人与患者）生理与生化功能的影响和临床效应，以及药物的作用原理。简言之，即研究药物对人体的影响。目的是确定人体的治疗剂量，以便在每个患者身上能得到最大的疗效和最少的副作用；观察剂量、疗程和不同给药途径与疗效之间的关系。②药代动力学：研究药物在健康成年人与患者体内的吸收、分布、代谢和排泄的规律。简言之，即研究机体对药物的处理。③毒理学：在研究药物疗效时应同时观察药物可能发生的副作用、中毒反应、过敏反应和继发反应等。在用药过程中应详细记录受试者的各项主、客观症状，并进行生化检查，出现反应时应分析其发生原因，提出可能的防治措施。通过毒理学研究，主要对药物的安全性进行评价。

探索性临床试验：此类临床研究通常是在Ⅰ期临床试验早期进行的，它不以治疗为目的，也不侧重于监测药物的临床耐受性（如人体最大耐受量），在研究过程中只涉及少数人群并使用有限剂量，最终通过有限的人体暴露获取相应的临床参数。探索性临床研究主要用于评估研发药物是否具有进一步开发为新药或生物制剂的可能性。因此，探索性新药临床试验是在Ⅰ期临床试验早期进行的、涉及非常有限的人体暴露的临床试验，且无治疗或诊断目的，又被称为0期临床试验。这是从临床前实验过渡到Ⅰ期临床试验的中间环节，该研究对开发新药有重要意义。

确证性临床试验是为了进一步确证探索性临床试验所得到的有关研究药物有效性和安全性的初步证据，其目的在于为获得上市许可提供足够的证据，同时确定剂量与效应的关系。研究内容涉及剂量效应关系的进一步探索，或对更广泛人群、疾病的不同阶段，或合并用药的研究。确证性试验是一种事先提出假设并对其进行检验的随机对照试验，以说明所开发的药物对临床是有益的。当把确定治疗获益作为研究的首要目的时，可认为是Ⅲ期临床试验的开始。确证性临床试验要严格遵守试验方案和标准操作规程（standard operation procedure，SOP）。对于预计长期服用的药物，药物延时暴露的试验通常在确证性临床试验中进行，尽管此类研究可能开始于探索性临床试验。

药品上市后再评价是指从药理学、药剂学、临床医学、药物流行病学、药物经济学及药物政策等方面，对已批准上市的药品在社会人群中的疗效、不良反应、用药方案、稳定性及费用等是否符合安全、有效、经济的合理用药原则做出科学评价和估计。

1. Ⅰ期临床试验　初步的临床药理学及人体安全性评估试验，为新药人体试验的起始期，又被称为早期人体试验。Ⅰ期临床试验（phase Ⅰ clinical trial）包括药物耐受性试验和药代动力学研究，一般在健康受试者或患者中进行。其目的是研究人体对药物的耐受程度，并通过药代动力学研究、了解药物在人体内的吸收、分布、代谢、排泄规律，为制订给药方案提供依据，以便进一步进行治疗试验。

人体耐受性试验（clinical tolerance test）是在经过详细的动物实验研究的基础上，

观察人体对该药的耐受程度，也就是要找出人体对新药的最大耐受剂量及其产生的不良反应，是人体的安全性试验，为确定Ⅱ期临床试验用药剂量提供重要的科学依据。

人体药代动力学研究为Ⅱ期临床试验给药方案的制订提供科学依据。其观察的是药物及其代谢物在人体内的含量随时间变化的动态过程，这一过程主要通过数学模型和统计学方法进行定量描述。药代动力学的基本假设是药物的药效或毒性与其所达到的浓度（如血液中的浓度）有关。

Ⅰ期临床试验一般从单剂量开始，在严格控制的条件下，将少量试验药物用于少数（10～100例）经过谨慎选择和筛选出的健康受试者（对肿瘤药物而言通常为肿瘤患者），然后仔细监测药物的血药浓度、排泄性质和任何有益反应或不良反应，以评价药物在人体内的药代动力学特征和耐受性。通常要求志愿者在研究期间住院，每天对其进行24h的密切监护。随着对新药安全性了解的增加，给药的剂量可逐渐提高，并可以多剂量给药。

2. Ⅱ期临床试验 为治疗作用初步评价阶段，目的是初步评价药物对目标适应证患者的治疗作用和安全性，也包括为Ⅲ期临床试验研究设计和确定给药剂量提供依据。此阶段的研究设计可以根据具体的研究目的采用多种形式，如随机、盲法、对照临床试验。Ⅱa期临床试验相当于Ⅱ期临床试验的剂量和有效性的探索试验，到底是做Ⅱ期临床试验还是分开做Ⅱa、Ⅱb期临床试验，取决于国家药品监督管理局发放的临床试验批件如何要求。

Ⅱa期临床试验就是先入组少量受试者，目的是确立合适的治疗剂量，确定量效关系，探寻新药配伍并为下一期试验建立方法学依据。在对药物疗效和安全性评价指标争议大、意见不统一的情况下，分两步做试验相对安全一些。1类化学药的试验基本都分两步，边做边分析总结，结果不理想可以回顾分析，否则等出现了问题再去解决就会造成很大损失。

Ⅱb期临床试验是在Ⅱa期临床试验的基础上，扩大样本量，明确剂量的安全性、有效性。如，一个药物Ⅱa期试验有几个适应证，入组十余例病例后，观察安全性和有效性，之后选择有效性良好的适应证组扩大样本量做Ⅱb期试验，最后再分析药物安全性和有效性。

3. 生物等效性试验 生物等效性（bioequivalence，BE）是指生物效应的一致性，主要包括临床应用的安全性与有效性。BE试验是指用生物利用度研究方法，以药代动力学参数为指标，比较同一种药物的相同或不同剂型的制剂，在相同的试验条件下，其活性成分吸收程度和速度差异有无统计学意义的人体试验。试验对象为健康志愿者，受试者的数量较少，样本量的大小一般按照统计学计算获得，并充分考虑脱落率等相关影响因素。BE试验在药物研发的不同阶段，其作用可能稍有差别，但究其根本，BE试验的目的都是通过测定血药浓度的方法，比较不同制剂对药物吸收的影响，以及药物不同制剂之间的差异，以此推测其临床治疗效果差异的可接受性，即不同制剂之间的可替换性。

仿制药的研究开发与临床应用替换基本要求都是不同制剂间具有生物等效性，因此BE试验在药品研发中具有非常重要的地位和作用。药物制剂间的BE评价虽然可以通过临床对照试验用临床指标判断两种或两种以上制剂是否具有生物等效性，但临床效应测定结果的影响因素众多、结果变异大、样本量要求大，因此并不是首选的评价方法。目前国内外最常用的BE评价方法是药代动力学方法，即采用生物利用度（bioavailability，BA）指标进行BE评价。通常BA指制剂中活性成分被吸收的程度和速度。用药代动力学方法进行BE评价，考察药学等效制剂或可替换药品在相同试验条件下，服用相同剂量药物，其活性成分吸收的程度和速度是否满足预先设定的等效标准。在药代动力学参数中，表征吸收程度和速度的参数主要是曲线下面积（AUC）、达峰时间（T_{max}）和峰浓度（C_{max}）。因此，用药代动力学方法评价制剂间是否具有生物等效性，即以统计学方法评价试验制剂与参比制剂测得的AUC、T_{max}和C_{max}等指标是否满足预先设定的等效标准。预先设定的等效标准也就成为影响BE评价的关键因素之一。根据美国FDA要求，对于大多药品，如果循环系统的药物暴露差别在20%的范围内，将不会对临床治疗效果产生显著影响，认为二者生物等效。基于此点，美国FDA设定了试验制剂和参比制剂的药代动力学参数AUC和C_{max}"差异应小于20%"作为等效性判定标准。具体判定方法：通过向双单侧t检验及（1～2α%）置信区间法，得到两种制剂AUC或C_{max}几何均值比值的90%置信区间（confidence interval，CI）。对于非窄治疗窗的药物，此90%CI必须在80%～125%。

某些药物由于生物利用度过低、酸不稳定、吸收前的广泛代谢等原因，一个或多个药代动力学参数的个体内变异系数（within-subject coefficient of variation，CVW%）大于或等于30%，称为高变异药物（highly variable drug，HVD）。按照国家药品监督管理局（NMPA）的推荐，高变异药物的BE试验，若选择非重复交叉设计或平行分组设计，应采用平均BE（ABE）方法；若选择部分重复或完全重复交叉设计，则可采用ABE方法或参比制剂校正的ABE（RSABE）方法。与ABE方法相比，RSABE方法依据参比制剂的个体内变异，适当放宽了等效性判定标准。采用ABE方法评价时，应以主要药代动力学参数（AUC和C_{max}）几何均值比（geometric mean ratio，GMR）的90%CI在80%～125%为等效标准。RSABE法主要分为下列三步：计算参比制剂的个体内标准差（SWR）、计算单侧95% CI上限（upper bound of 95% confidence interval）、等效性判断标准，若单侧95% CI上限小于等于零，同时制剂间主要药代动力学参数的几何均值比的点估计值在80%～125%，可以判定受试制剂与参比制剂的药代动力学评价指标（AUC或C_{max}）具有BE。只有AUC和C_{max}均判定等效才可声明该制剂与参比制剂具有BE。

二、早期临床试验的发展

为了更好地控制新药研发过程中的临床风险，使更多的有效化合物尽快上市，美国FDA在2006年发布了探索性新药（IND）研究指导原则，即临床I期前研究，称为0期临床试验。0期临床试验是指活性化合物在完成临床前实验后，但还未正式进入临床试验之前允许研究者使用微剂量（一般不大于100μg或小于1%的标准剂量）在少量人群（6～15人，健康受试者或患者）中进行药物试验，以收集必要的有关药物安全及药代动力学的试验数据。0期临床试验的优势在于能够花费相对较少资金，获取药物相关试验数据。如果0期临床试验发现药物存在安全问题，可以及时调整I期临床试验，甚至可以放弃I期临床试验，减少不必要的浪费。如果0期临床试验未发现药物存在严重的安全性问题，则在0期临床试验过程中获得的药代动力学和安全性数据可以更加科学地制订I期临床试验方案，并加快后期的临床试验，促进药物尽早上市。在风险控制方面，0期临床试验研究由于剂量很低、受试者数量少、给药时间短，因此可能带来的临床试验风险也较小。

做药物0期临床试验首先必须先熟悉药物作用机制，以防得出错误的结论；其次，为了评价药物的靶向作用，必须事先建立如正电子发射断层成像（positron emission tomography，PET）等药物的微量检测方法，以及合适的处理过程。另外，生物标志物也应该事先确立；再者就是化合物的治疗指数应该高，以便在较短的治疗过程中充分显示疗效。

在进行0期临床试验时，必须考虑到微剂量药物几乎没有治疗作用，可能会阻碍患者的招募进程。因此，首先必须让所招募的受试者明白0期临床试验的性质和意义，进行0期试验的同时需要开展其他的辅助治疗，以免延误患者治疗，0期试验的调研者有义务在临床试验结束之后提供必要的治疗。

0期临床试验也存在一些不足，微剂量并不能准确反映药理学剂量所产生的药效。现在进行0期临床试验的目的是加快药物的整体开发效率，但在没有经验时，申办方可能会认为这反而会延缓药物进入后期的临床试验研究阶段。我国目前没有关于0期临床试验相应的规范和法规，而且临床试验的整体水平相比欧美等发达国家还有差距。美国FDA的0期临床试验指导原则对于我们或许是一个很好的借鉴。0期临床试验不仅是一种临床试验研究方法，更多体现了一种研究理念。随着我国对研发创新药物的投入增加，研究者与申办者接触到先进药物临床试验的机会也会增多。因此，我们应了解并掌握国际上先进药品研发手段，从较高的起点上追赶制药业的前沿。

三、早期临床试验的意义

对于药品来说，新药临床试验的重要性要远大于临床前的实验研究。一方面，新药安全性、有效性，因实验动物不同而有所差异，在动物体内的反应和在人体内的反应有所不同；另一方面，在动物和人体内的毒性反应亦有所不同。因此，无论是从有效性还是从安全性分析，药物的早期临床试验都十分重要，特别是0期临床试验和首次人体临床试验，可以尽早发现不足、尽早止损，既可节省时间，又可节约资金，也可防止生产无效甚至有害药品。近年来，无论是跨国制药公司还是小型制药公司都在缩减成本、减少开支，以控制临床研发风险。据报道，研发失败药物75%左右的花费都发生在早期临床试验阶段，Ⅰ期临床试验淘汰的药物中约40%是因为药代动力学不佳，为了更好地控制新药研发过程中的临床风险，使更多的有效化合物能够尽早上市，国外大公司纷纷加大了早期临床试验的研究力度。

总之，要想做好一个药物临床试验，必须做好周密、充分的准备。进行药物临床试验必须有严谨的科学依据。在进行人体试验前，必须全面考虑该试验的目的及要解决的问题，应权衡对受试者的受益及风险，预期的受益应超过可能出现的损害。选择临床试验方法必须符合科学和伦理要求。进行临床试验前，必须提供试验药物的临床前研究资料，包括处方组成、制造工艺和质量检验结果（符合规范的药检报告）。所提供的临床前资料必须符合进行相应各期临床试验的要求，同时还应提供试验药物已完成和其他地区正在进行的与临床试验有关的安全性和有效性资料。临床试验药物的制备，应当符合《药品生产质量管理规范》，同时，所有研究者都应具备承担该项临床试验的专业特长、资质和能力，并经过培训。临床试验开始前，研究者和申办者应就试验方案、试验监查、试验稽查、SOP及试验中的职责分工等达成书面协议。在未来，我国NMPA也可能将新药0期临床试验通道对外开放，从而有效缩短药物临床试验时间，提高药物研发效率。

由于药物研发的技术进步和迅猛发展，以前的早期临床药物研发过程中所进行的简单安全性、耐受性和药物代谢动力学标准程序化检测等内容，已无法完全满足实际需求，而靶向性新药筛选技术、计算机辅助药物设计等新方法用以评价新药的安全性与有效性将逐渐成为一种趋势。

（王兴河）

第二节　早期临床试验中临床前毒理学发现的关注要点

一、概论

创新药研发失败或撤市的主要原因通常有以下几种：安全性低、有效性低、可控性低、监管增强。其中，由于受试者可能会因药物的肝毒性、肾毒性、心脏毒性、血管毒性、神经损害等副作用而损伤甚至死亡，监管部门严管严禁此类药品在市场上流通，安全性问题通常是创新药研发失败或撤市最主要的原因。

自2015年以来，国内的创新药研发呈现快速发展态势，国家药品监管部门也出台了许多有关创新药的重要法规和技术指南，特别是2018年国家药品监督管理局（National Medical Products Administration，NMPA）正式加入人用药品技术要求国际协调理事会（The International Council for Harmonisation of Technical Requirements for Pharmaceuticals for Human Use，ICH）组织并成为ICH管理委员会成员后，中国药品监督管理步入新时代，将分阶段地实施ICH规定的5个指导原则。同时致力于全面实施3级指导原则，借鉴国际的审评理念，达到国际标准，这将整体推动我国医药行业的国际竞争力。

临床试验是创新药研究和开发的关键环节，特别是生物活性较强的药物更应强调在确保安全的前提下才能进行临床试验，在进行临床试验前应该提供充分的临床前实验数据和资料，并参考国内外药品监管部门对评价创新药临床前研究和临床试验所需的基本资料，在进行临床试验的全过程实行"安全、有效、可控"的3个基本原则。一般而言，"可控"是受试药物的药学合乎要求，工艺先进，质量稳定，制剂配方合理。而临床前药理和毒理研究是属于"安全"和"有效"方面的内容，这三者密切联系，构成一个整体。

早期临床试验（early phase clinical trial），特别是首次人体临床试验（first-in-human clinical trial，FIH）是创新药物研发过程中的重要里程碑之一，是第一次在人体中探索新化合物是否可以成药，第一次验证在此之前获得的所有动物数据与人体的相关性。由于物种差异和作用机制的探索性及不确定性，药物的动物实验结果并不一定能够准确预测其用于人体的反应，临床前研究也只能揭示约35%的药物不良反应。所以FIH通常是安全性风险最高的一个临床试验阶段，有可能发生严重不良事件甚至导致受试者死亡。因而，在试验设计和具体实施上要格外慎重。以健康受试者或拟研究适应证患者为受试对象，对新药用于人体时的耐受性、安全性，以及药代动力学、药效学进行初步探索。

在FIH研究中，从最大推荐起始剂量（maximum recommended starting dose，MRSD）

进行剂量递增，探索到最大耐受剂量，旨在评估创新药物在一定剂量范围的安全性和耐受性及药代动力学（pharmacokinetics，PK）特征，也初步评估暴露量与剂量限制性毒性的关系及暴露量与药效学〔pharmacodynamics，PD/生物标志物（如果有）〕的关系。这些FIH要探索的内容需要临床前药理毒理数据的强力支持，并可基于跨种属外推来预测人体的安全剂量范围，PK/PD等关键数据来设计临床试验方案。在试验实施过程中，除一般性的安全性观察外，对于临床前研究中发现的药物毒性反应、药物毒性靶器官、潜在安全性信息等需予以特别关注，同时密切收集PK/PD数据进行综合评判，及时调整试验方案，有助于把控好FIH的安全性，更好地保障受试者的安全，并提高研究效率。

下文通过对临床前毒理学研究的主要内容、临床前毒理学研究对早期临床试验设计与实施的重要性及临床前药理学、毒理学发现的主要关注点3个方面的介绍，对创新药从临床前研究到FIH及早期临床试验的衔接中的安全性考虑做初步阐述。

二、临床前毒理学研究的主要内容

为帮助新药注册申请人（药品企业、科研机构和科研人员）申请Ⅰ期临床试验，提高新药研发与审评效率，保护受试者安全与权益，保证临床试验质量，NMPA参照ICH、美国食品药品监督管理局（Food and Drug Administration，FDA）、欧洲药品管理局（European Medicines Agency，EMA）等相关指南，组织制定了《新药Ⅰ期临床试验申请技术指南》并于2018年发布生效。该指南阐述了新药在我国开展首次临床试验时需要向国家药品监督管理局药品审评中心提供的信息。目的是明确新药Ⅰ期临床试验的技术要求，提高Ⅰ期临床试验申报资料的质量；通过规范Ⅰ期临床试验资料的数据要求，缩短新药研发周期，加快新药上市进程。该指南适用于创新药和改良型新药，包括化学药品和治疗用生物制品（细胞和基因治疗产品除外）。

指南中对创新药临床前毒理学研究的主要内容有全面的要求，结合临床前毒理学其他具体研究的技术指导原则要求内容，可作为早期临床试验设计及实施中全面了解创新药临床前安全性信息的重要基础。

（一）指南通用要求

1.资料格式及内容　Ⅰ期临床试验申请的申报资料应以纸质资料和电子资料方式提交，电子资料可以光盘（compact disk，CD）的形式送交。格式和内容可参照ICH通用技术文件（common technial document，CTD）的要求整理提交。

2.介绍性说明和总体研究计划　介绍性说明应包括新药的名称、所有活性成分、药理作用类别、结构式（如已知）、剂型、制剂处方、给药途径、临床试验目的等。如果有所研究药物用于临床的经验，应提供简短概述，包括在其他国家研究和上市的经验。

（二）总体研究计划

应总结申请临床试验方案的设计依据，主要为拟定的适应证、受试者人群、受试者数量、给药方案（剂量、给药间隔、给药持续时间等）、药物安全性评估方法、风险控制计划等，根据已有信息预期的任何安全性相关（重要的已确定风险、重要的潜在风险、重要的缺失资料等）的风险论证。

（三）研究者手册

在研究者手册文件中有关临床前毒理学研究内容有如下要求。

毒理研究：分项列出安全药理学实验、单次给药毒性实验、重复给药毒性实验、遗传毒性实验、生殖毒性实验、致癌实验及其他毒性实验。如果有些研究还没有进行或不需要进行，应说明理由和依据。

（四）药理毒理信息及非临床研究综述

在药理毒理信息中，申请人应该提交所有已完成的非临床实验结果，包括对药物的探索性非临床药理与毒理研究，以使审评部门可以做出此阶段整体评价。研究相关的参考文献和方案修正也可作为本信息的一部分。

非临床研究综述应提供已完成的非临床研究的概要信息，各项实验可采用列表形式。可参照ICH CTD 2.4的格式和内容列出，且要求遵循《药物非临床研究质量管理规范》（good laboratory practice，GLP）的声明。对于未完全遵循上述法规的情况，应说明原因，并提供可能对实验结果造成影响的解释。对毒理学研究内容需系统呈现动物毒理研究及毒代动力学结果，应特别关注可能危害人体安全的信息。

（五）毒理学研究总结报告

具体的毒理学研究的总结报告包含以下内容和要求。

毒理研究的总结报告应阐述毒性反应的程度、严重性和持续时间、剂量相关性、可逆性、种属及性别差异。特别关注重复给药毒性反应信息、动物死亡、病理学检查、局部耐受性、其他需特别说明的问题。根据药物特性和人体研究分期，可能需要特殊研究信息，如大分子药物需增加免疫原性和免疫毒性的深入研究。

毒理研究结果评价应关注毒性反应相关性的逻辑评价，并说明外推人体的风险预测。评价因素包括动物种属、动物数量、给药剂量、给药周期、暴露量及其与人体最大暴露量的相关性，毒性实验结果应明确说明未观察到临床不良反应的剂量水平（no observed adverse effect level，NOAEL）、最大耐受剂量（maximum tolerated dose，MTD）和（或）10%的动物出现严重不良反应的剂量（STD10）、最高非严重毒性剂量（highest non-severely toxic dose，HNSTD）及其暴露量信息。建议以表格形式说明。

此外，对于支持拟定临床试验安全性的各毒理学研究，鼓励申请人递交一份全部数据列表，以适合进行详细审评。为了能够说明这些列表清单内容，还应与列表清单一起提供以下文件。

（1）对研究的简单介绍（如技术报告或摘要，包括方法介绍部分）。

（2）该产品毒理研究开发总体规划方案及规划修订说明。

支持拟定的临床试验方案的重复给药毒性试验周期应参考相关指导原则。

（六）临床前毒理学研究的主要技术指导原则

1.药物安全药理学研究技术指导原则　安全药理学（safety pharmacology）主要是研究药物在治疗范围内或治疗范围以上的剂量时，潜在的不期望出现的对生理功能的不良影响，如观察药物对中枢神经系统、心血管系统和呼吸系统的影响。根据需要进行追加和（或）补充的安全药理学研究。

追加的安全药理学研究（follow-up safety pharmacology study）：根据药物的药理作用、化学结构，预期可能出现的不良反应。如果对已有的动物和（或）临床试验结果产生怀疑，认为药物可能影响人的安全性时，应进行追加的安全药理学研究，即对中枢神经系统、心血管系统和呼吸系统进行深入的研究。

补充的安全药理学研究（supplemental safety pharmacology study）：评价药物对中枢神经系统、心血管系统和呼吸系统以外的器官功能的影响，包括对泌尿系统、自主神经系统、胃肠道系统和其他器官组织的研究。

安全药理学的研究目的包括以下几方面：确定药物可能关系到人体安全性的非期望药理作用；评价药物在毒理学和（或）临床研究中所观察到的药物不良反应和（或）病理生理作用；研究所观察到的和（或）推测的药物不良反应机制。

安全药理学研究应根据药物的特点和临床使用目的合理地进行实验设计。选用适当的验证方法，包括科学而有效的新技术和新方法。某些安全药理学研究可根据药效反应的模型、药代动力学的特征、实验动物的种属等来选择实验方法。实验可采用体内和（或）体外的方法。

安全药理学研究贯穿在新药研究全过程中，可分阶段进行。在药物进入临床试验前，应完成对中枢神经系统、心血管系统和呼吸系统影响的核心组合（core battery）实验的研究。追加和（或）补充的安全药理学研究视具体情况，可在申报临床试验前或生产前完成。

药物的安全性评估研究必须执行GLP。安全药理学研究原则上须执行GLP。对一些难以满足GLP要求的特殊情况，也要保证适当的实验管理和数据保存。核心实验应执行GLP，追加的和（或）补充的安全药理学研究应尽可能最大限度地遵循GLP。

2. 药物刺激性、过敏性和溶血性研究技术指导原则 刺激性、过敏性、溶血性是指药物制剂经皮肤、黏膜、腔道、血管等非口服途径给药，对用药局部产生的毒性（如刺激性和局部过敏性等）和（或）对全身产生的毒性（如全身过敏性和溶血性等），为临床前安全性评估的组成部分。

药物的原形及其代谢物、辅料、有关物质及理化性质（如pH、渗透压等）均有可能引起刺激性和（或）过敏性和（或）溶血性的发生，因此药物在临床应用前应研究其制剂在给药部位使用后引起的局部和（或）全身毒性，以提示临床应用时可能出现的毒性反应、毒性靶器官、安全范围。

根据《药品注册管理办法》，药物刺激性、过敏性和溶血性研究必须执行GLP；实验设计应遵循随机、对照、重复的原则；应根据受试物特点，充分考虑和结合药学、药效学、其他毒理学及拟临床应用情况等综合评价，体现整体性、综合性的原则；应在遵循安全性评估普遍规律的基础上，具体问题具体分析，结合受试物的特点，在阐明其研究方法或技术科学、合理的前提下进行规范性实验，对实验结果进行全面分析评价。

3. 药物单次给药毒性研究技术指导原则 单次给药毒性研究也常称为急性毒性（acute toxicity）研究，是指药物在单次或24h内多次给予后一定时间内所产生的毒性反应。狭义的单次给药毒性研究（single dose toxicity study）是考察单次给予受试物后所产生的急性毒性反应。本指导原则所指为广义的单次给药毒性研究，可采用单次或24h内多次给药的方式获得药物急性毒性信息。

拟用于人体的药物通常需要进行单次给药毒性实验（急性毒性的充分信息也可从其他来源获得，需要说明的是，这些信息应从执行GLP的实验中获得）。单次给药毒性实验对初步阐明药物的毒性作用和了解其毒性靶器官具有重要意义。单次给药毒性实验所获得的信息对重复给药毒性实验的剂量设计和某些药物临床试验起始剂量的选择具有重要参考价值，并能提供一些与人类药物过量所致急性中毒相关的信息。

用于支持药品注册的单次给药毒性实验必须执行GLP；单次给药毒性实验的设计，应该在对受试物认知的基础上，遵循"具体问题具体分析"的原则；对于化学药，应根据受试物的结构特点、理化性质、同类化合物情况、适应证和用药人群特点、试验目的等选择合适的试验方法，设计适宜的试验方案，并结合其他药理毒理研究信息对试验结果进行全面的评价；对于中药和天然药物，还应考虑到其与化学药的不同特点，试验时应根据各自不同的情况进行针对性设计。

单次给药毒性实验应符合动物实验的一般基本原则，即随机、对照和重复。

4.药物重复给药毒性实验技术指导原则　重复给药毒性实验是描述动物重复接受受试物后的毒性特征，它是非临床安全性评估的重要内容。重复给药毒性实验可以：①预测受试物可能引起的临床不良反应，包括不良反应的性质、程度、量效和时效关系及可逆性等；②判断受试物重复给药的毒性靶器官或靶组织；③如果可能，确定NOAEL；④推测FIH的起始剂量，为后续临床试验提供安全剂量范围；⑤为临床不良反应监测及防治提供参考。

药物安全性评估实验必须执行GLP，药物重复给药毒性实验是药物研发体系的有机组成部分，实验设计要重视与其他药理毒理实验设计和研究结果的关联性，要关注同类药物临床使用情况、临床适应证和用药人群、临床用药方案，还要结合受试物理化性质和作用特点，使得重复给药毒性实验结果与其他药理毒理实验研究互为说明、补充和（或）印证。

重复给药毒性实验的最终目的在于预测人体可能出现的毒性反应。只有通过对实验结果的科学分析和全面评价才能够清楚描述动物的毒性反应，并推断其与人体的相关性。重复给药毒性实验结果的分析和评价是重复给药毒性实验的必要组成部分。

将重复给药毒性实验结果外推至人体时，不可避免地会涉及受试物在动物和人体内毒性反应之间的差异。首先，不同物种、同物种不同种属或个体之间对于某一受试物的毒性反应可能存在差异；其次，由于在重复给药毒性实验中通常采用较高的给药剂量，受试物可能在动物体内呈非线性动力学代谢过程，从而导致与人体无关的毒性反应；再次，重复给药毒性实验难以预测一些在人体中发生率较低的毒性反应或仅在小部分人群中出现的特异质反应；最后，有些毒性反应目前在动物中难以观察，如头痛、头晕、皮肤瘙痒、视物模糊等。鉴于以上原因，动物重复给药毒性实验的结果不一定完全再现于人体临床试验。但如果没有实验或文献依据证明受试物对动物的毒性反应与人体无关，在进行药物评价时必须首先假设人最为敏感，重复给药毒性实验中动物的毒性反应将会在临床试验中出现。进行深入的作用机制研究将有助于判断动物和人体毒性反应的相关性。

重复给药毒性实验是药物非临床安全性研究的有机组成部分，是药物非临床毒理学研究中综合性最强、获得信息最多和对临床指导意义最大的一项毒理学实验。对其结果进行评价时，应结合受试物的药学特点，药效学、药代动力学和其他毒理学的实验结果，以及已取得的临床试验结果，进行综合评价。对于重复给药毒性实验结果的评价最终应落实到受试物的临床不良反应、临床毒性靶器官或靶组织、安全范围、临床需重点检测的指标，以及必要的临床监护或解救措施上。

重复给药毒性实验期限应与拟开展的临床试验期限和上市要求相匹配；通过较短期限的毒性实验获得的信息，可以为较长期限的毒性实验设计提供给药剂量、给药频率、观察指标等方面的参考；同时，临床试验中获得的信息有助于设计较长期限的动物毒性实验方案，降低药物开发的风险。以不同期限的重复给药毒性实验支持不同用药期限的临床试验及上市评价时，重复给药毒性实验内容都应完整、规范，结果分析评价强调客观性、注重科学性。

拟试验的临床适应证如有若干项，应按最长疗程的临床适应证来确定重复给药毒性实验的期限。

支持不同研究阶段和注册目的重复给药毒性实验期限如表1-1、表1-2所示。

表1-1　支持药物临床试验的期限

最长临床试验期限	重复给药毒性实验的最短期限	
	啮齿类动物	非啮齿类动物
<2周	2周	2周
2周至6个月	同临床试验	同临床试验
>6个月	6个月	9个月[1, 2]

表1-2　支持药物上市申请的期限

临床拟用期限	重复给药毒性实验的最短期限	
	啮齿类动物	非啮齿类动物
<2周	1个月	1个月
2周至1个月	3个月	3个月
1～3个月	6个月	6个月
>3个月	6个月	9个月[1, 2]

1.非啮齿类动物不超过6个月期限的试验可接受情况：当免疫原性或耐受性问题使更长期限的试验难以进行时；重复、短期用药（即便临床试验期限6个月以上）的疾病，如偏头痛、勃起障碍、单纯疱疹等反复间歇给药时；拟用于危及生命的疾病（如进展性疾病、辅助使用的肿瘤化疗药）时。

2.如果儿童为主要拟用药人群，而已有毒理学或药理学研究结果提示可能发生发育毒性，应考虑在幼年动物上进行长期毒性实验。该实验应采用合适年龄和种系的动物，实验观察指标应针对发育方面的毒性，实验期限为犬12个月、大鼠6个月。12个月的犬实验期限应涵盖其发育的全过程。这些幼年动物的长期实验可用于替代标准的长期毒性实验和单独的幼年动物实验。

5.药物毒代动力学研究技术指导原则　毒代动力学研究目的是获知受试物在毒性实验中不同剂量水平下的全身暴露程度和持续时间，预测受试物在人体暴露时的潜在风险。毒代动力学是非临床毒性实验的重要研究内容之一，其研究重点是解释毒性实验结果和预测人体安全性，而不是简单描述受试物的基本动力学参数特征。

毒代动力学研究在安全性评估中的主要价值体现在以下几方面。

（1）阐述毒性实验中受试物和（或）其代谢物的全身暴露及其与毒性反应的剂量和时间关系；评价受试物和（或）其代谢物在不同动物种属、性别、年龄、机体状态（如妊娠状态）的毒性反应；评价非临床毒性研究的动物种属选择和用药方案的合理性。

（2）提高动物毒性实验结果对临床安全性评估的预测价值。依据暴露量来评价受试物蓄积引起的靶部位毒性（如肝脏或肾脏毒性），有助于为后续安全性评估提供量化的安全性信息。

（3）综合药效及其暴露量和毒性及其暴露信息来指导人体试验设计，如起始剂量、安全范围评价等，并根据暴露程度来指导临床安全监测。

毒代动力学研究需执行GLP。

毒代动力学实验通常伴随毒性实验进行，常被称为伴随毒代动力学实验。开展研究时可在所有动物或有代表性的亚组或卫星组动物中进行，以获得相应的毒代动力学数据。毒性实验最好采用伴随的动物暴露量数据来解释毒性反应、种属差异及预测人体毒性等。但是，当毒代动力学研究的样品收集可能会影响毒性实验结果时，需考虑采用卫星组动物研究。

毒代动力学研究是通过测定合适时间点的样品浓度来计算动力学参数的。暴露程度可用原形化合物和（或）其代谢物的血浆（血清或全血）浓度或AUC来表示。某些情况下，可选择测定组织中的受试物浓度（测定组织中受试物暴露量的可能情况有长半衰期受试物、不完全清除、出现非预期的毒性靶器官等）。

用于评估的毒代动力学参数通常有$AUC_{0 \sim T}$、C_{max}、$C_{(time)}$。某些实验可考虑仅开展毒代动力学监测或特征的研究。监测（monitor）是指在给药间期内 1 ～ 3 个时间点采血，用于估算 $C_{(time)}$ 或 C_{max}，常在给药开始和结束时取样，单剂量毒性给药实验或较短期的重复给药毒性实验可考虑开展暴露量监测。特征（profile）是指在给药间期 4 ～ 8 个时间点采血，用于估算 C_{max} 和（或）$C_{(time)}$ 和AUC。

6.药物遗传毒性研究技术指导原则　遗传毒性研究（genotoxicity study）是药物非临床安全性评估的重要内容，与其他研究尤其是致癌性、生殖毒性等研究有着密切的联系，是药物进入临床试验及上市的重要环节。拟用于人体的药物，应根据受试物拟用适应证和作用特点等因素考虑进行遗传毒性实验。

遗传毒性实验是指用于检测通过不同机制直接或间接诱导遗传学损伤的受试物的体外和体内实验，这些实验能检测出DNA损伤及其损伤的固定。以基因突变、较大范围染色体损伤或重组形式出现的DNA损伤的固定，通常被认为是可遗传效应的基础，并且是恶性肿瘤多阶段发展过程的重要因素（恶性肿瘤发展变化是一个复杂的过程，遗传学改变可能仅在其中起部分作用）。染色体数目的改变也与肿瘤发生有关，并可提示生殖细胞出现非整倍体的可能性。在遗传毒性实验中呈阳性的化合物为潜在的人类致癌剂和（或）

致突变剂。由于在人体中已建立了某些致突变遗传毒性化合物的暴露与致癌性之间的相关性，而对于遗传性疾病尚难以证明有类似的相关性，因此遗传毒性实验主要用于致癌性预测。但是，因为生殖细胞突变与人类疾病具有明确的相关性，所以也应同样重视化合物引起潜在可遗传性效应的风险。此外，遗传毒性实验结果可能对致癌性实验的结果分析有重要作用。因此，在药物开发的过程中，遗传毒性实验的目的是通过一系列实验来预测受试物是否有遗传毒性，其在降低临床试验受试者和药品上市后使用人群的用药风险方面发挥重要作用。

药物遗传毒性实验必须执行 GLP。

遗传毒性实验的设计，应符合毒理学实验随机、对照、重复的基本原则，应该在对受试物认知的基础上，遵循"具体问题具体分析"的原则。应根据受试物的结构特点、理化性质、已有的药理毒理研究信息等选择合理的实验方法，设计适宜的实验方案，并对实验结果进行全面的分析与评估。

7. 药物生殖毒性研究技术指导原则 生殖毒性研究（reproductive toxicity study）是药物非临床安全性评估的重要内容，它与急性毒性、长期毒性、遗传毒性等毒理学研究有着密切的联系，是药物进入临床研究及上市的重要环节。拟用于人体的药物，应根据受试物拟用适应证和作用特点等因素考虑进行生殖毒性实验。

在药物开发的过程中，生殖毒性研究的目的是通过动物实验反映受试物对哺乳动物生殖功能和发育过程的影响，预测其可能产生的对生殖细胞、受孕、妊娠、分娩、哺乳等亲代生殖功能的不良影响，以及对子代胚胎-胎儿发育、出生后发育的不良影响。生殖毒性研究在限定临床研究受试者范围、降低临床研究受试者和药品上市后使用人群的用药风险方面发挥重要作用。

药物的生殖毒性实验属于非临床安全性评估研究，必须执行 GLP。生殖毒性实验的设计应符合一般动物实验的基本原则，即随机、对照和重复，应在对受试物认知的基础上，遵循"具体问题具体分析"的原则。应根据受试物的结构特点、理化性质、已有的药理毒理研究信息、适应证和适用人群特点、临床用药方案等选择合理的实验方法，设计适宜的实验方案，并综合上述信息对实验结果进行全面分析评估。

三、临床前毒理学研究对早期临床试验设计与实施的重要性

创新药的早期临床研究，特别是 FIH 的目的是首次在人体内评估研究用药品/药物（IMP）的安全性、耐受性和临床药理学特征，并比较非临床研究中发现的结果如何转化为人体药效和毒性发现。传统上，FIH 试验设计首先是单次给药剂量递增（single-ascending dose，SAD）试验设计，随后是多次给药剂量递增（mutiple-ascending dose，MAD）试验。近些年的早期临床试验设计趋向于通过整合非临床数据和药代动力学（PK）、药效学（PD）数据进行合理的模型推导，越来越多的研究采用综合方案（如 SAD、MAD 和食物影响效应、心脏安全性评估等）来设计和执行 FIH 和早期临床试验。特别是以患者为受试人群的 FIH/早期临床研究。

但创新药的 FIH/早期临床研究具有内在的不确定性因素，此不确定性可能是由于对该药作用靶点的性质，作用方式，是否存在生物标志物，可用动物模型的相关性和（或）非临床安全性研究结果的特定知识缺乏引起的，所以具有潜在的风险。

因此，对创新药临床前的药理学、药代动力学/吸收、分布、代谢、排泄（absorption，distribution，metabolism，excretion，ADME）和毒理学研究数据的审慎评估，特别是临床前毒理学的发现，对FIH/早期临床研究的安全性、耐受性和剂量范围探索的设计与实施至关重要。

首先要考虑的是在临床前动物实验中所选动物模型的相关性应在临床试验应用中得到证明，可以从以下几个方面进行比较和评估。

- 靶点的表达、分布和一级结构：值得注意的是，高度的同源性并不一定意味着有可比的效果。
- 靶点和靶点外结合亲和力、受体/配体占有率和动力学。
- 药效学的比较与差异。
- 药代动力学/毒代动力学的比较与差异。

用于进行非临床安全性研究的所有动物种属尽可能获得药代动力学和毒代动力学数据，在开始FIH/早期临床试验之前，这些数据应充分支持体内药效学模型和安全性/毒理学研究的数据解释。在相关动物模型中，应确定并考虑药效活性剂量下的全身暴露，尤其是当怀疑药效学效应导致潜在安全问题时。还应考虑代谢酶等可能的多态性。

毒理学发现中，药物的毒性反应可能是其药理作用扩大的结果。在确定人类的安全起始剂量时，不应忽略其影响，并且在确定FIH的剂量递增范围时，应考虑监测到这些毒性反应时的药物体内暴露量水平。

主要和次要药效学数据可以支持或阐述产生体内相关毒性的机制假说，并有助于解释这些毒性发现与人体的相关性。

应评估非临床研究中发现的毒性靶器官是否需要在临床试验中进行特殊监测；在临床前毒理实验中发现的毒性反应，在FIH/早期临床试验及后期临床试验给药剂量设计及应用风险缓解策略时应采取更为谨慎的方法。特别是当观察到严重毒性或动物死亡时，如果未在所进行的研究中得到合理解释，可能需要设计并实施额外的临床前毒理学实验来确定死亡原因或毒性机制，并且将该信息与相衔接的临床试验设计或安全监测计划关联。实验动物中发生的严重毒性/死亡通常是由毒理剂量下给药后体内高暴露量引起的，如果在临床前高剂量组毒理实验中剂量/体内暴露量，经模型推导远远超过临床试验中最高剂量下的剂量/体内暴露量，其临床前动物死亡原因或作用机制研究可能没有必要进行额外研究。在一些动物中发现的严重毒性反应，从作用靶点和机制上很难转化为人类的特异性毒性作用，如单克隆抗体引起的实验动物特异性免疫反应，则此类毒性可根据适当的数据和（或）清晰明确的机制解释，可归类为与临床无关。

总之，在FIH/早期临床试验设计和实施中，受试者的安全和权益始终应是首要考虑的问题，应特别考虑确定风险特征，并制订适当的策略，将风险降至最低。此外，风险可能来自于被研究人群（无论是健康志愿者还是患者）的不同特征，包括影响药效学和药代动力学的潜在遗传和表型多态性（如预期靶点或影响药代动力学的酶和器官功能）等因素。因此，需要识别并评估其在人体的潜在风险因素，并由此进一步明确非临床和临床试验策略、FIH/早期临床试验的设计与实施及质量方面的考虑等，由此制订识别和降低试验药物在FIH风险的策略，包括人体最大推荐起始剂量的计算原则、随后的剂量递增原则、最大剂量标准及多个部分的试验设计和实施衔接等。

四、临床前药理学、毒理学发现的主要关注点

前文已较详细介绍了临床前毒理学研究的主要内容，对创新药从临床前研究到临床FIH/早期临床试验设计与实施衔接，要深入理解和分析临床前药理、毒理毒代及药物代谢/药代动力学（DMPK）数据，尤其是毒理学发现，对临床试验的设计及安全性把控非常重要。如前文所述，临床前药理学机制、药效学、毒理学和药代及毒代动力学（PK & TK）均有密切关系，综合而言，有以下一些关注点。

（一）作用机制及主要药效学和次要药效学研究

对于创新药物特别是创新靶点的候选药物而言，在作用机制、主要药效学和次要药效学、靶点验证与临床适应证的相关性、药效学与药代动力学的相关性数据等方面都有较高的要求。具体关注点如下。

1. 创新靶点或已验证靶点临床前体内外必要的机制和选择性研究。

2. 关注机制研究中次级靶点和相关性靶点的选择性问题。次级靶点的作用可能会产生毒性，在临床研究中导致脱靶和安全性风险，所以在创新药的靶点筛选及早期药效机制评价时，建议除了做一级靶点的验证，还要对次级靶点进行选择性评估。

3. 根据拟开发的临床适应证做不同的药效实验（体内、体外），特别关注对与临床适应证密切相关的病理模型动物的有效性研究。

4. 关注临床前采用不同的动物模型进行药效学实验，来阐述在作用机制及临床特定疾病治疗的可行性。

5. 主要药效学实验需关注时效关系、量效关系，如有经验证的生物标志物，应关注体内药效学指标和体外靶点选择性浓度数据及体内药代动力学的相关性等。

6. 关注实验系统的验证。

7. 建议设置同靶点公认的阳性药物做对照实验。

8. 关注实验结果的重复性和重现性问题，特别是体外实验更应该进行适当的重复和验证。

（二）全面的临床前药物代谢与药代动力学研究

1. 在药物代谢与药代动力学（drug metabolism and pharmacokinetics，DMPK）研究中，生物分析方法学验证是产生可靠数据的基础，要关注方法学验证的内容和结果，包括方法学的特异性、选择性、灵敏度、定量线性范围、基质效应影响、准确度、精密度、重现性、稳定性等方面的考察与验证。

2. 对小分子药物，一般至少需进行非啮齿动物和啮齿类动物不同剂量给药的血药浓度-时间曲线，以描述药物进入体内的吸收、分布、代谢和排泄特征，还需关注血浆蛋白结合、生物转化、对药物代谢酶活性及转运体的影响，需考虑到药物代谢酶和转运体基因多态性的存在、代谢酶与转运体之间的相互影响、主要代谢物的清除机制及潜在的相互作用、人体特异性代谢物的评估等。

3. 药物安全性的非临床研究通常由标准的动物毒理学实验组成，这些实验通常包含了药物暴露量的评价，主要是母体药物血浆浓度的评价。一般情况下，通常将非临床试

验中获得的血浆药物浓度和系统暴露量与人体的系统暴露量进行比较，对非临床实验结果提示的潜在风险进行评估，并指导临床试验中的风险控制。当人体中的代谢特征与非临床试验中使用的至少一种动物种属中的代谢特征相似时，这种实验模式通常被认为是可行、充分的。但是，不同动物种属的代谢特征在质和量上均可能存在差异，而且还存在临床相关的代谢产物在非临床安全性实验中未被确定或未被充分评价的情况。如果某种代谢产物仅在人体中出现而在受试动物种属中不存在，或某种代谢产物在人体的暴露比例水平高于采用母体药物进行标准毒理学实验的动物种属中的暴露比例水平时，代谢产物的安全性就值得关注，应考虑进行代谢产物的非临床安全性评估。

　　进入机体的药物通常通过Ⅰ相和Ⅱ相代谢途径进行生物转化。根据所涉及的化学反应性质，Ⅰ相反应产生的代谢产物，很可能具有化学反应性和（或）药理学活性，因此可能更需要进行安全性评估。活性代谢产物可能与治疗靶点受体或其他受体结合，或与其他靶点（如酶、蛋白）相互作用，引起非预期的效应。尤其是当代谢产物仅在人体中形成时，这个问题更为重要。但是，仅在人体中存在而不在实验动物种属中存在的代谢产物，出现的概率极低。更为常见的情况是，人体中形成的代谢产物比例水平远远高于母体药物在动物安全性实验中代谢产物的比例水平，这缘于人体和动物的代谢特征存在质和（或）量的差异。如果在母体药物的毒理学实验中确定至少有一种实验动物种属中形成特定代谢产物的暴露量水平足够高（与人体暴露量大致相当或更高），则可认为该代谢产物对总体毒性的作用已经得到了确定。代谢产物安全性评估的决策流程见图1-1。

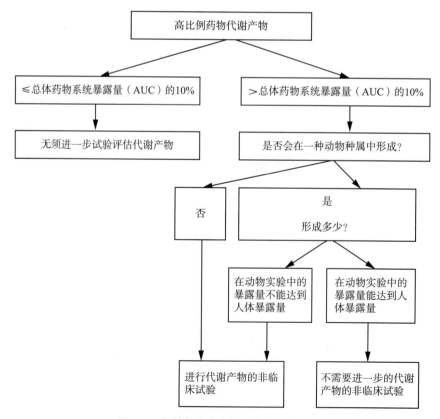

图1-1　代谢产物安全性评估的决策流程

4.对于非血管内给药的小分子创新药，进行整体动物药代实验时，尽可能同时进行血管内给药的研究，提供绝对生物利用度。如有必要，可进行体外细胞实验、在体或离体肠道吸收实验以阐述药物吸收特性。

5.对于创新药物可能会要求临床前做核素药代及物料平衡实验，特别是药物在体内广泛代谢，代谢产物多，原形药物回收率低及代谢产物的浓度用常规方法达不到定量检测的要求，可能需要在临床前用核素的方法分析及应用于物料平衡和组织分布研究中。

6.除非被评价药物安全窗很小，药代的3个剂量组和毒理的3个剂量组实验结论非常相似时，才可以用毒理的毒代动力学代替重复给药的药代动力学。

7.大分子药物药代从多肽、蛋白药物到抗体、双抗、寡核苷酸等，每个药物的做法不能用统一的指导原则来界定，但是基本上要完成药物吸收、分布、消除（降解）和排泄（如有）及进入体内的免疫原性研究。

8.大分子药物的免疫原性需要重点关注。临床前动物实验单次给药、重复给药的药代动力学、毒理和毒代动力学实验中，要求进行免疫原性考察。通常，在临床前研究中出现的免疫原性阳性的数据可以解释药代动力学/毒代动力学的暴露量和毒理学的结果。如人源化的蛋白临床前动物实验中检测到的免疫原性阳性，在临床试验设计和实施中，需要视具体情况具体分析，免疫原性的产生在有些情况下是因为药物本身结构抗原性问题或在制备过程中（如糖基化）导致的免疫原性问题，在临床上可能是不可避免的。免疫原性阳性的结果和判定要根据一个全证据链综合评论来下结论。在临床阶段的免疫原性考察，对测定抗药抗体及中和抗体的免疫方法建立、验证和检测的要求都很高。

（三）非临床安全性评估研究（毒理学）

前文已较详细介绍了临床前毒理学研究的主要内容，主要包括安全性药理实验、单次给药毒性实验、重复给药毒性实验（包括毒代动力学研究）、过敏性实验（局部、全身和光敏毒性）、溶血性实验、局部刺激性（血管、皮肤、黏膜、肌肉等）实验、致突变实验（遗传毒性实验，如Ames实验，染色体畸变实验、微核实验、小鼠淋巴瘤细胞实验（MLA）或按照ICH要求的彗星实验及pigA基因突变实验、生殖毒性实验（Ⅰ、Ⅱ、Ⅲ段）、药物依赖性实验（如需）、致癌实验等。除前文研究内容介绍以外，还需关注以下几点。

1.毒理学各种实验是依据申办方申报的策略和计划，尤其是临床试验不同阶段研究对毒理学数据的要求，选择不同的试验及组合来支持临床阶段安全性考虑。

2.临床前毒理学实验一般均要求遵循药物GLP。对于未完全遵循上述法规的情况，应说明原因，并提供可能对实验结果造成影响的解释。增加和补充的安全药理实验的条件可能是无法控制的，如离子通道或动作电位研究，可以考虑在非GLP实验系统进行。

3.敏感药效指标在毒理研究中的放大作用需关注。

4.对于注射给药，需完成并关注全身主动过敏实验（active systemic anaphylaxis，ASA）和被动皮肤过敏实验（passive cutaneous anaphylaxis，PCA）；凡是注射剂和可能引起免疫性溶血或非免疫性溶血反应的其他药物制剂，均应进行溶血性实验；需要关注辅料是否具有溶血阳性、渗透压的问题，并考虑临床给药浓度与临床前毒理给药浓度差异问题。

5.需关注对NOAEL的不同理解，如无病理改变的腹泻、体重增长缓慢、脏器功能性改变等，确定NOAEL值时需要结合药物的作用机制、潜在的毒性靶器官、剂量-暴露量-反应关系等综合考量。

6.关注生殖毒性实验中的伴随毒代动力学研究，毒代动力学数据应包括胎仔/幼仔数据，以评价药物和（或）代谢产物能否通过胎盘屏障、能否通过乳汁分泌。数据应包括低、中、高剂量组以便估算药物在动物体内动力学过程的线性情况。

7.除了抗体药和细胞治疗药物，国家药品监督管理局原来要求生殖毒性需要做到大鼠的第二代。2017年中国加入ICH后，条件有所放宽。对生殖系统没有长期危险的药物，或不是作用于生殖系统的药物申请的临床试验到Ⅱ期，且规模不超过150人，在新药临床研究申请（investigational new drug application，IND）前可不做生殖毒性实验。

8.联合给药毒理学关注的问题如下。

对于已经固定的临床方案，药效实验要做拆方的对比研究：A（申报的品种，低、中、高3个剂量）、B、A＋B（2～3个剂量）；药物代谢实验需要提供相互研究的参考资料，考察联合与单独给药代动力学改变；申报药物的单独的全套毒理研究，在一个最合适的动物重复给药的毒理研究时，最好加一个联合给药药效实验做拆方的对比研究：A（申报的品种，低、中、高3个剂量）、B、A＋B（2～3个剂量），用于考察联合给药是否会引起毒性的叠加或减轻。

对于有待临床试验结果确定的联合给药方案，药效实验要做可能的联合用药的对比研究；毒理评价需要进行待申报药物的单独的全套毒理研究，还需要充分考虑已经发现的毒理靶器官与可能联合给药的毒理靶器官，如果有可能出现叠加，可能要求进行靶器官的进一步毒理研究。

（李劲彤）

第三节　早期临床试验中风险评估与受试者权益保护

临床试验存在风险，在临床试验初级阶段并没有保护受试者的法律法规，或即使有法律法规也比较宽泛，没有具体到每一个细节，研究者若违背原则进行临床试验，所有的风险将由受试者承担，这会给受试者带来极大的痛苦，本节说明临床试验中存在的风险和采取相应措施保护受试者权益的重要性。

一、不规范的临床试验严重伤害了受试者的权益

不仅在临床试验缺乏规范化管理，甚至在有了《赫尔辛基宣言》之后，部分试验者通常重视临床试验的科学性，而不重视临床试验的伦理性原则。

为此，我们仍需对早期临床试验中风险评估与受试者权益保护问题进行深入探讨，以使临床试验在保证质量的前提下，充分保证受试者的权益。

二、早期临床试验中的风险评估及应对

1.实施环境和研究者资质　早期临床试验的实施环境具有较高的要求，需要设有足

够的、相对独立的、安全性良好的试验病房，并具有相应的现代网络通信设施等。场所设置上除医护人员工作区、档案室、药物储存和准备室等功能区外，还应设有专门的受试者接待室、活动室、配餐室等相对独立区域。早期临床试验中因新药的不确定性，出现的安全性风险未知，因此应设立专门的抢救室，并配备常用的急救药品和监护仪设备、心电图机、除颤仪、呼吸机等专业抢救设备。高风险的早期临床试验人员中应有具备急诊、重症医学等科室工作经验的研究医师参与，并针对可能会出现的不良事件提前做好各项应急预案，必要时可以请相关专业的医学专家参与讨论并共同制订发生非预期不良事件时的应对措施，并组织医护人员定期进行急救演练。与急诊、重症监护室建立绿色通道，为受试者的安全提供充分的保障。承担早期临床试验的主要研究者应熟悉与临床试验相关的资料与文献，应具备相关专业背景及一定的技术职称，并有负责过多项Ⅰ期临床试验的经历，能够有效地指导和监督试验顺利进行。人员团队中还应配备研究医师、研究护士、分析测试人员、药师、专门的质量控制和质量保证人员、数据管理与统计人员、专业顾问等，做到各司其职、分工明确。伦理委员会在项目初期审查时应特别关注研究团队成员组成、资质和经验是否能胜任该早期临床试验。

2.试验用药品的特性 研究者对于即将开展的临床试验项目药品本身的特性应进行充分的了解，试验药品本身存在的风险因素是早期临床试验中需要评估的重点和难点。特别是创新药在进行首次人体临床试验之前，需要评估该药物的药理学类别的信息、制剂分型，为细胞毒类药物还是非细胞毒类的药物，以及在人体内可能产生的作用机制。针对其属性分型和作用机制提前做好预期风险因素分析，制订应对方法，针对可能会发生的不良事件做好风险预案。研究者与申办方应共同对试验用药品的临床前相关研究数据和资料进行沟通和了解，评估临床前资料是否齐全、可靠，药物作用机制是否摸索透彻，作用靶点在不同人群是否有差异性，预测安全剂量是否有效，动物模型是否能满足实验的要求、是否有相关性，试验用药物存在的急性毒性及潜在的长期毒性，以及药物是否有蓄积作用。所有试验用药物都存在风险，常见的风险有达到一定血药浓度后存在的药理学毒性，代谢过程中对肝、肾等组织器官的损害及特殊的药代动力学等。高风险药物存在额外的风险，常见的风险有药物作用于体内产生生物放大效应；药物直接作用于免疫系统，造成免疫系统损伤；药物具有新的作用机制，对人体产生未预知的影响等。伦理委员会不仅要在项目初期审查时关注申办方是否向研究者提供了足够信息的临床前资料和信息，还应该关注包含这些信息的研究者手册是否为最新版本，并应在试验进行的过程中实行跟踪审查。

3.试验方案的设计 早期临床试验的方案应在符合科学性和保障受试者权益的基础上，由研究者和申办方共同参与、多次讨论和反复斟酌，参照相关技术指导原则制订。主要内容应包括但不限于研究目的、研究设计、签字页、缩略语表、研究背景、试验药物信息、方案设计、安全性评估、数据管理与统计分析方法、伦理规范与知情同意、质量控制与质量保证、数据处理与资料保存的规定、临床试验预期的进度和完成日期、各方承担的职责及其他有关规定等。在早期临床试验中，受试者的安全、健康和权利要高于对科学和社会利益的考虑，应尽量避免将受试者暴露于不必要的风险中。在方案设计的过程中，应当尤为重视方案设计的科学性、安全性和可操作性。

（1）安全性评估：在制订方案时，安全性评估指标应能够评估预期不良事件，同时应能够评估药物对心、肝、肾等重要器官的毒性。针对可能发生的安全性问题进行相应的实验室检查，必要时应根据实际情况增加检查的频次。安全性评估时限应至少持续至给药后5个半衰期，设置足够长的随访期，必要时还应适当增加随访期；在血药浓度达峰时应至少设计1次安全性评估，在血药浓度上升相及下降相也应设计安全性评估指标。

（2）起始剂量的选择：对于首次人体临床试验，药物起始剂量不能过高。如果药物剂量过高，则可能出现严重药物不良反应或严重不良事件等，使得很有潜力的有效药物不能得以继续研发，如果药物剂量过低，则使得试验周期延长，资源浪费，而且从伦理学角度考虑，在保证安全和快速剂量递增的同时，不应使过多患者暴露在无效剂量下。从对受试者权益保护方面出发，应谨慎开始药物的起始剂量，如临床治疗量的10%，或最敏感动物最小有效量的1/100～1/50等方法估计起始剂量，如果不同的估计方法给出不同的数值，应挑选最小值作为起始剂量，以求安全。2005年，美国FDA发布了相关指导原则《健康成年志愿者中首次临床试验中药物最大安全起始剂量的估计》；2007年，欧洲药品管理局（EMA）颁布了《识别和降低研究用新药在首次人体临床试验中风险的策略指导原则》；我国国家食品药品监督管理总局在2012年5月公布了《健康成年志愿者首次临床试验药物最大推荐起始剂量的估算指导原则》。在制订临床试验方案时应根据这些原则计算起始剂量和确定剂量递增方案。对于初始剂量的计算、剂量递增方案及最大剂量的确定应有充分的依据，并通过多种方法计算，比较后谨慎选择。

（3）暂停、终止试验的标准：试验方案中应明确暂停或终止试验的相关规定，一般以不良事件/严重不良事件发生率及严重程度作为暂停、终止试验的标准。对于中止试验标准也应充分考虑受试者的安全性，尽量避免受试者暴露于更大的已知风险之中，必要时制订切实的应急预案。

（4）退出及剔除标准试验：方案中应规定退出及剔除标准试验，退出标准一般以受试者发生不良事件的严重程度界定，剔除标准的设定除考虑受试者退出试验标准的界定以外，还应考虑试验数据对统计结果的影响。

（5）方案的伦理审查：早期临床试验在伦理初次审查时，需要重点审查试验方案，特别关注试验的科学价值，是否有充分的前期研究基础，动物模型和人体的相关性；给药途径和给药速度的预期效果，受试人群的选择，所选用的主要评价指标，安全性监控与评估，健康受试者承受潜在药物影响的能力；随访观察项目和观察频率的设计是否合理、充分，样本量的计算方法是否正确，样本量估算所依据的假设前提是否合理。必要时，试验方案应设有充分的风险控制措施、数据与安全监查计划等内容，以保证受试者的安全。当需要修改试验方案时，首先由申办者和主要研究者对拟修改部分进行具体分析，判定是否属于重大变更。方案修改后，如果对受试者的安全、试验的科学价值、试验的执行或管理及试验用药物的质量或安全性造成严重影响，则该方案修改属于重大变更。如确定需要对试验方案进行重大变更，申办者应准备书面材料重新递交伦理委员会并获得批准。如果试验方案的重大变更可能会危害受试者安全，在未获得伦理委员会批准前应暂停临床试验。

4.受试者　新药首次人体临床试验，试验风险较大而受试者获益较小，受试者基本不能从临床试验中直接获益，更多的受益反映在科学和社会的受益。在早期临床试验中，通常是选用健康受试者，以减少个体差异对试验结果的影响。少数的肿瘤细胞毒类药物、生殖毒类药物、新型生物药选用适应证患者作为受试者。既要考虑疾病的特点，还要注意所选受试者代表人群的最大化。

人用药物注册技术要求国际协调会（ICH）-GCP中的原则："参加临床试验前，须获得受试者自愿的知情同意"，《赫尔辛基宣言》中第25～32条对知情同意和受试者招募也进行了相关的具体描述，如"应充分告知研究背景、目的、方法、研究预期的受益和潜在的风险及可能出现的不适等，要采取合适的方法招募受试者"。我国GCP中也明确指出"必须给受试者充分的时间以便考虑是否愿意参加试验"。研究者应将试验相关的信息全面告知受试者，由受试者先自行阅读书面知情同意书，然后由研究医师向受试者详细介绍知情同意书的相关内容，并给予充分的时间让受试者考虑。由研究医师对受试者在阅读知情同意书后提出的任何与试验有关的问题做详尽的解答。受试者了解知情同意书的内容后，自愿决定是否参加试验并签署知情同意书，签署知情同意书时要一对一单独签署。

伦理委员会与知情同意书是保障受试者权益的主要措施。伦理委员会应重点审查知情同意书、其他提交给受试者的书面信息、受试者招募方案。知情同意书的内容包括研究目的、研究设计和实施、预期研究时间、可预见的风险或不便、合理的预期受益、补偿、与研究有关的伤害事件中给予的赔偿和（或）治疗，并需承认完全自愿参加。知情同意书的内容既不能扩大临床研究的风险性，又必须让受试者了解到潜在的风险。知情同意的过程应遵循完全告知、充分理解、自主选择的原则；知情同意书中的文字表述应通俗易懂，适合受试者群体理解的水平。伦理委员会审查时应重点关注研究所带来的不适、风险、受益、风险防范等方面，包括试验的各项操作是否科学合理，是否有可行性；可能给受试者带来的预期危险或不便；是否存在合理的预期受益，受益是预期的临床受益还是其他形式，在与试验相关的伤害事件中受试者可获得的补偿和（或）治疗；受试者是否能及时得到该药物研究的新进展和新信息。由于早期临床试验通常不能提供对疾病的直接受益，常要考虑给予相应的补偿，但补偿要注意应适当，避免过度的物质利诱。评估补偿是否适当，是否有引诱受试者参与试验的可能也是伦理审查中较复杂的问题。目前多数的早期临床试验均要求健康受试者入组试验前至少3个月内未参加过其他临床试验，这是基于对受试者安全的考虑。使用早期临床试验受试者招募筛选信息管理系统，通过对受试者试验信息的电子化管理，可以实现客观、全面的记录和评价。

三、保护受试者权益

1.试验开始前的权益保障　参加试验前受试者的权益主要是知情权和自主权。知情过程应遵循完全告知、充分理解、自主选择的原则，研究者应使用受试者完全能够理解的非专业通俗语言向受试者介绍试验的相关内容和信息，并给予足够的独立思考时间，受试者在阅读书面的知情同意书后，有任何与试验相关的问题可以随时向研究者咨询。在全面了解临床试验信息后，受试者可自主选择是否参与临床试验。研究者应当向受试者讲明，可以在试验过程的任何阶段，无须任何理由退出试验而不会受到歧视。

2.试验过程中的权益保障 试验中受试者的权益，最重要的是生命健康权和隐私权。生命健康权作为人类最基本、最重要的权利应当首先给予保证。要切实保障受试者的生命健康安全，方案设计的科学性和严谨性非常重要。早期临床试验中的试验药品很多都是首次应用于人体，因此在制订起始剂量、给药方法和给药途径时应特别谨慎，在完成1个剂量组安全性评估后才可以决定是否进行下一个更高剂量组的试验。针对试验药品本身的理化性质、作用机制，应详细制订相关的不良事件预估和应对方案，并在方案中写明预期的药物不良反应、非预期的药物不良反应、药物不良反应的临床处理及对受试者潜在医疗状况的临床处理。高风险试验用药最初给药时，只能有1例受试者。首次用于人体的临床试验中，给药途径和给药速度的选择应当在非临床研究数据中有明确依据。在病房管理和人员方面，参与早期临床试验的人员应经过适当水平的培训，具备首次用于人体的药物临床试验经验，并且要了解试验用药物及其靶点的活性机制。

除了受试者的人身安全外，身心健康也需要特别关注。在早期临床试验中，为了保证试验的严谨性和科学性，有时会设置较长的观察周期，由于长时间被限制在试验病房，受试者容易产生厌烦和焦虑的情绪。因此，应注重对受试者的人文关怀，为受试者提供干净、整洁的病房环境，提供电视、棋牌、杂志、网络等娱乐设施，在入院时对受试者进行试验过程和入院相关信息的介绍，在试验的过程中应多与受试者沟通交流，使其感受到关注和重视，积极解决受试者的问题，打消受试者的顾虑。定期组织受试者进行适当的户外活动，保持和督促受试者规律饮食和休息，为受试者制订合理的作息时间，提供适当的场所供其活动和娱乐，保证受试者的身心健康。

在试验过程中应注重保密原则，对于试验所收集的受试者的个人信息和参加试验所产生的全部信息，都要保密，采取相应措施保护受试者的隐私和个人信息，充分保障受试者的隐私权。在知情同意书中向受试者说明只有经过授权的人员才能接触到受试者的相关信息，且在试验过程中，使用受试者编号用于识别相关记录，这些记录不会包含受试者的全名或任何详细地址等个人信息。这些记录资料将妥善保存于研究中心，只能用于试验，而不能用于其他用途。申办者及其代表、监查员、稽查员、政府、卫生监管机构及独立伦理委员会或机构审查委员会有权在不破坏受试者信息的保密性的前提下，审查相关信息。应尽可能采取措施以尊重受试者的隐私，并将对受试者身体、精神及人格的影响减至最小。

3.试验结束后的权益保障 对于试验结束后或中途退出的受试者，最为重要的是获得补偿及赔偿权。早期临床试验中的新药首次在人体使用，试验风险较大而受试者的获益较小，受试者基本不能从临床试验中直接获益，因此为了补偿受试者参加整个临床试验的交通费用和误工补贴，以及在研究过程中需多次采集血液样本用于药代动力学检测的营养补助，通常会支付给受试者一定数额的经济补偿。试验结束后，研究者应根据试验实际情况及时向参与试验的受试者发放经济补偿。

受试者出院后，还应按照试验方案要求进行复查或随访。若出现异常情况，应一直随访至正常或研究者认为无临床意义。如果出现与试验相关的损害，研究者应该给予及时的救治，并协助申办方给予支付治疗的费用和相应的经济补偿。研究者在知情同意时应明确告知受试者享有的赔偿权利，与申办方签订临床试验协议时细化受试者赔偿条款和责任分工，保证受试者在发生试验相关损害时获得有效的赔偿。

随着创新药时代的到来，大量新药将通过临床试验进行上市，我们要具备正确的风险意识，认真做好临床试验的每一个环节，各方共同努力，多方评估，科学决策，按法规行事，加强相关专业人员专业技能和GCP知识的培训，在做出高质量的临床试验的同时，也充分保障受试者的安全，保护受试者的权益。

（孙明利 王兴河）

第四节 基于模型推导的早期临床试验MRSD设定原则

一、概论

早期临床试验中的首次人体试验（firse in human，FIH）是创新药物研发过程中的重要转折点和里程碑，是第一次在人体中探索新化合物是否可以成药，第一次验证在此之前获得的所有动物数据与人体的相关性。由于种属差异的存在和不确定性，创新药临床前药理毒理学研究发现也只能揭示其进入临床阶段部分的不良反应，基于临床前药理、毒理研究数据探索人体可耐受的剂量范围时，首次人体临床试验可能面临很大的安全性风险。

2006年，在英国进行单克隆抗体药物TGN1412首次人体临床试验时，6名健康志愿者在注射起始剂量药物1h左右出现头痛、肌痛、呼吸困难、头颈部肿胀等症状，继而发生肺部浸润、肺损伤、肾损伤和弥散性血管内凝血，最终导致1名志愿者全部足趾和部分手指切除。2016年在法国进行的BIA 10-2474多次给药人体耐受性试验中，类似悲剧再次发生，1名健康志愿者连续5次口服试验药物50mg 7d后死亡，另外5名受试者出现急性和快速进行性神经系统综合征，造成了永久性脑损伤。这两起严重的首次人体临床试验事件再次表明，首次人体临床试验的风险较大，试验药物剂量及给药方案的科学性至关重要，给药剂量过高有可能导致严重甚至不可挽回的安全性问题。

2005年，美国FDA发布了行业指南《健康成年志愿者中首次临床试验中药物最大安全起始剂量的估计》（Estimating the Maximum Safe Starting Dose in Initial Clinical Trials for therapeutics in adult healthy volunteer），详细介绍了采用未观察到临床不良反应的剂量水平（no observed adverse effect level，NOAEL）值计算首次人体临床试验最大推荐起始剂量（maximum recommended starting dose，MRSD）的思路、策略和方法。该指南推荐的起始剂量计算主要基于已获得的动物长期毒性研究结果，根据动物毒理实验数据确定NOAEL，通过比较和选择最敏感动物的相应数据，采用体表面积归一化方法直接换算相应的人体等效剂量（human equivalent dose，HED）。综合考虑动物与人体药理学活性和药代动力学特征差异、动物模型局限性及受体特征等因素，调整选择适当的安全系数，确定首次人体试验起始剂量。该方法计算简便，但如果药物的药代动力学特征、暴露量-效应关系或与受体结合特征存在明显的种属差异，则可能导致直接换算获得的人体等效剂量存在较大偏差。

发生TGN1412首次人体临床试验悲剧后，欧洲药品管理局（European Medicines Agency，EMA）于2007年颁布了《识别和降低研究用新药在首次人体临床试验中风险的策略指导原则》[Guideline on Strategies to Identify and Mitigate Risks for First-in-human Clinical Trials (CTs) with Investigational Medicinal Products]，推荐采用最低预期生物效应剂量（minimal anticipated biological effect level，MABEL）法，强调综合考虑体外药物浓度-效应关系、动物体内剂量-暴露量-效应关系，采用临床前动物实验中获得的关键药代动力学参数，如清除率（CL）、表观分布容积（V_d）等，预测人体药代动力学参数，依据预期的药理活性或毒性暴露量，推算相应的人体生物活性剂量：人体剂量＝动物体内AUC×预测的人体内CL，或人体剂量＝动物体内稳态血药浓度（C_{ss}）×预测的人体内V_d。该方法同样可结合药物作用方式和靶点特征、量效曲线形状等，通过安全系数校正，确定MABEL值。对于某些类别的药物或生物制品（如血管扩张药、抗凝药、单克隆抗体或生长因子）而言，药物不良反应可能源于过度的药理学作用，此时预期药理学活性剂量（pharmacologically active dose，PAD）可能是一个比NOAEL更灵敏的提示潜在毒性的指标，因此可能需要降低MRSD。

2012年5月中国国家食品药品监督管理局药品审评中心起草颁布了《健康成年志愿者首次临床试验药物最大推荐起始剂量的估算指导原则》，着重介绍了估算新化合物在健康成年志愿者中开展首次临床试验的MRSD研究的思路、策略和方法，旨在确保受试志愿者的安全。

MRSD的推算方法有多种。该指导原则参考国外已发布的有关估算首次临床试验MRSD的指导原则、国际上研究者常用的已趋成熟的估算方法，并结合我国新药研发的现状和特点，介绍了以动物毒理学实验的NOAEL为基础，使用人体等效剂量HED的推导方式；也介绍了以生物暴露量为基础，接近药理作用机制的推导方式。另外，针对临床前数据的可预测性把握不大的药物，还简要介绍了MABEL法的推导方式。研究者最终采用的最大起始剂量应该是各种推算方法中得出的较低剂量，以最大限度地保证受试者的安全。

BIA 10-2474早期临床试验悲剧后，EMA于2016年11月再次发布《研究药物的首次人体临床试验和早期临床试验的风险识别和缓解策略指南》（Guideline on Strategies to Identify and Mitigate Risks for First-in-human and Early Clinical Trials with Investigational Medicinal Product），以甄别和评估新药首次人体临床试验和早期临床试验中的诸多风险，推荐综合考虑采用NOAEL和MABEL等方法计算起始剂量，从中选择最低剂量作为首次人体试验最终确定的起始剂量，同时强调需综合考虑临床前药效学研究结果，进而估算人体PAD或预期治疗剂量（anticipated therapeutic dose，ATD），以及药物靶点结合和受体占有率（RO）等结果。对于作用靶点清楚的药物，受体亲和力和血浆游离药物浓度密切相关，可通过体外试验获得药物剂量-受体占有率曲线，然后依据动物体内药代动力学实验结果，判断达到预期受体占有率所需的血浆（或组织内）药物浓度，并推算达到此浓度应给予的药物剂量，再根据人体和动物剂量折算系数，转换为相应的人体等效剂量。通常情况下，对于受体激动药应选择受体占有率小于10%作为首次人体试验起始剂量，而受体拮抗药可选择受体占有率10%作为起始剂量。

综上所述，谨慎选择创新药进入人体试验的剂量是保护参与首次人体临床试验和早期临床试验受试者安全非常重要的因素。在首个人体给药剂量及其后的剂量递增中，推荐采用合理科学的预期暴露量的估算方法，来判断是否达到预期的人体最大安全暴露量的剂量水平。

与在动物身上观察到某些毒性反应或在人体试验早期剂量下观察到的不良反应相比，在人体试验后续某一给药剂量下的预期暴露量估算，被认为比动物和人类之间的相对剂量水平估算与安全性更相关。所有可用的非临床信息（药效学、药代动力学、毒代动力学和毒理学特征、剂量或暴露量/效应关系等），以及早期临床试验数据（如药代动力学、药效学和不良事件），对MRSD、剂量递增方式及预期最大暴露量和剂量的估算都很重要。

创新药的首次人体临床试验和早期临床试验，很大一部分是在健康受试者中进行的，但某些类别的药物（如许多细胞毒类药物或生物制剂）的首次临床试验通常是在患者而不是在健康受试者中开展的。下文将分别介绍以健康受试者及以患者（特别是肿瘤患者）为研究对象的首次人体临床试验MRSD的估算，某些原理和模型方法可能是通用的。

二、以健康受试者为研究对象的首次人体临床试验MRSD估算

（一）估算方法概述

1.以毒理实验剂量为基础 是从毒理试验中得到一系列NOAEL，并计算出相应的人体等效剂量（HED），然后选择一个HED用于推算MRSD。如何在受试动物中确定NOAEL、将NOAEL换算为HED、最适合动物种属的选择及安全系数（safety factor，SF）的应用将详细介绍。

毒性反应的数据应进行分析后才能用于计算MRSD。另外，虽然NOAEL可直接用于MRSD的计算，但其他数据（暴露量、毒性反应关系、药理学数据或相关药物以往的临床经验等）可能影响合适动物种属的选择、剂量换算和安全系数的选择。

通常情况下，可以根据动物NOAEL计算HED。如果HED是根据其他数据，如药理学活性剂量（PAD）计算得出的，应在估算MRSD时予以说明。

2.以生物暴露量为基础 由于动物种属间药物吸收、分布、代谢和排泄的差异，给药剂量通常与药物产生的效应不直接相关，而与暴露量更相关。在了解了动物暴露量/毒性反应关系、药代动力学、药理学数据及它们与人体的相关性后，可以暴露量为基础，用药代动力学/药效学的方法推算人体起始剂量。

（二）以毒理实验剂量为基础估算MRSD

第1步：NOAEL的确定。

计算MRSD时首先要分析和评价现有的动物研究数据，以确定每项毒理实验中的NOAEL。相关文献对NOAEL有不同的定义，但计算MRSD时应使用以下定义：与对照组相比未使毒性反应显著增加的剂量。但是，在确定NOAEL时，如果某种毒性反应具有生物学意义，则无论差异是否具有统计学意义，都应该予以考虑。从合适的动物毒理实验中确定的NOAEL已被广泛地接受用于确定健康志愿者的安全起始剂量。

在动物毒理实验中确定NOAEL的关键是如何判断毒性反应，通常有3种情况：①明显的毒性反应，如明显的临床症状、肉眼和显微镜下可见的损害；②毒性反应的替

代指标，如血清肝酶水平升高；③过度放大的药效反应。不同药物的毒性反应在性质和程度上可以有很大的差异，而对某种反应是否判定为毒性反应通常有不同意见。但是，NOAEL作为健康志愿者中剂量设定的推算基础已被广泛接受。原则上，Ⅰ期临床试验的健康志愿者在起始剂量下不应该出现任何临床前实验中观察到的毒性反应。

NOAEL不等同于未观察到反应的剂量（no observed effect level，NOEL），后者是指任何反应，而不只是毒性反应，尽管在有些情况下两者可能相同。与NOEL不同，NOAEL是指在动物中观察到的某些反应可能是可以接受的PD作用，且不会带来安全性担忧。NOAEL亦不应与观察到毒性反应的最低剂量（lowest observed adverse effect level，LOAEL）或最大耐受剂量（maximum tolerated dose，MTD）相混淆。后面的两个概念都是以毒性反应的发现为基础，一般不用于成年健康志愿者起始剂量的确定。

有些情况下，与毒性反应相关的生物利用度数据、代谢特征和血浆药物浓度等非临床数据可以影响NOAEL的确定。如药物吸收出现饱和现象时，仍未发现毒性反应，此时应当使用最低饱和剂量而不是最高的无毒剂量来计算HED。

第2步：HED的计算。

1.根据体表面积换算　通过相关动物数据确定NOAEL之后，应选择最恰当的方法将动物剂量外推到HED，即将NOAEL换算成HED。对于动物全身性给药的毒性终点，如MTD或NOAEL，如果将剂量归一化为体表面积剂量（mg/m^2），通常在不同种属间可呈现良好的比例关系。有研究显示，对于抗肿瘤药物，以体表面积计算剂量（mg/m^2）时，导致10%啮齿类动物死亡的剂量（LD_{10}）和非啮齿类动物的MTD均与人体的MTD有很好的相关性。体表面积归一化法是从动物剂量估算HED普遍接受的做法。

在某些情况下，使用其他的剂量归一化方法也可能是合适的，如在某些情况下可以直接将mg/kg表示的NOAEL剂量推算到HED。当不使用体表面积归一化方法进行HED的换算时，应当充分说明所用方法的合理性。

虽然体表面积归一化方法是不同动物间等效剂量换算的一种适宜方法，但将mg/kg剂量换算成mg/m^2剂量时的转换系数不能一成不变，因为体表面积随体重变化而变化，因此转换系数取决于所用动物的体重。

2.使用mg/kg换算的依据　在某些情况下根据体重成比例换算〔即设定HED（mg/kg）＝NOAEL（mg/kg）〕可能更为合适。如考虑对某一药物按mg/kg换算，现有的数据应当显示不同动物种属间NOAEL的mg/kg剂量相似。当满足以下条件时，使用mg/kg外推至HED比使用mg/m^2法更为适宜。

（1）不同动物种属间NOAEL的mg/kg剂量相似。但需要注意的是有时这种相似的NOAEL mg/kg剂量仅仅是由生物利用度的差异引起的。

（2）如果不同动物的毒理研究中只有2个NOAEL，则必须具备以下条件之一

● 药物为口服给药并且剂量受局部毒性限制。如各种属间生理学模型胃肠室重量与体重（W）^0.94成比例。胃肠容量决定了药物在胃肠中的浓度，则具有胃肠局部毒性的药物的毒性反应按mg/kg（$W^{1.0}$）换算是合理的。

● 药物在人体的毒性反应依赖于某暴露参数，而不同种属之间这一参数与mg/kg剂量密切相关。如人体反义寡核苷酸全身给药后所产生的补体激活依赖于C_{max}。对于某些

反义核酸类药物，各种动物种属之间 C_{max} 与 mg/kg 剂量相关，在这种情况下按 mg/kg 换算是合理的。

- 对某一药物来说，在不同种属之间其他药理学和毒理学终点，如 MTD、最低致死剂量和药理学活性剂量具有可比性，也可按药物的 mg/kg 剂量换算。
- 血浆药物浓度（C_{max} 和 AUC）和 mg/kg 剂量之间有显著的相关性。

值得注意的是，对于小鼠、大鼠和犬，按 mg/kg 换算得到的 HED 比默认的 mg/m^2 方法得到的值分别高 12、6 和 2 倍。如果不能满足以上条件，仍应使用 mg/m^2 方法计算 HED，以便得出一个较为安全的 MRSD。

3. 种属间不按 mg/m^2 进行剂量换算的其他情况　对于以下类别的药物不建议按 mg/m^2 进行剂量换算。

（1）药物剂量受局部毒性反应限制的其他给药途径（如局部用药及鼻腔内、皮下、肌内给药），应以给药部位的浓度（如毫克使用面积）或使用部位的药物总量（mg）来换算。

（2）某些给至解剖腔室但随后很少分布至腔室外的药物。如鞘内、膀胱内、眼内或胸膜内给药的药物，这些药物在不同种属间应当按照腔室体积和药物的浓度换算。

（3）分子质量大于 100 000Da 的血管内给药的蛋白，应当按 mg/kg 换算。

从动物剂量（mg/kg）通过体表面积归一化方法推算 HED 的步骤如下。

在实际应用中，从以 mg/kg 为单位的动物毒理研究剂量通过体表面积归一化法推算至 HED 也可通过以下步骤。

1. 体表面积的通用计算公式

$$\log_{10}S = 0.689 \times \log_{10}W + 0.8762$$

即，$S = 10^{(0.698 \times \log_{10}W + 0.8762)}$

其中，S 为体表面积，单位为 cm^2；W 为体重，单位为 g。

2. 计算人和动物的体表面积

$$\begin{aligned}
S_{人} &= 10^{(0.689 \times \log_{10}60\,000 + 0.8762)} \\
&= 14\,734.9cm^2 \\
&= 1.473\,49m^2 \\
S_{动物} &= 10^{(0.689 \times \log_{10}W + 0.8762)}\,(cm^2) \\
&= 10^{(0.689 \times \log_{10}W + 0.8762)} \div 10\,000\,(m^2)
\end{aligned}$$

其中，人以 60kg 体重计算，动物体重用 W 表示。

3. 从 mg/kg 剂量计算等效 mg/m^2 剂量

$$\begin{aligned}
Dose_{(mg/m^2)} &= Dose_{(mg/kg)} \times (W \div 1000) \div S_{动物} \\
&= Dose(mg/kg) \times (W \div 1000) \\
&\quad \div [10^{(0.689 \times \log_{10}W + 0.8762)} \div 10\,000] \\
&= 10 \times Dose_{(mg/kg)} \times W \div [10^{(0.689 \times \log_{10}W + 0.8762)}]
\end{aligned}$$

4. 计算从 mg/kg 剂量转化为 mg/m^2 剂量的转换系数 K_m

$$K_m = \text{Dose}_{(mg/m^2)} \div \text{Dose}_{(mg/kg)}$$
$$= \left[10 \times \text{Dose}_{(mg/kg)} \times W \div \left(10^{(0.689\log_{10}W + 0.8762)} \right) \right] \div \text{Dose}_{(mg/kg)}$$
$$= (10 \times W) \div 10^{(0.689 \times \log_{10}W + 0.8762)}$$

5. 根据体重计算 K_m 实例值　见表 1-3。

表 1-3　不同种属 K_m 实例值

种属	参考体重（kg）	体表面积（m^2）	K_m
成人	60	1.626 86	36.88
儿童	20	0.80	26.47
小鼠	0.020	0.006 086	3.29
仓鼠	0.080	0.016 02	4.99
大鼠	0.150	0.024 84	6.04
白鼬	0.300	0.040 29	7.45
豚鼠	0.400	0.049 25	8.12
兔	1.8	0.140 73	12.79
犬	10	0.465 80	21.47
猴[a]	3	0.201 02	14.92
微型猪	20	0.755 7	26.47
小型猪	40	1.225 9	32.63

a 如食蟹猴、恒河猴、短尾猴。

6. 转换动物无明显损害作用剂量（no observed adverse effect level，NOAEL）（mg/kg）至人体等效剂量（human equivalent dose，HED）　见表 1-4。

$$mg/kg \div \left[K_{m\text{人}} / K_{m\text{动物}} \right]$$

表 1-4　不同种属转换 NOAEL（mg/kg）至 HED

NOAEL（mg/kg）	计算方法	HED（mg/kg）
15（10kg，犬）	15mg/kg $\div$ [36.88/21.47]	8.7
50（150g，大鼠）	50mg/kg $\div$ [36.88/6.04]	8.2

第 3 步：最适合动物种属的选择。

毒理研究可得到一系列 NOAEL，并计算出相应的 HED，然后选择一个 HED 用于推算 MRSD。这一 HED 应当从最适合的动物种属中选择。在没有种属相关性数据的情况下，一般默认最敏感的动物种属（即HED最低的种属）是推算成年健康志愿者临床试验MRSD最适合的动物。

在某些情况下，可以不将最敏感动物种属默认为最适合动物种属。这些情况包括：①动物种属间药物的吸收、分布、代谢和排泄存在差异；②以往的同类药物研究经验提示特定动物模型可以更好地预测人体不良反应。另外，对于某些生物制品（如人体蛋白），最适合动物种属的选择需要考虑这些制品的特性，动物是否表达相关受体或表位等因素也可以影响动物的选择。

在确定某一新药人体首次给药的MRSD时，并不明确该药物在人体的吸收、分布和消除参数。当动物体内的代谢特征及计算的HED均有很大差异时，基于体外试验获得的相应的药物代谢特征显得十分有意义。对于某类特定药物，同类药物的前期研究可能已经表明，某一特定的动物模型更加适合评价其安全性。如在评价磷硫酰反义药物非临床安全性时，猴被认为是最适合的动物，因为猴出现了与人相同的剂量限制性毒性反应（如补体激活），而啮齿类动物没有出现。对于这类药物，MRSD通常是根据猴NOAEL的HED来确定的，而并不考虑这一HED是否低于啮齿类动物的HED，除非新反义药物在啮齿类动物中也出现了独特的剂量限制性毒性。

第4步：安全系数的使用。

根据最合适动物种属的NOAEL确定了HED后，可用安全系数提供一个安全阈值，以保护接受MRSD的受试者的安全。当考虑从动物外推到人体时，需要考虑以下因素对安全系数变化的影响：①人的药理学活性高于实验动物所带来的不确定性；②在动物中检测某些毒性反应（如头痛、肌痛、精神障碍）的难度；③受体密度或亲和力的差异；④无法预期的毒性反应；⑤药物ADME的种属差异。以上这些因素的影响是需要降低根据动物NOAEL的HED推算出的人体初始剂量。

在实际应用中，临床试验的MRSD是用HED除以安全系数来确定的。通常使用的安全系数是10。这个数值是根据历史经验确定的，但并不一定适用于所有情况，安全系数应该根据实际情况加以适当调整。当安全性风险增大时，安全系数应当加大；而有数据证明安全性风险减小时，安全系数可适当减小。安全系数就像一个浮动标尺，根据对健康志愿者安全性风险的增减而适当调整。安全系数增减的程度要通过对现有数据的分析来确定。安全系数的增加和减少，尤其是调整到低于10的情况，必须有充分明确的理由。

1.增大安全系数 当非临床毒理研究数据提示有安全性方面的担忧时，可能需要增大安全系数。如果存在多方面的担忧，则安全系数应相应增大。此时，MRSD将由HED除以一个大于10的安全系数计算得到。需要增大安全系数的情况如下。

（1）剂量-反应曲线斜率很陡时：在最适合动物或多种动物中出现明显的毒性反应，并呈现出斜率陡的剂量-反应曲线时，提示对人的风险较大。

（2）严重毒性反应：严重的毒性反应或对器官系统（如中枢神经系统）的损害，提示对人的风险增加。

（3）不可监测的毒性反应：主要是指动物中发现的但用临床病理标志物难以监测的组织病理学变化。

（4）无先兆症状的毒性反应：如果动物中出现的明显毒性反应没有明确的先兆症

状，则在人体试验中可能难以明确何时达到毒性剂量。

（5）生物利用度变异度大：在几种动物中生物利用度差异大或生物利用度较差，或用于推导HED的动物生物利用度较差，提示可能低估了人体毒性反应。

（6）不可逆的毒性反应：动物中不可逆的毒性反应提示对临床试验受试者可能造成永久性损伤。

（7）不明原因的死亡：不能用其他指标来预测死亡率。

（8）产生效应的剂量或血药浓度有很大的差异：如果在不同动物种属间或某种动物的不同个体间，产生毒性反应的剂量或暴露水平有很大的差异，那么预测人体中某个毒性剂量的能力会降低，则需要更大的安全系数。

（9）非线性药代动力学：当血浆药物浓度的升高与剂量不相关时，预测人体中与剂量相关的毒性的能力会降低，可能需要更大的安全系数。

（10）剂量-反应关系数据不足：毒理实验设计欠妥（如剂量组不够、给药间隔宽等）或给药组内不同动物间反应有很大的差异，可能导致难以描绘剂量-反应关系曲线。

（11）新的治疗靶点：以往未在临床上评价过的治疗靶点会增加确定人体安全起始剂量的难度。

（12）现实动物模型的限制性：某些类别的治疗性生物制品可能有非常有限的种属间交叉反应，或有明显的免疫原性，或其作用机制在动物与人之间是不一致的，那么来自动物研究的安全性数据在应用范围和可解释性方面可能都非常有限。

2. 降低安全系数　药物的毒理学实验的实施和设计均十分完善时，安全系数小于10是合适的。这一策略仅用于受试药物各项特征研究十分透彻，且按相同的途径、方案和疗程给药，具有相似的代谢特征和生物利用度，在所有试验种属（包括人）中有类似的毒性反应特征的情况。另外，当药物引起的毒性易于监测、可逆、可以预测并显示出剂量-反应关系，且毒性反应的种类和程度在试验种属间一致时（程度上可以通过剂量和暴露量进行换算），也可以使用较小的安全系数。

第5步：PAD的考虑因素。

PAD的选择取决于许多因素，并且因药理作用类别和临床适应证的不同而有显著的差异。一旦确定MRSD，将MRSD与从适当的药效学模型中推导的PAD进行比较是有益的。如果PAD来自体内研究，可以根据体表面积转换系数估算出药理学HED。这一HED值应当与MRSD进行比较。如果药理学HED低于MRSD，按照实际情况或科学原因而降低临床起始剂量是恰当的。此外，某些类别的药物或生物制品（如血管扩张药、抗凝药、单克隆抗体或生长因子）的毒性反应可能源于过度的药理学作用，此时PAD可能是一个比NOAEL更灵敏的提示潜在毒性的指标，因此可能需要降低MRSD。

以上5个估算步骤如图1-2所示。

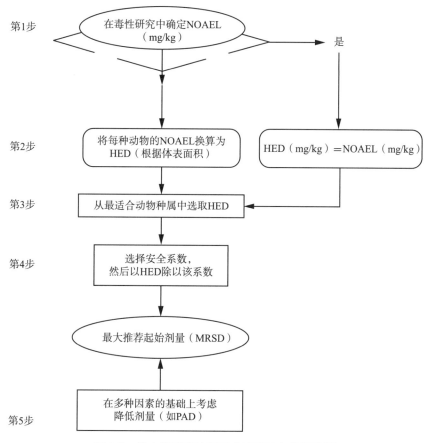

图1-2　最大推荐起始剂量（MRSD）估算步骤

（三）以生物暴露量为基础估算MRSD

某一剂量下的暴露量是可以测定的，它的高低由动物种属特定的PK参数和给药方案决定。如能获得人体的PK参数，研究者可以将剂量和暴露量相关联。在早期动物实验中，通过不同的给药方案和所得的暴露量建立药物在动物中的PK模型，获得关键的动物PK参数，如清除率（CL）、分布容积（V_d）、生物利用度（F）等。当试验数据或研究程度还不足以建立PK模型时，最简单的方式是在静脉给药途径下，测定某一剂量下的暴露量，根据PK的基本原则（Dose＝CL×AUC；$T_{1/2}$＝0.693V_d/CL），计算出动物的CL和V_d。

获得动物的PK参数，可以用不同的方式推算人体PK参数。最简单是异速增长模型推算法（allometric scaling），即以不同动物种属的体表面积、体重或其他生理常数［如脑重量、最大生命值（maximum lifespan potential，MLP）］的对数值为横坐标，以其PK参数的对数值为纵坐标，用线性回归法推算人体相应的PK参数（CL、V_d）。为了保证估算人体PK参数的准确性，最好从3种以上动物体内获得其PK参数。

异速增长模型推算法是目前应用最为广泛的一种预测人体PK参数的方法，假设药物在体内的消除过程为线性消除，以体内CL为例，不同种属CL与体重（W）存在以下关系。

$$CL = aW^b$$

通过临床前获得的至少3种不同种属动物的CL值，建立回归方程，得到常数a、b的值，依此推算人体总CL。使用该方法时应遵循指数规则，即当指数b在0.55～0.70时，可采用简单异速增长模型；当指数b在0.71～0.99时，应将MLP代替体重，采用上述方法预测人体PK参数，或按以下列公式计算。

$$CL_人 = \frac{a(MLP \times CL_{动物})^b}{8.18 \times 10^5}$$

当指数b>1.0时，可采用脑重量（BrW）代替体重，采用上述方法预测人体PK参数，或按以下列公式计算。

$$CL_人 = \frac{a(BrW \times CL_{动物})^b}{1.53}$$

同样方法可进行人体值预测。某些特殊情况下，临床前研究可能仅获得一种动物PK数据或研究者认为某种动物为最适合种属时，可采用固定指数法，即人CL＝动物CL×（人体重÷动物体重）$^{0.75}$。

$$CL_人 = CL_{动物} \times \left(\frac{W_人}{W_{动物}}\right)^{0.75}$$

异速增长模型推算法一般适用于推算以肾小球滤过为主要代谢机制的药物的CL。当药物的主要代谢机制是肝代谢时，可以用体外肝微粒体或离体肝细胞实验获得肝代谢速度，来推算人体CL。假设药物代谢酶在肝内为均匀分布，药物在肝的分布取决于肝灌流，不存在扩散屏障，且只有游离药物可以跨膜并占据酶代谢活性位点，当药物浓度远低于K_m时，可以按下列公式推算肝CL（CL_{int}）。

$$CL_{int} = \frac{V_{max}}{\dfrac{K_m}{f_u}}$$

其中，V_{max}为最大反应速率，K_m为米氏常数，f_u为药物在肝微粒体或肝细胞中的游离分数。人体肝CL CL_h可以按下式计算。

$$CL_h = \frac{Q_h \times f_u \times CL_{int}}{Q_h \times f_u \times CL_{int}}$$

其中Q_h为肝血流量。

当CYP450酶和葡萄糖醛酸酶均参与药物代谢时，上述公式转化为

$$CL_{h,cyp} = \frac{Q_h \times f_u \times CL_{int,cyp}}{Q_h + f_u \times (CL_{int,cyp} + CL_{int,glu})}$$

$$CL_{h,glu} = \frac{Q_h \times f_u \times CL_{int,glu}}{Q_h + f_u \times (CL_{int,cyp} + CL_{int,glu})}$$

以两者之和计算人体肝总CL。在传统的体外—体内外推法（in vitro to in vivo extrapolation，IVIVE）的基础上，还可进一步考虑蛋白摄取、药物解离、pH等因素，

进一步优化模型，计算药物在人体肝的CL。此外，主要以原形经肾清除的药物，也可用类似方法通过体外研究数据，进行人体肾CL推算。

当PK机制相当复杂时，则需要运用更复杂的PK手段来推算。目前最受关注的是基于不同动物生理药代动力学模型（physiologically based pharmacokinetic model，PBPK）。

药物本身的理化性质、组织亲和力、渗透性、肝肾CL、血浆蛋白结合率等，以及人体自身的生理特征均可影响药物体内PK过程。当涉及药物PK过程的因素特别复杂时，可采用单纯外推法，由动物药物浓度-时间曲线（药时曲线）预测人体药时曲线，再逐步增加相应变量，建立并优化PK模型，最终获得适宜的模型及相应人体PK参数。PBPK可依次加入药物理化特征参数（如脂溶性、组织亲和力等）、种属特异生理特征参数（如组织器官重量、组织血流量等）、药物游离分数、描述药物生化处置过程的动力学参数［如最大反应速率（V_m）、米氏常数（K_m）等］、组织特异性代谢酶和转运体基因表达谱，逐步优化，最终获得的模型可用于种属间外推和不同人群PK预测。其中的药物组织亲和力、脂溶性、酶代谢动力学等体外特征参数可通过体外实验测定，软件通常提供人体或常见实验动物的器官体积、表面积等生理参数，也可通过文献获得，组织或器官血流量与药物体内代谢、分布过程密切相关，应当注意的是啮齿类动物常采用大静脉血管，人体则常采用外周静脉血管，在进行药时曲线拟合时应充分考虑，设置不同参数。

根据推算所得的人体PK参数（CL、V_d、F）及从药理试验中得到的药物的生物活性暴露量，采用PK公式，推算药物的生物活性剂量。

以生物暴露量为基础的人体起始剂量的估算一般包括以下几个步骤。

1.根据临床前药理学模型（体内或体外模型），在考虑了物种之间的靶点结合率差异和血清蛋白结合率差异后，获得能产生药效的关键暴露量（生物活性暴露量）。这个暴露量可以是C_{min}、C_{max}或AUC等参数。

2.在选定的适合动物种属中，获得在NOAEL下的暴露量（NOAEL暴露量）。

3.用NOAEL暴露量除以对应的生物活性暴露量，预测可能的安全阈值（safety margin）。在此过程中需考虑物种之间的靶点结合率差异和血清蛋白结合率差异。

4.根据毒理实验中所出现毒性的靶器官、严重程度、可监测性、可恢复性等和暴露量的关系，以及PD实验中药效活性和暴露量的关系等，评估此前预测的安全阈值是否可被接受。

5.如果安全阈值可被接受，用一种或几种种属生理推算法［有或无相关系数的异速增长模型推算法、Detricks等价时间曲线法（Dedricks Plots）、PBPK法等］，估算药物在人体内的PK参数。

6.根据步骤1中得出的生物活性暴露量和步骤5中得出的人体PK参数，基于不同的给药方式运用到相应的PK数学模型中估算出人体的生物活性剂量。根据安全范围的大小，除以适当的安全系数，得到以暴露量为基础的人体起始剂量。在考虑了适当的安全系数后，得到的人体起始剂量下的游离药物暴露量应该不超过NOAEL的游离药物暴露量的1/10。在估算游离药物暴露量时，应考虑物种之间的血清蛋白结合率差异。

（四）以最低预期生物效应剂量推算MRSD

对于某些作用机制和作用靶点认识有限、临床前数据预测价值低的药物，其安全性风险可能更高。可以以最低预期生物效应剂量（MABEL）为人体初始剂量。该方法的本质与前面描述的以暴露量为基础的估算策略是一致的。为计算最低预期生物效应剂量，研究者必须从药理试验中根据受体结合特点或功能特点预测出人体最低生物活性暴露量，继而综合暴露量、PK和PD特征，根据药物的具体情况采用特定的PK/PD模型，推算出最低预期生物效应剂量。

总之，非临床安全性研究中应从适当的动物研究中得出并确定NOAEL值，其只是目前公认的安全基准数据，可以作为估算合理和科学的最大安全起始剂量。同时建议在对最相关动物种属（可能不一定是最敏感种属）NOAEL剂量上获得体内暴露量，以应用于估算人类的等效体内暴露量。估算应基于科学合理的建模方法（如PK/PD和PBPK）和（或）使用异速增长模型推算法。

在非临床药理学研究中所得出PD效应时的体内暴露量，可用于计算人体MABEL和人体PAD及ATD。在计算过程中，需考虑人类与动物对于研究药物作用方式敏感性上的潜在差异。此外，计算MABEL、PAD及ATD时，应考虑人体与不同动物的靶细胞上受体占有率及体外靶向结合能力的差异。如有可能，应将所有相关数据整合到适当的建模方法中去，从而准确的计算MABEL、PAD及ATD。

健康志愿者的起始剂量一般应低于预期暴露量（PAD）的剂量，除非提供可靠的科学依据可以选择更高剂量。

为了进一步降低在FIH中发生不良反应的可能性，在估算人体MRSD时通常采用合适的安全系数。安全系数的应用可考虑以下相关潜在风险因素。

（1）活性物质作用机制的新颖性。

（2）PD特征，包括不可逆或持久的靶点占位及陡峭的剂量−反应曲线。

（3）用于安全性实验动物模型与临床的相关性。

（4）安全性发现的特征。

（5）与MABEL、PAD和人类预期暴露量相关估算的不确定性。

此外，对非临床研究中的安全性发现，以及在FIH及早期临床试验中如何监测潜在的靶器官效应也应加以重视，并可能影响所使用的安全系数。选用安全系数的理由应在方案和研究者手册中阐明。

三、以患者为研究对象的首次人体临床试验 MRSD 估算

某些类别的药物（如许多细胞毒类药物或生物制剂），特别是抗肿瘤药物的FIH通常是在患者而不是在健康受试者中开展，其FIH MRSD的估算及试验设计有别于在健康受试者中进行的FIH，但某些原理和模型方法可能是通用的。

在患者中选择FIH/早期临床的起始剂量，在没有健康受试者数据的情况下，其目标是确定预期具有最小药理学效应且安全使用的剂量。起始剂量还应考虑所选择治疗领域疾病的病理生理特征及其在试验中纳入患者群体的患病严重程度。

肿瘤适应证的新药研发有其自身特点。肿瘤细胞为机体的非正常细胞，抗肿瘤药物研发策略一直围绕区分肿瘤细胞和正常细胞的主线，尽可能在正常细胞能够耐受的条件下实现对肿瘤细胞的杀伤。基于细胞增殖速度差异的细胞毒类药物、基于信号通路强弱的靶向药物、基于细胞表面抗原特异性的免疫治疗药物，均以不同的作用机制区分肿瘤

细胞与正常细胞。总体来说，癌症无有效治疗手段，又严重危及生命，在肿瘤治疗中一般采取患者可以耐受的最大剂量。

抗肿瘤药物的早期临床试验一般在肿瘤患者中进行，拟定首次临床试验起始剂量亦遵循上述原则，以非临床研究动物实验安全剂量上限或暴露量为主要依据进行估算，在某些情况下，也可能不会限制在晚期肿瘤患者临床试验的剂量递增或最高剂量的选择，为受试物发挥抗肿瘤活性提供最大空间。

抗肿瘤小分子药物与生物技术药物在作用方式、体内过程、毒性反应风险方面均存在较大差异，因此，以非临床研究实验数据推算首次临床试验起始剂量时应根据药物特点具体分析，根据不同的风险点进行考虑。

（一）小分子药物

相较于生物技术药物，小分子抗肿瘤药物研究和应用的历史相对较长，制药工业界、学术界对于小分子药物毒性的一般特点已有较为广泛的共识。通过实践经验总结发现，小分子药物的毒性终点在各动物种属间以体表面积标准化之后较为接近，提示小分子药物的毒性反应剂量在各动物种属间具有较为稳定的可比性。因此，推算小分子药物首次临床试验起始剂量时，一般将动物安全性数据通过体表面积标准化转换为人体等效剂量后进行估算。ICH S9《抗肿瘤药物非临床评价指导原则》建议，对于多数小分子药物，推算首次临床试验起始剂量的常用方法是，将1/10啮齿类动物出现严重不良反应的剂量（STD10）作为起始剂量；如果非啮齿类动物是最适合种属，则认为最高非严重毒性剂量（highest non-severely toxic dose，HNSTD）的1/6是合适的起始剂量。

STD10和HNSTD数据均来自非临床研究中的重复给药毒性实验，HNSTD为不会致死、导致危及生命的毒性或不可逆结果的最高剂量水平。

对于确定具体品种的HNSTD，可能会存在不同的判断，需结合实际情况，具体情况具体分析。对于小分子药物，一般以药物代谢的相似性判断最相关动物种属。

小分子药物首次临床试验起始剂量以啮齿类动物STD10和非啮齿类动物HNSTD分别计算，最终选取较小的剂量。

抗体偶联药物（ADC）兼具小分子化合物和抗体药物特点，目前看来其安全性风险主要来自小分子化合物部分。

ICH S9 Q&A《抗肿瘤药物非临床评价指导原则问答》对于ADC的首次临床试验起始剂量问题已有专门表述，建议一般仍采用ICH S9所推荐的方式按体表面积计算人体等效剂量；选择最相关或最敏感的动物种属安全性数据进行计算；使用啮齿类动物的STD10的1/10剂量或非啮齿类动物HNSTD的1/6剂量。

但是，对于抗体部分安全特征尚不明确的ADC，其安全性风险仍需从小分子化合物和抗体两部分分别考虑。

（二）生物技术药物

生物技术药物相对于小分子药物，其高选择性和高效能的特点更为突出。拟定抗肿瘤生物技术药物首次临床起始剂量应从靶点相关作用和脱靶作用两个方面来考虑安全性风险。此外，不同生物药物之间的生物作用方式及毒性特点均有较大差异，考虑首次临床起始剂量时需具体品种具体分析。

靶点相关作用 生物技术药物靶点相关作用的安全性信息可以来自毒理学研究和PD研究。在获得这些信息之前，需要确定相关动物种属，确定在相关的动物实验中能够表现出受试物的生物学作用。ICH S6《生物制品的临床前安全性评价》建议，生物技术药物相关动物种属选择应综合考虑，首先考虑不同种属间靶点的序列同源性，比较不同种属间的亲和力差异、受体/配体结合情况及动力学，然后综合种属特异的细胞功能实验及在体的药理毒理研究信息进行判断。

（1）毒理学研究：抗肿瘤生物技术药物采用种属相关动物进行重复给药毒性实验，以获得 HNSTD。在获得了毒理学研究 HNSTD 之后，如何转换为人体等效剂量，尚无定则，可以通过体重、暴露量或其他暴露量参数进行种属间换算。以毒代动力学暴露量进行种属间换算可能较为准确，同时应考虑受试物种属间靶点相关活性差异及血浆蛋白结合差异，并对起始剂量进行相关修正。

（2）PD研究：需要注意的是，抗肿瘤药物的特异性靶点可能在正常组织中表达很低，正常动物的安全性实验不足以暴露受试物的毒性，毒理学研究所获得的 HNSTD 不一定能保证首次人体临床试验安全的起点。考虑到大多数生物药物靶点相关的安全性风险，主要表现为药效作用的放大，抗肿瘤生物技术药物在获得毒理学研究的 HNSTD 之后，还应在PD研究中获取生物学作用信息，对首次临床起始剂量进行修正。如果产生药效的起始剂量低于HNSTD，应考虑降低以毒理学数据推算的首次临床试验起始剂量。

以体内 PD/PK 数据估算人体药效剂量需要借助非临床 PK 研究结果，将动物模型中的药效暴露量转换为人体的药效剂量。非临床 PK 数据可以通过多种方式（异速增长模型推算法、PBPK法等）推测人体PBPK参数。各种推算方法均有其适合的应用条件，选用时应根据受试物的具体特点进行科学判断。

以暴露量数据推算人体药效剂量时，亦需考虑种属间靶点相关活性差异及血浆蛋白结合差异。对于风险较大的药物（免疫激动剂）或动物中缺乏相关靶点表达的药物，建议从 MABEL 的角度考虑首次临床起始剂量。这种情况下，应重点关注体外PD实验结果。

对于以受体为靶点的药物，应通过PD实验（体内、体外）确定产生生物学效应的最低受体占有率，然后根据相应种属的受体亲和力信息推算产生最低生物学效应所需要的药物浓度。在确定产生最低生物学效应所需的浓度范围后，通过药物与人体靶点的亲和力信息及人体血浆容量，估算人体产生最低生物学效应所需的药物剂量。

由于体外实验系统仅能在一定程度上模拟体内环境，因此，确定产生最低生物学效应的受体占有率时，应根据受试物生物作用特点设计实验，多层次（分子、细胞、离体器官、整体动物）探讨药物浓度与生物学作用之间的量效关系，充分考虑各个实验系统的优势及局限性，综合各实验系统的结果。

对于非受体靶点的药物，需要根据靶点的生物学特点考虑PD研究的指标，进而推算产生最低生物效应的剂量。

相对于安全性试验，PD方面的研究更为灵活，试验设计更需要考虑受试物及药物靶点的特性。由于生物技术药物高选择性、高效能的特点，生物技术药物安全性评估中应综合考虑受试物的生物学作用特点，关注PD研究的结果。

（3）安全因子：以动物数据推测人体数据存在难以避免的不确定性，药物靶点效应强度的种属间差异、不同试验系统中受试物活性表现不同、种属间PK预测方法的模拟程度、正常状态与疾病状态时靶点生物学效应的差异均是重要的影响因素。因此，无论以毒理学研究数据推算首次临床试验起始剂量，还是以药理学研究数据修正首次临床试验起始剂量时，均应考虑采用安全因子。

（三）脱靶作用

由于生物技术药物强烈的生物学效能，其脱靶作用是不可忽视的安全性方面风险。目前在临床试验前的非临床研究中尚无考察受试物脱靶毒性的通行策略。

脱靶毒性研究一般进行体外的靶点选择性筛选、整体动物的安全性实验。上述方法可以在一定程度上暴露受试物的脱靶作用风险，但是体外筛选的靶点数是有限的，动物中相关蛋白表达或活性与人体亦存在种属差异，因此，现有的研究策略对生物技术药物脱靶毒性的考察仍存在不足。

对于非相关种属的整体动物安全性研究的价值与意义，各监管机构、具体品种的申请人尚保留各自的观点。非相关种属的整体动物安全性实验一方面无疑可以提供受试物更多脱靶毒性信息，但另一方面，来自非相关动物种属的数据会对受试物靶点相关毒性的分析产生干扰，给确定受试物主要的毒性风险带来困扰。

考虑到对受试物进行脱靶毒性考察难以全面，在药物研发从动物实验向人体试验推进的阶段，需要始终对未知的安全性风险保持警惕。在拟定首次临床试验起始剂量时，应根据受试物的风险程度高低，对安全因子进行调整。

由于晚期肿瘤严重危及生命而又缺少有效治疗手段，抗肿瘤药物的研发策略有别于其他适应证，一般以安全性上限为基础考虑开展临床试验。

抗肿瘤小分子药物与生物技术药物需考虑不同的安全性风险重点。生物技术药物尤其应根据自身特点，综合安全性研究和药效学研究的数据，具体品种具体分析其主要的风险所在。生物技术药物药效学研究在安全性评估中的作用越来越重要。

首次临床起始剂量拟定应依据已有非临床安全性数据对已知风险进行分析，同时为未知风险保留安全空间。

在以患者为研究对象的抗肿瘤药物首次人体临床试验中，常采用单中心、开放性、非随机化的设计，研究可能包括剂量递增和剂量扩展两个阶段。剂量递增多采用经典Fibonacci的3＋3爬坡设计，也有采用新的剂量递增的方法，基于前期结果综合评估后决定下一个推荐剂量，或起始剂量入组更少受试者加速滴定的设计等，应说明详细的剂量递增原理、方法和依据，如何决定从前一个剂量组进入到下一个剂量。剂量扩展阶段通常在剂量爬坡确定最大耐受剂量之后开始，也可能在某个观察到有效病例的剂量组即开始扩展。阐明单次给药和多次给药的耐受性及药代研究如何衔接，如同一个受试者首先接受单次给药的耐受性和药代观察，之后给予一定的洗脱期，再进入多次给药研究阶段。因此要有清晰的整体设计思路，包括研究的类型（如单臂还是对照、多中心还是单中心），研究的内容（如单次给药还是多次给药、耐受性研究还是药代动力学研究），研究的阶段和分期（如剂量递增和扩展研究的划分，筛选期和治疗期、治疗结束随访期的划分），各阶段研究的衔接等。

总之，在一个新化合物进入临床试验之前，申请人应完成一系列的临床前研究。其中包括药效学研究、动物药代动力学研究（吸收、分布、代谢和排泄）、毒理学及毒代动力学研究。在确定MRSD时，应考虑所有的临床前研究数据，以达到既避免不良反应，又能迅速达到Ⅰ期临床试验的目标。

MRSD的确定应由多部门、多专业背景的资深专家共同探讨。每一个新化合物首次临床试验的风险都会因其创新程度、化学结构、作用机制、给药途径、与生物靶点的结合强度、临床前研究所用的动物种属等因素而不同。因此，MRSD必须根据药物的特点具体情况具体分析。申请人和研究者应综合分析所有的临床前研究数据，充分分析其临床风险，设计出科学安全的MRSD。

（李劲彤）

第五节　早期临床试验中特殊诊断技术的应用

一、医学影像学在药物早期临床试验中的应用

医学影像学检查对开展早期药物临床试验有非常重要的价值，大多数早期药物临床试验要求健康受试者，医学影像学的价值在于排除疾病；有的早期临床试验是针对某种特定的疾病，如针对肿瘤患者的早期临床试验，医学影像学不仅要按照排除标准排除其他疾病状态，还要根据入选标准确定受试者的疾病状态、评估病情；参加试验的受试者如果发生不良事件，有的需要医学影像学检查和诊断。为此，研究者掌握医学影像学知识对开展药物早期临床试验有非常大的帮助。

医学影像诊断学是应用医学成像技术显示人体内部组织器官的形态和生理功能状况，以及疾病所造成的病理改变，以此对疾病进行诊断的医学学科。医学成像技术包括X线成像（X-ray）、计算机断层扫描（computer tomography，CT）、磁共振成像（magnetic resonance imaging，MRI）和超声（ultrasound，US）、核医学检查等。德国物理学家威廉·伦琴（Wilhelm Rontgen，1845～1923）于1895年11月8日发现了X射线（X线），进而研究了X线的特性，开创了医疗影像技术。1973年英国电子工程师戈弗雷·亨斯菲尔德（Godfrey Hounsfield，1919～2004）制成CT扫描仪。1946年瑞士物理学家费利克斯·布洛赫（Felix Bloch，1905～1983）与美国物理学家爱德华·珀塞尔（Edward Purcell，1912～1997）发现核磁精密测量的新方法及磁共振现象。20世纪70年代初英国物理学家彼得·曼斯菲尔德（Peter Mansfield，1933～2017）和美国科学家保罗·劳特布尔（Paul Lauterbur，1929～2007）进一步发展了有关在稳定磁场中使用附加的梯度磁场的理论，在如何用核磁共振技术拍摄不同结构的图像上获得了关键性发现，为磁共振成像技术从理论到应用奠定了基础，使在临床诊断和医学研究上获得突破的磁共振成像仪出现。劳特布尔通过磁共振成像扫描人类大脑获得一个连续切片的动画，产生了第一代磁共振机器。以上科学家鉴于对医学影像学的伟大贡献先后获得了诺贝尔奖，1901年伦琴获得首届诺贝尔物理学奖，1952年布洛赫和珀塞尔共同获得诺贝尔物理学奖，1979年亨斯菲尔德获得诺贝尔生理学或医学奖，2003年曼斯菲尔德与劳

特布尔获得诺贝尔生理学或医学奖。

（一）技术介绍

1. X线诊断学（X-ray diagnosis） 利用X线的穿透性进行各种成像，利用荧光效应进行透视检查，利用感光作用进行摄片检查，利用电离生物效应开展放疗。X线透过受试者衰减后剩余射线量与人体组织密度、组织厚度和组织的病理改变有密切关系，因为在感光胶片上留下有良好对比度的影像，可以帮助我们准确地判断受试者的健康状况。现在X线成像设备不仅包括传统X线成像设备、荧光屏透视设备，还有近些年计算机问世后开发的计算机X线成像（computer radiology，CR）设备系统和数字X线成像（digital radiography，DR）设备系统，可以进行图像后处理，大大提高密度分辨率，减少X线剂量，图像信息可以高保真地存储、复制和传输。X线不仅可以用于透视、拍片、X线减影、体层容积成像、数字减影血管造影（digital subtraction angiography，DSA）、X线造影，亦可用于软X线摄影，如乳腺X线摄影等。

阅X线片的原则：辨明正常、分析异常和综合分析。阅片的第一步是判断胶片质量，除去异物、伪影等干扰。然后辨明人体正常结构，找到病灶，结合临床和其他辅助检查资料进行综合全面分析，准确地为病变定性，明确诊断。

2. CT技术 CT是用X线束对人体某部位一定厚度的层面进行扫描，由探测器接收透过该层面的X线，转变为可见光后，由光电转换器转换为电信号，再经过模拟器转变为数字信号，输入计算机处理后形成图像，CT的成像过程如图1-3所示。

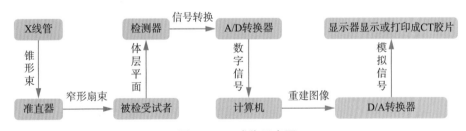

图1-3 CT成像示意图

CT检查设备与进展：CT设备发展与更新很快，性能不断提高。CT诞生时是普通层面采集，最早是对颅脑部位进行扫描；电子束CT提高了时间分辨率，实现了对心脏大血管的检查；自从有了滑环技术，实现了螺旋CT扫描，从单层螺旋开始，依次有了2排、4排、8排、16排、32排、64排螺旋CT；在64排螺旋CT的基础上产生了容积CT、双源CT，进而出现了能谱CT；同时多层CT向128排、256排、320排等更高排CT发展；2018年新出现了彩色CT。目前多层螺旋CT为主流应用机型（图1-4）。

CT主要优势：①CT图像密度分辨率高。CT的密度分辨率比X线片高10～20倍，能够清晰显示密度差别小的软组织结构和器官，且能敏感地发现病灶并显示其特征，可以进行密度量化分析。②CT图像是黑白灰阶图像，灰阶的深浅取决于组织密度，组织密度可由CT值表示。为了定量衡量组织对于X线的吸收率，Hounsfield定义了一个新的标度"CT值"。不同组织的CT值各异，各自在一定范围内波动。骨骼的CT值最高，

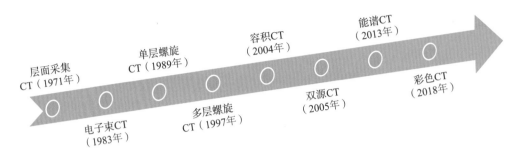

图1-4 CT设备的发展

为1000HU，软组织的CT值为20～70HU，水的CT值为0（±10）HU，脂肪的CT值为-100～-50HU，空气的CT值为-1000HU。CT值越高代表组织吸收X线越多，组织密度越高，CT图像灰阶越白。③CT图像是断面图像，图像没有重叠，准确反映组织器官的解剖结构，并能进行图像后处理，不仅可以重建任意方位的断层图像，还可以重建三维图像、透明图像、仿真内镜图像。

CT的局限性和放射防护：①有部分容积效应。CT图像中每一像素均为测量层面密度的平均值。②CT是结构成像，不能反映组织器官的功能状态。③X线剂量高，是传统X线检查的数十倍至数百倍。X线防护遵循距离防护、时间防护和屏蔽防护三原则。

3.磁共振成像（magnetic resonance imaging，MRI）技术　是利用强外磁场内受检/受试者体内氢原子核在特定射频脉冲作用下产生的磁共振现象进行医学成像的一种技术。磁共振成像原理如图1-5所示。磁共振设备的主要指标为磁场强度大小。目前临床应用的磁共振设备有以下两种主流机型：①高场强1.5T和3.0T超导型磁共振机，其图像质量好、功能齐全，能够进行各种脉冲序列检查，但成本较高；②低场强0.2～0.35T永磁型磁共振机，其图像质量尚好，但成像脉冲序列受限，不能获得较佳的功能性磁共振成像（functional magnetic resonance imaging，FMRI）图像。

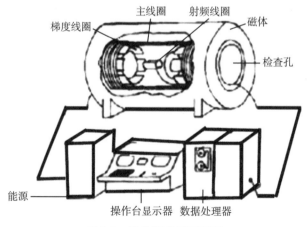

图1-5 磁共振成像原理图

磁共振检查技术种类繁多，主要包括以下几种。①普通平扫检查；②对比增强检查：传统的常规增强、延时增强、动态增强、增强血管成像、排泄性造影等；③磁共振血管成像（MRA）检查：普通MRA检查、对比增强血管成像（CE-MRA）；④水成像检查；⑤脑功能MRI检查；⑥¹H磁共振波谱（¹H-MRS）成像检查；⑦电影成像检查；⑧图像重建技术：二维重建和三维重建。

MRI成像的特点：①MRI为黑白灰阶图像，反映的是MRI信号强度不同或弛豫时间T_1与T_2长短不同的组织。组织信号强，图像光亮；信号弱，图像灰暗。通过信号差别区分不同组织器官、正常组织与病理组织。②MRI为多参数成像，除可以显示解剖结构外，还可以显示病理和生化信息。MRI参数多，可以形成任意方位的断面影像，还可以形成对比增强图像、水成像、血管成像、灌注成像、电影成像、脑功能成像、波谱成像等。③MRI图像对比度高，MRI图像的软组织对比度明显高于CT，可更容易发现软组织中的各种病变，明显优于X线和CT。④MRI显示骨关节系统病变敏感度高，有独特的诊断价值。

MRI读片要点：①核实和识别图像上的常用标记，包括核实姓名、年龄、性别、日期、编号等；识别图像左右、层厚、比例尺及增强的标记等。②连贯地观察每帧图像，发现所有异常征象。③发现病变后，观察病变在T_1和T_2加权信号特征，以及血流空信号有无异常等。④通过多方位观察，确定病变大小、形态、数量、边界、位置。⑤观察病变与邻近器官或组织结构关系，如侵犯、受压、移位、扩张、增大、破坏或吸收等。⑥增强扫描观察病变有无强化、强化程度及延迟扫描强化特点等。⑦综合MRI图像所见，结合临床及其他影像学检查材料做出诊断。

尽管MRI检查对人体不造成辐射损害，但是有禁忌证和需要注意的事项：①MRI设备产生的强磁场对铁磁性物体有强大的吸引力，安装心脏起搏器和体内有金属性手术夹、支架、人工关节、其他金属异物的患者禁忌做MRI检查；②3个月以内的孕妇禁忌MRI检查；③MRI增强检查所用的含钆造影剂对肾功能有损害，肾功能严重受损者禁用此类造影剂；④严禁将任何铁磁性物体带入检查室。

4.超声（US） 振动频率大于20kHZ的声波超过了人耳听觉上限，称为超声波，超声波能量很大，能成束发射，以纵波形式传导（图1-6）。超声是通过采集人体组织器官的超声信息，了解其生理状况，组织结果和形态，并借此发现和诊断疾病的方法。超声检查是一种无创、无痛、方便、直观的有效检查手段，临床应用广泛。

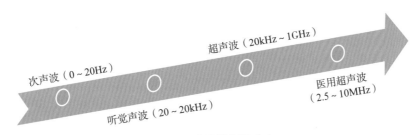

图1-6 声波的频段分布

超声成像的发展历程：20世纪50年代超声成像开始应用于临床，70年代超声诊断技术得到推广，80年代介入性超声逐渐普及，体腔探头和术中探头的应用扩大了诊断范围和诊断水平，90年代后血管内超声、三维成像、超声造影等新技术不断涌现，使超声诊断又上了一个新台阶。超声诊断总的发展趋势是从静态向动态图像（快速成像）发展，从黑白向彩色图像过渡，从二维图像向三维、四维图像迈进，从反射法向透射法探索，从解剖成像向分子生物成像跃进，具有十分广阔的发展前景。

超声诊断仪的种类繁多，显示方式各不相同，总体上分为解剖超声诊断仪和血流超声诊断仪两大类型。解剖超声诊断仪：①一维超声诊断仪，包括A型超声诊断仪（现已淘汰）和M型超声诊断仪（超声心动仪）；②二维超声诊断仪，即B型超声诊断仪，是目前临床应用最广的超声检查设备；③三维超声诊断仪，是一种新型、立体显示的设备，现已应用于临床。血流超声诊断仪：①一维血流超声诊断仪，即频谱型多普勒诊断仪；②二维血流超声诊断仪，即彩色多普勒超声诊断仪；③三维血流超声诊断仪，即立体彩色多普勒超声诊断仪。早期成像类型已被淘汰，新型成像不断产生。目前临床常用成像类型有B型超声、M型超声、D型超声、彩色多普勒超声、C型超声、V型超声等。近年来涌现出一些超声检查新技术，如组织多普勒成像、彩色多普勒能量图、声学造影检查、三维超声成像、四维彩色超声成像、腔内超声成像等。

超声成像检查的主要优势：①无放射性损伤，检查的安全性高，患者可在短期内进行反复多次检查；②可实时进行身体各部位任意方位的断面成像，同时可进行图像的三维重建处理；③可实时获取人体实质器官大小、形状、厚度等的信息，并可据其改变对某些疾病进行诊断，如前列腺肥大等；④对软组织成像，其分辨率明显优于CT，可辨别人体实质器官的许多病理改变，如囊肿、结石、结节、息肉、积液、肿块等，并可据此对许多疾病做出诊断；⑤不用造影剂便可显示血流状况；⑥设备较轻便，检查费用较低，应用范围较广。超声成像检查的局限性：①由于骨骼和肺、胃肠道内气体对入射超声波的全反射，会影响检查效果，限制了超声检查在骨科、胃肠道、肺部和神经系统等方面的应用；②超声成像显示的器官范围较小，图像也不及CT和MRI图像清晰；③超声检查结果的准确性，在很大程度上依赖于操作者的技术水平和临床经验。

（二）影像学技术在药物临床试验中的应用

随着医药科技的发展，药物临床试验日益精细准确，医学影像学技术在药物临床试验中的应用逐渐增多。从受试者入选标准和排除标准、0期和Ⅰ期临床试验中不良事件的诊断、Ⅱ期临床试验药物疗效和安全性观察等药物早期临床试验的各个环节都可能会涉及医学影像学的帮助。下面结合实例介绍医学影像学技术在药物早期临床试验中的应用。

1.影像学技术在0期临床试验中的应用

实例：Zhang等（2019）报道了一项0期临床试验结果，试验名称为"全身γ干扰素增加'冷肿瘤'主要组织相容性复合物I类（major histocompatibility complex class I，MHC-I）表达和T细胞浸润"。研究假说：γ干扰素可以诱导冷肿瘤发生炎症反应，进一步促进免疫治疗作用。本项研究共纳入8例滑膜肉瘤（synovial sarcoma，SS）和黏液样/圆形细胞脂肪肉瘤（myxoid/round cell liposarcoma，MRCL）受试者。治疗后，在超声引导下在靠近先前数周辐射过的区域取材活检发现有受试者可能发生了急性放射相关炎症。本项0期临床试验过程中，用到了超声检查技术以保证试验能够顺利进行。

2.影像学技术在Ⅰ期临床试验中的应用

（1）实例1：王凯旋（2008）博士学位论文研究的是"超声内镜引导下放射性^{125}I粒子腹腔神经丛照射治疗晚期胰腺癌疼痛"。研究背景：前期研究表明内外照射对胰腺癌患者胰内小神经有破坏作用，^{125}I放射性粒子照射腹腔神经丛对神经元是否也有破坏作用，以及内照射安全性目前未见报道。研究目的：在超声内镜引导下用^{125}I放射性粒子照射腹腔神经丛治疗晚期胰腺癌疼痛，观察镇痛疗效及相关并发症情况。研究方法：纳入3例晚期胰腺癌患者，静脉麻醉后在超声内镜引导下置入^{125}I放射性粒子至腹腔神经丛，术后随访，观察视觉模拟评分、镇痛药物剂量变化，记录并发症，终点为患者死亡。结果：3例患者均为单侧种植，平均植入放射活度为0.7mCi粒子3颗（2～5颗），一例肝转移患者术后腹痛无明显改善，其余两例均在术后2周开始腹痛缓解，吗啡类镇痛药物剂量明显减少，所有患者均未出现任何并发症。结论：在超声内镜引导下用^{125}I放射性粒子照射腹腔神经丛是安全的，具有一定镇痛效果。

分析总结：本次试验中涉及医学影像学技术中的超声成像、CT检查，首先纳入受试者时用到的是CT确诊晚期胰腺癌患者，在置入^{125}I放射性粒子过程中用到的是超声内镜技术和多普勒技术，治疗完成后再次用CT确定粒子置入位置是否准确、有无移位，在操作过程中有无损伤周围组织等不良事件。

（2）实例2：张明等（2018）对Photosan联合放化疗治疗晚期消化道恶性肿瘤进行了Ⅰ期临床试验。试验目的：探索光动力治疗（photodynamic therapy，PDT）联合放化疗对晚期无法手术的消化道恶性肿瘤的治疗作用，确定光敏剂Photosan的最佳激光剂量，评估PDT联合放化疗的剂量限制性毒性（dose limiting toxicity，DLT）、不良反应和毒性。试验方法：PDT治疗采用固定的光敏剂Photosan，照射方法采用CT模拟定位、三维适形放疗技术多野照射；随访3个月，详细记录肿瘤变化情况。治疗的毒性反应中有穿孔、出血等。

分析：本次Ⅰ期临床试验中，入选受试者需要普通X线的消化道钡餐检查、CT、MRI等影像学技术，确定消化道恶性肿瘤及其累及范围、肿瘤大小，是否侵及周围组织、是否有远处转移等，确定入选和排除标准；治疗过程中，CT定位治疗部位；治疗后随访确定治疗效果及确定或排除消化道穿孔、出血等不良事件，均需要X线、CT等医学影像学技术。

（3）实例3：刘滔（2012）进行一项关于"顺铂节拍化疗联合放疗治疗Ⅲ/Ⅵa/Ⅵb期鼻咽癌顺铂剂量与疗效、耐受性研究"的临床试验。试验方法：按抗肿瘤药物Ⅰ期临床试验方法，设定3mg/m²为顺铂节拍化疗最小起始剂量，20mg/m²为最大剂量，每周2次给药，以费氏递增法（改良Fibonacci法）递增顺铂剂量行爬坡试验，同期联合放疗治疗Ⅲ、Ⅳa/b期鼻咽癌。节拍化疗联合放疗组（节拍化疗组）纳入15例受试者，单纯放疗组（对照组）纳入7例。节拍化疗组给予顺铂剂量从3mg/㎡开始按Ⅰ期试验方案逐渐递增，联合放疗治疗，对照组行单纯放疗。测定顺铂节拍化疗DLT和MTD，评价两组患者治疗后近期发生的不良事件、治疗耐受性、近期疗效和远期不良事件，并于放疗前、放疗40Gy、放疗结束时行3次CT灌注扫描，探讨顺铂节拍化疗抗肿瘤血管效应。

分析：本项 I 期临床试验中，在前期受试者筛选、中期放疗结束时、后期随访评价疗效和耐受性方面都用到了 CT 平扫和增强扫描技术，CT 对于本次试验的成功起到了关键性的作用。

（4）PET-CT 在早期临床试验中应用：由于 PET-CT 兼具解剖和组织功能学表现，其在淋巴瘤的药物早期临床试验中的应用日益广泛。第54届美国血液学会年会报道了 PET-CT 在淋巴瘤中的应用进展，PET-CT 主要用于弥漫大 B 细胞淋巴瘤（DLBCL）和霍奇金淋巴瘤（HL）的分期及预后评价，有多项临床试验研究了 PET-CT 的应用。PET-CT 的评价标准如视觉评估（Deauville 5 分制）、最大标准摄取值（SUV）差值（$\Delta SUV_{max}PET_{0\sim i}$）和基线肿瘤代谢活性体积（$MTV_0$）对疾病预后评价的能力不同。但目前的研究仍限于临床试验，如何提高 PET-CT 的阳性和阴性预测能力及判断预后优劣还有待进一步探究，以期指导临床治疗方案的选择。

3. 影像学技术在 II 期临床试验中的应用

（1）实例1：MR 和 CT 等影像学技术在 II 期临床试验中的应用。

刘承勇（2007）进行了一项 [131]I 肿瘤细胞核人鼠嵌合单抗注射液治疗恶性脑胶质瘤的 II 期临床试验。研究通过比较碘 [131]I 肿瘤细胞核人鼠嵌合单抗（[131]I-chTNT）注射液与卡莫司汀（BCNU）治疗恶性脑胶质瘤患者的疗效与安全性，探讨 ^{131}I-chTNT 对恶性脑胶质瘤患者单疗程局部注射治疗的有效性和安全性。研究方法：本试验对象为复发性脑胶质瘤患者。根据入选标准和排除标准进行患者的筛选，随机进入对照组（BCNU）和试验组（TNT）。观察治疗前、治疗后 3 个月及 6 个月的肿瘤影像学变化；试验组药物在体内分布的单光子发射计算机断层成像（SPECT）显像等指标。结果：MR 和 CT 显示，试验组观察到不同程度的放射性脑水肿。

分析：在试验过程中，纳入受试者需要 CT 和 MR 等影像学技术，诊断患者是否患有恶性胶质瘤，并确定患者是否有转移等进行病情评价；予以不同药物治疗后，需要 MR 和 CT 等影像学技术评价药物疗效、有无不良事件等。本项试验中通过 MR 和 CT 影像学技术，确定试验组有受试者发生不同程度的放射性脑水肿。医学影像学技术在本次试验中发挥了不可替代的作用。

（2）实例2：CT/PET-CT 等影像学技术在 II 期临床试验中的应用。

中国临床试验注册中心：中山大学肿瘤防治中心李志铭教授主持的一项 II 期临床试验，题目为"低剂量地西他滨联合特瑞普利单抗治疗复发难治性滤泡性淋巴瘤的开放性、单中心 II 期临床试验"。研究目的：采用单臂设计评估特瑞普利单抗联合小剂量地西他滨治疗复发难治性滤泡性淋巴瘤的有效性和安全性。受试者纳入标准首先是经病理组织学/临床影像学诊断的难治或复发性滤泡性淋巴瘤；必须有至少 1 个符合 Lugano 2014 标准的可评价或可测量病灶 [可评价病灶：氟-18 去氧葡萄糖-正电子发射断层成像（[18]F-fluorodeoxyglucose/positron emission tomography，[18]F-FDG/PET）检查显示淋巴结或淋巴结外局部摄取增高（高于肝脏）且 PET 和（或）CT 特征符合淋巴瘤表现；可测量病灶：结节病灶长径＞15mm 或淋巴结外病灶长径＞10mm，且伴有 ^{18}F-FDG 摄取增高]。排除标准：需除外没有可测量病灶且肝脏弥漫性 ^{18}F-FDG 摄取增高的情况；明确为转化性淋巴瘤患者；活动性感染，尤其是肺部及肠道感染；等等。此项 II 期临床试验，受试者入选和排除离不开 CT 或 PET-CT 等医学影像学技术，治疗后疗效观察、不良事件判定亦离不开影像学技术。

医学影像学技术在药物早期临床试验中发挥着举足轻重的作用，不仅包括以患者为受试者的入选时的诊断、试验药物治疗后疗效观察和不良事件诊断，而且即使是健康受试者，亦离不开医学影像学技术，如排除疾病状态通常需要影像学技术，胸部X线检查或胸部CT等医学影像学技术排除肺结核等肺部疾病和心脏发生改变的心脏疾病等。

二、心内膜心肌活检术在早期临床试验中的应用

（一）心内膜心肌活检术的重要性

近些年人们密切关注噻唑烷二酮类药物心脏毒性不良事件。噻唑烷二酮类药物广泛用于2型糖尿病患者，包括3种药物：曲格列酮（因肝毒性退出市场）、罗格列酮和吡格列酮。2型糖尿病的主要病理生理学特征为胰岛素抵抗，噻唑烷二酮类药物为过氧化物酶体增殖物激活受体γ（peroxisome proliferator-activated receptor-gamma，PPAR-γ）的高选择性、强效激动剂，可对参与葡萄糖生成、转运和利用胰岛素反应基因的转录进行调控，通过增加外周组织的胰岛素敏感性来降低血糖。罗格列酮由葛兰素史克（GlaxoSmithKline）研发，于1999年批准上市。早期临床试验未能充分确定该药物对糖尿病微血管或大血管并发症的影响，包括心血管疾病的发病率和死亡率，临床前研究仅表明噻唑烷二酮类药物可引起血容量增加，以及由前负荷增加所致的心脏肥大。有两项用超声心动图评估罗格列酮对2型糖尿病患者心脏影响的研究，结果表明患者无心脏结构和功能的异常改变。但在2007年《新英格兰医学杂志》（*New England Journal of Medicine*）发表了一项关于罗格列酮安全性的meta分析，结论是，罗格列酮与心肌梗死（myocardial infarction，MI）风险的显著增加和心血管疾病死亡风险的增加相关，且具有统计学意义 [与对照组相比，心肌梗死的比值比（OR）为1.43（95% CI = 1.03 ~ 1.98，$P = 0.03$），心血管疾病死亡的OR为1.64（95% CI = 0.98 ~ 2.74，$P = 0.06$）]。此后罗格列酮争议不断。据美国FDA获取的资料，在1999 ~ 2009年全美≥65岁人群的罗格列酮估计应用量为284万人/年；1999 ~ 2006年可能由罗格列酮治疗导致的主要心血管事件为4.1万 ~ 20.5万例次。2010年7月26日Steven Nissen对2010年2月之前的检索数据进行分析，在《内科医学文献》（*Archives of Internal Medicine*）杂志上发表一项meta分析，共纳入56项研究35 531例患者。结果显示，罗格列酮显著增加了心肌梗死风险（风险增加28% ~ 39%，OR = 1.28），但并未显著增加心血管死亡率（OR = 1.03）。同时Richard Bach在《美国医学会杂志》（*The Journal of the American Medical Association*，*JAMA*）在线发表的一项回顾性观察研究，比较了22 7571例65岁以上受试者接受罗格列酮或吡格列酮治疗的预后，随访至第3年。结果显示：与吡格列酮相比，罗格列酮与卒中、心力衰竭和全因死亡风险增加相关。研究者认为，罗格列酮用于2型糖尿病和稳定型冠心病患者，并无显著心血管风险，甚至对缺血性心血管事件还可能有潜在保护性作用。2010年7月中旬，美国FDA委员会召开听证会，对罗格列酮安全性及是否需要将该药撤市展开进一步讨论。2010年9月23日欧洲药品管理局（European Medicines Agency，EMA）建议暂停罗格列酮片及其复方制剂。同时美国

FDA发布消息，严格限制使用罗格列酮片。以上研究为罗格列酮的心血管安全性提供了更多证据，但这些研究都存在缺陷。随机对照临床研究仍然是评价医学问题的金标准。自2007年美国FDA委员会审核罗格列酮的心血管安全性问题以来，已有6项临床对照研究（RECORD、APPROACH、VICTOR、VADT、ACCORD和BARI 2D），试验结果表明，罗格列酮片并未升高心脏病发作、卒中或死亡的总体风险。我国食品药品监督管理局本着为人民健康安全着想的精神，承认罗格列酮有心血管风险但暂不撤市，于2010年10月15日发布文件将罗格列酮列为二线药物，只有其他降糖药物都无效的情况下才可以使用，目前禁止使用国外进口的罗格列酮。

罗格列酮片事件提示我们药物早期临床试验要高度重视心脏毒性作用。药物的心脏毒性作用表现多样化，常见的有导致心力衰竭、心律失常、冠心病、心肌梗死。有时药物心脏毒性作用发病隐匿，很难发现，且呈现不同程度的不可逆性，严重影响患者的生活质量，甚至危及患者的生命。因此早期诊断、早期预防对于心脏毒性的防治极其重要。目前临床上广泛使用的心脏结构和功能无创监测手段主要包括心电图、超声心动图和实验室检查，血生化指标如心肌肌钙蛋白I/T、脑钠肽（BNP）或氨基端脑钠肽原（NT-proBNP），心内膜心肌活检是有创检查。

随着我国早期药物临床试验的蓬勃发展，试验药物种类和品种增加，药物心肌毒性作用在早期临床试验过程中时有发生，要明确药物对心肌的损害往往需要借助心肌活检，病理诊断依然为药物心肌损害的金标准，心内膜心肌活检术的价值日益提高。

（二）心内膜心肌活检技术

心内膜心肌活检术（endomyocardial biopsy，EMB）有将近60年的历史，最早是在1962年Sakakibara发明的心肌活检钳，以后许多国家进行更新换代，包括1973年发明的Stanford Caves-Schultz活检钳，此后在临床上广泛应用20多年，现在临床上广泛应用的一次性心肌活检钳是改良版Stanford Caves-Schultz活检钳，降低了并发症发生率。

由于心肌活检能提供活体心脏组织进行光镜、电镜、组织化学、免疫学和病毒学等研究，因此心内膜心肌活检术对某些心血管疾病具有重要的诊断和鉴别诊断价值。心内膜心肌活检术是利用导管式心肌活检钳，经外周大血管送达右心室或左心室以夹取心内膜下心肌组织进行病理检查。有的心肌病变不能通过无创技术诊断，常需行心内膜心肌活检术。在药物早期临床试验中非常规设置心内膜心肌活检，只对于发生难以恢复的药物心肌毒性作用的受试者，才考虑行心肌活检术。心肌活检毕竟属于微创手术，要严格把握适应证。

心内膜心肌活检术临床适用范围广，适应证包括各类心肌疾病的病因诊断，急/慢性心肌炎的诊断、严重程度判断、药物疗效监测、心脏同种异体移植术后患者排斥反应早期征象的观察、心脏肿瘤的诊断、其他可能引起心肌病变的全身性疾病的检查，亦包括早期临床试验中发生药物对心肌毒性作用的诊断。在药物早期临床试验中，心内膜心肌活检术适应证为药物导致的急、慢性心肌损害，用于判断损害的部位和结构，以及损伤的程度。

心内膜心肌活检术的禁忌证：伴有出血性疾病、严重血小板减少症及正在接受抗凝治疗的受试者；急性心肌梗死、有心室内附壁血栓或室壁瘤形成者，禁忌左心室活检者；心脏显著扩大伴发严重左心功能不全者；近期有急性感染者；拒绝心肌活检者或不能很好配合检查者。

心内膜心肌活检术的术前准备：血管穿刺针、导丝、鞘管及心室导管、活检钳；标本容器和固定液；向受检者说明检查的必要性和可能出现的并发症，充分知情和同意，并签署知情同意书。

心内膜心肌活检术操作技术：右心室心内膜心肌活检常选颈内静脉或股静脉，有时也选取锁骨下静脉，左心室心内膜心肌活检可选肱动脉或股动脉。心内膜心肌活检常在X线透视下进行，术中监测心电、血压、脉搏、血氧饱和度。

以经颈内静脉途径行右心室心肌内膜活检术为例：受试者取平卧位，充分显露穿刺部位，常规穿刺右颈内静脉，穿刺成功后置入7F鞘管，回抽5ml静脉血，用肝素盐水冲管。检查活检钳的完整性，并用肝素盐水冲洗活检钳。在X线透视下，将闭合状态下的心肌活检钳经由鞘管送入上腔静脉、右心房外侧下1/3处，按逆时针方向旋转活检钳手柄，推送活检钳通过三尖瓣口进入右心室，调整活检钳前端位于右心室上1/2处，方向指向室间隔。避免活检钳在血管或心腔内打圈。判断位置理想后，张开钳嘴，缓慢推送，当触及心室间隔时，会出现阻力，心电监测显示室性期前收缩，操作者可感知活检钳传导的室壁搏动感，提示活检钳位于右心室内，而不在冠状窦。确定理想位置后，闭合活检钳嘴，夹取心肌组织，缓慢回撤活检钳。如回撤活检钳遇到阻力较大，切忌暴力牵拉以免损伤腱索等组织，应放弃钳取心肌组织，回撤活检钳，重新调整钳取位置。每例接受心肌活检的受试者至少应该钳取3～5块心肌组织。钳取部位一般在室间隔和心尖，应避免在游离壁、流出道取材，以防心脏穿孔。

经股静脉途径活检的操作技术：穿刺右股静脉，置入8F鞘管。送入8F的指引导管，内插入猪尾导管，送入右心房，逆时针旋转通过三尖瓣口进入右心室。长指引导管顶端指向室间隔，撤出猪尾导管，保留指引导管，保持位置稳定。可注入少量造影剂，确定指引导管顶端在室间隔中部。经指引导管送入活检钳，适当回撤指引导管，活检钳依次对准室间隔、心尖部取材，不同部位取材3～5块。每次钳取后应冲洗指引导管。

经股动脉途径活检的操作程序：经右股动脉至左心室活检的应用很少，仅限于病变局限在左心室或不能在右心室活检的受试者。左心室活检时，必须给予肝素抗凝。穿刺右股动脉，置入8F鞘管。送入长指引导管，内部插入猪尾导管做引导，送至左心室中部并指向室间隔，撤出猪尾导管。经指引导管送入活检钳，活检钳的操作同右心室操作。

蓝明等总结分析了2017年12月至2018年2月就诊于北京医院的5例心肌病患者，根据临床适应证行左心室造影、冠状动脉造影和经桡动脉左心室心内膜心肌活检术，分析基线资料、安全性及有效性指标，其中男性3例，女性2例；年龄28～62岁，平均42岁；平均体重指数（BMI）＝28.8kg/m^2。结果：手术成功率100%，有3例冠状动脉造影及左心室造影后即刻经由同一桡动脉途径行心内膜心肌活检术，其他2例先行冠状动脉造影，数天后再经由桡动脉途径行心内膜心肌活检术，手术时间34～68min，中位时间为54min，造影剂用量为95.4～150.2ml，平均为123.4ml。心肌活检组织样本数量4～6块，平均4.4块，质量好，心肌活检组织病理诊断率100%，X线暴露时间10～22min，平均为15.3min。X线暴露剂量：剂量面积乘积17 323～30 574cGy·cm^2，中位数为26 433cGy·cm^2，皮肤总量1392～3088mGy，中位数为2495mGy。所有受检者术后无须卧床，无手术相关并发症，显示了经桡动脉左心室心内膜心肌活检术的安全性及有效性。

活检组织处理：迅速用甲醛或95%乙醇溶液等固定，或即刻包埋并置入液氮、干冰混合物；固定后可分送光镜（10%甲醛溶液固定）、电镜（标本用2.5%戊二醛固定液固定）、组织学和免疫学检查；石蜡包埋切片时，应对整块组织各层次进行切片或连续切片；活检心肌也可用于心肌细胞培养，供心肌细胞的病理学研究。

心内膜心肌活检术的并发症分急性和迟发性。急性并发症包括心脏穿孔、心脏压塞、室性或室上性心律失常、传导阻滞、气胸、中心动脉损伤、肺栓塞、神经麻痹、静脉血肿、右房室瓣损伤及动静脉瘘形成等。迟发性并发症包括穿刺部位出血、右房室瓣损伤、心脏压塞和深静脉血栓形成等。邱建丽总结了2004年5月至2009年12月中国医学科学院阜外医院进行的583例心内膜心肌活检的并发症，结果无感染、心肌穿孔、血性胸腔积液和气胸等主要并发症发生，次要并发症中持续＞24h的右束支传导阻滞1例（0.17%），暂时（持续＜24h）右束支传导阻滞2例（0.34%），无房室传导阻滞、非持续室性心动过速或心房颤动发生。其他并发症：超声心动图发现4例（0.68%）患者新出现的三尖瓣轻至中量关闭不全。所有患者出院后均进行长期随访，未发现由心内膜心肌活检术导致的严重并发症。

心肌活检术后处置：经股动脉穿刺途径心内膜心肌活检术后应卧床12～24h；在股动脉穿刺处用沙袋压迫6h；注意局部有无血肿、出血，严密监测心率、血压、心电图变化及尿量，定期观察足背动脉搏动情况；酌情给予抗生素；颈内静脉穿刺途径不需要刻意卧床和沙袋压迫；心肌活检术后即刻除在X线透视下观察有无心包积液、心脏压塞征象外，最好行超声心动图检查，进一步确定有无心脏穿孔、心瓣膜损伤等急性并发症；在回病房后24h内再次行超声心动图检查，以确定有无心包积液、心瓣膜损伤等迟发性并发症。

（三）心内膜下心肌活检术在早期药物临床试验中的应用实例

涉及蒽环类药物的早期临床试验中，如柔红霉素（daunorubicin，DNR，daunomycin）、多柔比星（doxorubicin，DOX，阿霉素，adriamycin，ADM）、表柔比星（epirubicin，EPI）和伊达比星（idarubicin，去甲氧柔红霉素，demethoxydaunorubicin，IDA）及人工合成的米托蒽醌（mitoxantrone）等，如果怀疑受试者发生试验制剂或参比制剂诱导的心肌病，出现无法解释原因的心力衰竭，行心内膜心肌活检是合理的（Ⅱa类推荐，证据水平为C）。已知某些化疗药物（特别是蒽环类抗生素）具有心脏毒性，尤其在高累积剂量时。目前广泛应用于临床的多种无创监测方式，如超声心动图或放射性核素血管造影等通常只能检测出心脏毒性的晚期阶段，而心内膜心肌活检术是评估心脏毒性最敏感、最特异的方法。蒽环类药物诱导的心肌病活检样本在电镜下具有特征性改变：心肌纤维溶解、纤维束广泛消失，Z线变形、断裂，线粒体裂解及心肌细胞内空泡形成。以活检组织细胞受累范围为基础对心脏毒性进行分级评分，1分表示＜5%的细胞受累，

3分表示＞35%的细胞受累。有研究显示，尽管心内膜心肌活检分级与射血分数的相关性较弱，但是多柔比星蓄积量与心内膜心肌活检分级的相关性良好。另有研究显示，活检分级＞1.5分者在继续治疗中发生心力衰竭的危险＞20%。考虑心内膜心肌活检为有创性检查，对于接受已知有心脏损害药物的早期临床试验受试者，最好仅在出现原因不明的心力衰竭时方行心内膜心肌活检术。心内膜心肌活检术还可用于评价超过剂量上限给药的受试者，或用于评价新的可能发生心脏毒性药物及有心脏毒性药物新给药方案的早期临床试验。尤其是1.1类新药早期临床试验一旦发生无创检查手段无法解释的心脏毒性反应，行心内膜心肌活检术还是非常必要的。

三、药物早期临床试验中的静脉给药技术

静脉途径是很重要的一种给药方式，很多药物需要通过静脉进入人体。药物早期临床试验常用的静脉给药途径包括微量泵给药、深静脉穿刺置管给药、输液港给药等。药物试验的给药方式决定了上市后临床给药的途径。

（一）微量泵给药在药物早期临床试验中的应用

微量注射泵简称微量泵，是一种动力仪器，能将微量流体精确、均匀、持续地输注给人体。它是由控制器、执行部件和注射器组成的。微量注射泵的特点是操作便捷及定时、定速、定量给药，根据临床需要可以随时调整药物浓度、给药速度，使药物在体内能保持有效血药浓度。早期药物临床试验包括微剂量（0期）试验、1.1类新药爬坡试验（从小剂量开始，逐渐增加剂量）等，需要严格控制给药剂量在规定范围内，在早期药物临床试验中运用微量泵，能显著提高给药的精确性、准确性，提高试验效率，能够精准、科学、安全、有效地完成早期药物临床试验。微泵的给药速度是可调的，剂量可调范围在0.1～99.9ml/h，包括微剂量、小剂量、中等剂量、大剂量。

微量泵上有3个红色的报警键，分别是NEARLY EMPTY、EMPTY和OCCLUSION。NEARLY EMPTY：注射器内还有1～2ml时发出警报声，提醒泵内的药物即将用完，可给持续给药提供换药的时间，此时报警，不要按STOP键，以免试验药物停止进入人体而影响试验，按消音键即可，以保证药液在血液中持续维持有效浓度。EMPTY：报警提示药物完全用完，应按STOP键消音。OCCLUSION：报警提示管道受阻，要及时查明原因。第一种可能原因是针头阻塞，可试抽回血、推肝素液，或者重建静脉通路；第二种可能原因是管道阻塞、受压反折、三通开关放置错误、一路静脉使用多路微泵等，应针对原因解除故障，另开静脉通路；第三种可能原因是针头脱出血管外，要立即停止用药，重建静脉通路；第四种是微量泵自身故障，有待维修。

双通微量泵带有储电功能，当交流电断离时微量泵自动启用内电源，BAT报警，黄灯亮，报警音为间断性，机器正常工作；当LOWBATT报警时，红灯亮，提示内电源用完，机器不能工作，应及时更换微量泵。意外断电时，没有储电功能的微量泵立即停止工作，因此电源恢复后一定要检查并重新设置微量泵速度。

微量泵静脉输液具有精确、均匀、持续泵入药物的特点，使用微量注射泵控制输液等于给予液体一定的压力，可以使液体顺畅地输入体内。为了实现试验的科学性、客

观性、精准性，在早期药物临床试验过程中，采用微量泵给药时需要把延长管的容积计算在内，配制适当的药物浓度，利于微量泵处在最佳功能状态。Yang等设计试验验证了微量给药显著优于静脉滴注给药，微量泵给药血药浓度稳定、持续时间长、毒性反应少，静脉滴注给药血药浓度波动大、有效血药浓度变化持续时间短、药物毒性反应发生率高。Liu等研究发现微量泵给药比传统的静脉滴注给药治疗效果更佳。

笔者团队在多项药物早期临床中应用了微量泵，取得了令人满意的效果。使用微量泵进行药物早期临床试验的操作规范如下。①试验前期准备工作：试验人员衣帽整洁、洗手、戴口罩，准备微量泵所用物品，受试者清楚了解试验过程。②微量泵给药操作流程：第一组研究护士和研究者将微量泵、按照试验方案配制的试验药物注射器带到每例受试者床旁，核对注射器和微量泵上受试者床号、姓名、性别，并与试验流程表核对。核对无误后，把注射器固定在微量泵上，给微量泵插接电源，连接管路、排气，按照试验方案提前计算的输液总量、输液速度进行确认运行正常；第二组研究护士和研究者再次核对受试者、微量泵、试验药物、微量泵设定的参数等信息与试验方案、试验流程表一致，按照试验方案预定的时间点给药；第三组研究护士和研究者，在规定的时间点逐个停止受试者的微量泵。每组护士和研究者至少2人，一旦发现问题及时解决，如留置针不顺畅，及时处理或另外开通静脉途径，尽量不超时间窗。每一组护士和研究人员要做好各自的试验流程表。给药结束后，整理物品、归位、微量泵充电，做好使用记录。

（二）深静脉穿刺置管给药在药物早期临床试验中的应用

1952年法国医师Aubaniac首先报道了锁骨下静脉置管输液，当时由于未找到合适的材料，并发症多，未能及时在临床推广。直到20世纪八九十年代研发出弹性好、刺激性小的无毒新材料导管，深静脉穿刺置管术才迅速在临床上推广。因安全性高、操作简便、痛苦小、置管时间长等优势，深静脉穿刺置管术逐渐取代了既往的静脉切开术，广泛应用于内、外科危重患者的抢救、血液透析、麻醉、中心静脉压监测、输血补液、输注静脉高营养及浅表静脉穿刺输液困难等患者，提高了患者的救治效率和成功率。临床日常工作中，深静脉穿刺置管术是常用技术，其主要指征是缺乏外周通路、大静脉专用药物、肠外饮食和血液透析通路等。深静脉穿刺主要用于对浅静脉有刺激作用的药物，如部分抗肿瘤药的早期临床试验。对深静脉穿刺材料及其辅助材料过敏的受试者属于禁忌证。

1.深静脉穿刺置管操作技术　材料：中心静脉导管包，由穿刺钢针、指引钢丝、扩张器和留置导管组成（图1-7）。

注射器以锁骨为底、胸锁乳突肌内侧头为内侧边、胸锁乳突肌外侧头为外侧边所围成的动脉三角为顶点进针，与皮肤成30°～50°，朝向同侧髂前上棘或乳头方向进针4cm左右入血管。回抽见血回流顺畅，拔除5ml注射器，记住穿刺位置和方向，以带5ml注射器的穿刺钢针沿相同径路进针，回抽见血回流顺畅，取下5ml注射器，沿钢针送入指引钢丝。拔除钢针，沿着导丝插入扩展器扩张穿刺口，并取走扩张器。沿着导丝送入留置导管。以丝线缝合切口两侧固定导管。用无菌贴膜覆盖穿刺部位。

锁骨下静脉穿刺置管技术：首先摆位，将穿刺侧的肩部稍垫高，常规消毒、铺单，

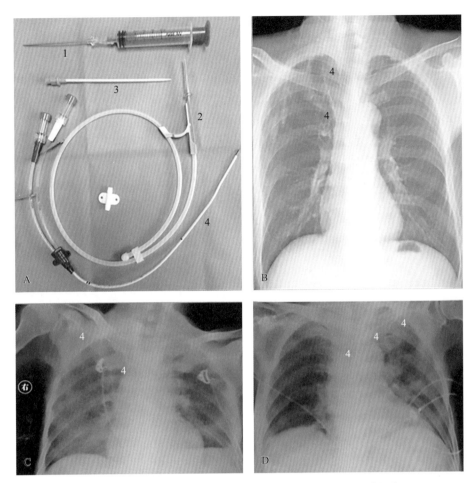

图1-7　中心静脉导管包和深静脉穿刺置管术后胸部X线片征象

A.双腔Arrow中心静脉导管；B.右侧颈内静脉置管；C.右侧锁骨下静脉置管；D.左侧锁骨下静脉置管。1.穿刺钢针；2.导丝；3.扩张器；4.双腔深静脉导管

以1%～2%利多卡因局部麻醉后，于锁骨内1/3与中1/3交点处，与皮肤成30°～50°，朝向胸骨上窝直接推送穿刺钢针，途经锁骨下缘，穿过锁骨与第1肋骨间隙，进针4～5cm刺入锁骨下静脉。

股静脉穿刺置管术：首先摆位，将穿刺侧的臀部稍垫高，常规消毒、铺单，以1%～2%利多卡因局部麻醉后，在股动脉搏动处内0.5cm、腹股沟韧带下1～2cm处，与水平面成20°～45°，沿股静脉的走行方向（与股动脉平行）进针3～5cm即可进入股静脉。先用5ml注射器试探穿刺径路，再以穿刺钢针穿刺。

2.深静脉穿刺的并发症　深静脉穿刺置管术为有创操作，有穿刺失败和发生并发症的风险，并发症的发生不仅取决于患者病情，亦与术者技术水平有关。深静脉穿刺置管术的并发症主要为机械损伤和感染两个方面，发生率约为15%。最常见的机械损伤性并发症是误穿刺深静脉伴行的大动脉、发生血肿、形成气胸，而血胸、心律失常、胸导管损伤、心脏压塞、空气栓塞、导丝栓塞等较少见，但对患者的影响可能更严重，选择合适的操作技术，可以减少并发症的发生。感染性并发症（尤其是导管相关性血流感染）

可能严重影响患者的健康，发病率和死亡率高，住院时间长、费用高。穿刺部位是影响并发症的重要因素之一，如气胸在锁骨下静脉穿刺中发生率显著高于其他深静脉穿刺，而误穿刺深静脉伴行的大动脉并发症则多见于股静脉和颈内静脉穿刺，感染性并发症在股静脉穿刺和颈内静脉穿刺术中发生率多于锁骨下静脉穿刺术。还有一些其他影响深静脉穿刺并发症发生率的因素，如深静脉穿刺术是否在超声引导下等。穿刺成功率和手术并发症均与术者学习曲线有关，一般需要经过10～20次以上的穿刺培训和实践才能使术者较顺畅地完成操作流程。Liachopoulou 等研究发现：教学和模拟器可以缩短术者早期学习阶段，但仍无法代替初学者的临床培训。

Comerlato 回顾性分析了巴西阿雷格里港大学教学医院（Hospital de Clínicas de Porto Alegre，HCPA）2014 年 3 月至 2015 年 2 月接受深静脉穿刺输液的 311 例患者的并发症，有 6.43%（20/311）的患者发生机械损伤性并发症，其中误穿刺动脉最常见；术者在第二年进行深静脉穿刺操作发生并发症的风险较第一年深静脉穿刺操作发生的风险降低（$OR = 0.35$，$95\%\ CI = 0.12 \sim 0.98$，$P = 0.037$）。报道发生导管相关感染的占 11.25%（35/311），与接受一年以上培训的住院医师进行的手术操作相关，一个训练有素的术者不仅要注重血管定位和穿刺插入导管技术熟练性，同时要注意采取预防感染的措施。早期妊娠患者接受深静脉穿刺手术感染概率较低。

深静脉穿刺长期置管的患者还有发生深静脉血栓的风险。Jones 等回顾性分析了从 2011 年 1 月 1 日至 2014 年 4 月 1 日期间英国女王癌症和血液病学中心（Queen′s Centre for Oncology and Hematology）接受深静脉置管术患者的临床资料。结果发现，490 例癌症化疗患者中，27 例（5.5%）发生深静脉穿刺置管相关的深静脉血栓形成（PRDVT），一次不成功进行多次尝试的深静脉穿刺置管是发生 PRDVT 的显著危险因素之一，26 例患者发生远端末梢深静脉血栓，男性更容易发生远端深静脉血栓，是一项重要的危险因素。这是一项关于癌症患者外周中心静脉导管（PICC）植入后静脉血栓栓塞的大型研究，同时也观察了远处静脉血栓栓塞的发生率。

四、输液港给药在药物早期临床试验中的应用

1. 完全植入式静脉输液港（totally implantable venous port access，TIVPA） 又称植入式中央静脉导管系统（central venous port access system，CVPAS），简称输液港（port），是一种可以完全植入体内的闭合静脉输液系统，包括尖端位于上腔静脉的导管部分及埋植于皮下的注射座。这种中心静脉血管通路器材，专为需要长期及重复输注药物的患者设计，如癌症化疗患者。借助于专用的隔膜和导管，不仅可以做药物注射或连续性药物输注，也可输注血制品、营养液，并可经此途径抽取血标本，输液港完全埋植于患者皮下，减少组织暴露，与其他输液途径相比，并发症的发生率低，对患者活动限制少。

输液港带来以下几方面的益处：①既可用于静脉输液治疗，又可采集血样标本，可减少反复穿刺给患者带来的痛苦和穿刺难度，可以大幅度减少每日工作量，降低静脉治疗难度。②对局部强有力的化疗给药该通道具有较强的便利性，同时可防止化疗药物对外周血管的损伤，适用于不合作的患者或对输液穿刺心存恐惧的患者，如儿童、老年痴呆患者等特殊群体；身体状况已经不适合进行深静脉穿刺置管的患者可以置入输液港长

期使用。③维护简单，只需治疗间歇期每月用生理盐水冲管一次；外观更美观，无须敷料包裹，受到女性患者的欢迎；对日常生活的限制最小，提高生活质量；感染的概率更低，无裸露部分，更适合卫生条件差或习惯不佳的患者。输液港尤其适用于需要长期或重复静脉给药、缺乏外周静脉通路而需长期治疗，或持续用药1周以上、留置时间不确定的患者，适于进行完全胃肠外营养及其他高渗性液体输入，以及肿瘤患者化疗药物间歇性、连续性灌注。

对输液港材料过敏，穿刺局部感染、有菌血症或败血症症状，体质、体型不适合任何规格的输液港，严重的肺阻塞性疾病，预穿刺部位曾进行放疗，预插管静脉内有血栓形成或局部曾行外科手术有皮肤瘢痕、损伤血管，凝血功能异常，上腔静脉综合征或上腔静脉压迫综合征患者不宜置入输液港。

2.输液港的置入技术　《完全植入式输液港上海专家共识（2019）》认为胸壁港静脉入路主要选择有颈内静脉、锁骨下静脉、腋静脉第3段等，上臂港静脉入路主要选择有贵要静脉、腋静脉第1段、肱静脉等，选择血管时应遵循导管-静脉直径比＜45%。根据体表标记穿刺静脉，易引起相应的气胸、血肿、神经损伤及夹闭综合征等并发症，因此强烈推荐采用超声导引下经皮穿刺置管。

用超声定位穿刺段颈内静脉行程，标定输液港囊袋切口及位置、导管末端体表位置、右侧胸锁关节位置。常规消毒铺巾，准备输液港装置套件，冲洗各管道，调整好穿刺导丝装置，安装输液港与静脉导管，冲洗港体与导管，将静脉导管与隧道引导棒固定。局部浸润麻醉输液港囊袋切口、囊袋区域、静脉穿刺切口、导管隧道行程。沿着标定处切开皮肤至浅筋膜，在浅筋膜深面制作输液港囊袋，用纱布填塞囊袋止血，沿着标定处切开静脉穿刺处皮肤，沿着浅筋膜深面向下分离一个小空间，将输液港港体置入囊袋中，自浅筋膜深面向穿刺口作隧道，经隧道将连接港体静脉导管引出，按标定体表位置裁剪导管长度。超声引导下行颈内静脉穿刺，穿刺成功后置入导丝，沿着导丝置入静脉导管引导外鞘，将内鞘与导丝一同拔出，将导管沿着外鞘置入颈内静脉，将外鞘撕裂退出，同时将导管送入预定长度，检查静脉导管转弯处顺畅程度，检查港体输液通畅度。将患者头部摆正，再次检查港体输液通畅度。缝合囊袋切口及颈部穿刺切口，冲洗蝶翼针，将蝶翼针插入港体，再次检查港体输液通畅度，敷料贴覆盖囊袋切口，小纱布支撑保护蝶翼针，无菌膜覆盖蝶翼针及敷料，生理盐水再次冲管，固定蝶翼针导管。术中注意无菌操作，术后使用也必须注意无菌操作。如果出现红肿，则需口服1周抗生素。注意随访患者，尽早发现脓肿形成，以便及时取出输液港并引流。

3.输液港的并发症　主要包括感染、静脉内血栓、导管堵塞、纤维蛋白鞘、导管末端移位、导管破损或断裂、漏液等。其中，输液港相关性感染是取出输液港的最常见原因，可造成高额的治疗费用，也是影响预后的重要原因。

Tanioka回顾性分析了88例胃癌置入输液港化疗患者，发现导管相关血栓形成（CRT）的发生率为4.5%（4/88），导管相关血栓的形成与是否使用抗血管内皮生长因子治疗无关。俄罗斯医师Smolyar于2019年发表研究结果，分析输液港置入术后并发症并探讨预防措施，结果显示43例经右颈内静脉途径置入输液港患者，有3例因导管移位转入院，4例患者在围术期发生并发症，1例患者在术后早期发生，所有发生并发症的患者都未导致输液港取出。有2例发生夹闭综合征的患者均在外院接受输液港置入术，置入的路径均为右锁骨下静脉插入导管。研究发现：超声引导下颈内静脉穿刺可避免颈动脉损伤和气胸，颈内静脉插管有助于避免夹闭综合征，通过血管内复位方法可成功治愈导管移位。

（孙明利　王兴河）

第六节　早期临床试验中不良事件的规范化判断

药物临床试验是指任何在人体（患者或健康受试者）进行的药物的系统性研究，目的是确定药物的安全性和有效性。药物临床试验一般分为0期、Ⅰ期、Ⅱa期、Ⅱb期、Ⅲa期、Ⅲb期、Ⅳ期和生物等效性临床试验。新药早期临床试验，包括0期、Ⅰ期（耐受性试验和药代动力学研究）和Ⅱa期临床试验。与Ⅲ期、Ⅳ期临床试验相比，药物早期临床试验尤其是首次人体临床试验（FIH），可供参考的安全性数据主要来自临床前体外试验及动物实验等，而由于种属差异的存在，这些临床前数据对于FIH的参考价值有限。因此，很多未知的东西在等待我们去观察、去发现、去思考、去探索；一旦出现异常情况需要我们更加谨慎地对待。此外，从试验目的来讲，药物早期临床试验与Ⅲ/Ⅳ期临床试验相比，更关注药物的安全性，所以其安全性评估应更加严格。

药物的安全性评估是贯穿全部药物临床试验始终的重要工作。而不良事件（adverse event，AE）的规范化判断是药物安全性评估的主要内容。目前国际上关于AE的规范化判断尚没有统一的评判标准。各中心研究者的水平不同，对AE的认知也存在差异。甚至个别中心对于客观的实验室检查主要依赖研究者的主观判定，存在较大的随意性。在2017年国家食品药品监督管理总局食品药品审核查验中心发布的《药物临床试验数据核查阶段性报告》中显示，现场核查发现的缺陷条款中安全记录、报告方面缺陷约占10.1%，而出现频次最高的缺陷条款是AE的记录和漏报。北京大学人民医院对2015年7月22日后接受现场核查的17个项目进行统计分析发现，17个项目中有12个项目出现AE管理相关的问题，是数据核查中最常见的不合格项目。常见的AE相关不合格项目主要包括AE漏记，研究者报告了AE但未按照方案要求继续随访，较参考范围值高数倍的化验值研究者判断为无临床意义等。由此可见，在国内药物临床试验安全性评估中规范AE的判断、记录和上报是亟待解决的重要问题。

一、临床试验中异常值有无临床意义的判断

（一）异常值有无临床意义的概念

实验室检查是安全性评估中使用最多的客观指标，各指标都有正常的参考范围，超过参考范围的值称为"异常值"，包括有临床意义（clinical significance，CS）的异常值和无临床意义（no clinical significance，NCS）的异常值。这个正常参考范围是指正常人群中绝大多数（通常是95%）人群的平均数值，是一个统计学上的概念。而事实上，还存在少部分（5%）人群，其正常值并不在此范围内，这就是我们临床试验中通常说的"无临床意义的异常"的来源。

异常值有无临床意义的判定，尚无统一的限定标准。但通常可以认为：有临床意义的异常值可能是由某种疾病或者因素引起的，或代表了身体的某种显著变化，对临床疾病的诊断具有一定的参考价值，需要进行某些医疗干预措施；而无临床意义的异常值说明这项异常对临床疾病的诊断没有判断依据和参考价值，且不需要进行任何医疗干预。

（二）异常值有无临床意义的判定

目前行业内对于异常值有无临床意义的判断，没有统一的标准。所以在临床试验实施过程中，异常值的判定是一个非常有争议的问题，也是个仁者见仁、智者见智的问题。临床实践中存在几种判断方法：①有研究者认为所有异常值即超过正常参考范围的值，都是有临床意义的异常值，无须区分无临床意义的异常值和有临床意义的异常值。这种方法操作起来更容易、更简单，不易出现漏记 AE 的情况，但是又过于严格。②因此，一些中心会在正常参考范围外设置一个异常值的可接受范围 [如正常值上下限 ±（10% ~ 20%）]，在此范围内的异常值，认为是可以接受的，判断为无临床意义的异常值；而超越此可接受范围的异常值，才认为是有临床意义的异常值。这种方法弥补了第一种方法的缺陷，但对于病情复杂的肿瘤患者来说过于机械。③对于肿瘤患者，很难单凭一张实验室检查单就做出有无临床意义的判断。而是需要结合具体研究药物、研究方案及患者临床实际情况（如病史、症状、体征及其他辅助检查等）综合进行评估。

在临床实践中有几条可供参考的原则如下。

（1）针对特定研究方案、特定药物，设置特殊关注指标和一般指标。

一般指标采用通用标准判断，特殊关注指标需要特殊判断。一般指标是指：①与研究药物及类似物作用无关的指标；②低风险指标；③不涉及入/排的指标。所谓特殊关注指标是指：①与研究药物及类似物作用相关的指标；②特殊危险的指标，如血钾心肌损伤标志物等（这些值轻微的异常即可能预示较高的风险）；③涉及入/排的指标。

如通常情况下，心率/脉搏的正常参考值为 60 ~ 100 次/分，在此基础上可设置一个异常值的可接受范围（即无临床意义的异常值范围）为 50 ~ 59 次/分。而在一项镇静麻醉类药物的剂量递增试验中，由于研究药物明确有减慢心率，甚至心搏骤停风险；因此心率和脉搏是本次试验特殊关注指标，相应的在研究方案中会设置一条排除标准：心率/脉搏小于 60 次/分；因此，此时心率 50 ~ 59 次/分，应判断为有临床意义的异常。

（2）主要指标和次要指标区别对待，次要指标与主要指标联合判断。

当主要指标正常，次要指标不在参考值范围内，不能说明有疾病，故此时的次要指标异常值应判为无临床意义的异常值；而当主要指标为有临床意义的异常值时，这些次要指标全部发挥作用，可作为判断疾病的重要依据，因此，此时的次要指标异常值应判为有临床意义的异常值。以血常规中的红系为例，血红蛋白和红细胞为主要指标，平均红细胞体积（MCV）、平均红细胞血红蛋白浓度（MCHC）、平均红细胞血红蛋白含量（MCH）及血细胞比容（HCT）均为次要指标。通常情况下（特殊血液系统疾病除外），当红细胞计数及血红蛋白正常时，次要指标 MCV、MCH、MCHC 等的异常通常不能提示某种疾病的诊断，故此时次要指标的异常值判断为无临床意义的异常值；当主要指标血红蛋白水平降低至有临床意义的异常值时通常提示"贫血"诊断的存在，此时次要指标MCV、MCHC、MCH的异常均发生作用，可以帮助贫血病因的诊断，如贫血属于"小细胞低色素性贫血"，还是"大细胞性贫血"，抑或是"正细胞正色素性贫血"；因此，此时次要指标的异常值需判断为有临床意义的异常。

（三）有临床意义的异常值的处理

在目标适应证患者中进行的临床试验，如肿瘤患者中进行的临床试验，由于肿瘤本身就是一种有临床意义的异常，因此在不违反入/排的情况下，允许患者基线存在有临床意义的异常入组。而存在有临床意义的异常就提示其不是健康受试者，因而健康受试者的药物临床试验，不允许基线存在有临床意义的异常值入组。这是健康受试者中进行的临床试验与患者中进行的临床试验的一个重要区别。

1.筛选期有临床意义的异常值　研究方案中可对筛选期受试者异常指标的复查做出规定。一般健康受试者参与的临床试验，筛选期的有临床意义的异常指标，研究者可根据情况决定是否给予复查确认，原则上同一指标允许复查一次，特殊情况可由研究医师判断是否再次进行复查。如果复查后仍判断为有临床意义的异常，该受试者筛选失败，不能入组试验。对于目标适应证患者参加的临床试验，如在肿瘤患者中进行的药物临床试验：筛选期有明确病史/诊断对应的有临床意义的异常指标，如果不违背试验入排标准，可以不复查，直接判断为有临床意义的异常，研究者应在此旁标注改成"相关病史或疾病诊断"，并签字、注明判断日期；其异常指标的具体分级水平（参照具体方案要求的分级标准）被视为其自身基线状态。对于筛选期无明确病史/诊断对应的有临床意义的异常指标，即筛选期新发现的异常指标，根据其异常的严重程度，可给予复查确认；不违背试验入/排标准的异常指标判断为有临床意义的异常值，不影响受试者入组试验，研究者应在此旁标注新增的疾病诊断或异常值说明，并签字、注明判断日期；其异常指标的具体分级水平（参照具体方案要求的分级标准）被视为其自身基线状态。

2.入组试验后出现的有临床意义的异常值　健康受试者中进行的临床试验，在给药后一旦出现有临床意义的异常指标，研究者判断为有临床意义的异常后均需要记录AE。在目标适应证患者中进行的药物临床试验，如肿瘤患者，给药后出现的有临床意义的异常指标，判断为有临床意义的异常后需要与筛选期该指标的自身基线状态进行比较。如果该异常指标相对于自身基线水平出现分级程度升高，如由1级升至2级，则需记录AE，并进行相应处置和随访；如果该异常指标相对于自身基线水平分级程度不变或下降，如同为2级或由2级降至1级，则无须记录AE。

二、临床试验中的异常值与AE的关系

异常值是否有临床意义和AE是不同的概念，有临床意义的异常并不一定是AE；但正常值和无临床意义的异常不需要记录AE，所以AE一定是有临床意义的异常。有临床意义的异常是否需要记录AE，需要与受试者基线进行比较，新出现的、级别加重的有临床意义的异常才需要记录AE（图1-8）。

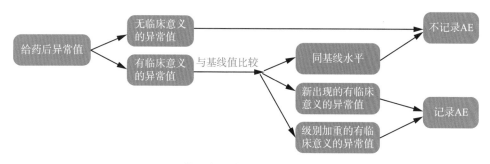

图1-8　从异常值的发现到AE的记录流程

三、不良事件的记录

1. AE的定义和分类　2020年的新版GCP中，AE的定义：受试者接受试验用药品后出现的所有不良医学事件，可以表现为症状体征、疾病或实验室检查异常，但不一定与试验用药品有因果关系。从AE的定义可以看出，AE可分类如下：①临床症状的异常（如腹痛、恶心、呕吐等）；②体征的异常（黄疸、皮疹等）；③实验室检查的异常（如血小板计数降低、血胆红素升高等）；④疾病诊断（如急性上呼吸道感染、急性胃肠炎等）等。

2. AE的记录要素　包括AE的名称、AE的时间（开始时间及结束时间）、AE的严重程度、AE与药物的相关性、AE的处理措施（药物治疗和非药物治疗）、AE对研究药物的影响、AE的结局/转归及是否为严重不良事件等。药物临床试验中AE的病程记录与普通医疗病程记录存在很大不同，需要更加细致，并尽可能涵盖AE各要素的内容。

如一个"恶心"的AE，我们可以这样进行描述："患者服药第3天（2020年5月16日）约09：25（AE开始的时间）开始自觉恶心，食欲下降，进食量明显减少［按照常见不良事件评价标准（common terminology criteria for adverse events，CTCAE）v5.0严重程度分级为2级］，于当日09：35呕吐1次（伴随症状），考虑可能与研究药物有关（与药物的相关性），于当日10：05给予昂丹司琼8mg口服一次（AE的治疗），未再呕吐，恶心症状于2020年5月18日约07：00（AE的结束时间）消失（AE的转归）。"

3. AE的命名　优先使用医学诊断：①如多项症状、体征或辅助检查的异常可归属于一种疾病或损害的表现，则将此疾病诊断作为一个AE。如无法明确诊断，则使用症状/体征分别记录。②住院、手术、死亡等术语本身并非AE，而导致上述状况的原因，需要被记录为AE。

AE的命名是否恰当，还会影响AE的分级分类。即便同样采用CTCAE v5.0进行严重程度分级，如果AE的名称不同，分级也会有差异。如尿常规提示尿蛋白2＋，如果AE名称为"尿蛋白阳性"，则按照CTCAE v5.0通用标准分级为1级轻度，无症状或轻微，仅为临床或诊断所见，无须治疗；国际医学用语词典（MedDRA）编码为"尿液分析"异常。而若AE名称为"蛋白尿"，则需要按照CTCAE v5.0"肾脏和泌尿系统疾病中的蛋白尿"进行分级，为2级（2＋），MedDRA编码为"肾脏及泌尿系统疾病"。

4. AE的时间　包括开始时间及结束时间。①对于诊断、疾病相关的AE：通常以出现症状的时间作为开始时间，也有以疾病诊断的时间作为开始时间；以痊愈、状态稳定、得到合理解释、受试者失访等作为AE的结束时间。②对于实验室异常值相关AE：以研究者判断为CS的异常值的实验室检查报告单的样本采集时间作为开始时间，并按照方案要求进行随访；按照研究者判断恢复正常或数值稳定或得到合理解释的实验室检查报告单的样本采集时间作为结束时间。

另外，研究方案的设计和实施过程中还需要注意AE的收集时间范围及AE的随访时间。从AE的定义看，AE的收集时间范围应从受试者接受试验药品后开始；在签署知情同意书后至首次给药前，出现的不良医学事件可以不做AE进行收集，而是作为"筛选事件"进行记录；除非符合下述情况之一：任何临床试验检查操作造成的伤害/损害；与试验方案相关的停药引起的AE；作为治疗方案的一部分而为服用的试验药品以外的药物所引起的AE。

5. AE的严重程度分级　在药物临床试验方案设计时，应对研究中AE严重程度采用的分级标准进行规定。目前可供国内药物临床试验参照的AE严重程度分级标准有5个：一是美国国立癌症研究所（NCI）和美国国立卫生研究院（NIH）颁布的癌症临床试验的常见不良事件评价标准（common terminology criteria for adverse events，CTCAE）；二是世界卫生组织（WHO）颁布的毒性分级标准。虽然，上述2个分级标准是针对肿瘤患者的药物临床试验制定的，但目前在国内应用广泛，很多健康受试者中进行的药物临床试验也采用此分级标准。此外，还有3个分级标准，分别是NIH于2004年颁布的用于艾滋病患者的临床试验AE的评估标准［Division of AIDS（DAIDS）table for gracle the severity of adult and pediatric adverse events］和美国FDA于2007年颁布的用于健康成年和青少年志愿者的疫苗临床试验的毒性分级标准及2010年法国Ⅰ期临床工作组（French Club PhaseⅠ working group，CPⅠ）发布的健康志愿者Ⅰ期临床试验中药物的AE分级标准。以上标准中CTCAE v5.0分级标准AE条目最多、最详细。但所有分级标准都不能涵盖所有的AE名称，当AE名称不在所列条目中时则采用各个标准的通用分级标准进行分级（表1-5）。在2020年5月美国FDA发布的《COVID-19：研发用于治疗或预防的药物和生物

表1-5　不同AE严重程度分级标准下的通用分级描述

分级标准	CTCAE v5.0	WHO	DAIDS
1级	轻度，无症状或轻微，仅为临床或诊断所见，无须治疗	能够不受限制地进行所有活动	轻度，对一般社会及功能性活动没有影响或影响轻微
2级	中度，需要较小、局部或非侵入性治疗，与年龄相当的工具性日常生活活动受限	可进行轻微体力活动，剧烈体力活动受限	中度，对一般社会及功能性活动影响较大
3级	严重，或医学上有重要意义但不会立即危及生命，导致住院或延长住院时间，致残，个人日常生活活动受限	可行走，能自理，不能进行任何工作，大于50%的时间是清醒、非卧床的	严重，导致不能完成一般的社会及功能性活动，或需要住院
4级	危及生命，需要紧急治疗	只能进行有限的自理活动，大于50%的时间卧床	可能危及生命，导致生活不能自理，且需要干预以防止永久性损伤、残疾或死亡
5级	与AE相关的死亡	完全残疾不能自理，完全卧床	—

制品的行业指南》（COVID-19：Developing Drugs and Biological Products for Treatment or Prevention Guidance for Industry）中指出：NIH发布的艾滋病患者的临床试验的AE评估标准（DAIDS），可用于新型冠状病毒肺炎药物临床试验中的安全性评估。

（1）同一个AE采用不同的分级标准，可能会有不同的分级结果。例如，一个名称为"鼻出血"的AE，给予棉球填塞压迫止血，如果按照CTCAE v5.0分级，应为2级（需要较小、局部或非侵入性治疗）；而如果按照DAIDS分级标准，分级为1级（轻度，对一般社会及功能性活动没有影响或影响轻微）。

（2）CTCAE v5.0分级标准主要针对肿瘤患者的临床试验制定，肿瘤患者中进行的临床试验允许患者基线状态存在有临床意义的异常入组；因此，与DAIDS分级相比，在CTCAE v5.0分级标准中部分实验室检查异常的AE列出了基线不正常时该如何进行分级（表1-6）。

表1-6 丙氨酸转氨酶（ALT）/天冬氨酸转氨酶（AST）升高按照CTCAE v5.0及DAIDS分级

ALT/AST升高	1级	2级	3级	4级	5级
CTCAE v5.0 分级	（ULN～3×ULN］（基线正常）（1.5～3倍基线值］（基线值不正常）	（3×ULN～5×ULN］（基线正常）（3～5倍基线值］（基线值不正常）	（5×ULN～20×ULN］（基线正常）（5～20倍基线值］（基线值不正常）	＞20×ULN（基线正常）＞20倍基线值（基线值不正常）	—
DAIDS分级	轻度［1.25×ULN～2.5×ULN）	中度［2.5×ULN～5.0×ULN）	严重［5.0×ULN～10.0×ULN）	可能危及生命＞10.0×ULN	—

ULN.正常值上限（upper limit of normal）

（3）CTCAE v5.0标准中，针对实验室检异常相关的AE，其分级为1级的范围一般以正常值上限（upper limit of normal，ULN）或正常值下限（lower limit of normal，LLN）为起始，与正常值范围连续，无间隔及重叠（即超过正常值范围的异常值均为有临床意义的异常值）。而DADIS标准中，一般以具体数值或几倍的LLN及ULN为起始，其1级的范围与正常范围之间有间隔，甚至可能存在重叠（根据各实验室正常范围的不同会有差异）。在DAIDS分级中规定：任何超过正常值上限（ULN）但没有超过1级或低于正常值下限（LLN）但不低于1级的异常值都不应该报告AE（即认为是没有临床意义的异常）；当实验室检查正常值与分级列表有重叠时，实验室检查值落在分级列表的范围内，应该以分级列表进行分级，除非方案有特殊要求（表1-7）。

表1-7 不同AE名称按照CTCAE v5.0与DADIS分级1级的范围

AE名称	血白细胞计数降低（10^9/L）	血淋巴细胞计数降低（10^9/L）	血葡萄糖降低（mmol/L）	血钾降低（mmol/L）	血钾升高（mmol/L）
正常参考范围	3.5～9.5	1.1～3.2	3.9～6.1	3.5～5.3	3.5～5.3
CTCAE v5.0一级	3.0～3.9	LLN～0.8	LLN～3.0	LLN～3.0	ULN～5.5
DADIS一级	2.0～2.499	0.6～0.65	3.05～3.55	3.3～3.4	5.6～6.0

6. AE与药物的相关性　因果关系的判定又称关联性评价，是评价怀疑药品与患者发生的不良反应/事件之间的相关性。2012年由国家食品药品监督管理局药品安全监管司和国家药品不良反应监测中心发布的《药品不良反应报告和监测工作手册》中规定，药物不良反应（adverse drug reaction，ADR）/AE分析方法主要遵循以下5条原则。

（1）时间相关性：用药与不良反应的出现有无合理的时间关系。

（2）是否已知：不良反应是否符合该药已知的不良反应类型。

（3）去激发：停药或减量后，不良反应是否消失或减轻。

（4）再激发：再次使用可疑药品是否再次出现同样的不良反应。

（5）其他解释：是否可用合用药品的作用、患者病情的进展、其他治疗的影响来解释。

根据上述5条标准将AE与药物关联性评价分为肯定、很可能、可能、可能无关、待评价、无法评价6级，参考标准见表1-8。

表1-8　AE与药物相关性6级评价标准

关联性评价	1时间相关性	2是否已知	3去激发	4再激发	5其他解释
肯定	＋	＋	＋	＋	－
很可能	＋	＋	＋	？	－
可能	＋	±	±？	？	±？
可能无关	－	－	±？	？	±？
待评价	需要补充材料才能评价				
无法评价	评价的必须资料无法获得				

＋表示肯定或阳性；－表示否定或阴性；±表示难以判断；？表示不明

但是上述方法更适合药物上市后评价，而不适用于药物早期临床试验，尤其是首次人体临床试验（FIH）。FIH所能参考的安全性数据主要来自临床前的动物研究；同时，多为单次用药，不能用减量、停药及多次使用等方法去观察。如国内主要遵循的上述5条原则中的（2）、（3）、（4）均不适合FIH。另外，常用的因果关系判断规则还有7分法、5分法和2分法等。但是，目前国内外均没有建立针对FIH的AE因果评价标准。

四、抗肿瘤药物早期临床试验中安全性评估的特点

1.基于肿瘤患者本身的复杂性，抗肿瘤药物早期临床试验的安全性评估更加复杂，干扰因素更多。

传统化疗类抗肿瘤药物选择性差，除对肿瘤细胞有杀伤作用外，对健康细胞也有很大毒性。虽然近些年，一些无细胞毒性的靶向药物开始在健康人体进行部分早期研究，如单次给药的药代动力学研究、生物等效性研究等（如厄洛替尼、吉非替尼、瑞戈非尼等）。但从医学伦理角度出发，为避免健康受试者遭受不必要的损害，多数抗肿瘤药

物临床试验选择在目标肿瘤患者中进行，并且一般选择常规或标准方案治疗无效的晚期肿瘤患者。而这样的肿瘤患者，其肿瘤本身、肿瘤进展及肿瘤合并的各种慢性疾病会表现为一系列症状、体征及辅助检查的异常，使肿瘤患者的评价与健康受试者相比更加复杂；而针对慢性疾病的各种合并治疗又会给抗肿瘤药物的研究带来各种混杂的因素；另外，抗肿瘤药物高毒性、高风险；肿瘤患者耐受性差、预后差；抗肿瘤药物临床试验周期长，发生AE的概率高，AE的数量更多；这些都使针对肿瘤患者的临床试验安全性风险更高。因此与健康受试者中进行的临床试验相比，肿瘤患者中进行的药物临床试验的安全性评估更为复杂。

2.在抗肿瘤治疗过程中，研究者倾向于更关注抗肿瘤疗效，而对于AE疏于管理。这也造成抗肿瘤药物的临床试验中很多AE被忽视、漏报。

3.由于肿瘤本身就是一种有临床意义的异常，因此，肿瘤患者中进行的临床试验，在不违反入/排的情况下，允许患者基线状态存在有临床意义的异常入组。这是肿瘤患者中进行的临床试验与健康受试者中进行临床试验的重要区别，详见前文。

4.针对肿瘤患者的临床试验，还应注意区分不良事件（adverse event，AE）是由肿瘤疾病进展所致，还是与研究药物相关。在2020年12月NMPA发布的《抗肿瘤创新药上市申请安全性总结资料准备技术指导原则》中建议：将疾病进展或其他原因导致的严重不良事件（serious adverse event，SAE）和死亡，与治疗相关的SAE和死亡区分总结，重点为死亡与治疗的相关性，并提供判定依据。肿瘤疾病进展所致的症状、体征甚至死亡等是否作为AE进行记录和收集，目前并没有统一的要求。在一些研究方案中规定：肿瘤进展相关症状或体征可不作AE为进行记录，而是作为临床试验的疗效指标来收集和评价。例如，一个在非小细胞肺癌患者中进行的早期临床试验中，用药后进行疗效评估时，腰椎增强核磁检查发现患者第4腰椎有新发骨转移。理论上说，用药后新出现的骨转移，是与基线相比新出现的有临床意义的异常，应该记录AE。但是按照方案的要求，可以不做AE记录，而作为肿瘤进展药物疗效评价的指标进行收集和记录。

总之，基于目前药物安全性评估中存在的诸多问题，我们在临床实践中需要进一步加强GCP等规范化培训，规范AE的判断、记录、上报和管理等工作，统一药物临床试验中AE的规范化判断标准，以提高药物临床试验安全性评估的质量。

（李银娟　漆　璐　王兴河）

第七节 早期临床试验的心脏安全性评估

一、概述

早期临床试验是新药从非临床基础试验到人体应用需经历的第一个阶段，也是探索药物物种差异，获取药物安全性信息及为后续临床试验提供决策依据的关键阶段。心脏安全性是各类新药进入临床试验前必须考量的一个关键要素，也是影响新药能否顺利上市的重要因素之一。

心脏安全性评估涉及药物对心室功能、心律及心肌供血能力、血压等方面影响的评估，其中又以QT/QTc间期延长所导致的致尖端扭转型室性心动过速（TdP）作为目前评价药物心脏安全性的关键指标。随着人们对于药物安全性研究的加深，心血管风险成为新药研究的主要风险之一。截至2011年，在临床不良反应事件报告中，心血管毒性相关的不良反应报告占总数的16%，47个撤市的药物中有21个因心脏安全性问题而撤市，如治疗类风湿关节炎的罗非昔布、减肥药西布曲明等均因具有导致尖端扭转型室性心动过速风险而撤市。心脏安全性评估也成为全球新药早期评价中研究的重点之一。

针对药物心脏不良反应事件不断出现的形势，全球各组织及各国药物监管部门相继颁布了一系列指导早期临床试验中心脏安全性评估指南，自2005年人用药品注册技术要求ICH正式颁布《非抗心律失常药物致QT/QTc间期延长及潜在致心律失常作用的临床评价》（E14）起，美国FDA、欧洲药品管理局（European Medicines Agency，EMA）、加拿大卫生部（Health Canada）等机构也相继颁布关于加强药物心脏安全性评估的指导规范及条例。截至2014年，在美国和欧洲已经完成近400项的全面QT研究（thorough QT study，TQT），由此可见各国及相关组织对于药物心脏安全性的重视程度。

二、国际相关指南介绍

随着药物的心脏安全性成为人们早期临床安全性评估考量的重点之一，全球多个国家的监管机构和制药企业已经将ICH所颁布的3项相关指导原则：《人用药品安全药理学试验指导原则》（S7A）、《人用药物延迟心室复极化（QT间期延长）潜在作用的非临床评价指导原则》（S7B）和E14作为药物评价内容之一，以保证上市药物的心脏安全性。S7A主要是关于各种临床前研究的问题，而S7B和E14是专门针对QT间期实验和临床试验的心脏安全性。目前，这些指导原则已经被各国申办者广泛应用，以向监管机构证明所提出申请药物没有明显的心脏安全性问题。

（一）S7A

ICH于2000年11月所颁布的《人用药品安全药理学试验指导原则》（S7A），主要是建议对受试对象进行特定的心血管安全性测试。其中对心血管系统测试的内容包括心率、血压和心电图（包括心室复极化评估）的研究，也包括心排血量、心室收缩、血管阻力、内源性及外源性物质影响的评估。

通过上述的临床前研究数据，并结合短期和长期毒理学研究结果可以帮助申请者及临床试验方案设计者确定药物在不同临床试验阶段需选取的心血管测试指导方针。ICH S7A为安全药理学研究提供了定义、一般原则和建议等内容。该原则一般适用于人用新化合物实体和生物技术产品，但在某些情况下（如当出现临床不良反应、新用药人群或新给药途径引起新的安全性担忧时），也可适用于已上市药品。

ICH S7A在试验设计部分，建议"在试验设计中应包括合适的阳性和阴性对照组。在特性清楚的体内试验系统中，可以不必设置阳性对照组，但应说明不设对照组的合理性"；在代谢产物、异构体和制剂研究方面，该原则提出对代谢产物、异构体和制剂进行安全性药理学评价的要求；在批准上市前试验方面，该原则对追加/补充的安全药理学试验研究的完成阶段和内容提出了要求和建议。

（二）S7B

ICH 于 2005 年 5 月颁布的《人用药品延迟心室复极化（QT 间期延长）潜在作用的非临床评价指导原则》（S7B）是针对人用药物心室复极延迟的非临床评价指南，是 ICH S7A 心血管系统部分的延伸，同时也是与 ICH E14 非临床部分相关联的指导原则。此外，作为 S7A 与 E14 间桥接的指导原则，S7B 还强调同时使用体内和体外试验进行综合风险评估。该指导原则适用于人用药的新化合物，以及已上市的药物（如发生临床不良反应事件、新的用药人群、或增加新的给药途径）。

（三）E14

ICH 于 2005 年颁布的《非抗心律失常药物致 QT/QTc 间期延长及潜在致心律失常作用的临床评价》（E14）主要是针对非抗心律失常药物延长 QT 间期倾向而进行的特定临床试验的指导原则，其目的主要是发现并准确判断非抗心律失常药物导致 QT 间期延长，进而诱发室性快速性心律失常等不良作用。该指南提出对新药进行 TQT 研究，并提出：出现 QT/QTc 间期延长，无论有或没有心律失常的记载，都可作为药品不被批准的理由，或终止临床研究的依据。截至 2019 年，全球已经进行了约 450 项 TQT 研究，耗资超过 10 亿美元。

E14 自实施以后，ICH 又相继对其进行了多次补充和修订。为了促进该指导原则的实施，2008 年 ICH 颁布 E14 问答版，即《非抗心律失常药物致 QT/QTc 间期延长及潜在致心律失常作用的临床评价：问题与回答》，对 E14 实施过程中可能遇到的问题进行补充说明；ICH 又分别于 2012 年（R1）、2014 年（R2）、2015 年（R3）对该指南问答版进行了修订和完善，其中以第三次修订版内容最为详细，被多个国家转发应用，美国 FDA 也于 2017 年 6 月转发并推行 ICH E14 Q&As（R3）。

E14 试验的终点是排除通过单侧 95% 置信区间的上限测算 QTc 延长 10ms。E14 试验的设计通常会是平行或交叉试验，且交叉研究分析的计量指标是收集其间药物和安慰剂之间的最大时间匹配平均差（基线校正的）；研究一般分为四组：安慰剂组、治疗组、高剂量组和阳性对照组，ICH E14 指导原则强调检测灵敏度的重要性并建议采用阳性对照；为了接受阴性全面 QT/QTc 间期研究，在采用已知延长 QT 间期影响的阳性对照研究中，建立检测灵敏度，E14 对于 TQT 研究建议纳入具有 QTc 间期延长接近或超过 5ms 的药物作为阳性药物，莫西沙星是 TQT 研究最常选用的阳性对照药；在受试对象性别纳入方面，ICH E14 指导原则建议不拘性别，将临界值分类为 > 450ms、> 480ms、> 500ms；在定量分析方面，ICH E14 指导原则建议药物浓度和 QT/QTc 间期变化关系的分析是在活性研究项下。

ICH E14 第三次修订版中，主要对心电图、受试对象性别纳入、阳性对照设置、研究设计、QTc 数据的浓度反应模型的应用及后期心电图监测要求、特殊情况下 QT 研究（如复方药物 QT 间期测量、大蛋白质和单克隆抗体 TQT 研究）等方面进行了相关问题的解答。

（四）FDA"白皮书"

针对TQT研究存在设计复杂、执行操作困难、成本高、耗时长、无法进行定量QT评价及评价结果过于保守、特异性不强等缺陷，美国FDA通过对既往229项TQT研究和48项非TQT研究报告进行统计分析，得到QTc和血药浓度的线性关系与QT研究报告结果一致的结论，因此建议对QTc与浓度的关系进行定量分析，进一步探究剂量与心脏安全性的关系。随着2015年药物开发创新和质量-心脏安全研究联盟（IQ-CSRC）的相关前瞻性试验证实，E14执行工作组提出可采用C-QTc研究代替TQT研究对药物进行心脏安全性评估。

2018年FDA审评专家发布《建立C-QTc模型的科学白皮书》（以下简称《白皮书》），以指导临床试验早期新药心脏安全性评估的C-QTc效应模型建立。在试验组别及样本量设计方面，《白皮书》推荐在单次给药剂量递增（SAD）试验中每个剂量组需设4～8例受试者及2～4例安慰剂受试者；在心率校正方法选择方面，"白皮书"推荐选择QTcF用于C-QTc研究；在C-QTc模型建立方面，"白皮书"建议首选预先制定的线性混合效应（linear mixed effect，LME）模型。

三、方案设计与观察指标

在国际新药开发研究中，心脏安全性评价历来是新药研究观察的重点，相关国际指南均强调有必要确定药物引起心肌毒性和致心律失常的指示标志，包括新型血清标志物在内的血清标志物和心电图标志物，通过更精确的QT研究设计，以提高心脏安全性评估的精确度。由于QT间期延长的程度可被看作是一个致心律失常危险性的相对的生物标记，通常QT间期延长与TdP之间存在一定关系，对于那些可能引发QT间期延长的药物更是如此。

在进行Ⅰ期耐受性及药代动力学探究试验的同时实施心电监测，通过设计心电图（ECG）的加强监测方案，在不影响Ⅰ期试验结果的评估情况下，获得较为详细的ECG结果，以初步评估药物对人体心脏的安全性，并保障受试者的安全。

（一）QT/QTc的全面研究方案设计

评价药物对QT间期影响的总体方法主要是在药物的临床试验初期，对药物进行临床心电图评价，设计一个单独的实验来评价药物对心脏复极化的影响（"QT/QTc的全面研究"）。

1.试验设计　应考虑随机、盲法、安慰剂对照设计。

通过同时设立阳性对照组（药理学或非药理学的）建立试验的敏感度，可显著提高此项研究检测QT/QTc间期延长作用的可信度。阳性对照组应该对平均QT/QTc间期产生约5ms影响（如一个接近于代表校正阈值的QT/QTc间期的影响约为5ms）。检测阳性对照组的作用可以证明此项研究用于检测试验药物这种作用的能力。若缺乏阳性对照应说明理由，并采取适宜的替代方法以建立试验的敏感度。

在评价药物致QT/QTc间期延长作用的试验中，应进行交叉与平行组试验设计。

2.试验例数设计　根据统计和评价要求，适当增加安慰剂组纳入例数。总安慰剂例数应不少于每组给药例数，但不要求每组设置安慰剂例数与给药例数相同。

3.受试者纳排标准 明确了药物对QT/QTc间期的影响后，建议采取以下排除标准。

（1）QT/QTc间期明显延长（如反复证实了QTc间期＞450ms）。

（2）存在导致TdP的其他危险因素（如心力衰竭、低钾血症、遗传性长QT间期综合征）。

（3）同时应用导致QT/QTc间期延长的药物。

为获得相关数据以根据上述排除标准进行受试者筛选，申办方在筛选期应进行连续的较长时间的ECG监测，如进行24h动态ECG记录，医师对QTc、QRS、室性期前收缩等进行评价，排除有基础心脏疾病或电生理异常的受试者。

建议与给药期采样时间点严格匹配的筛选方案，可避免出现假阳性致心律失常信号而需要后期研究进行广泛心电监测的后果。

4.监测点设置 应设置基线期，并尽量在与给药后相同的时间点记录ECG，以排除环境、给药等新刺激造成的心电活动变化。

审阅ECG时，全程阅读及判断，重点关注达峰时间（T_{max}）附近、消除相及多峰时T_{max}附近、代谢物峰值附近的记录。

5.监测内容 QT间期、校正后的QTc间期及室性异位搏动（包括室性期前收缩、室性心动过速等）是监测的重点，记录其开始、终止或再次发生的时间及严重程度。此外，也应关注其他参数和心律失常现象。

6.安全性监测和终止标准 如果试验药物在治疗过程中出现QT/QTc间期明显延长，尤其心电图出现一次以上QT/QTc间期明显延长时，应考虑中止临床试验。通常将QT/QTc间期＞500ms或超出基线＞60ms作为潜在中止标准的阈值，但对于特定的试验，确切标准的选择将依赖于适当考虑了适应证和患者人群问题基础上的风险耐受水平。

7.结果评价 QT/QTc的全面研究的阴性结果是指在单侧95%置信区间的上限，药物对QT/QTc间期的延长在最大时间匹配时的平均影响小于10ms。该定义可以确保研究药物对QT/QTc间期的平均影响不大于5ms。在最大时间匹配差异超过这个阈值时，即为阳性结果。阳性结果会影响药物研发后续过程中进行的评价，但不意味着药物具有致心律失常作用。

如果"QT/QTc的全面研究"结果为阳性，则应在随后的临床试验中进行额外的评价。应进一步研究在目标患者人群中与剂量和浓度相关的影响，也应注意收集试验中出现的有关不良反应方面的信息，并对这些患者可能存在导致这些事件的危险因素进行进一步分析。

（二）C-QTc研究方案设计

虽然自2005年ICH E14颁布以来，全球范围内已展开多个TQT研究，大量的临床数据充分验证了TQT研究的有效性和灵敏度，但由于TQT研究存在试验设计烦琐、耗时长、耗资大及特异性不高等缺陷，近几年来，随着人们对QTc与血药浓度关系研究的加深，ICH及各国相关组织（如FDA），逐渐承认C-QTc研究在药物心脏安全性评估方面的作用和优势，并颁布相应指南，指导早期临床试验心脏安全性评估C-QTc效应模型建立。

1.试验设计　应考虑随机、盲法、安慰剂对照设计。

C-QTc研究通常设置安慰剂组、治疗剂量组和超治疗剂量组，不设置阳性对照组验证试验敏感性，而是通过超治疗剂量平均C_{max}达到临床最高暴露下C_{max}的2倍来豁免设置阳性对照组试验，同时预测特殊情况下的临床暴露（如药物相互作用或代谢障碍引起体内血药浓度升高而导致的临床最高暴露下出现的QT/QTc间期延长）下QTc延长的程度。对于具有显著蓄积效应、存在活性代谢产物或稳态浓度超过单次给药C_{max}的药物，则需进行重复给药的QT研究。

C-QTc研究可设计为序贯队列平行设计或交替队列交叉设计。前者需依次完成每个剂量组安全性评估后，方可进行下一剂量组试验；后者需进行队列交替，且在每个队列间需设计一个剂量接受试验进行间隔。

2.试验例数设计　根据统计和评价要求，适当增加安慰剂组纳入例数。总安慰剂例数应不少于每组给药例数，但不要求每组设置安慰剂例数与给药例数相同。在SAD试验的每个剂量组需设置4～8例受试者及2～4例安慰剂受试者。

3.受试者入排标准　C-QTc研究受试者一般为健康志愿者人群，应排除具有TdP高危因素（如低钾血症、低镁血症、心动过缓、心力衰竭失代偿期及心肌梗死急性期人群等）、基线QTc间期＞450ms及使用其他药物的受试者。

4.监测点设置　QT/QTc间期存在个体间变异及昼夜效应，需进行基线校正。基线的测量有2种方法：时间匹配（time-matched）基线和给药前（pre-dose）基线。

C-QTc研究通常采用12导联的标准数字ECG，建议采用动态ECG进行采集，以保证采集平行性。ECG监测点应以候选药物的药代动力学曲线为依据，在T_{max}周围及T_{max}后选取采集点，以研究QT间期的峰值效应及验证药物是否对QT间期具有延迟作用，同时需观察受试者的QT间期是否恢复到基线水平。为保证数据的可分析性，药代动力学采样点数目至少为6～8个，PK采样的时间窗为ECG采集后的0.5h以内。

5.监测内容　C-QTc研究的目的是观察试验药物对QT间期的影响，采样点测得的QTc值需进行2步校正：基线校正（ΔQTc）和安慰剂校正（ΔΔQTc）。

6.安全性监测和终止标准　当受试者出现晕厥或出现心电图机或研究者人工识读确认QTc＞500ms或QTc较基线延长＞600ms时，应考虑药物暴露下心律失常的可能并临床观察受试者，必要时采取相应急救措施。同时应排除技术导致的错误检测，在确认受试者无临床异常后，应进行ECG复测，直至连续随访测量直至心电图QTc平均值低于安全性阈值。如果在首次触发QTc安全预警后连续随访测量的心电图QTc平均值高于安全性阈值或受试者出现临床症状，需考虑揭盲，且受试者应停止给药并退出研究。

在受试者有合并影响电解质的药物时，需警惕ECG较基线的变化。实验室应提前准备急救药品及除颤装置等应急措施。

7.结果评价　根据C-QTc模型推算出在临床最高暴露时所对应的ΔΔQTcF双侧90%置信区间上限≤10ms，即可认为该药物的平均QT/QTc作用不大于5ms，C-QTc研究结果即为阴性。而若经模型推算，在临床低暴露量所对应的ΔΔQTcF双侧90%置信区间上限＞10ms，C-QTc研究结果则为阳性。当临床低暴露量所对应的ΔΔQTcF双侧90%置信区间上限≤10ms，临床最高暴露量所对应的ΔΔQTcF双侧90%置信区间上限

＞10ms时，可根据模型得到ΔΔQTcF阴性（≤10ms）的剂量范围。

（三）观察指标

受试者的生命体征、临床症状/体征及心血管事件，同时测定12导联心电图及血常规、尿常规、肝及肾功能检查等实验室检查。特别关注心脏血清标志物（如肌酸激酶、心肌钙蛋白、利尿钠肽）检测参数及心电图参数。

通过超声心电图或结合多门电路（影像）探测（分析）（MUGA）对左室射血分数（LVEF）及心脏结构进行观察和评估。

四、安全性评估标准

在新药安全性评估中，各个国际指南和国家指导原则中均明确规定药物的心脏安全性是新药安全性评估的重点之一。通过不同的心脏安全性评估标志物参数或检测方法，可以对药物的心脏安全性进行全面评价，总地来说，药物心脏安全性评估主要围绕3个重点检测内容展开。

（一）12导联心电图监测和评价

心电图检查应有专业医师按照SOP进行，心电图图谱上应注明受试对象姓名、性别、年龄、检查时间等基本信息资料。由专业医师出具的心电图报告内容应包括心率、心律、P波、PR间期、QRS波、ST段、T波和QT间期等数据，并对异常现象进行详细描述。

根据心电图数据及受试对象临床反应对药物心脏安全性进行监测及评价。但要结合心电图数据及不良反应类型，进行综合性的分析研判，判断其不良反应是否与药物相关。

1.若出现心律失常现象，应对新出现的缓慢性心律失常（如显著的窦性心动过缓、窦性停搏、窦房传导阻滞等）及快速性心律失常（如心房扑动、心房颤动、室性期间收缩、室性心动过速等）保持高度重视，但对新出现的窦性心律失常和房性期间收缩也不能排除其由药物导致，上述现象出现时宜采取对应治疗措施并追踪。若仍难以评价其出现原因，则应进行动态心电图甚至心脏电生理检查，对心率、PR间期、QRS波宽度等参数进行系统性分析。

2.若新出现ST段压低和T波倒置、低平的改变，则提示可能出现心肌缺血或损害发生，应及时进行血清标志物检测以明确。对于心电图提示电解质异常情况，应进行血液电解质检测并予以纠正。

3. QT间期代表心室除极和复极的过程，测量从QRS起点至T波终末与等电位交点，或TP、TU之间最低点；由于QT间期与心率相关，目前QT间期常通过Bazett公式计算转换成非心率依赖性的校正值，称作QTc间期，正常的QTc间期＜400ms，QTc间期＞440ms异常，QTc间期＞500ms称QTc间期延长，可能诱发尖端扭转型室性心动过速，导致患者猝死。在临床试验中新出现QTc间期延长通常与药物关系密切，已有多种药物因此退出市场。因此QTc间期是评价心脏安全性的一个重要指标，如果试验中出现QTc间期＞440ms的异常情况，则应停药并仔细分析与药物关系。应进行治疗前后QTc间期比较，如果治疗后QTc间期延长≤10ms，临床可判断为无危险，延长11～25ms

判断为可能危险，延长≥26ms则判断为有危险。在ICH E14中，QT/QTc的全面研究的阴性结果是指在95%单侧置信区间的上限，药物对QT/QTc间期的延长在最大时间匹配时的平均影响小于10ms，且该指南指出，若某一药品导致QT间期延长超过20ms，则可显著增加药源性心律失常的可能性。

（二）心脏血清标志物的检测和评价

部分药物具有心功能损伤的潜在风险，因此在药物心脏安全性评估中，通过对心脏血清标物的检测，能够对药物的心脏安全性评估的全面性进行补充。可用于评价心脏安全性的血清标志物主要包括肌酸激酶（及其同工酶）、心肌钙蛋白及利尿钠肽3种。

1.肌酸激酶（CK）存在3种同工酶：CK-BB、CK-MB和CK-MM，心肌出现功能损伤或坏死后CK呈现4h内增高，24h达到峰值，3～4d恢复的特点。由于CK、CK-BB和CK-MM等指标对心肌损伤特异性差，临床以特异性较高的CK-MB作为心脏峰形评价指标。

2.心肌钙蛋白（cTn）包括肌钙蛋白T和I（cTnT和cTnI），正常人外周血中cTnT和cTnI含量较低，心肌损害后其含量迅速上升，含量变动幅度可达20倍以上，并持续1～2周。可逆的心肌缺血和不可逆的心肌坏死均可致cTn浓度升高，但浓度升高的程度不同，与CK检测评价心脏风险不同，cTnT敏感度比CK-MB更高，此外，cTnT升高而CK-MB正常提示可能存在微小心肌损伤。在临床试验中出现CK-MB、cTnT升高情况时，提示发生心肌损伤，应对CK-MB和cTnT进行动态检测，描记其升高降低时间曲线，结合临床症状和心电图判断与试验药物关系并进行及时处理。

3.利尿钠肽包括心房钠素（ANP）、C型利尿钠肽（CNP）、脑钠素（BNP）和氨基端脑钠素（NT-proBNP）。BNP和NT-proBNP血浆水平与心力衰竭严重程度呈正相关；对于心功能不全的预后评估有重要临床意义。在心功能不全时，血浆中的BNP和NT-proBNP含量均呈现不同程度升高；其中在早期心功能不全时，血浆中BNP和NT-proBNP的含量升高可作为诊断心力衰竭的一个敏感指标；在临床试验中出现BNP和NT-proBNP升高情况时，提示发生心功能不全，但仍需结合临床判断与试验药物关系，必要时还可以进行超声心动图检查，以观察射血分数等指标，进行系统性分析研判。

（三）心血管事件发生率

常见的心血管事件包括恶性心律失常、高血压急症、心绞痛、猝死、心肌梗死、血运重建和心力衰竭等。但由于这些心血管事件受患者可能存在自身潜在的心血管基础疾病影响，或某些事件无法通过调整给药剂量、重复给药试验来探究心血管事件与药物间的关系，因此，通过临床试验过程中对心血管事件发生过程的仔细、有效记录，并结合多个受试对象信息，统计分析其心血管事件发生率和与药物相关程度，为药物心脏安全性评估提供数据参考。

心血管事件发生率可以作为药物心脏安全性评估的指标之一，但其数据必须建立在对事件发生过程，特别是临床诊断及治疗内容、受试者自身有无潜在疾病诱因、给药方案是否存在合并心血管危险因素和合并用药情况等可能对最终结局产生影响的要素进行详细的、科学记录的基础上，只有对全面、细致的数据信息进行综合性分析后，才能保证心血管事件发生率对于药物心脏安全性评估的可靠性。

五、安全性评估报告与案例分析

早期临床的心脏安全性评估不仅是药物临床安全性评估的重要组成部分，其所提供的信息对于后续试验的展开、药物能否顺利通过审批上市及上市后是否存在撤市风险都有着重要意义。因此，如何紧跟国际指南要求，结合药物自身特性，全面科学地开展药物早期心脏安全性评估成为国际新药研发领域关注的重点。

总体来说，国际对于药物心脏安全性评估所关注的内容基本一致，即基于12导联心电图对药物影响QT间期进行评价、基于心脏血清标志物和超声心电图或结合多门控（MUGA扫描）对药物影响心功能及结构进行评价、基于心血管不良事件发生率对药物诱发心血管不良事件潜在风险进行评价。但在不同药物的临床安全性评估试验中也存在一定程度的差异，更有部分药物因早期临床心脏安全性评估试验设计缺乏科学性、纳入样本量不足或未长期随访，上市后因其心脏风险而最终撤市。

（一）药物心脏安全性评估临床试验案例

1.国产盐酸拓扑替康胶囊　在2013报道的一篇关于国产盐酸拓扑替康胶囊的用于评价该药物的安全性和探索耐受性Ⅰ期临床试验中，试验设计了3个剂量爬坡组：$1.5mg/m^2$、$1.9mg/m^2$、$2.3mg/m^2$，连续口服5d，给药21d为一个周期。每个剂量组样本例数为3～6例。给药方案：第一周期受试对象均接受口服拓扑替康胶囊，第二周期第1天给予拓扑替康静脉给药（$1.5mg/m^2$），第2～5天给予口服拓扑替康胶囊。在第二周期按计划采集血样。若某一剂量组中出现≥2例剂量限制性毒性（DLT），则停止剂量爬坡。

该试验共入组13例肿瘤患者，完成$1.5mg/m^2$剂量组（$n=6$）和$1.9mg/m^2$剂量组（$n=7$）后，即达到最大耐受剂量。根据不同剂量组中不良反应发生情况，并结合疗效评价结果，最终该试验得出结论：国产拓扑替康胶囊具有抗肿瘤活性，DLT是骨髓抑制，最大耐受剂量是$1.9mg/m^2$，连用5d，21d为1个周期。该药物在采用$1.5mg/m^2$剂量水平时耐受性较好。

在该早期临床试验的安全性评估内容中，涉及心脏安全性评估的主要观察项目：①血常规检查，每周1～2次；②心电图治疗前即每周期治疗结束后检查。根据最终报道的安全性评估数据，与心功能相关血清标志物无异常变动，提示该药物无影响心功能的潜在风险；此外，给药前后心电图数据未见临床相关性变化，不同剂量组间未见有统计学意义的差异，由此可得出该药物无导致QT间期延长等其他心脏相关不良反应事件发生的风险。

从该临床试验的例子中可以得出，针对药物所进行的心脏安全性评估主要通过血常规检测及心电图观察进行评估，其中又以根据临床前后心电图数据有无差异、不同剂量组间心电图数据是否存在显著性差异为心脏安全性评估关注重点。

2.吉米沙星　是一种广谱喹诺酮类抗菌药，其对革兰氏阴性菌及包括多重耐药性肺炎链球菌在内的革兰氏阳性菌都具有良好的活性，临床上用于呼吸道感染及尿路感染。

在 2005 年报道的一篇通过比较口服吉米沙星和服用标准剂量的其他喹诺酮、大环内酯类抗生素或 β- 内酰胺类抗生素在健康志愿者和特殊人群中不良反应发生情况的安全性评估试验中，收集了 6775 例口服吉米沙星（320mg/d）患者与 5248 例服用其他抗生素患者的相关信息，从而对吉米沙星的安全性进行全面的评价。

根据所统计的信息，吉米沙星和对照药的不良事件发生率分别为 44.7% 和 47.5%，主要表现为轻度肠道反应（腹泻、恶心），其中，吉米沙星和对照药出现可能与治疗相关的不良反应发生率分别为 17.4% 和 20%。严重不良事件总发生率分别为 3.6% 和 4.3%，但其中与质量相关者极少（两组均为 0.4%）。基于不良反应发生率的数据，该报道最终得出与其他喹诺酮等抗生素对照药相似，口服吉米沙星（320mg/d）具有良好的安全性和耐受性。

在该安全性探究试验中，涉及心脏安全性评估的内容主要是在年轻健康女性志愿者中开展关于吉米沙星（788 例）、环丙沙星（160 例）和安慰剂（297 例）对 QT 间期延长潜在风险的安全性评估试验。试验最终对吉米沙星组（407 例）和对照组（380 例）进行追踪研究，为排除其他可能导致 QTc 间期延长因素干扰，同时进行 CT 研究。试验结果发现吉米沙星对患者的脉搏和血压均没有影响。

吉米沙星组和对照组的 QTc 间期平均延长分别为 + 2.56ms（SD，±24.5）和 -0.39ms（SD，± 22.6）。QTc 间期的变化与吉米沙星的 C_{max} 无关。吉米沙星组中 QTc > 470ms 和其变化 > 60ms 的发生率分别为 0.4% 和 3.6%，未见心律失常发生。

在该安全性评估试验中，对于药物心脏安全性评估主要围绕有无心血管不良反应事件发生及发生率、心功能是否受到影响（血压情况）及基于心电图追踪的 QTc 间期是否延长 3 个方面展开对吉米沙星的心脏安全性评估。

3. 罗格列酮　是一种具有口服活性的二代胰岛素增敏剂，临床上常与二甲双胍、胰岛素等联合用药控制血糖。但随着临床应用和研究的加深，相关临床数据提示罗格列酮具有增加糖尿病心肌梗死和心源性死亡的潜在风险，美国 FDA 及欧盟等药品管理相关组织也相继发出警告，提醒临床医师警惕罗格列酮的潜在心脏风险。

在 2015 年一篇关于罗格列酮心脏安全性的临床数据回顾性研究中，对 2008 ～ 2011 年 2 型糖尿病患者 120 例进行随机分组，治疗组和对照组各 60 例，其中治疗组给予马来酸罗格列酮 4mg/d，联合精蛋白生物合成人胰岛素注射液（预混 30R）；对照组仅给予精蛋白生物合成人胰岛素注射液（预混 30R）治疗，根据血糖要求调整个体化的胰岛素给药剂量。每 3 个月监测患者体重、血压、心脏彩超、心电图，监测期为 2 年，并对数据进行统计分析。

结果显示，治疗组和对照组患者在体重、下肢水肿发生比例、LVEF、左心室舒张末期半径（LVEDD）方面均无显著性差异，且监测期内无异常心电图，由此得出结论，罗格列酮可引起下肢水肿，但发生率极低，在监测期内未见增加心力衰竭和心肌梗死风险。

在此药物疗效及安全性评估试验中，涉及心脏安全性评估的主要包括对受试对象进行心脏彩超以监测其 E/A、LVEF、LVEDD 等用于评价心功能的参数，以及对受试对象进行心电图监测。通过心脏彩超的监测结果评估罗格列酮对心脏的收缩和舒张功能的影响，从而评价其与心力衰竭的关系。

该试验中在用药前及用药后每3个月对受试者进行心脏彩超监测，监测期为24个月。主要观察指标包括E/A、LVEF、LVEDD。在用药前、用药后24个月内，两组所有受试者E/A均＞1且＜2。两组的LVEF、LVEDD均在正常范围；治疗组治疗前后的LVEF、LVEDD无显著性差异（$P > 0.05$）。治疗后，治疗组的LVEF、LVEDD与对照组无显著性差异（$P > 0.05$），试验数据见表1-9。

表1-9　两组受试对象心脏彩超的主要指标变化

组别	时间段	E/A	LVEF（%）	LVEDD（mm）
治疗组（$n = 60$）	用药前	1～2	66.87	45.65
	用药后24个月	1～2	66.67	46.22
对照组（$n = 60$）	用药前	1～2	66.90	45.77
	用药后24个月	1～2	66.82	45.71

该试验中在用药前及用药后每3个月监测受试对象12导联心电图，监测期为24个月，评估罗格列酮对患者12导联心电图的影响，两组患者在监测期内的心电图均正常，无病理性的Q波及ST段改变，提示该药无延长QT间期的潜在风险。

4.曲妥珠单抗　曲妥珠单抗（商品名：赫赛汀，Herceptin）能特异性结合人表皮生长因子受体2（HER2）受体细胞外段，干扰HER2与其他ErbB家族成员形成异源二聚体，从而抑制肿瘤细胞增殖，最终促进肿瘤细胞凋亡。

在2018年报道的一篇关于曲妥珠单抗治疗HER2阳性乳腺癌患者的心脏安全性评估试验中，对纳入的185例HER2阳性乳腺癌患者给予每3周一次的曲妥珠单抗治疗，其给药方案为首次以负荷剂量8mg/kg给药，此后每3周给予6mg/kg静脉滴注，接受治疗4～36个周期，观察其心脏安全性。

最终试验结果显示，有88例（47.6%）出现LVEF下降，有74例（40.0%）出现瓣膜反流（新增＋加重），另有16例（8.0%）出现左心室舒张功能下降。发生心脏毒性的患者中，Ⅰ级心脏毒性83例、Ⅱ级心脏毒性5例，未见Ⅲ级心脏毒性发生。据此该试验得到曲妥珠单抗治疗HER2阳性乳腺癌对患者心脏功能存在一定影响，但总体安全性良好。

在该药物心脏安全性评估试验中，观察对象主要是基于超声心电图的LVEF检测和基于12导联心电图的心电图监测，并根据上述两个指标对药物与心功能及心脏节律之间关系进行风险评估。

对全组患者进行入组前心功能评价、心电图检查、超声心动图检查，并记录患者治疗前的LVEF基线。治疗后复查患者的超声心动图，未见Ⅲ或Ⅳ级心脏毒性发生。全组185例患者中没有出现有症状的心功能不全不良反应事件，全组患者无因心脏毒性而影响曲妥珠单抗治疗，试验结果见表1-10。此外，该试验还进一步评价曲妥珠单抗联合其他化疗方案的心脏安全性，最终结果显示，应用联合用药方案患者在射血分数下降、瓣膜反流改变及收缩功能下降方面差异均无统计学意义（均$P > 0.05$），试验结果见表1-11。虽在曲妥珠单抗不同治疗方案之间LVEF下降差异无统计学意义，但对不同治疗时间点进行对比分析时，却发现不同治疗时间与LVEF基线水平存在显著性差异，试验结果见表1-12；且治疗12个月时的LVEF下降均值与其他组相比，差异具有统计学意义，试验结果见表1-13。

表1-10　185例HER2阳性乳腺癌患者曲妥珠单抗相关心脏毒性

特征	总数（$n=185$）	≥60年（$n=24$）	＜60年（$n=161$）	P
LVEF下降	88（47.6%）	14	74	0.188
瓣膜病变（新发＋加重）	74（40.0%）	13	61	0.179
左心室舒张功能减退	16（8.0%）	2	14	1.000
心脏毒性等级				0.078
Ⅰ	83（44.9%）	14	69	
Ⅱ	5（2.7%）	0	5	
Ⅲ／Ⅳ	0	0	0	

表1-11　曲妥珠单抗联合不同化疗方案治疗HER2阳性乳腺癌的心脏毒性观察

特征	曲妥珠单抗（$n=4$）	曲妥珠单抗＋蒽环类（$n=25$）	曲妥珠单抗＋紫杉醇（$n=13$）	曲妥珠单抗＋紫杉醇＋蒽环类（$n=122$）	曲妥珠单抗＋其他（$n=21$）	P
LVEF下降	1	16	9	54	8	0.111
瓣膜病变（新发＋加重）	1	16	4	45	8	0.113
左心室舒张功能减退	0	1	0	14	1	0.305

表1-12　185例患者使用曲妥珠单抗期间LVEF变化情况及与基线水平的比较

监测时间	LVEF范围（%）	LVEF均值（%）	t	P
基线	56.00～73.00	63.76±2.55		
3个月后	54.00～70.00	62.70±2.47	8.998	0.000
6个月后	52.00～69.00	52.39±2.63	8.314	0.000
9个月后	50.00～68.00	62.19±2.36	10.103	0.000
12个月后	47.00～70.00	61.94±2.40	11.026	0.000
15个月后	45.00～70.00	62.85±3.02	4.280	0.000

表1-13 88例患者使用曲妥珠单抗期间LVEF下降的程度比较

监测时间	LVEF下降的平均值（%）
3个月后	3.01±1.86
6个月后	2.98±1.54
9个月后	4.07±1.36
12个月后	6.71±2.40
15个月后	3.75±1.42

该试验，从LVEF不同时间点与基线对比、LVEF不同时间及心脏毒性相关不良反应事件发生率等方面，全面细致地对曲妥珠单抗造成的心功能损伤情况进行评价。相比于其他心脏安全性评估试验，该试验结合已有文献报道及药物自身特性，着重对LVEF等心功能相关观察指标进行监测和分析，是结合了曲妥珠单抗治疗乳腺癌患者常出现心功能不全等不良反应特性，而展开的临床安全性评估试验。

（二）因药物心脏安全性问题而撤市的案例

随着近几年人们对药物心脏安全重视程度的提升及心脏安全性评估方法的不断优化，在国际药物安全性评估机制中已经建立起一套较为成熟的操作指南以确保药物的心脏安全性。但由于之前对于药物心脏安全性关注程度的缺乏及尚未具备完善的心脏安全性评估体系及指导原则，有部分药物上市后，随着临床应用的扩大，与心脏相关不良反应事件不断出现，最终因其对心脏的风险而撤市。

1.右丙氧芬（dextropropoxyphene） 一种阿片类麻醉镇痛药，在体内，主要与阿片μ受体结合而发挥镇痛作用。在临床上常用于治疗急慢性疼痛及轻至中度疼痛，但其镇痛作用较弱，是一种弱效阿片类镇痛药。

自1957年，右丙氧芬（商品名：达尔丰）在美国上市起，在很长时间内含有右丙氧芬的药物销量一直名列全美药物销量前30。但随着该药物在临床应用的扩大，其潜在的心脏风险也逐渐引起人们的重视。1978年和2006年，公众两次向美国药监部门提交请愿书，要求将含右丙氧芬撤市。迫于压力，美国FDA最终决定对该药品进行安全性审查，并决定于2009年1月30日召开咨询委员会。美国FDA监督和流行病学办公室（OSE）对2005年前与右丙氧芬相关的不良反应数据进行分析，但由于数据中大多为超剂量用药或合并用药，因此无法将其作为安全性评估证据；随后OSE又对2006～2007年与右丙氧芬相关的不良反应记录进行分析，虽然数据显示与右丙氧芬有关的不良反应仍在不断上报，但这些不良反应数据并不能作为右丙氧芬撤市的实质性证据；此外，OSE还采用文献系统性评价方法对1960～2008年有关右丙氧芬及其心脏毒性的文献进行分析，但由于这些文献大部分都是无对照试验的病例报道，很少是流行病学研究文献，因此不能作为推断因果关系的科学依据。

虽然2009年1月30日的美国FDA咨询委员会听取了美国FDA、请愿人和药品生产商三方关于右丙氧芬安全性和有效性的陈述后，委员会以14票比12票的表决结果反对右丙氧芬的继续上市，但美国FDA仍认为是由于使用方法不同影响了右丙氧芬的心脏风险，美国FDA最终决定允许右丙氧芬的继续销售。但美国FDA也与同期发布相关规定，要求药品生产商对右丙氧芬开展一项彻底的QT研究，以全面评价右丙氧芬对心脏电生理的影响，并在说明书中标注新的黑框警告以提醒患者及医护人员。

药品生产商对右丙氧芬进行了一项为期11天的随机双盲多次剂量递增（MAD）试验以研究该药物的潜在心脏风险。试验设计第一组给药右丙氧芬600mg/d（说明书推荐最大剂量），第二组给药右丙氧芬900mg/d，并运用遥感测定法对受试对象进行定期心电图监测。试验结果表明，两试验组均出现明显QT间期延长现象，第一组QTcF（运用Fridericia公式，根据心率进行矫正后的QT）最大变化的平均值为29.8ms，而第二组最大变化的平均值为38.2ms，两组QT间期延长值均大于ICH E14中说明的20ms阈值，显著增加药源性心律失常的可能性。此外该试验结果还表明，服用治疗剂量的右丙氧芬会导致心脏电生理活动发生改变，如PR间期延长、QRS波群变宽等，这些现象会增大严重心律失常事件发生的风险。

基于右丙氧芬MAD研究的结果，2010年，美国FDA最终决定右丙氧芬撤市。

右丙氧芬撤市案例的曲折过程反映出的是当时人们对于心脏安全性重视程度的缺乏，也反映出了基于心电图数据评价药物心脏安全性的可行性和必要性，而该事件的发生也警示人们药物安全性评估必须注重全面性，心脏安全性评估必不可少。

2.特非那定 于1985年由赫美罗（现赛诺菲）生产上市，是第一个无中枢抑制作用的外周H_1受体拮抗剂，其因无嗜睡、困倦、乏力等中枢镇静副作用的优势，而被广泛用于治疗各种过敏性疾病。1991年，特非那定在全美处方药销售量中排名第九，全年总计1530万张处方使用特非那定。

但随着临床应用的增加，因服用特非那定而发生严重心律失常的病例数也在不断增加。1990年，美国FDA发布了一份关于警惕特非那定与大环内酯及酮康唑之间相互作用的提示报告，提醒患者及医护人员在临床使用特非那定时关注这一问题。但仍有与特非那定相关的致命性心律失常事件被不断上报，特非那定由于具有不可比拟的无中枢镇定作的优势，得以继续保留于市场。但随着同样具有无中枢镇定特性，且无心脏毒性的非索非那定上市，1997年1月，美国FDA决定特非那定撤市。

1993年相关报道提出，特非那定本身具有类似奎尼丁诱发心律失常的作用，其通过阻滞钾通道引起尖端扭转型室性心动过速及多型性室性心律失常，这也是导致特非那定具有心脏风险的主要原因。WHO药物不良反应协作中心在1986～1996年共收到全球17个国家、共计976例与抗组胺药物相关的不良反应报告，其中在诱发心脏不良反应报告中，特非那定相关的报告最多。

特非那定的撤市既是对新药研发快速发展的映射，也是国际社会日益关注药物安全性特别是心脏安全性的表现。作为药物安全性评估的重要组成部分，能否在早期临床试验中对药物心脏安全性进行全面科学的评价，将会对药物的上市及未来发展产生重大影响，间接决定药物的生命。

除了右丙氧芬、特非那定这些由于影响心脏节律而诱发心律失常，进而撤市的药物外，也存在如减肥药芬芬（含芬氟拉明和芬特明）因导致心脏结构变化，影响心功能而退市的药物。总体来说，对于药物的早期临床试验安全性评估必须全面且科学，对于心脏的安全性评价更该如此，不仅要着重监测试验过程中心电图数据，也应结合药物自身特点对心功能等其他指标进行监测。

（劳斯贤 钟国平）

第八节 早期临床试验的生殖安全性评估

一、概述

早期临床试验是药物开发在人体的第一步，覆盖了Ⅰ期和Ⅱa期（概念验证/机制验证）临床试验。主要是对少数受试者［健康和（或）患者］给药初步评估药物的安全性、药代动力学和药效学（pharmacokinetics，PK；pharmacodynamic，PD）、靶点的有效结合和疗效，或肿瘤最大耐受剂量（maximum therapentic dosage，MTD）/Ⅱ期推荐剂量（RP2D）。早期临床试验的试验设计取决于药物非临床研究的基础，其中根据药物种类不同，在开展早期临床试验前，各国对生殖毒性研究的非临床安全性试验提交的资料要求不同。

随着临床研究的不断深入发展，早期临床试验的范畴也逐渐扩大，研究内容形式也逐渐扩增，从以往经典的Ⅰ期临床研究中的安全性、耐受性、单次及多次药代动力学研究、食物影响等，逐渐扩展至首次人体临床试验、0期（微剂量）、药代动力学/药效学（PK/PD）研究、桥接试验、建模与模拟及基因多态性与药物效应、药物不良反应、药代动力学的关系等。随着我国生物医药领域的迅猛发展，有大量创新药将进入临床试验，这些创新药物的临床试验与传统临床试验相比较，既有共性，也有其特殊性，其探索性强，研究内容多变，可参考的文献较少，使得在这类临床试验实施过程中对受试者权益生殖毒性的考虑变得更为复杂，把控难度增大。

无论如何，非临床安全性研究与临床安全性研究之间有非常密切的联系，可以说前者是后者的基础。而非临床安全性试验中的生殖毒性研究仍是开展早期临床试验的基础。一般说来，非临床生殖安全性试验的目的是揭示一种或多种活性物质对哺乳动物生殖功能的任何影响。具体而言，在药物开发的过程中，生殖毒性研究是通过动物实验考察受试物对哺乳动物生殖功能和发育过程的影响，预测其可能产生的对生殖细胞、受孕、妊娠、分娩、哺乳等亲代生殖功能的不良影响，以及对子代胚胎-胎仔发育、出生后发育的不良影响，从而在限定临床试验受试者范围、降低临床试验受试者和药品上市后使用人群的用药风险方面发挥重要作用。生殖毒性试验非临床安全性研究，常规采用的试验方案为三段式试验方案，即生育力与早期胚胎发育毒性试验（Ⅰ段）、胚胎-胎仔发育毒性试验（Ⅱ段）、围生期毒性试验（Ⅲ期）。三段式试验通过在不同阶段的给药和不同的观察指标来全面观察对整个生殖过程的影响。根据不同的药物特性和各监管国的要求不同，在药物开发的不同阶段，基于风险的大小可分阶段提供生殖毒性试验资料以支持不同阶段的临床试验。例如，"不同生育状态女性进入临床试验时对生殖毒性生育阶段性要求"和"有男性志愿者参加的临床试验时，对生殖毒性研究的阶段性要求"详见表1-14和表1-15。

表1-14   不同生育状态女性进入临床试验时对生殖毒性生育阶段性要求

			Ⅰ期	Ⅱ期	Ⅲ期	上市申请
无生育可能的妇女			不要求提供资料			
有生育可能的妇女	采取了高成功率的避孕措施	日本	有妇女参加的临床试验开始前完成雌性动物Ⅰ、Ⅱ段			申请前完成Ⅲ段；必要时可能需要提前提供
		欧盟	开始前完成Ⅱ段		开始前完成Ⅰ段	
		美国	无生殖毒性资料时有条件进行早期临床试验		开始前完成Ⅰ、Ⅱ段	
	未采取高成功率的避孕措施	美国、日本、欧盟	有妇女参加的临床试验开始前完成雌性动物生殖毒性实验和标准组合的遗传毒性试验			
妊娠妇女		美国、日本、欧盟	有妇女参加的临床试验开始前完成雌性动物生殖毒性实验和标准组合的遗传毒性试验			
中国			生殖Ⅰ、Ⅱ段		生殖Ⅲ段	

表1-15   有男性志愿者参加的临床试验时，对生殖毒性研究的阶段性要求

	Ⅰ期	Ⅱ期	Ⅲ期
美国/欧洲	结合重复给药毒性研究评估对雄性生殖器官的影响，不要求提供单独的雄性生育力研究资料		开始前完成雄性生育力试验
日本	以2周重复给药毒性研究评估对雄性生殖器官的影响，不要求提供单独的雄性生育力试验资料		
中国	大鼠生殖Ⅰ、Ⅱ段		生殖Ⅲ段

尽管监管要求不同，药物研发从非临床试验递交获批进入到临床试验后，尤其是在早期临床试验中，那些对潜在生殖毒性有影响的药物，尤其是创新类药物，在早期临床试验仍然需要加强生殖风险管理，如避孕要求，意外妊娠后妊娠事件的处理等需要特别注意和采取相应的措施以防控。

二、监管现状

我国国家食品药品监督管理局2006年发布的《药物生殖毒性研究技术指导原则》主要参考当时ICH S5（R2）指导原则起草，从保障受试者安全性角度出发，结合我国临床研究风险控制及非临床研究风险识别的特点，要求：在Ⅰ期临床试验开始前提供完整的Ⅰ段、Ⅱ段生殖毒性试验资料，以期在临床研究开始前尽可能了解受试物对雌雄动物生殖能力、生殖器官、生殖细胞及胚胎发育的影响；围生期毒性试验资料可在上市申请时提供。这个规定基本上是目前通行的非临床安全性试验生殖毒性研究的一些基本原则。而现行的ICH S5（R3）已经在2017年更新，我国于2017年加入ICH后，对申请临床试验和上市的生殖毒性的阶段性要求可参照ICH S5（R3）指导原则实施，但是总体来说，基于对药品上市后全面应用的所有人群中生殖毒性担忧的大小，实际临床试验过程

中，无论是Ⅰ/Ⅱ/Ⅲ期，甚至上市后的Ⅳ期仍时刻需要把控严格的生殖毒性风险。生殖毒性的担忧除与药物本身特点有关以外，还与拟进行临床试验的期限、样本量和入组受试者人群特点有关，所以无论监管是否要求提供相应的支持性数据，在药物临床试验进入人体的第一步，早期临床试验的开展中，仍需要把生殖安全风险防控放在重要的位置。

早期临床试验获批开展，会根据药物特性不同，要求提供不同阶段基于上述考虑的非临床生殖毒性研究资料。但目前尚无明确的法规对早期临床试验生殖安全性数据提供要求有具体规定。这就需要申办方充分考虑药物潜在的生殖毒性，在试验操作过程的风险控制方面做好相应管理，特别是肿瘤类药物，或具有避孕或与生殖试验目标直接相关的药物。

三、明确生殖毒性关注的对象

早期临床试验生殖毒性关注对象按照人群年龄划分应该包含儿童、青少年及生育年龄的男性和女性受试者，其中，因为生殖毒性对胚胎发育影响可能更大，与有生育意愿的女性关系更为密切，所以对女性而言又有更细化的分类。儿童和青少年的药物有其特殊性，在欧盟和美国等有一些相应的指南，但其实能涵盖本章内容的并不多见，我国在2016年发布了《儿科人群药物临床试验技术指导原则》，在这个指导原则中也没有很具体地论述生殖安全性方面的内容，根据这个原则，建议参考国内外文献，建议加强对儿童用药后的长期监测，具体内容参考资料不多，青少年用药同样可参考资料不多，故在本章均不重点论述。

（一）男性受试者

通常早期药物临床试验，尤其是Ⅰ期非肿瘤类药物临床试验纳入的是健康年轻男性受试者，一般而言，这些药物均是在非临床试验生殖毒性研究中，通过重复给药毒性试验对雄性生殖器官进行了详细检查（包括全面的组织病理学检查），但雄性生育力试验完成前，Ⅰ期和Ⅱ期临床试验可以纳入男性受试者。通常雄性生育力试验应在大规模或长期临床试验开始前完成。

对于男性专用药物（如前列腺癌），评价精液影响对于发育中的胚胎的风险不是必需的，而是在早期临床试验中推荐一段时间的避孕，并且对于这类受试者不必进行围生期毒性试验。

（二）女性受试者

1.无生育可能的妇女　无生育可能妇女定义为绝育或绝经后妇女，通常不会被要求避孕。绝经后妇女定义为卵巢功能退化所致的长期停经超过12个月，包括手术切除双侧卵巢直接导致的卵巢功能丧失。美国国立卫生研究院（National Institutes of Health，NIH）指南在此基础上增加了卵泡刺激素检测的要求，在无卵泡刺激素水平为依据时，连续停经24个月才可定义为绝经，且在研究药物可能致畸和致突变时，输卵管结扎术不被视作绝育方式。试验中如涉及无生育可能的女性，应参考上述指南在方案中对其明确定义。如研究药物致畸和致突变风险较低，可接受受试者口头汇报的病史；如致畸和致突变风险高，则需受试者提供书面依据，如病历复印件或卵泡刺激素检测结果等，来佐证其无生育可能，此书面证据作为源文件保存。如受试者不能提供书面依据，则需按要求避孕。如果在重复给药毒性试验中对雌性生殖器官进行详细检查，无生育可能妇女在缺少动物生殖毒性实验的情况下可纳入临床试验。

2.妊娠妇女　在妊娠妇女纳入临床试验前，各项生殖毒性试验和遗传毒性标准试验组合均应完成。另外，还应对药物以往人体暴露的安全性数据进行评价。妊娠妇女参与的早期临床试验（通常是Ⅱa）一般是保胎类和辅助生殖技术所用的药物，这些药物在非临床试验研究的三段生殖毒性资料中，遗传毒性资料必须完整提供，在临床试验中充分知情的妊娠妇女，随访的频度增加，妊娠结局及之后的随访可适当延长，尤其是子代发育健康的关注在设计阶段就要进行充分的考虑。

3.有生育可能的妇女（women of child-bearing potential，WOCBP）　对于有生育可能的妇女，在潜在风险与获益信息获得之前，对胚胎或胎儿的非预期暴露具有较高水平的担忧。当临床试验中纳入WOCBP时，对胚胎或胎儿非预期暴露风险进行评估并将风险降至最小化非常重要。下面是这类女性进入早期临床试验前对有关生殖性毒非临床试验的具体研究要点。

（1）Ⅱ段生殖毒性研究为使胚胎或胎儿风险降至最低，有2种方法：①进行生殖毒性试验以表征药物本身的固有风险，并在临床试验WOCBP的暴露过程中采取适当的防控措施。②临床试验过程中通过采取避孕措施以控制风险，此时胚胎-胎仔发育影响的评价可延迟至Ⅲ期临床试验前完成（视临床试验规模和时间）。避孕措施包括：①妊娠检测［如测定尿HCG或者血清人绒毛膜促性腺激素的β亚基（human chorionic gonadotropin，HCG）］、采用高效的避孕方法，并仅在证实月经期后进入试验。②进行受试者教育。试验期间的妊娠检测和受试者教育，应足以确保受试者在整个药物暴露期间（并可能超过临床试验期限）能够依从为避免妊娠而设计的措施。为支持这些避孕措施，应基于任何现有与生殖毒性相关的信息起草知情同意书，如具有相关结构或药理学作用药物的潜在毒性的综合评价。如果无相关生殖毒性信息，应与受试者交流告知药物对胚胎或胎儿存在未知风险。

在某些特殊情况下，在未进行动物发育毒性实验（如胚胎-胎仔实验）时，WOCBP也可纳入早期临床试验。一种情况是在短期（如2周）临床试验中加强妊娠风险控制。另一种情况是疾病在女性中高发，不纳入WOCBP无法有效地达到临床试验目的，且有足够的预防措施以避免妊娠。在缺乏动物发育毒性实验的情况下，临床试验纳入WOCBP，还需考虑的其他因素包括对药物作用机制、药物类型、药物在胎儿暴露的程度，或在合适的动物模型中进行发育毒性实验的难度的认识。如，根据当前的科学认识，单克隆抗体在人类的器官发生期给药，胚胎-胎仔的暴露量较低，因此发育毒性试验可在Ⅲ期临床试验期间进行，在申请上市时应提交完整的试验报告。通常情况下，若能获得在2种动物种属中进行的适当的初步生殖毒性数据，且在临床试验中采取严格的避孕措施，在最终的生殖毒性试验完成之前，临床试验中可纳入WOCBP（小于150人）进行相对短期（不超过3个月）的研究性给药。允许WOCBP进行该种规模和给药期限的试验，是基于此种规模和期限的严格控制的临床试验中受试者的妊娠概率非常低，而设计合理的初步生殖毒性试验能够检出临床试验纳入WOCBP时可引起担忧的大部分发育毒性发现。WOCBP的样本量和试验期限，可受到改变妊娠率的人群特征（如年龄、疾病）的影响。

（2）Ⅰ段生殖毒性试验在重复给药毒性试验中对雌性生殖器官进行了评价的前提

下，在雌性生育力试验进行之前，多次给药的Ⅰ期和Ⅱ期临床试验可以纳入WOCBP。为支持大规模或长期给药的临床试验（如Ⅲ期试验）纳入WOCBP，应完成专门的雌性生育力试验。

（3）Ⅲ段生殖毒性试验——围生期生殖毒性试验应在申请上市时提交。但是，在未采取有效避孕措施的WOCBP或妊娠状况不明的妇女纳入临床试验前，所有雌性动物生殖毒性实验和遗传毒性标准实验组合均应完成。

（三）与国际接轨带来的早期临床试验对生殖毒性考虑

随着ICH指导原则在国内落地实施，与之前一般在临床试验前开展了Ⅰ段和Ⅱ段生殖毒性试验相比，目前越来越多的品种在未进行正式的生殖毒性试验的情况下申请进行临床试验。但是对早期临床试验不需要生殖毒性试验的支持，甚至有些申报资料直接在生殖毒性试验项下标注"不适用"，而未提供任何生殖毒性风险评估，尤其是为安全起见，早期临床试验的生殖安全性不采取任何措施，刻意回避不纳入女性受试者等做法都是十分危险的。实际上，生殖毒性试验适当延迟的前提条件是在已获得信息的基础上加上临床试验期间严格的控制措施，能确保临床试验受试者的生殖毒性风险可控。

所有的非临床生殖毒性试验最终都是为了人体的生殖/发育风险评估，最终的生殖/发育风险评估结论，对于临床试验或临床应用中人体生殖发育风险的预防管控有着很高的指导价值。因此在评估生殖发育风险时，要综合所有可用的数据（包括动物生殖毒性数据、其他毒性试验数据、可能有的临床安全性及药代动力学等数据、受试物作用机制靶标等背景信息、同类/相关药物审评经验或毒性提醒等），以及临床治疗的效益考虑，给出客观、谨慎、基于暴露的人体风险评估结论，并基于生殖毒性风险评估，提示临床试验从早期开始就应当采取的生殖毒性风险控制措施。可以参照国际通行的做法，如ICH M3（R2）对避孕措施进行了阐述，包括通过受试者纳入（如通过对女性确认月经周期情况进行限制）、采用高效的避孕方法、试验期间的妊娠检测（血清HCG-β）和受试者教育、知情同意书中相关信息反映等，但是目前国内临床试验的避孕措施有些未达到此要求。而且，从临床试验实际情况看，确实存在风险控制措施不足而导致试验过程中妊娠或流产的事件发生。

当研究药物的适应证属于危及生命或为目前尚缺少有效治疗手段的严重疾病（如晚期癌症、耐药性HIV感染、先天性酶缺乏疾病）时，也可以根据具体情况开展毒理学评价和临床试验，生殖毒性研究不是必需的，以优化和加速药物的开发过程。对于上述药物、使用创新性治疗方式的产品（如siRNA）及疫苗佐剂，当受试者对生育的要求几乎不可能时，某些试验可以/可能简化、延缓、免做或增加。但是必须做好充分的知情，以保护受试者权益。

四、早期药物临床试验中的妊娠事件预防

一些国家和地区在ICH指导原则的基础上，对试验中妊娠事件的预防提出了具有可操作性的指南和建议。例如，欧洲药品监管机构联盟下属的临床试验促进工作组（Clinical Trials Facilitation Group，CTFG）运用基于风险的方法，细化了试验中对避孕和妊娠检测的要求。美国NIH在技术文件中则阐述了生殖风险应对程序的设计。针对男

性用药相关的妊娠事件，也有研究涉及讨论。目前国内对临床试验中妊娠事件的预防尚无指南性文件。

（一）选择高效避孕方式

在试验设计时选择合适的高效避孕措施是预防妊娠事件的关键之一。结合临床前和临床研究结果选择合适的避孕措施。

1.女性受试者的避孕要求

（1）对无生育可能女性的要求：如研究药物致畸和致突变风险较低，可接受受试者口头汇报的病史；如致畸和致突变风险高，则需受试者提供书面依据，如病历复印件或卵泡刺激素检测结果等，来佐证其无生育可能，此书面证据作为源文件保存。如受试者不能提供书面依据，则需按要求避孕。

（2）对有生育可能女性的要求：有生育可能的女性，只要参与的试验不以妊娠为终点，均需避孕。而避孕措施的选择主要取决于研究药物的药代动力学特征及遗传和生殖发育毒性。研究药物可能有致畸、胚胎－胎儿毒性时，或未获得全部雌性生殖毒性研究和遗传毒性试验标准组合的数据时，应要求有生育可能的女性在试验期间采取"高效"的避孕措施（指一般使用情况下年失败率低于1%），直至研究药物及其主要和活性代谢产物在体内的浓度降至不会致畸和致胚胎－胎儿毒性的水平。该水平可基于生殖发育毒性研究中的无可见有害作用水平（no observed adverse effect level，NOAEL）来推算。在生殖发育毒性研究数据未获得时，也可依据最低预期生物效应剂量水平来进行推算。一些学者认为可将相关系统暴露结束的时间视同于停药后的5个半衰期。此外，当研究药物可能有遗传毒性时，避孕期还需在相关系统暴露结束后再延长30d（即涵盖一个完整的月经周期）。

在我国，近20%的已婚育龄女性未常规避孕。而在避孕人群中，约20%的人应用的避孕方法在一般使用情况下达不到"高效"的标准（表1-16）。在试验方案中常见的

表1-16　常用避孕措施的有效性和在中国的使用情况

常用避孕方法	使用第一年内的失败率（%）		占中国人使用的所有避孕方法的比例（%）
	正常使用	高效使用	
宫内节育器（铜T）	0.80	0.60	52.18
宫内节育器（激素）	0.20	0.20	—
男性绝育	0.15	0.10	3.32
注射避孕药物	6.00	0.20	0.82
口服孕激素	9.00	0.30	—
避孕贴剂	9.00	0.30	不适用
阴道环	9.00	0.30	不适用
避孕套（男性）	18.00	2.0	18.04
避孕套（女性）	21.00	5.00	—
杀精隔膜	12.00	6.00	0.15

双重屏障避孕，如男用避孕套与带有杀精剂的避孕隔膜、药膜或海绵等任一方式组合，仅属于"可接受"的避孕措施（指一般使用情况下年失败率略高于1%）。而男用避孕套与女用避孕套合用，不仅不能增强避孕效果，还会因摩擦破损而致避孕失败。如需高效避孕，试验方案中应明确列出符合要求的避孕措施。对于将完全禁欲和唯一男性伴侣输精管切除作为高效避孕方式者，研究者需考虑其依从性及试验期间改变避孕措施的可能。

在临床前和临床研究证据提示研究药物不太可能致畸和有胚胎-胎儿毒性时，在试验期间有生育可能的女性需采用"可接受"的避孕措施。如屏障避孕法及使用避孕药等。若纳入使用避孕药的女性，需考虑其避孕药物与研究药物间是否存在相互作用，以免对受试者的安全、避孕效果及试验结果造成影响。安全期避孕法、体外射精避孕法、紧急避孕及单用杀精剂等方法，由于失败率较高，均不宜用在临床试验中。

2. 男性受试者的避孕要求　男性受试者也可能面临妊娠事件带来的风险。研究药物可能直接影响其生殖细胞，其妊娠或未妊娠的性伴侣也有可能因其供精而暴露于研究药物。因此，在研究药物有遗传毒性、致畸和胚胎-胎儿毒性风险时，男性受试者也需合理避孕。

（1）研究药物可能有遗传毒性时：当研究药物可能存在遗传毒性或未获得临床前遗传毒性研究结果时，男性受试者应严格避免为女性供精。如有性生活，应使用男用避孕套避孕直至相关系统暴露结束后90d（即涵盖了一个完整的精子生成周期）。此外，在研究药物的临床应用剂量超过了每日允许暴露量或摄入量等情况下，也应采取同样的避孕措施和时长。

除绝育手术外，其他男性避孕措施均达不到ICH指导原则中"高效"的标准（表1-16）。考虑到男性避孕套在一般使用的情况下失败率较高，在研究药物具有遗传毒性时，如受试者的性伴侣为有生育可能的女性，还应要求其性伴侣同时采取一定的避孕措施。对于选择完全禁欲作为避孕措施的男性受试者，也需充分评估其依从性及改变避孕方式的可能。

（2）研究药物不太可能有遗传毒性时：当研究药物不太可能有遗传毒性，但有致畸和（或）胚胎-胎儿毒性风险，且能通过精液使有生育可能的女性产生相关系统暴露时，男性受试者（包括做过输精管切除术的受试者）也需严格避孕并避免为女性供精，直至精液中的研究药物和（或）活性代谢产物量不足以对其妊娠或未妊娠的女性伴侣产生相关系统暴露。就此情况，一些研究提供了基于临床前研究对男性受试者性伴侣的暴露风险进行评估的具体方法。

（二）重视知情及教育过程

针对妊娠的风险、预防和处理流程，对受试者进行充分知情和教育，是预防妊娠事件的关键环节。

在知情同意书中，应清楚地向受试者说明研究药物对生殖潜能、胚胎及胎儿发育可能造成的风险，同时承认临床前研究有可能无法准确评估和预测研究药物对人类的风险，即便有临床研究或上市后临床应用的数据作参考，在试验中仍可能出现新发和未知的风险。此外，还应明确需采取的避孕措施及时长，且最好能举例说明。如仅出现"有效"或"可靠"的避孕措施等描述，受试者通常难以理解和执行。在试验药物可能有遗传毒性、致畸和（或）胚胎-胎儿毒性风险时，可仿照药品说明书，在知情同意书中用黑框警示的方式对风险和避孕要求进行强调。

对于女性受试者，常需进行妊娠检测，在知情同意书中应告知妊娠检测的方式、时机及注意事项，同时承认检测可能存在局限性，出现假阴性或假阳性。对于男性受试者，如需其性伴侣配合避孕时，应在知情同意书中强调，该受试者有责任告知其性伴侣，共同采取措施使妊娠相关风险最小化。此外，知情同意书中还需说明，一旦受试者或其性伴侣在要求避孕期间内发生妊娠事件，研究者将如何处理和随访。

研究者需充分认识到，知情告知并非试验开展前单一的事件，而是贯穿试验始终，这个过程也应被视为受试者教育的一部分。在对受试者进行知情和教育时，研究者应用通俗易懂的方式解释说明，在保证信息准确的同时，充分照顾到受试者的知识水平和背景差异，还可借助多媒体、温馨提示卡或知识手册等来辅助沟通。此外，为受试者营造一个可以主动沟通、放松提问的环境，不仅有助于其理解信息，还会增强其对研究者的信任，提高依从性。

（三）细化筛选过程

筛选期的问诊对于预防妊娠事件也很重要。研究者在问诊时不仅能了解受试者的基本病史、月经婚育史等信息，还能进一步评估其对于试验要求的理解情况和依从性。笔者问诊时曾遇到一位女受试者，她很清楚试验的避孕要求，但因有输卵管异常史，自认为无生育可能而不需避孕，经解释后该受试者才认识到自己也有妊娠的风险，需要避孕。鉴于最初的知情过程中尚不能充分收集和了解患者的个人情况，研究者有必要通过有效的个体化问诊来发现和纠正受试者对试验要求的理解偏差。在问诊中，研究者应保持科学严谨，认真评估每位受试者的依从性。部分避孕措施（如口服和注射避孕药物等）的有效性与使用方式密切相关，在问诊时应核实受试者是否能够正确和持续使用该方法。

此外，对女性受试者实施妊娠检测是预防妊娠的有效客观手段。现行指南对于妊娠检测方法无明确限定，申办者和研究者可以按需选择，检测方法的灵敏性取决于检测技术、检测靶点及临界值的设定。尿妊娠多为定性检测，简便快捷，但对样品质量有要求，当尿液过度稀释或混有血液时可能出现假阴性，对不开设此检验项目的临床机构还可能出现溯源困难的问题；血妊娠检测多为定量检测，受人为因素影响较小，但属侵入性检查，价格也更高。需要注意的是，这些方法在滋养层细胞尚未开始分泌人绒毛膜促性腺激素的早孕时期都可能出现假阴性的结果。因此评估结果时需参考受试者的月经史及近期性生活的情况。如筛选与入组间隔较长，入组时还需再次进行妊娠检测。

五、早期临床试验妊娠事件的处理

开展的临床试验多可以根据试验目的是否与妊娠相关分为三类：第一类是以妊娠为目的治疗不孕不育的相关药物的临床试验；第二类为以避孕为目的；第三类试验目的与妊娠无关，大多数的疾病治疗临床试验属于此类。

针对三类不同的目的应该在试验开展之初就设计好相应的处理办法。在整个试验过程中，受试者应该享有其应该享有的知情权、自由选择权、获得赔偿权、隐私权等。妊娠事件的预防和处理需要根据试验目的不同，从试验设计开始设计合理预防措施、知情同意进行充分知情，试验开展中严格执行方案，一旦发现妊娠事件积极进行处理。另外，伦理委员会在处理妊娠事件中应担负起监督的责任。

早期临床试验中第一、二类研究纳入的人群必须是生育年龄的受试者，所以应采取高效避孕措施，试验过程中一旦发现妊娠，最快获取可靠的妊娠诊断是试验设计中要充分考虑的，可参考上述论述。无论如何，在早期临床试验开展中，一旦确认妊娠事件，一般需随访至妊娠终止（包括流产、异位妊娠、早产、足月产等），同时需关注不良妊娠结局。针对某些可能对后代的生长发育产生不良影响的避孕药物，甚至需要随访至新生儿成年。另外，在受试者权益的保护方面，申办方需要承担试验相关的费用，是否承担受试者生育的相关费用需根据具体情况来确定。但是，若受试者妊娠结局不良（胎儿畸形、死胎、流产等），且该结局与试验药物可能相关，申办方应该予以相应赔付。在知情同意书中应明确告知可能的风险及各方所应承担的责任与义务，申办方应针对妊娠事件可能的风险购买足额的相应保险以偿付相应的费用。

针对以上3种情况，研究者及申办方在试验开展阶段应严格按照试验方案进行试验。出现妊娠事件时，该事件应作为妊娠事件报告伦理委员会，按照方案规定有的可能会按SAE报告和管理，病理性妊娠需按SAE管理。

六、创新药及肿瘤药物创新研发过程中生殖毒性风险控制

恶性肿瘤已经成为威胁人类健康的第一杀手。在肿瘤治疗领域，进入Ⅰ期临床试验的药物最终被审批上市的可能性仅有6.7%，是所有疾病领域中成功率最低的。但肿瘤领域的新药研发又是最为活跃的。相对其他疾病治疗药物的研发，抗肿瘤药物研发的时间、资金和人力投入大，研发难度高。近几年随着肿瘤药物扩展队列的早期临床无缝试验、抗肿瘤药物申报联合用药早期临床试验、拓展性肿瘤药物研发早期试验等层出不穷，监管的难度增加，对临床试验的安全性管理提出了更高的要求，生殖毒性的安全性也同样面临考验。因此建议关注以下几点。

1.遵循法规要求，无论是中国还是ICH相关国家的法规要求都需要遵循和考虑。

2.关注试验适应证人群的选择，研究设计中时刻考虑生殖风险的防控措施。

3.临床研究者、伦理委员会、生物统计学家、制药公司、招募公司和监管机构都要全力以赴地参与安全性措施制定，建立独立的安全评估委员会（ISAC）或独立的数据监测委员会（IDMC）管理严重安全问题（不仅局限于生殖安全问题）的计划并能实施。

（王 清）

第二章

治疗白血病药物早期临床试验安全性评估

第一节　白血病药物早期临床试验安全性评估

白血病（leukemia）是一类造血干细胞的恶性克隆性疾病。其克隆中的白血病细胞增殖失控、分化障碍、凋亡受阻，而停止在细胞发育的不同阶段。在骨髓和其他造血组织中白血病细胞大量增生累积，并浸润其他组织和器官，而正常造血受抑制。

传统意义上的抗白血病药物多数为细胞毒性药物，其抗白血病作用主要基于白血病细胞与正常细胞之间的生长动力学差异。近年一些新型的抗白血病药物则是以白血病细胞某些表面抗原为治疗靶点，或针对白血病发病机制中的某一关键环节进行设计，而多被称为靶向药物。

新药临床前毒理学研究涉及全身毒性和局部毒性研究，通过临床前毒理学研究，以期了解药物的毒性剂量，安全剂量范围，毒性反应的性质、程度、量毒关系、如何产生、达峰和持续时间，反复产生毒性反应时间、迟发性、蓄积性、耐受性，毒性反应的靶器官、可逆性及解救措施，最终实现确保临床用药安全的目的。

通过动物实验确立相关出现毒性反应的症状、程度、剂量、时间、靶器官及损伤的可逆性、安全剂量和安全范围，进而预测人类临床用药的可能毒性，并制订防治措施，推算临床研究时的安全参考剂量和安全范围。

但在临床前毒理学研究中也存在一定局限性，因存在种属差异，有一定的假阳性或假阴性概率；实验动物数量有限，得到的数据准确性也有限；研究方法也存在局限性，会引起结果的不准确性。因此，新药的临床前安全性实验存在一定的局限性，不能完全预测临床试验中可能发生的毒性。本章旨在通过分析已知的抗白血病药物的不良反应，并针对相关不良反应探讨在临床试验中的关注要点，进而提出未知的不良反应发生时的注意点。

抗白血病药物根据其化学结构主要分为抗代谢类、烷化剂类、抗生素类、生物碱类、酶类及分子靶向药物等，本章按照不同分类针对其可能的不良反应、在临床试验中需要关注的环节进行概述。

一、抗代谢类

抗代谢药包括抗嘌呤和嘧啶碱基生物合成的药物及其衍生物。常见的代表药物有甲氨蝶呤（methotrexate，MTX）、巯嘌呤（mercaptopurine，6-MP）、阿糖胞苷（cytarabine，Ara-C）、盐酸吉西他滨（gemcitabine hydrochloride）、地西他滨（decitabine）、氟达拉滨（fludarabine）、氯法拉滨（clofarabine）、羟基脲（hydroxycarbamide）、喷司他丁

（pentostain）等。临床单用或联用，用于治疗急慢性白血病、恶性淋巴瘤、多发性骨髓瘤，也用于多种实体瘤及自身免疫性疾病等。

本类药物可能发生的不良反应如下。

消化系统：部分药物会引起消化系统异常，或可见口腔毒性（口腔溃疡及红斑）、恶心、呕吐、腹泻、便秘，或引起肝功能损害，出现肝酶异常。

血液系统：骨髓抑制是本类药物常见的不良反应，属于剂量限制毒性，会引起不同血细胞的减少，甚至全血细胞减少，可能会出现贫血，通常会出现在用药后1周内，在停药后还可持续1周。

呼吸系统：长期使用可引起咳嗽、气短、肺炎、肺纤维化等，有些药物会引起哮喘、支气管炎、支气管痉挛、咳嗽、呼吸困难、喉头水肿、咽炎、鼻出血、鼻炎或鼻窦炎等，如喷司他丁。

泌尿生殖系统：可能会引起高尿酸肾病，出现血尿、蛋白尿、少尿等症状，或引起男性精子减少、性功能障碍或女性闭经，有些药物可引起血清肌酐升高。

心血管系统：部分药物有引起心肌损伤、急性心包炎及暂时性心律失常的报道，如阿糖胞苷；有的药物可引起水肿，如氟达拉滨；有些药物可引起血压异常，如氯法拉滨。

代谢/内分泌系统：可引起周围性水肿，多轻至中度，几乎不影响用药剂量，部分药物可引起高血糖症，以及血钾、血镁、血钙及血糖水平降低，如奈拉滨。

肌肉/骨骼系统：有些药物可引起关节痛、背痛、肌肉痛、肢体疼痛，如氯法拉滨。

皮肤：可有皮肤潮红、瘙痒或皮疹等过敏反应，常为一过性，亦见脱发；有报道可发生日光性皮炎、急性剥脱性皮炎及指甲脱落。

神经系统：可出现头痛、迟钝、视觉障碍、失语、偏瘫、惊厥。鞘内注射偶可引起视物模糊、眩晕、头痛、蛛网膜炎、抽搐、意识不清和慢性脱髓鞘综合征。部分药物可引起轻至中度嗜睡，如盐酸吉西他滨。

眼：可影响患者睑板腺而加重脂溢性睑缘炎，部分患者可能会出现结膜炎、角膜炎，有的患者伴有畏光、流泪、眼痛和视觉障碍等。

耳：可见耳痛、内耳炎、耳聋，如喷司他丁。

过敏反应：部分药物静脉滴注可引起短暂而轻微的支气管痉挛、呼吸困难，如盐酸吉西他滨。

其他：部分药物会出现流感样综合征，如盐酸吉西他滨，最常见表现为发热、头痛、背痛、寒战、肌痛、乏力等。大多较轻、短暂、非剂量限制性。接受大剂量治疗的患者有20%～50%出现发热。较少出现急性变异反应，如荨麻疹和急性过敏反应伴血压下降。阿糖胞苷可引起阿糖胞苷综合征表现：发热、肌肉痛、骨痛、胸痛、结节状风疹、结膜炎和身体不适。

二、烷化剂类

烷化剂类主要包括氮芥类的环磷酰胺、异环磷酰胺、苯丁酸氮芥，亚硝脲类的卡莫司汀、洛莫斯汀、司莫斯汀、白消安等。临床上主要用于治疗急慢性白血病、多发性骨髓瘤、巨球蛋白血症、恶性淋巴瘤及卵巢癌的化疗。对多种实体瘤也有疗效，也可用于多种自身免疫性疾病，如红斑狼疮、类风湿关节炎等，也用于器官移植时抗排斥反应，在造血干细胞移植的预处理中也常用。

本类药物可能引发的不良反应如下。

血液系统：最常见不良反应为骨髓抑制，其严重程度与应用剂量相关，可显著降低白细胞及血小板计数，严重者出现全血细胞减少。白细胞最低值出现于用药后第7～15天，停药后2～4周可恢复。

消化系统：可见食欲减退、恶心、呕吐或腹泻，常出现于给药后3～6h，持续约24h。可出现轻度肝功能损害。

心血管系统：可见心动过速、低血压、静脉闭塞性疾病。大剂量使用可能引起出血性心肌坏死，如环磷酰胺，该药停药2周仍可见心力衰竭。

呼吸系统：少见肺纤维化，长期或高剂量应用可致间质性肺炎，部分药物肺毒性呈剂量相关性，如卡莫司汀。

代谢/内分泌系统：可见水肿。

泌尿生殖系统：可致月经紊乱、卵巢功能衰竭、睾丸萎缩、精子减少、不育等，同时可见血、尿中尿酸含量增加。应监测尿酸变化、女性月经周期等。苯丁酸氮芥可引起卵巢功能异常（与剂量及年龄有关）。部分药物可致出血性膀胱炎（剂量限制性毒性），亦可导致肾功能损害，如异环磷酰胺。

神经系统：可有头晕、乏力、震颤、肌张力增加、神志不清、共济失调、嗜睡、精神异常等，偶有癫痫样发作。长期或高剂量应用可致抽搐。肾功能不全或既往应用顺铂者，可出现焦虑、紧张、幻觉和乏力等，少见晕厥、昏迷。

过敏反应：偶见皮疹。

皮肤黏膜：可有皮肤及指甲色素沉着、黏膜溃疡、荨麻疹、脱发、药物性皮炎。偶见指甲脱落。

其他：部分药物局部刺激作用较强，多次注射可引起血管硬化、疼痛及血栓性静脉炎，如药液外漏可致局部肿痛，甚至组织坏死、溃疡。应用达卡巴嗪可能会引起全身不适、肌肉酸痛、高热等的流感样综合征，常出现于给药后1周，可持续1～3周。

三、抗肿瘤抗生素

抗肿瘤抗生素属于细胞周期非特异性药物，副作用似烷化剂，但小于后者。常见的代表药物有柔红霉素（daunorubicin，DNR）、多柔比星（doxorubicin，ADM）、盐酸表柔比星（epirubicin hydrochloride，EPI）、阿柔比星（aclarubicin）、吡柔比星（pirarubicin，THP-ADM）、伊达比星（idarubicin）、米托蒽醌（mitoxantrone，MTN）、放线菌素D（dactinomycin）、安吖啶（amsacrine）、匹克生琼（pixantrone）、博来霉素（bleomycin，BLM）。临床主要用于治疗各型急性白血病、慢性粒细胞白血病、恶性淋巴瘤及多发性骨髓瘤，也可用于部分实体瘤治疗。

本类药物可能引发的不良反应如下。

消化系统：常见食欲减退、恶心、呕吐，口腔炎及食管炎，偶有胃痛、腹泻或胃肠炎等，肝功能异常亦可见。

血液系统：此类药物大部分会引起骨髓抑制，后逐渐恢复，少见血小板减少。博来霉素骨髓抑制作用轻微，极少数患者出现白细胞减少、血小板减少。

心血管系统：此类药物大部分有心脏毒性，与给药剂量相关。部分药物表现为心电图一过性或可逆性变化，静脉滴注过快时可出现心律失常，如柔红霉素，有报道显示柔红霉素血药浓度与CYP3A5*3基因多态性密切相关，进而产生不同的药物不良反应，部分药物表现为心电图出现室上性心动过速、室性期前收缩及ST-T改变或者出现心肌炎、心力衰竭，迟发性心力衰竭最晚可在停药6个月后发生，如多柔比星。盐酸表柔比星的心脏毒性较多柔比星轻，发生率和严重程度与累积剂量成正比，常见心动过速等心律失常，多为一过性且恢复较快，迟发性严重心力衰竭多在用药半年后或总剂量超过700～800mg/m^{2}时发生，此种严重心肌损害可无任何先兆而突发。阿柔比星可引起心律失常，如心动过速、QT间期延长及T波异常等。

呼吸系统：博来霉素可引起肺毒性，表现为呼吸困难、咳嗽、胸痛、肺部啰音等，导致非特异性肺炎和肺纤维化，甚至可使患者快速死于肺纤维化。

皮肤：柔红霉素和盐酸表柔比星脱发常见，多在停药后5～6周再生。少见过敏性皮炎、瘙痒。

泌尿生殖系统：可致高尿酸血症或肾功能损害，多柔比星可引起男性生殖功能异常。

神经系统：吡柔比星可有头晕、头痛、麻木感。

局部：药液外渗可致局部疼痛、组织坏死，小静脉或多次注射可出现静脉硬化，药物浓度过高可致静脉炎。

其他：偶见发热。

四、生物碱类

生物碱类主要包括影响微管蛋白的长春碱类药物，抑制蛋白质合成及功能的三尖杉酯碱类，以及抑制拓扑异构酶的鬼臼碱类衍生物或半合成物。代表药物有长春碱（vinblastine，VLB）、长春新碱（vincristine，VCR）、长春地辛（vindesine，VDS）、长春瑞滨（vinorelbine，NVB）、高三尖杉酯碱（homoharringtonine，HHRT）、依托泊苷/鬼臼乙叉苷（etoposide，VP-16）、替尼泊苷/鬼臼噻吩苷（teniposide，VM-26）等。临床主要用于急慢性淋巴细胞白血病、恶性淋巴瘤、多发性骨髓瘤等的治疗，对多种实体瘤亦有效。

本类药物可能引发的主要不良反应如下。

血液系统：骨髓抑制，后可恢复。依托泊苷骨髓抑制较明显，为剂量限制性毒性，出现全血细胞减少。

消化系统：相对较轻，偶有恶心、呕吐、食欲减退、腹泻、口腔炎，高剂量时可致便秘。

神经系统：可出现周围神经炎，为剂量限制性毒性，发生率与单次或总剂量有关，可表现为四肢麻木、腱反射迟钝或消失、麻痹性肠梗阻、脑神经麻痹。

呼吸系统：长春瑞滨偶见呼吸困难、支气管痉挛、间质性肺炎。

心血管系统：长春瑞滨偶见心律失常或缺血性心脏病表现，高三尖杉酯碱较常见心脏毒性，表现为窦性心动过速、房性或室性期前收缩、心电图出现ST及T波异常，可能引起血压下降，长期持续或重复给药、老年患者用药时，可能产生急性心肌毒性，依托泊苷可能引起心悸、心电图改变、低血压等。

泌尿生殖系统：可致血及尿中尿酸升高。长期应用可抑制卵巢或睾丸功能，引起闭经或精子缺乏。

过敏反应：依托泊苷和替尼泊苷在滴注过快时可引起皮疹、寒战、发热、支气管痉挛、呼吸困难等过敏反应。

局部：注射时外漏可致局部组织坏死。反复静脉注射可致血栓性静脉炎。

五、酶类

酶类主要代表药物有门冬酰胺酶（asparaginaes，L-ASP）、培门冬酶（pegaspargase），临床主要用于急性淋巴细胞白血病、急性髓系白血病、恶性淋巴瘤、黑色素瘤等。

本类药物可能引发的主要不良反应如下。

过敏反应：本类药物可能会引起过敏反应，应用门冬酰胺酶患者中5%～20%可出现过敏症状，约3%发生过敏性休克，剂量越大发生率越高，间歇给药者发生率高于连续给药者，静脉注射者高于肌内给药者，个别过敏体质者，即使皮试剂量亦可发生。培门冬酶变态反应发生率约10%，表现为支气管痉挛、呼吸困难、关节痛、红斑、水肿、寒战、发热等。

血液系统：可有血细胞减少、凝血及纤维蛋白溶解异常，部分患者有出血倾向。大剂量用药可出现骨髓抑制。

消化系统：常见恶心、呕吐、食欲减退、腹泻，可引起急性胰腺炎。肝功能损害多表现为肝酶、胆红素等升高，血清白蛋白水平降低。

神经系统：可出现乏力、嗜睡、抑郁、情绪激动、幻觉等。

泌尿生殖系统：可出现肾功能损害（表现为镜下血尿、蛋白尿、管型尿及血尿素氮升高）或出血性膀胱炎等。

代谢/内分泌系统：可致高血糖、高血钙。

六、分子靶向药物

分子靶向药物的主要代表药物有甲磺酸伊马替尼（imatinib mesylate）、达沙替尼（dasatinib）、尼洛替尼（nilotinib）、利妥昔单抗（rituximab）、替伊莫单抗（ibritumomab tiuxetan）、阿仑单抗（alemtuzumab，Campath-1H）、吉妥珠单抗（gemtuzumabozogamicin，GO，Mylotarg）、硼替佐米（bortezomib）等。临床上常用于治疗各期慢性粒细胞白血病，急、慢性淋巴细胞白血病及B细胞非霍奇金淋巴瘤，也可治疗慢性嗜酸性粒细胞白血病、嗜酸性粒细胞增多症、伴PDGFR基因重排的骨髓增生异常综合征和慢性骨髓增殖性疾病，以及恶性胃肠道间质瘤。有些药物也可用于治疗难治性特发性血小板减少性紫癜及某些自身免疫性疾病。

本类药物可能引发的主要不良反应如下。

心血管系统：可见心力衰竭、肺水肿、心动过速、血压异常、皮肤潮红，QT间期延长、胸痛、心律失常、水肿等。利妥昔单抗的心脏毒性严重者多出现于有心血管疾病史者，可发生心功能不全、心肌梗死。

呼吸系统：可见咳嗽、上呼吸道感染、呼吸困难、胸腔积液、肺炎、肺水肿、肺动脉高压等。

代谢/内分泌系统：可引起血中钾、钠、镁离子的异常，血糖、血钙的异常，可见周围水肿、水潴留、体重增加、蛋白质水平降低等。

血液系统：常见中性粒细胞减少、血小板减少及贫血。可伴发发热。阿仑单抗、吉妥珠单抗可见严重骨髓抑制、各类血细胞减少。

消化系统：常见恶心、呕吐、食欲减退、腹痛、腹泻、消化不良、腹胀、便秘、口干、食管反流、口腔溃疡等。肝功能损害以肝酶增高多见。利妥昔单抗的消化道症状多发生于首次用药时，还可引起轻度、暂时性肝功能异常，有乙型肝炎病毒携带者用药后出现乙型肝炎病毒急性暴发，有致肝坏死的报道。

精神神经系统：常见疲劳、头痛、头晕、味觉障碍、失眠，不常见嗜睡、偏头痛、晕厥、抑郁、焦虑等，罕见脑水肿、颅内压增高、脑出血等。

泌尿生殖系统：可见肾功能损害、血尿、月经过多、性功能障碍等。

肌肉骨骼系统：可见肌痉挛、骨骼肌肉疼痛、关节肿胀。少见坐骨神经痛、关节肌肉僵硬。

皮肤：可见全身水肿、皮炎、湿疹、皮疹、瘙痒、红皮病、皮肤干燥、毛发稀少、盗汗。少见瘀斑、多汗、荨麻疹、光敏反应、脱发、唇炎、指甲断裂、皮肤色素沉着异常、剥脱性皮炎，罕见血管神经性水肿。

眼：伊马替尼、尼洛替尼可见结膜炎、泪液过多、视物模糊，也可出现眼刺激症状、结膜下出血、眼干、眶周水肿，罕见黄斑水肿、视神经盘水肿、视网膜出血。

其他：可见严重输液反应（低血压、血管神经性水肿、支气管痉挛）及致命性输液反应，如替伊莫单抗、阿仑单抗，多数发生于治疗的第一周，而吉妥珠单抗首次输液后24h内可出现发热、寒战、呕吐、高血压、低血压、缺氧和呼吸困难。利妥昔单抗可出现严重细胞因子释放综合征，表现为严重呼吸困难、寒战、发热、荨麻疹、血管神经性水肿，常伴支气管痉挛、缺氧等，这些症状可能与肿瘤溶解综合征的特点相关，如高尿酸血症、高钾血症、低钙血症、急性肾衰竭、乳酸脱氢酶升高，还可因急性呼吸衰竭（可能伴肺间质浸润或水肿）及多器官功能衰竭而死亡。

本类药物对免疫系统亦可有影响，达沙替尼可见传染性疾病、粒细胞减少并发热。应用利妥昔单抗后70%～80%的患者B淋巴细胞减少，少数患者免疫球蛋白减少，约31%患者发生感染。阿仑单抗可致严重和延长的淋巴细胞减少，并伴随机会致病菌感染发生率增加。有吉兰-巴雷综合征、肺出血肾炎综合征、格雷夫斯病、再生障碍性贫血、慢性炎性脱髓鞘多神经根瘤和血清病的报道。常见巨细胞病毒感染及巨细胞病毒血症，可见EB病毒感染及进行性多灶性白质脑病（PML）。

七、其他抗白血病药物

1.丙卡巴肼/甲基苄肼（procarbazine） 主要用于治疗恶性淋巴瘤，也可用于多发性骨髓瘤及部分实体瘤的治疗。可能引发的主要不良反应如下。

血液系统：可出现骨髓抑制，为剂量限制性毒性。

消化系统：常见恶心、呕吐、食欲减退，偶见口腔炎、口干、腹泻、便秘，偶见肝功能异常。

神经精神系统：偶见眩晕、嗜睡、精神错乱、脑电图异常、下肢感觉异常、深腱反射消失、麻痹等。

皮肤：偶见皮炎、色素沉着及脱发。

2. 维甲酸（tretinoin）　口服可用于急性早幼粒细胞白血病的诱导和维持治疗。可能引发的主要不良反应如下。

血液系统：部分患者可出现维甲酸综合征，表现为发热、呼吸困难、急性呼吸窘迫、体重增加、肺部浸润、胸膜或心包积液、水肿、肝脏、肾及多器官功能损害；偶伴低血压、心肌收缩力受损；个别患者因缺氧及多器官功能衰竭而死亡。维甲酸综合征多发生于首次用药或用药的第1个月。

呼吸系统：可见咳嗽、呼吸困难、胸膜渗出、胸痛、喉头水肿、肺炎、肺水肿、哮喘等。

代谢/内分泌系统：可见血胆固醇、三酰甘油水平升高。

肌肉骨骼系统：可见关节、骨骼肌肉疼痛。

心血管系统：可见心律失常。

消化系统：常见口干，可见恶心、呕吐、食欲减退、腹胀、腹痛、腹泻、便秘、消化道溃疡出血、肝酶升高。

神经系统：可见头晕、头痛、颅内压升高、目眩、抑郁、疲劳、嗜睡。

皮肤：常见皮肤干燥、皮疹、水肿等，可见红斑、瘙痒、红斑、黏膜干燥、鳞片样脱皮、蜂窝织炎。

其他：可见视觉障碍、眼干燥症、听力障碍，以及发热、颤抖、虚弱等。

3. 三氧化二砷（arsenic trioxide）　用于急性早幼粒细胞白血病诱导及维持治疗。可能引发的主要不良反应如下，与患者个体对砷化物的解毒及排泄功能，以及对砷的敏感性有关。

心血管系统：可见心悸、胸闷、心电图改变。

血液系统：可见外周血白细胞增多，出现类似维甲酸综合征表现。

代谢/内分泌系统：可见体重增加、胸膜渗出、心包渗出及颜面水肿。

肌肉骨骼系统：可见关节或肌肉酸痛。

泌尿生殖系统：可见血清尿素氮升高，少见肾衰竭。

消化系统：恶心、呕吐、食欲缺乏、腹胀、腹痛、腹泻，可见肝酶、胆红素等升高。

神经系统：用药10～20d可出现多发性神经炎和多发性神经根炎，可见一过性脑血管痉挛性头痛。

皮肤：可见皮肤干燥、红斑、色素沉着、丘疹。

4. 沙利度胺（thalidomide）　单药或联合其他药物治疗多发性骨髓瘤。可能引发的主要不良反应如下。

心血管系统：有发生深静脉血栓、低血压、心动过缓、水肿、肺栓塞、脉管炎的报道。

血液系统：可见白细胞及血小板减少。

精神神经系统：可出现嗜睡、头痛、疲倦、镇静等反应，有偏执、情绪改变、幻觉、行为异常、癫痫发作及轻度周围神经病变的报道。

泌尿生殖系统：可见闭经、月经过多、性功能障碍。可致严重胎儿出生缺陷。

消化系统：可见口干、口苦、口腔黏膜苔藓样变、恶心、呕吐、消化不良、便秘、腹胀。另有肝炎、肝衰竭的报道。

代谢/内分泌系统：可见颜面水肿、体重增加。

皮肤：可见皮肤干燥、脱发、瘙痒，有中毒性表皮坏死松解症及剥脱性皮炎的报道。

其他：可出现视物模糊、发热、四肢痛。

5.来那度胺（lenalidomide）　可用于多发性骨髓瘤、伴5q染色体缺失异常、输血依赖、低危或中危的骨髓增生异常综合征的治疗。可能引发的主要不良反应如下。

心血管系统：可见深静脉血栓、水肿（包括肢体水肿）。

血液系统：可见贫血、中性粒细胞减少（或伴发热）、血小板减少。

代谢/内分泌系统：可见高血糖、低血钾、低血镁及甲状腺功能减退。

肌肉骨骼系统：可见关节痛、背痛、肌痉挛、肌无力。

泌尿生殖系统：可见排尿困难、尿路感染或肾脏病变，可致严重胎儿出生缺陷。

呼吸系统：可出现咳嗽、呼吸困难、鼻出血、鼻咽炎、肺炎、肺动脉栓塞、上呼吸道感染。

消化系统：可见消化不良、食欲减退、恶心、呕吐、腹胀、腹痛、便秘、腹泻、体重减轻，亦可见肝酶升高。

精神神经系统：可出现头晕、头痛、失眠、神经病变、周围神经病、震颤，并常见神经衰弱、疲乏。

皮肤：可见皮肤干燥、瘙痒、皮疹、荨麻疹。

其他：可出现视物模糊、发热、四肢痛。

6.重组干扰素α-2a（recombinant human interferon α-2a，rhIFN α-2a）　用于血液系统肿瘤，如毛细胞白血病、慢性粒细胞白血病、非霍奇金淋巴瘤、多发性骨髓瘤等的治疗。此外也用于某些病毒性疾病的治疗。可能引发的主要不良反应如下。

心血管系统：少见血压异常、水肿、发绀、心律失常等。

血液系统：部分患者可发生短暂的白细胞减少，但极少需要调整用药剂量。

流感样症状：如头痛、发热、寒战、乏力、倦怠、肌痛、呕吐、食欲减退等，多于48h内消失或对症处理后缓解。

泌尿生殖系统：少见肾功能减低报道。

呼吸系统：极少见咳嗽及轻度呼吸困难。

消化系统：可见食欲缺乏、恶心、呕吐、味觉改变，腹胀、腹痛、便秘、腹泻、体重减轻及胃部灼热感等少见，亦可见肝酶伴碱性磷酸酶、乳酸脱氢酶、胆红素等升高。偶有肝炎报道。

精神神经系统：可出现头晕、眩晕、视觉障碍、记忆力下降、抑郁、嗜睡、焦虑、失眠等，偶有外周神经病变。

皮肤：可见反复发作性口唇疱疹、瘙痒、皮疹、皮肤黏膜干燥，少见脱发。

其他：极少数患者可出现血糖升高。

7.重组干扰素 α-1b（recombinant human interferon α-1b，rhIFN α-1b） 用于血液系统肿瘤，如毛细胞白血病、慢性粒细胞白血病、非霍奇金淋巴瘤、多发性骨髓瘤等的治疗，此外也用于病毒性疾病的治疗。可能引发的主要不良反应如下。

血液系统：粒细胞减少、血小板减少等。

流感样症状：最常见，如头痛、一过性发热、乏力、倦怠、肌痛、关节痛、食欲减退等，多在开始用药时出现，随治疗时间延长而减轻。

8.重组白细胞介素-2（recombinant human interleukin-2，rhIL-2） 可用于恶性淋巴瘤、多发性骨髓瘤等的治疗，此外也用于某些免疫缺陷病、自身免疫性疾病或病毒性疾病的治疗。可能引发的主要不良反应如下。

心血管系统：可见低血压、末梢水肿、心律失常等。

血液系统：静脉用药可出现粒细胞增多、淋巴细胞及单核细胞计数下降，部分患者红细胞计数也可下降。近1/3患者可出现凝血功能异常。

泌尿生殖系统：少见少尿、水钠潴留、氮质血症，老年患者较多见。

呼吸系统：有间质性肺水肿、呼吸性碱中毒报道，偶可致胸腔积液。

消化系统：常见恶心、呕吐、腹泻，部分患者可出现黄疸、肝酶升高，停药可恢复。

精神神经系统：可出现行为变化、认知障碍。

皮肤：少数患者可出现皮疹及注射部位红肿、硬结、疼痛。

其他：肌肉酸痛常见，少数患者可出现血钙、血磷下降及内分泌功能紊乱。

多数抗肿瘤药物常伴有严重的不良反应，但通过谨慎用药和临床安全性监测，以及对毒性反应的及时处理，可使药物不良反应所致的危险性小于疾病自身的危险（表2-1）。鉴于抗肿瘤药物治疗可为晚期肿瘤患者带来益处，即使这类药物可致严重不良反应，这些风险也是可以接受的。

表2-1 抗白血病药物临床试验中关注要点

| 不良反应累及系统 | 抗白血病药物分类 | | | | | | 临床试验中关注重点 |
	抗代谢类	烷化剂类	抗肿瘤抗生素	生物碱类	酶类	分子靶向药物	
消化系统	*	*	*	*	*	*	在临床试验筛选入组时，注意把握原有消化系统疾病的受试者入组情况，增加口腔检查，排除口腔炎等对不良反应判定的影响，试验中注意辨别消化道异常症状及肝酶异常的原因；注意饮食合理，避免不良刺激；方案设计时考虑如若出现呕吐，药代动力学如何评估。试验过程中监测肝功能。部分药物也可考虑通过控制滴速减少相关消化道不良反应，必要时可以考虑提前给予预防用药，以防止呕吐，但要评价合并用药对试验药物的影响
血液系统	*	*	*	*	*	*	在试验过程中要密切监测血细胞变化，在给药周期前后注意加强预防感染和出血。注意随访时间的设计
呼吸系统	*	*	*	*		*	注意与其他原因引起的相关症状的区别

续表

不良反应累及系统	抗白血病药物分类						临床试验中关注重点
	抗代谢类	烷化剂类	抗肿瘤抗生素	生物碱类	酶类	分子靶向药物	
心血管系统	*	*	*	*		*	注意监测心电图和血压变化，必要时增加心电监护，设置相关指标基线，试验过程中进行对比；筛选时，增加心肌酶谱等心血管系统的指标检查；对于与静脉滴注速度相关的不良反应，应当在试验中控制滴速，必要时评价滴速的影响；部分药物的心脏毒性在用药数月后出现，随访期要考虑不良反应发生的时间。部分药物会加重心血管系统疾病，在选择受试者时，有该疾病史者慎入
泌尿生殖系统	*	*	*	*	*	*	注意监测肾功能的变化，为避免不良反应，要考虑饮水量的设计，同时注意增加尿液量和颜色的记录，监测尿酸、女性月经周期变化等
代谢/内分泌系统	*	*			*	*	监测血中离子指标的变化，入排标准设置时考虑其他基础疾病的影响
肌肉/骨骼系统	*					*	对受试者的相关症状要辨别是否为药物不良反应，并记录疼痛的程度
精神神经系统	*	*	*	*	*	*	对突然的睡眠改变要引起重视，注意观察受试者给药后精神状态，部分药物有剂量相关性，方案设计时注意给药剂量的设置
皮肤黏膜	*	*	*			*	筛选时注意皮肤筛查，给药后进行观察，并与其他原因引起的皮肤反应相区别
眼	*					*	筛选时可酌情增加眼部检查
耳	*						筛选时可酌情增加耳部检查
过敏反应	*	*		*	*		详细询问既往史、过敏史，方案中制订过敏应急处置流程，部分静脉滴注的药物，注意滴注速度的影响
局部			*	*			药液外渗可致局部疼痛、组织坏死。小静脉或多次注射可出现静脉硬化。药物浓度过高可致静脉炎。给药时注意注射部位的选择并要经常更换注射部位，避免穿透，给药过程中密切观察变化，同时注意药物浓度的设计
特殊注意点	1	2		3		4	

1.代表针对该类药物可能出现的流感样综合征，注意与普通流感或其他感染引起的类似症状相区别。

2.代表针对本类药物中达卡巴嗪用药后可能会出现的流感样综合征，注意与普通流感或其他感染引起的类似症状相区别；药物局部刺激作用较强，注意给药过程中的静脉炎及药液外漏，避免操作不当引起不良事件发生。

3.代表本药有免疫抑制作用，可导致感染风险增加。

4.代表本类药物可能会出现输液反应，用药后严密观察，并在方案中增加输液反应的应急处置流程

（曲恒燕　李媛媛　魏佳会　田　芳　郭　聪）

第二节 治疗白血病药物临床试验中风险评估与
受试者权益保护考虑

一、概论

白血病（leukemia）是造血组织的恶性疾病，以乏力、出血、感染及各器官浸润症状为主要临床表现，同时伴有程度不一的肝、脾、淋巴节肿大。白血病居年轻人恶性疾病中的首位，该病在临床上具有较高的发病率，而且发病机制较复杂，引起白血病的原因及其发病机制目前还未完全清楚，可能是遗传因素与多种环境因素（如病毒、化学物质、电离辐射）的相互作用导致了白血病的发生。

根据细胞分化程度白血病可分为急性和慢性两大类，急性白血病依白细胞的类型不同又可分为急性淋巴细胞（ALL）和急性非淋巴细胞（ANLL）白血病；慢性白血病根据白细胞类型又可分为慢性淋巴细胞白血病（CLL）和慢性粒细胞白血病（CML）。白血病的临床表现常为感染和发热、出血、贫血及其他症状如全身淋巴结肿大等。

白血病约占全球肿瘤的3%，国内曾调查发现白血病的发病常见于儿童和青壮年，且病死率相当高。近年来，随着对白血病发病机制的了解，以及新的治疗方法和肿瘤药物的不断开发，白血病的治疗得到了明显的改善，但仍有部分患者初治难治，部分患者复发而不治，尤其是急性白血病，其生物学特征是对化疗药物不敏感、缓解率低、患者生存期短。白血病辅助化疗的具体干预治疗中基础实验多，但临床试验相对较少，临床试验大多数属于尚无充分证据肯定或否定其疗效，因此对于白血病应多进行更多更高质量的临床试验。

治疗白血病药物临床试验属于风险性较强的一项研究，其风险不仅高而且多元化，临床前的研究结果能否科学且顺利转化到临床且使目标患者受益，其安全性和有效性能被接受，可能是治疗白血病药物临床试验考虑的重点，治疗白血病药物临床试验风险更多来源于药物本身，其次临床试验方案设计的难度和复杂也存在一定风险，肿瘤药物的临床试验尤其是首次临床试验，其起始剂量的确定、递增方案、终止标准、安全性观察指标等的首次制订，关系着整个临床试验能否完成，同时也对受试者存在一定的风险。另外，白血病患者自身的疾病特点、研究者依从性对临床试验结果都有重要影响。可以说风险始终贯穿整个临床试验，也就要求参与试验的各方研究人员始终具有风险意识，认真做好临床试验每个环节，以严谨的态度科学合理地开展工作，有效控制临床试验过程中的风险，保证试验顺利进行的同时更大限度地保护受试者的权益。本节将从白血病临床试验过程中如何实现风险最小化管理、最大限度保护受试者权益方面进行探讨。

二、白血病临床试验过程中风险评估

1.药物风险　随着肿瘤药物尤其是靶向药物的不断研发及临床试验的开展，白血病的治疗得到了很大程度的改善，有文献报道蒽环类和阿糖胞苷可使60%～80%的成人急性髓系白血病完全缓解；长春新碱和泼尼松辅以蒽环类和甲氨蝶呤可使80%的急性淋巴系白血病得到缓解；伊马替尼治疗慢性粒细胞白血病取得了惊人的效果，但试验药物都存在风险，药物自身特性存在的风险是关注的重点和难点，尤其是难治性白血病通常对一线化疗药耐药，如使用未用过的新药物，更应关注其可能产生的不良反应，如嵌合抗原受体T淋巴细胞（CAR-T）在治疗淋巴造血系统恶性肿瘤过程中出现的细胞因子释放综合征、神经毒性、巨噬细胞激活综合征等不良反应；伊马替尼治疗慢性粒细胞白血病的主要不良反应为血液学改变，包括白细胞、红细胞、血小板等计数不同程度的降低；消化道反应，包括恶心、呕吐、腹痛、腹胀、腹泻等；心血管系统反应，包括心慌、心律失常、心包积液等；皮肤反应，包括皮疹、瘙痒等；疼痛，包括关节、肌肉痛等；水肿等。FLT3抑制剂新药吉列替尼（gilteritinib，Gil）治疗急性髓系白血病常见不良反应有肌痛或关节痛、转氨酶升高、疲劳、发热、非感染性腹泻、呼吸困难、水肿、皮疹、肺炎、恶心、口腔炎、咳嗽、头痛、低血压、头晕及恶心。其他发生率≤10%的不良反应包括QT间期延长、心力衰竭、心包积液、心包炎、过敏反应等，化疗药物吡柔比星治疗难治性恶性血液病的不良反应除骨髓抑制外，还出现不同程度的恶心、呕吐、食欲减退等消化道反应，部分患者出现轻、中度脱发，部分患者出现骨髓抑制导致出血及消化道和呼吸道感染。因此，开展临床试验前应具备完整的非临床安全性试验数据，包括药物的作用机制研究，吸收、分布、代谢、排泄数据，急性毒性试验数据及长期毒性数据等。另外，需根据试验药物自身特点，参考非临床安全性实验数据或大量已发表的文献科学合理地设计药物的起始剂量，若起始剂量过高，可能导致患者出现严重不良反应甚至死亡；若剂量过低，会使试验周期延长，导致过多患者暴露在无效剂量下。研究中心还应有专门人员对药品进行管理及妥善保存。

　　药物在起治疗作用的同时也可引起不良反应，在开展某一药物临床试验前应广泛调研国内外相关的临床试验中出现的不良反应，科学严谨地分析临床前实验数据，参考合理的临床试验设计模型开展临床试验。若属于联合用药，应考虑到药物的相互作用，或毒性加倍等因素。另外，还应关注药物未知的不良反应及老年人、儿童及孕妇等特殊人群用药的药物注意事项。

　　2.研究者风险　研究者是实施临床试验及保障临床试验质量和受试者权益的直接负责人，因此承担白血病治疗药物临床试验的研究者应具有较丰富的治疗白血病专业背景、治疗白血病临床经验及一定的临床试验经历，白血病临床试验的研究者常为临床一线的医师，在负责一项或多项临床试验的同时也承担着其他白血病患者的治疗工作，可能由于工作的多样和时间的紧张，研究者自身增加了临床试验本身的风险，这就要求研究者具备一定的技术职称并有足够的时间在规定的时间内实施和完成试验，能熟悉掌握临床试验有关的资料如相关文献、研究者手册、研究方案的内容和试验流程、操作过程等，能够有效地指导和监督试验顺利进行，在临床试验过程中减少不必要的方案偏离和方案违背的风险，若发生，能及时发现并有效处理，避免使用合并用药的风险，更重要的是对不良事件及严重不良事件及时进行判断，发生严重不良事件时能够及时对患者进行挽救，并按照试验方案对不良事件进行充分的随访。研究者能够负责任地向受试者做充分的知情，保证受试者详细了解试验信息，自愿参加试验，研究团队中需具有足够且经验丰富的研究护士及其他相关人员等。

　　3.受试者风险　白血病患者由于血小板数量和功能的改变，常发生出血，出血点可能遍及全身，由于血红蛋白水平降低，白血病患者常伴有较严重的贫血症状，以及伴有不同程度的感染和发热及其他症状等，因此受试者在试验过程中自身面临着一定的风险，同时受试者的配合程度通常决定试验成功与否，而难治性白血病对常规化疗药物敏感性差，转换化疗方案或加大抗癌药物用量，也难以获得理想的效果，而且抗癌药物的毒副反应会给患者造成精神和肉体上的痛苦，因此毒性反应会影响受试者的依从性，另外难治性白血病患者参加早期临床试验，是渴望得到救治，但一定时间内病情并未得到改善，没有达到预期的治疗效果，也会导致受试者依从性差，不按照方案继续服药，甚至失访。白血病早期临床试验常采用随机、双盲、对照试验，受试者会按照临床试验方案随机分配到安慰剂组和试验药物组，服用安慰剂的受试者就暴露在无效治疗下，给受试者造成一定的风险；并且受试者更希望分到试验组，也增加了试验进行的难度，从而导致受试者依从性差。

4. 知情同意过程　知情同意书是受试者充分了解一项临床试验最直接的资料，因此知情同意书包含的内容要具体详细，不仅让受试者知道研究可能带来的益处，更应让受试者充分了解该项临床研究潜在的风险，尤其是药物的不良反应和注意事项等风险，必须充分体现在知情同意书中，受试者能在足够的时间内详细阅读后客观评价获益和风险，了解治疗程序、治疗期限后再决定是否参加，避免出现引诱受试者参加临床试验的内容，保证受试者是自愿参加，部分白血病患者起初可能并不清楚自身病情，与受试者沟通时要注意谈话技巧，减少受试者的担心，白血病的治疗费用较高，要避免受试者家属为节省治疗费用而违背受试者本人意愿参加临床试验的风险，有阅读能力的受试者应本人自愿签署知情同意书，若由其监护人代理签署应对其监护人进行详尽的了解，详细沟通后再决定是否参加，由监护人签署知情同意书的应注明其与受试者关系，若受试者本人和监护人均缺乏阅读能力，应当有一位公正的见证人见证整个知情同意过程。

三、受试者权益保护

1. 临床试验方案设计　临床试验方案应保证科学性、安全性和可操作性，在临床试验开始前应与白血病领域的专家及参办方和研究者一起制订临床试验方案，充分评估试验药物的获益-风险比，在开始临床试验前进一步优化临床试验方案，保障受试者的权益，尽量避免将受试者暴露于不必要的风险中，临床试验方案的设计与受试者不良事件的发生、发生率密切相关，方案应制订合理的入排标准，明确退出标准，有详细的安全性观察指标，可能发生的不良事件、不良事件的评价标准和处理措施等。尽可能列出与试验药物发生相互作用的其他药物，试验方案中也应给出判断不同白血病的疗效标准等。并对预期的试验风险采取相应的风险控制管理措施。

2. 研究者　研究者应具备丰富的白血病治疗经验及一定临床试验经历，取得GCP证书及其他相关资质，在临床试验实施的过程中严格遵守《药物临床试验质量管理规范》按照临床试验方案的要求进行操作，熟练掌握该临床试验方案及研究者手册，研究者不得擅自修改或偏离方案，若修改或偏离，要及时向伦理委员会报告，并说明理由，及时观察并分析受试者的安全性指标，及时对出现的不良事件及严重不良事件进行记录和处理及报告，研究者应采取适当措施避免方案禁用的合并用药。开展临床试验前，研究者和申办方还应对研究团队中的其他研究人员如研究护士、药品管理员等，进行详细的培训，包括试验方案、研究者手册，可以以讨论或考核的方式确定培训的结果。在知情同意过程中，研究者应注意与受试者沟通的技巧，采用通俗易懂的语言，向受试者详细地介绍临床试验的目的、药物的治疗作用及可能出现的不良反应、参加试验可能出现的其他风险，以及参加试验获得的补偿等，如受试者无阅读能力应保证其法定代理人被详细告知，签知情同意前，研究者应给予受试者或其法定代理人充分的考虑时间，耐心回答受试者的提出问题，保证受试者是自愿参加，保证受试者得到一份双方签名的知情同意书。

3.伦理 伦理委员会的委员组成、备案管理应当符合卫生健康主管部门的要求，包括各类别委员，具有不同性别组成，并满足其规定的人数。伦理委员会的委员均应当接受伦理审查的培训，能够审查临床试验相关的伦理学和科学等方面的问题。

伦理委员会应当按照其制度和标准操作规程履行工作职责，保护受试者的权益和安全，试验开展前伦理委员会应审查研究者的资格、临床试验文件的科学性和伦理性，包括研究者手册、临床试验方案及修正案、知情同意书及更新件、受试者招募方式和信息、研究者资质等；所批准的项目应对预期的试验风险采取风险控制措施，受试者获益和风险相对合理，审查是否存在受试者被强迫、利诱等不正当的影响而参加临床试验，确定受试者的入选和排除是公平公正的；关注临床试验实施中出现的重要偏离，是否会增加受试者的风险，重点关注所有严重的和非预期的药物不良事件及对受试者的安全或临床试验的实施产生不利影响的新信息。对于没有按照伦理委员会要求进行的临床试验，或对受试者出现未预期严重损害的研究，伦理委员会有权暂停或终止研究。伦理委员会应对正在进行的临床试验进行定期的跟踪审查，评估试验的风险与获益至少一年审查一次，直至试验结束。

（曲恒燕　李媛媛　魏佳会　田　芳　郭　聪）

第三节　治疗白血病药物临床试验中剂量递增终止标准的考虑

一、概论

白血病（leukemia）是一类造血干细胞的恶性克隆性疾病。在其克隆的白血病细胞增殖失控、分化障碍、凋亡受阻，而停滞在细胞发育的不同阶段。在骨髓和其他造血组织中白血病细胞大量增生累积，并浸润其他器官和组织，而正常造血受抑制。

在治疗白血病药物的整个研发过程中，Ⅰ期临床试验是很重要的一个部分，其目的是探索不同给药方案下的最大耐受剂量（MTD）、剂量限制性毒性（DLT）、合理的给药方案，从而确定Ⅱ期临床试验推荐的给药方案。同时了解新药人体药代动力学特征，获取药代动力学参数，并观察初步疗效，进行药代动力学/药效学（PK/PD）分析。治疗白血病药物Ⅰ期临床试验涉及各个方面，如起始剂量的确定、剂量递增的方法选择、DLT的标准等重要因素。

二、治疗白血病药物在临床试验中起始剂量的确定、剂量递增的方法设计和选择

1.起始剂量的确定 多数抗肿瘤药物的治疗指数很窄，在起始剂量的选择过程中，

较高的起始剂量可能引起严重毒性，甚至受试者死亡，从而使得原本具有很好潜力的有效药物不能得以继续研发。另外，如果选择过低的起始剂量，就有可能使试验周期延长，造成资源浪费，而且从伦理学角度考虑，在保证安全和快速剂量递增的同时，不应使过多受试者暴露在无效剂量下（让尽可能多的受试者处在有效剂量范围以内）。因此，起始剂量的选择应当综合考虑临床前药效、毒理和药代动力学、毒代动力学的研究结果等资料。

参考《抗肿瘤药物临床试验技术指导原则》中描述：对于细胞毒类药物，Ⅰ期临床试验的起始剂量计算原则上相当于临床前实验中啮齿类动物MTD剂量的1/10，或非啮齿类动物MTD剂量的1/6，单位用mg/m²表示，同时还需考察MTD剂量在其他种属动物的毒性反应及可逆性。

对于一些非细胞毒类抗肿瘤药，由于其毒性相对较小，Ⅰ期临床试验的起始剂量计算可采用临床前实验中非啮齿类动物（未观察到不良反应的剂量）的1/5，或更高。

2.剂量递增　目前抗肿瘤药物Ⅰ期临床试验剂量设计主要分成两种：非参数设计和参数设计。

（1）非参数设计：非参数设计方法严格按照已设计的方案要求，将受试者分配到各个不同剂量水平。这些剂量水平内通常也包括MTD和Ⅱ期临床推荐剂量。非参数设计的最大特点是并不对剂量-毒性曲线做出事先的假设。其分为3种方法。

1）传统的3＋3设计（traditional 3＋3 design）：传统的3＋3设计每个剂量组一般选用3例受试者，起始剂量一般由临床前数据确定，各剂量水平在试验前均已在方案中确定。剂量爬坡方案设计通常采用改良的Fibonacci方法，即在起始剂量后，随着剂量的增加，递增幅度越来越小，通常依次按100%、67%、50%、40%和30%～35%递增。每个剂量组完成后是否进行下一剂量组试验根据以下规则判断：①如果3例受试者均没有出现DLT，则递增至到下一个剂量。②如果≥2例受试者出现DLT，则递减至前一个剂量组。③如果3例受试者中有1例出现DLT，则该剂量组再增加3例受试者进行试验。如果1/6受试者出现DLT，则递增至下一个剂量组。如果≥2/6受试者出现DLT，则递减至前一个剂量组。④当递减至前一个剂量组时，若此剂量组只有3例受试者，则再增加3例受试者进行试验。若此剂量已有6例受试者受试，则试验结束，此剂量为MTD。⑤在美国MTD确定为≤33%的患者出现DLT的最高剂量，而在欧洲和日本为≥33%的患者出现DLT的最低剂量。⑥在美国Ⅱ期临床试验推荐剂量确定为MTD，而在欧洲和日本为小于MTD的前一个剂量。

传统的3＋3设计的主要优点是试验容易进行并且安全，同时可以获得受试者间药代动力学差异的一些数据。最大的缺点是涉及过多的剂量组，导致较多受试者暴露在较低的剂量水平，试验周期长，浪费临床资源。在此基础上改良的方法还有："2＋4"、"3＋3＋3"及"3＋1＋1"等方法。

2）加速滴定试验设计（accelerated titration design）：是一种将传统3＋3设计和参数设计结合起来的设计方法。分为两个阶段：加速阶段、标准3＋3阶段（40%剂量递增）。

A.设计1：加速阶段剂量递增为40%，每个剂量水平有1例受试者；如果在第一个治疗周期中出现1例DLT或2例中等毒性，则终止加速阶段剂量递增，剂量递增转变成

3＋3设计中剂量递增方式。

B.设计2：加速阶段剂量递增为80%，其余同设计1。

C.设计3：如果在任何治疗周期中出现1例DLT或2例中等毒性，则终止加速阶段剂量递增，其余同设计2。

在加速滴定试验设计中的加速阶段，每个剂量组只有1例受试者，减少了低剂量下受试者数量，提高了试验效率。但同一受试者内剂量递增的缺点是会掩盖药物治疗的积累效应，长期毒性作用和延迟的毒性作用也会难以区分。同时由于各个剂量水平的数据仅从1例受试者身上得到，说明和解释其试验的结果存在一些困难。加速滴定试验设计中需要注意的是如果药物的毒性属于迟发毒性，则不适合用此试验设计方法。

3）由药理引导的剂量递增设计（pharmacologically guided dose escalation，PGDE）：有两个阶段：①先由临床前药代动力学数据预先设定一个要求达到的目标血药浓度；②根据实时得到的每个受试者的药代动力学数据确定随后的剂量水平。只要受试者的血药浓度没有达到设定的水平，则以每个剂量组1例受试者，进行100%剂量递增。当达到目标血药浓度或发生DLT时，则转变成以较小递增幅度递增的传统3＋3设计（递增幅度通常是40%）。

这种方法没有被广泛应用是因为其实施存在一些困难，如获取实时的药代动力学数据比较困难，且受试者在药物代谢方面存在的个体差异可能会妨碍剂量递增进程；根据临床前药代动力学数据预测Ⅰ期临床试验不同方案药代动力学参数有难度。

非参数设计主要的优势是易于增补和不需要借助一些专门的软件。但其存在一些缺陷。这些设计方法不能够确定满足某一特定目标毒性水平的剂量（目标毒性水平是试验中可接受的DLT发生的最大概率，Ⅰ期临床试验目标毒性水平通常在20% ～ 33%）。

（2）参数设计：参数设计主要利用贝叶斯统计方法，通过确定先验概率和受试者是否发生剂量限制性毒性来计算后验概率。某一受试者所计算出的后验概率是决定下一受试者是否进行剂量递增的选择标准。目前主要有4种方法。

1）改良式连续性评估设计（modified continual reassessment method，mCRM）：连续性评估设计（CRM）原理：假设在靶剂量处达到可接受的毒性发生率，此时提前明确一个起始剂量，治疗一组受试者后，收集其毒性反应的数据，并用已选好的数学模型拟合所获得的数据，从而利用其推断最佳剂量，为下一组受试者所用，且每一次分析所用数据即为在此之前所获得的所有数据。之后CRM便是一个不断重复的过程，直到计算所得剂量不再变化或预定数量的病例全部得到了治疗。

剂量递增的幅度：一般药物的递增方式采用改良的Fibonacci数列（modified fibonacci sequence），即采用2、1.67、1.5、1.4、1.33、1.33……1.33倍的方式递增。研究者应该根据临床前试验数据，来决定所要采用的药物递增方式。

每个剂量组的受试者数目：在mCRM中，研究者可以根据实际情况确定每个剂量组需要几例受试者（通常是1 ～ 3例）。

目标毒性水平（target toxicity level）确定：在正式试验前，研究者必须要先确定目标毒性，一般所研究的药物如果毒性较强，则界定的范围在0.2 ～ 0.3，如果药物毒性较弱，或属于需要长期使用的药物，则一般界定在0.1 ～ 0.2。

试验终止原则：改良式连续性评估设计的试验终止原则一般是在试验前预先设定受试者总数量，当受试者数目达到预先设定的数目时，则终止试验。另外较好的终止原则是当试验模型预测的下一个剂量不再变化，而且该剂量已有6例受试者接受试验，则试验终止，并且该剂量确定为MTD。

此种设计需要统计工作者的配合，在试验开始前需要和统计工作者共同设计方案，以免造成错误。

2）控制过量用药的剂量递增设计（escalation with overdose control，EWOC）：此设计的本质还是改良式连续性评估设计，但是每一例受试者接受剂量进行试验后，都会计算出下一例受试者产生过度剂量（overdosing）的风险，一般过度剂量允许的最大风险为25%，一旦超过此风险，则药物不再剂量递增。与CRM方法不同的是，EWOC在考虑能够尽快得到最大耐受剂量的同时，还考虑了安全性因素。

3）结合毒性发生时间的剂量递增设计（TITE-CRM）：一般情况下，药物的毒性反应发生在给药一两次后，如果某些药物存在累积毒性、迟发毒性等情况，则很容易使后面入组的受试者暴露在没有及时发现的毒性剂量下，这就要求进行Ⅰ期临床试验时，延长观察时间。也可以把给药后毒性反应发生的时间结合起来考虑到连续性评估模型中，预测毒性发生时间，即可提高Ⅰ期临床试验的效率。

4）结合疗效/毒性终点的剂量递增设计：参数设计利用了试验中获得的所有受试者的毒性数据，可以很有效地估计出更合理的Ⅱ期临床试验推荐剂量。参数设计的一些困难是需要统计工作者和专门的软件进行实时模型拟合，并且要快速收集每一剂量组的数据进行模拟拟合。

3. 联合用药的剂量递增设计　目前现有的联合用药物不仅要考虑联合用药的抗肿瘤效果，也要考虑潜在的严重毒性。非参数设计方法进行剂量递增时，必须严格选择剂量水平，以便每一个药物能尽可能增加到接近其MTD。非参数设计的联合用药的剂量递增设计方法：①交替进行剂量递增；②同时进行剂量递增；③单个药物剂量递增（一个药物递增到Ⅱ期临床推荐剂量附近，另一个药物一直保持一个较高的固定剂量）；④前后进行的剂量递增（先对一种药物进行剂量递增，然后对另一种药物进行剂量递增）。

4. 试验结束和中止　若遇到以下情况，应考虑提前中止或结束试验或对试验方案进行调整：①预期的事件数未达到目标；②如试验药物组显示出非常明显优于对照组的疗效，对照组受试者继续接受对照药治疗是不合适的，应当提前终止，转而接受试验药物的治疗；③预期或非预期的不良事件发生率太高；④出现与药物相关的死亡。

（曲恒燕　李媛媛　魏佳会　田　芳　郭　聪）

第四节　治疗白血病药物临床试验中不良事件判断标准探讨

一、治疗白血病药物临床试验中的不良事件

根据2020年颁布的《药物临床试验质量管理规范》（GCP）规定，临床试验中的不良事件指受试者接受试验用药品后出现的所有不良医学事件，可以表现为症状体征、疾病或实验室检查异常，但不一定与试验用药品有因果关系。临床上常见的白血病主要有

四类：急性淋巴细胞白血病（ALL）、急性髓细胞白血病（AML）、慢性髓细胞白血病（CML）、慢性淋巴细胞白血病（CLL）。我国各型白血病的发病率依次为急性髓细胞白血病＞急性淋巴细胞白血病＞慢性髓细胞白血病＞慢性淋巴细胞白血病。

对于白血病的治疗通常主要是化学疗法（简称化疗），以及靶向治疗、放射治疗（简称放疗）、免疫治疗、造血干细胞移植等治疗方法。其中，化疗是肿瘤综合治疗中最主要的手段之一。由于化疗药物通常在杀伤或抑制肿瘤细胞的同时，对机体正常细胞尤其是处于增殖期的正常细胞也可造成损伤，因此常引起各种不良反应。由于白血病化疗药物的选择性非常差，通常在杀伤或抑制肿瘤细胞的同时，对机体正常组织细胞尤其是处于增殖期的正常组织细胞（如骨髓、胃肠道黏膜细胞、生殖细胞、毛发及肝脏、肾脏细胞等）也可造成损伤，常引起各种不良反应。因此在药物临床试验中，对不良反应的评价与抗肿瘤效果同等重要。根据CTCAE v5.0的定义，不良反应是指与所施行的医学治疗或程序有时间相关性的任何不利或非预期的体征（包括异常的实验室检查发现）、症状、疾病，不论是否认为与医学治疗或处理相关。化疗药物引起的不良反应有500多种，包括骨髓抑制、消化系统反应、心脏毒性、口腔炎及药物外渗引起的静脉炎或严重组织坏死等，其严重程度可从无临床表现的轻微型至危及生命的严重型。在化疗过程中应重视药物不良反应，正确认识及详细而准确地报道各种不良反应，并采取各种措施以预防和减轻各种不良反应。完整的白血病治疗疗效评价应根据治疗效果和不良反应进行综合判定，即化疗药物的不良反应评价与白血病治疗效果的评价同等重要。

与化疗药物相比，酪氨酸激酶抑制剂（TKI）治疗也是目前治疗白血病尤其是慢性髓细胞白血病的主要方法。酪氨酸激酶抑制剂主要不良反应如下。①皮肤：皮疹、瘙痒等症状。②消化系统：主要为腹泻、食欲缺乏、便秘等症状。③呼吸系统：主要表现为呼吸困难、胸闷、间质性肺炎等。酪氨酸激酶抑制剂在呼吸系统中最严重的不良反应为间质性肺炎，虽然罕见，却可致命，值得临床高度重视。如吉非替尼和索拉非尼治疗中均出现死亡病例，系由严重的间质性肺炎导致呼吸困难所致。④循环系统：相关的血压升高通常发生于治疗的早期，一般给予对症治疗后血压下降。⑤其他：酪氨酸激酶抑制剂致血液系统的不良反应为出血、白细胞计数降低；泌尿系统表现为多尿、血尿；五官方面多为口干、视力下降、听力下降等。

另外，单抗类抗肿瘤药物治疗因特异性强、耐受性好，不仅可单独发挥抗肿瘤效能，还能辅助放疗、手术等其他疗法，在临床肿瘤治疗中占有越来越重要的地位。相关研究提示单抗类抗肿瘤药物的严重不良反应主要集中于血液和淋巴、皮肤和皮下组织、胃肠道、心脏、免疫、神经、代谢和营养障碍等方面。

因为对于试验药物在人体中的疗效及不良反应无法完全确定，所有参与临床试验的受试者需要承担一定的风险，白血病治疗药物的临床试验更需要警惕不良反应发生的风险。临床白血病患者因自身基础疾病的特点，在接受药物临床试验后，出现不良事件的概率更高。在药物研发的历史中，曾经不止一次发生过接受试验药物的受试者出现严重不良反应，甚至失去生命的案例。其中，治疗白血病的编号TGN1412试验药物导致的"大象人"事件就是典型的例子。

2006年3月24日，Science新闻报道了英国TGN1412 Ⅰ期临床试验事故。TNG1412是由德国TeGenero公司开发的针对共刺激分子CD28的IgG4人源化单克隆抗体，最初被开发用于治疗B细胞慢性淋巴细胞白血病（B cell chronic lymphocytic leukemia）和风湿性关节炎（rheumatoid arthritis）。在啮齿类动物药效模型中，治疗量的TGN1412通过强效的免疫抑制作用，可有效抑制自身免疫性脑脊髓炎、佐剂诱导的关节炎等。因此，TGN1412拟开发用于治疗血液系统恶性肿瘤（如B细胞慢性淋巴细胞白血病）及自身免疫性疾病（如风湿性关节炎）。TGN1412完成了常规临床前安全性评估，并顺利获得了在英国和德国进行Ⅰ期临床试验的批准。2006年3月13日，8名健康志愿者接受试验，6名接受试验药物的健康受试者在给药后发生快速的全身系统性炎症反应，伴有心血管休克、全身极度肿胀，2人生命垂危。给药后的12～16h，所有健康受试者均出现了严重的肺浸润、肺损伤、弥散性血管内凝血、肾衰竭等不良反应；第1名患者在用药后12h被送入医院ICU，其他5名志愿者也在随后4h内送入ICU。对志愿者的血清中细胞因子风暴（cytokine storm）的检测显示，在用药后4h内多种细胞因子（TNF-α、IFN-γ、IL-10、IL-6、IL-8、IL-4、IL-2等）水平显著上升，由于淋巴细胞在短时间内被激活并游走到组织器官内导致炎症反应，而骨髓造血系统在短时间内又无法产生大量淋巴细胞，随后所有志愿者的外周血淋巴细胞在用药后8～16h几乎耗竭。5名志愿者在接受治疗后1个月内出院，1名志愿者在6月26日才出院，但因TNG1412不良反应导致足趾和手指缺血坏死，接受全部足趾切除术和3个手指部分切除术。更为严重的是志愿者的免疫系统损坏，外周血中的调节性T细胞减少，留下了严重后遗症，可能终生面临癌症和自身免疫性疾病的威胁。同年8月，一名志愿者在这次灾难般的临床研究之后仅5个月就被诊断出患有淋巴瘤，随后陆续又有3人被诊断出肿瘤。

因此，在治疗白血病等恶性疾病的新药临床试验中，更需要根据临床前实验中试验药物发生的不良反应或不良事件的监测与评价，对其安全性数据进行分析与总结，保证新药的安全性。

二、临床试验中不良事件的判断标准

（一）试验开展前的讨论及准备

由于细胞毒类抗肿瘤药物具有较大毒性，为避免健康受试者遭受不必要的损害，初次进入人体的Ⅰ期研究一般应选择肿瘤患者进行。在临床试验正式启动前，试验方案应在符合科学性和保障受试者权益的基础上，由研究者和申办方共同参与、多次讨论和反复斟酌，参照相关技术指导原则制订。研究者和申办方应熟悉受试药物背景、临床前研究结果及试验药物的物理、化学、药学、药理、毒理和临床资料，关注国内外类似药物不良反应信息，在可能的情况下与相关领域专家共同探讨受试药可能出现的不良反应，并依此制订临床试验方案。

尤其是对于进行首次人体临床试验（FIH）的药物更应谨慎。FIH的主要目的是获得人类对候选药物的耐受性、安全性、药代动力学（PK）和药效学（PD）的初步知识。除少数先期进行0期试验（微量给药研究）的病例外，临床试验的早期阶段，即Ⅰ期研究是人类首次进行的试验。因此，药物的FIH通常担负着从临床前研究中汲取的经验教训，转化为进一步的临床开发阶段的里程碑式的作用。早期试验/第一阶段研究不仅限于SAD/MAD研究，其研究范围还可能包括食品或药物相互作用、特殊人群、概念验证及不同制剂相对生物利用度的数据收集等。对于人类首次剂量的选择需要足够高以达到试验目的，而不浪费资源；但又不应过高，以保护健康的志愿者，避免产生严重的不良反应。

此外，在临床试验正式开始前，对研究者的培训也非常重要。试验启动前，建议制订可行性的标准操作规程（standard operating procedure，SOP），主要研究者应召集研究者团队，加强对已知的非临床研究的药理毒理研究结果的理解和把握，了解研究药物可能相关的不良反应；并针对本次试验中可能出现的不良事件进行全员培训，明确试验中不良事件的统一判断标准，明确不良事件的概念与重要性，以及对非预期不良事件、严重不良事件等概念的认知和记录及上报流程。不良反应性质和严重程度的评价遵照当时国际上通用的药物毒性反应标准［美国国立癌症研究所（National Cancer Institute，NCI）通用毒性标准（common toxicity criteria，CTC）］进行。尤其注意根据临床前研究结果及在同类药物中观察到的不良反应来增加特别项目检查。也要特别注意临床前研究中未出现的毒性。给药部位的局部毒性要做特别记录，根据CTC标准对不良事件/反应进行分级，判断不良事件与试验药物的相关性、毒性的可逆程度及与剂量、疗程的关系。对不良事件的评价不仅包括试验用药，还应包括毒性影响因素的评价，如器官功能失调、联合用药等。

（二）多中心临床试验中各中心的联系

单一地区、单一机构进行的临床试验可能存在的地域差异等因素，难以保证临床试验的代表性和客观性。目前，为了避免这些情况的发生，大规模大样本、多中心临床试验的数量日益增加。然而，各中心在临床试验项目启动后，受试者招募、随机入组、药物消耗、不良事件等需同步的横向联系完全依靠申办方和CRO公司。因此，申办方需要担负能及时收集、汇总并递交其他中心的不良事件，确保各伦理委员会是否能及时干预多中心频发的不良事件等职责。

针对现阶段不良事件存在的现实性情况，按照GCP的要求，不良事件发生后，各机构应保证质控有作为、确保伦理委员会的有效性干预，并提高申办者的自律意识和监管部门的敏感度，从不同角度保证不良事件的规范化管理。为确保受试者安全，保证临床试验数据和结果真实、可靠，提高研究机构知情同意的重视，充分发挥互联网监管手段，以及探索建立临床试验质量评价机制等方面应注重完善相应的管理。

（三）受试者的依从性及身体/心理状态

参加抗肿瘤药物临床试验的患者常合并有多种基础病和并发症，服用多种药物，由于病情还可能伴随免疫力低下、营养不良、多种脏器功能不全等情况。心理方面，由于疾病状态可能导致情绪不稳，特别是诊断为晚期的患者、经标准治疗无效的患者，或是经治疗后复发的患者，在既往治疗中药物暴露引发的耐药机制可能造成对试验药物的重叠耐药，并可能导致所预期的药物疗效明显降低。由于受试人群的状态无法统一，在试验方案中需要设定相应的入排标准，选择预测生存期足够长的患者，以期获取有意义的安全性数据。

（四）研究者对症状/体征、实验室检查的判断

临床试验中，研究医师对于受试者症状、体征、实验室检查及辅助检查结果的判断同样非常重要。在试验过程中，研究者应加强查房和访视；在发生在症状/体征性不良事件时如实客观地记录；判断时，掌握受试者原发疾病的病史特点，并熟悉本试验的不良事件评价标准。对于实验室检查或辅助检查结果不良事件的规范判断，出现异常值时应根据筛选期基线状态及方案中的规定进行评估。相对于不良的临床症状和体征，实验室检查的异常值可能对于研究者来说相对客观，但也可能受到样本的污染、实验室的检测误差、受试者的饮食和合并用药等因素的影响，所以判定需谨慎。如果出现超出实验室检查值范围正常值上限或下限的情况时，建议研究者一方面考虑实验室检测误差率的范围，另一方面需要结合受试者的临床症状及生理或病理状况，根据试验需要回访受试者或复测。

（曲恒燕　李媛媛　魏佳会　田　芳　郭　聪）

第三章

心血管系统药物早期临床试验安全性评估

第一节 抗急性心力衰竭药物的早期临床试验安全性评估

一、急性心力衰竭疾病及药物概述

急性心力衰竭（acute heart failure，AHF）系由心脏结构或功能异常所致的心力衰竭的症状或体征骤然发生或短期内迅速加重的一组临床综合征。AHF是指伴或不伴已知心脏病的急性左心室衰竭或左右心室衰竭并存。临床实践中急性心力衰竭分类如下：①新发急性心力衰竭；②急性失代偿性心力衰竭（acute decompensated heart failure，ADHF），即此前经治疗控制的慢性心力衰竭发生急性加重。

AHF病因包括急性冠脉综合征（acute coronary syndrome，ACS）、瓣膜性心脏病、心肌病及高血压急症等，心房颤动及其他严重心律失常急性发作、感染是AHF的重要诱因。AHF亦可在心脏手术或非心脏手术的围术期发生。心脏收缩功能障碍、舒张功能障碍、心脏负荷过重均可导致急性心力衰竭。孤立性急性右心室衰竭在病因和治疗方面与其他形式AHF不同，故未在这里特别阐述。

AHF的临床表现主要是呼吸困难和水肿，严重的可出现有症状的持续性低血压、肺水肿和心源性休克。围术期AHF为一类特定的心力衰竭类型，一般难以对其心力衰竭症状进行评估，可采用其他临床指标进行评价。AHF病因、病理生理学的不同既可能影响治疗策略，也可能影响临床试验设计，但无论如何，AHF的治疗目标为快速缓解和改善症状，稳定临床状态，消除诱因，纠正潜在病因，减少并发症，降低心力衰竭再住院率，降低心血管死亡率和全因死亡率。

尽管现有许多具有前景的临床开发计划，但是在住院患者中治疗心力衰竭的重大突破相对较少，治疗药物现主要集中在利尿药、血管扩张药和较不常见的正性肌力药物等药物。

二、国际指南相关介绍

针对AHF疾病的早期临床试验安全性评估，参考了中国国家药品监督管理局发布的《急性心力衰竭治疗药物临床试验技术指导原则》及由欧洲心脏病学会（ESC）心力衰竭协会（HFA）颁布的心力衰竭患者肾功能评估的指导意见。

（一）《急性心力衰竭治疗药物临床试验技术指导原则》

本指导原则对治疗AHF药物临床试验中的关键内容进行了阐述，旨在为有关新药的临床试验设计、实施和评价提供一般性的技术指导。本指导原则不适用于AHF的其他干预方法，包括心脏起搏、主动脉内球囊反搏、左心室辅助装置等；也不适用于单纯治疗急性右心室衰竭的药物。

申请人在进行临床试验时，应结合申报药物的已有研究基础和我国的相关法规应用本指导原则；同时，还应当参照国家药品监督管理部门发布的其他相关指导原则进行，包括《药物临床试验的一般考虑指导原则》（国家食品药品监督管理总局通告2017年第11号）、《化学药物临床药代动力学研究技术指导原则》（国食药监注〔2005〕106号）、《药物临床试验的生物统计学技术指导原则》（国家食品药品监督管理总局通告2016年第93号）等。

（二）ESC/HFA立场声明：贯穿心力衰竭过程中的肾功能评估

2020年1月7日，ESC/HFA首次发布了贯穿心力衰竭过程中的肾功能评估的立场声明，指出在急慢性心力衰竭过程中，对肾功能指标进行动态评估至关重要。

三、方案设计

（一）研究人群

应根据试验药物的拟定适应证确定目标人群。制订严格的受试者入选、排除标准，使所纳入患者的某些临床特点具有同质性，降低可能的各种干扰因素对试验结果的影响。如果患者的心力衰竭病因、类型、病理生理状态（如收缩压和肾功能）等存在差异，会影响药物疗效及试验结果，可考虑分层随机。

确定AHF的诊断标准，主要考虑以下内容。

（1）器质性心脏病病史及客观证据。

（2）新发或急剧加重的心力衰竭症状（如呼吸困难）和（或）体征（如肺部啰音和水肿）。

（3）辅助检查，主要包括心电图（ECG）、胸部X线摄片、生物标志物及超声心动图检查等。

1.症状/体征　呼吸困难/气促是AHF的主要症状，患者也可能伴发意识障碍。另外，在原有慢性充血性心力衰竭（chronic congestive heart failure，CHF）急性恶化的患者中，疲乏、水钠潴留等可能更为明显。AHF的常见症状及体征如下。

（1）淤血的症状及体征。

（2）左心衰竭：端坐呼吸、夜间阵发性呼吸困难、肺部湿啰音伴或不伴外周水肿等。

（3）右心衰竭：颈静脉充盈及怒张、外周水肿、肝淤血肿大、肝颈静脉回流征阳性、腹水等。

（4）全心衰竭：包括左心衰竭和右心衰竭的症状和体征。

（5）低灌注的症状及体征。

（6）肢端湿冷、少尿、意识障碍、倦怠、低血压等。

2.影像学表现　淤血体征在AHF诊断和基线确定时很重要。胸部X线摄片可为

AHF诊断和分类及肺淤血/肺水肿提供依据。

3.心功能异常　根据患者的病情选择即刻、早期或择期超声心动图检查。超声心动图可提供心脏结构和功能等方面的信息。射血分数降低的心力衰竭（heart failure-reduced ejection fraction，HFREF，LVEF＜40%）和射血分数正常的心力衰竭（heart failure with normal ejection fraction，HFnEF，LVEF≥50%）患者的疾病进程和预后存在差异。若同一个试验中同时包含HFrEF组和HFnEF组，则推荐使用分层随机法。临床存在多种LVEF的定量及半定量测定方法，目前多应用双平面法（改进的Simpson法）用于左心室体积定量及射血分数值计算。病情稳定后，心脏磁共振在评价心脏结构和功能，尤其是定量纤维化/左心室重构和左心室质量方面有独特价值。

4.脑钠肽（BNP）、氨基端脑钠肽原（NT-proBNP）　在阴性预测方面更具有价值，并且应在患者初诊时尽快检测。事先规定截点值后，BNP、NT-pro-BNP可作为入选/排除患者的指标。BNP/NT-proBNP具有高度敏感性，受多种心源性（如快速性心律失常、急性冠脉综合征、肺动脉栓塞、心肌炎、心肌病等）和非心源性因素（如高龄、缺血性卒中、肾功能不全等）的影响，因此很难规定诊断AHF的统一水平。既往研究结果显示，根据年龄和肾功能不全进行分层，对划分截点值有一定价值。对于年龄＜50岁、50～75岁、＞75岁的人群，推荐NT-proBNP用于诊断AHF的截点值分别为450pg/ml、900pg/ml和1800pg/ml，肾功能不全［肾小球滤过率（glomerular filtration rate，GFR）＜60ml/min］时NT-proBNP＞1200pg/ml。NT-proBNP＜300pg/ml时排除心力衰竭。此外，暂不推荐BNP/NT-pro-BNP作为分层或预后指标。

5.血流动力学异常　有创血流动力学监测（主要通过心脏漂浮导管检查）有助于明确诊断，通常采用的血流动力学指标有肺毛细血管楔压（pulmonary capillary wedge pressure，PCWP）、心脏指数（cardiac index，CI）、心排血量（cardiac output，CO）、右心房压、体循环血管阻力（systemic vascular resistance，SVR）和肺循环血管阻力（pulmonary vascular resistance，PVR）。AHF的入选标准一般采用PCWP＞15mmHg和（或）CI＜2.2L/（min·m²）。基线血流动力学指标多在研究早期阶段作为入选标准，也有助于监测病情变化和对治疗的反应。

（二）用药时间和试验周期

治疗AHF的药物主要用于快速改善患者的血流动力学异常、缓解或减轻症状和（或）降低死亡率，用药时间常为数小时至数日。进行静脉注射给药时，疗程一般为6～48h，但偶尔也可超过48h（如72h）。在试验方案中，应阐明用药疗程的制订依据。长期静脉用药需要进行获益-风险评估。

试验周期取决于用药疗程及试验目的（改善症状或降低死亡率）。一般要求随访至治疗后30d，收集死亡、再次住院及严重不良事件的数据，必要时应继续随访，以获得1年内的死亡数据等。

（三）临床试验设计

1.临床药理学研究　在进行AHF治疗药物Ⅰ期临床试验时，可以采取与其他心血管疾病治疗药物类似的临床药理学试验设计。Ⅰ期临床试验主要是观察人体对药物的耐受性，并获得药物在人体的药代动力学特征，为后期临床试验给药方案的制订提供科学依据。AHF 药物的 I 期临床试验安全性评估重点包括以下方面内容。

（1）药代动力学：急性心力衰竭治疗药物的 I 期临床试验药代动力学研究可以参见《化学药物临床药代动力学研究技术指导原则》等相关指导原则。需要指出的是，心力衰竭时药物在人体的吸收、分布、代谢和排泄及各种组织的摄取可能会发生根本的改变。因此，除了在健康志愿者中进行药代动力学研究，还应该考虑在老年人、不同程度的心力衰竭患者、伴不同程度的肝功能不全和（或）肾功能不全患者中进行研究。在此情况下，建议采取基于生理药代动力学预测的研究策略来优化和指导临床试验设计。如果药物主要代谢产物可能产生治疗或毒性作用，应对其药代动力学、药效作用及其作用效能进行研究。

（2）药物相互作用：应选择在目标人群中广泛应用的药物与新药进行药代动力学和药效学的相互作用研究，除此之外，与其有相同同工酶底物的药物也要进行药物相互作用的研究。药物相互作用还可根据药物代谢酶来预测，建议参见《药物相互作用研究指导原则》。另外，对于不同作用方式和化学类型的抗心力衰竭药物，也要进行药物之间的相互作用研究。

2.探索性临床试验　是治疗作用初步评价阶段，其目的是初步评价药物用于目标适应证患者的治疗作用和安全性，探索试验药物剂量-效应关系，给药剂量、给药方案，初步评价药物的临床疗效、安全性，为 III 期临床试验研究设计和给药剂量方案的确定提供依据。在早期探索性临床试验中，尽可能采用随机对照设计，也可以采用灵活的设计，如采用单组多阶段设计、适应性设计、开放研究等。

应根据试验药物特性和研发目标，制订科学合理的试验设计，选择符合拟定适应证的 AHF 患者为研究对象。应制定明确的受试者选择标准，尽可能保证受试对象的同质性，以减少混杂干扰因素。

强制性剂量递增研究可为推荐给药剂量和最大耐受剂量的确定提供一些证据。在平行剂量效应研究中，也可先使用较小的起始剂量进行试验，然后逐步滴定调整至目标固定剂量。平行、固定剂量、双盲安慰剂对照的研究设计有助于新药评估，应当至少研究 3 种剂量（低、中、高剂量），根据试验药物的类别、种类、给药途径、疗效指标等，设计合理的给药疗程、随访观察时间。应对试验药物的给药剂量范围、药物对血流动力学参数的影响进行研究。

根据从血流动力学参数、症状和安全性中观察到的药物剂量/暴露效应关系，确定试验药物的最低有效剂量、剂量调整方案及给药时间。根据研究药物类别、药效作用、作用机制、研究目的等，可考虑选择呼吸困难症状变化、心力衰竭体征变化或血流动力学参数等作为疗效指标，对研究新药的药效作用进行初步评估。为明确药物的血流动力学作用、评价药物的治疗效应，可选择血流动力学参数（特别是 PCWP）作为并列主要终点。在正性肌力新药研究中，需在临床研究的某个阶段评价药物对血流动力学参数的作用。在较大样本量、较长随访期的探索性临床试验中，也可初步观察药物对死亡等临床结局事件的影响。

在探索性临床试验阶段，应进行试验药物与其他 AHF 常用药物间的相互作用研究。药物相互作用研究数据可用于指导临床用药。

四、观察指标与安全性评估标准

总体安全性数据的规模取决于药物类别、所探索适应证和目标人群。各类适应证所属患者人群的安全性数据应足够充分或数量充足，以排除试验药物对死亡率升高的潜在影响（如若所申请试验的目标患者是ADHF或ACS导致的AHF患者，则各组人群的数据必须足够充分，以助于做出相应的判断）。

（一）死亡率

需要关注的安全问题一般包括威胁生命的心律失常、缺血事件和导致死亡率增加的低血压。即使所申请试验的研究终点仅仅是症状上的获益，也需要获得院内死亡、14d、30d、60d及6个月后的死亡率，从而排除任何药物毒性作用的可能。

根据给药疗程和安全性数据集中患者人群的特点，确定用于评估药物不存在有害作用的时间点。原则上，假设试验药物与安慰剂或标准治疗进行比较，并使用汇总分析方法排除试验药物对AHF患者的有害作用。当发生不良事件的风险比（hazard ratio，HR）大约为1，95%置信区间的上限低于1.8时，可以认为不存在有害作用。

（二）血流动力学效应和相关症状

应特别关注心动过速、低血压、头痛的发生情况。

试验中的一项重要内容是对血管扩张药造成的低血压事件进行评价。在研究方案中应对低血压予以明确定义，并特别关注首剂效应、剂量增加后的低血压和直立性低血压。

血压降低事件：指研究药物输注期间收缩压（SBP）较基线降低超过40mmHg和（或）任意时间的SBP＜90mmHg，并经间隔15min连续测定两次得以确认。

（三）心源性事件（包括心肌损害）

因为心肌损害与心力衰竭结局之间存在紧密关联，所以应详细记录主要缺血事件及心律失常的发生情况。特别是在伴有AHF的ACS患者中，或在研究正性肌力药物时，对上述内容进行监测至关重要。评价内容应包括12导联心电图和24h动态心电图监测（Holter）。出院前进行心肌损害指标检测，如肌钙蛋白或其他合适的生物标志物（表3-1），也是一项安全性评估措施。此外，在药物研发早期，应对QT/QTc进行严密监测，对有关风险进行评估。

应对有特殊风险的患者（如老年患者、女性患者、糖尿病/肝病患者等）进行严密观察，观察是否存在药理学效应的放大。在老年患者（＞65岁）人群中还应考虑其他安全性问题，如肾脏功能储备降低或早期肾或肝损害，对血管过度扩张的代偿能力下降，以及心律失常（如心房颤动）发生率增加。

（四）肾脏功能

发生心力衰竭时，心脏和肾脏的功能之间的相互作用通常变得混乱。在临床中，心力衰竭和慢性肾脏病不仅经常合并发生，而且在发展过程中具有共同危险因素，使两者的预后恶化。

表3-1 有关心力衰竭的实验室和心肾标志物

生物标志物	预后评估	诊断肾功能恶化	治疗评估
血液生物标志物			
肾小球功能			
血清肌酐	++	++	++
胱抑素C	+	+	?
尿素	+++	?	++
可溶性尿激酶受体	+	?	?
脑啡肽原	+	?	?
肾小管功能			
中性粒细胞明胶酶相关脂质运载蛋白	++	−	?
心型脂肪酸结合蛋白	+	?	?
β_2-微球蛋白	+	?	?
尿液生物标志物			
肾小管功能和完整性			
肌酐	+	?	+
白蛋白	+++	?	++
肾小管功能/损伤			
中性粒细胞明胶酶相关脂质运载蛋白	++	+	?
肾损伤分子-1	+	+	?
N-乙酰-β-D-葡萄糖苷酶	+	+	?
胱抑素C	+	+	?
β_2-微球蛋白	+	+	?
利尿钠肽	+	?	?
L/H-脂肪酸结合蛋白	+	?	?
胰岛素样生长因子结合蛋白-7	+	+	?

ESC/HFA首次发布了心力衰竭肾功能评估的立场声明,指出在急慢性心力衰竭的过程中,对肾功能指标进行动态评估至关重要。因此肾功能改变可能影响试验结果,因而临床试验中评估肾功能十分重要。肾功能的主要评估指标包括血尿素氮、血肌酐、蛋白尿等。试验中上述指标出现明显变化、新发肾功能不全及需要开始透析治疗均应视为重要的安全事件。此外,应明确定义随访周期,在此时间内将收集上述肾功能指标。

1.肾脏成像 肾脏超声可以检测肾脏的大小及异常,肾功能突然下降时可以通过肾脏超声排除尿路梗阻。在急慢性心力衰竭时,中心静脉压的升高对肾小球滤过率(GFR)的影响比对心排血量的影响更为明显。事实上,肾静脉压升高导致肾血流量(RBF)降低,后者是GFR的重要决定因素。

2.基线评估 对诊断为心力衰竭的患者进行常规检查,评估肾功能(肌酐、尿素、eGFR)(Ⅰ级推荐,C类证据)。

五、安全性评估报告与案例分析

以恩格列净对ADHF患者临床结局的影响的一项随机、双盲、安慰剂对照研究（EMPA-RESPONSE-AHF）为例。

（一）恩格列净介绍

钠-葡萄糖偶联转运体2（SGLT2）抑制剂最初被设计为降血糖药物，用于血糖控制。在糖尿病患者的4个大型随机试验中证明，抑制SGLT2可降低慢性心力衰竭患者的死亡率和入院风险。无论患者是否患有糖尿病，研究均证实SGLT2治疗慢性心力衰竭有效。然而，SGLT2抑制剂治疗ADHF的安全性和临床疗效尚不清楚。

（二）研究方法

1.受试者纳入标准　符合条件的患者为年龄≥18岁的男性或女性，因AHF住院，定义为以下所有情况。

（1）休息时或劳累时。

（2）充血迹象，胸部X线检查示水肿、肾炎或充血。

（3）BNP≥350pg/ml或NT-proBNP≥1400pg/ml（对于心房颤动患者：BNP≥500pg/ml或NT-proBNP≥2000pg/ml）。

（4）在筛查时用利尿药治疗。

需对患者的肾小球滤过率进行监测［基于慢性肾脏病流行病学协作公式肾小球滤过率应≥30ml/（min·1.73m^2）］。

2.受试者排除标准

（1）1型糖尿病。

（2）主要由非心脏原因引起的呼吸困难。

（3）心源性休克。

（4）随机分组前30d内具有ACS。

（5）在随机化前30d内计划或最近进行经皮或外科冠状动脉介入治疗。

（6）酮症酸中毒和（或）高渗性高血糖综合征（pH＞7.30和葡萄糖＞15mmol/L和HCO$_3^-$＞18mmol/L）。

（7）孕妇或哺乳期妇女。

（8）曾参与介入性研究。

（9）无法遵循后续程序。

（10）研究者认为可能会使患者处于危险中或影响研究结果，或研究者认为其不适合该研究。

3.试验方法　患者在就诊后24h内随机分组。获取患者知情同意后，将患者随机分配至一个治疗组，患者在基线评估后接受分配的治疗，包括评估心力衰竭体征和症状、视觉模拟量表（VAS）呼吸困难评分、生命体征、人口统计学及尿液和血浆样本。在随机分组后的4d内，每天按照方案评估患者，包括评估心力衰竭的体征和症状、生命体征、体重、实验室检查（包括第4天的NT-proBNP）、血浆和尿液样本及不良事件

（AE）。其中VAS呼吸困难评分、NT-proBNP、利尿反应在第4天评估。如果患者在第4天之前出院，则第4天在医院外评估。随机治疗持续第30天，进行研究访问和评估重复进行。对患者进行AE随访直到第60天。

（三）安全性评估终点

1. AE（一般）。

2. 导致治疗中断的AE。

3. 严重不良事件（SAE，可能包括次要终点）。

4. 包括肝损伤在内的特殊AE、肾功能恶化、代谢性酸中毒、酮症酸中毒和糖尿病性酮症酸中毒。

如果收缩压降至90mmHg以下或降至100mmHg以下并伴有低血压征兆/症状，或出现酮症酸中毒和（或）高渗性高血糖综合征征兆或血清肌酐升高＞50%，则应按方案终止随机治疗。

（四）安全性评估结果

在接受安慰剂或恩格列净治疗的受试者中，AE的发生率相似。随机分配为恩格列净治疗的患者与安慰剂组相比，心血管事件的发生率明显较低（9% vs. 17%，$P = 0.046$）。这主要是由于安慰剂组更频繁地发生心力衰竭恶化事件。使用恩格列净未发现尿路感染或其他不良反应。恩格列净组有8例SAE，而安慰剂组有11例（$P = 0.54$）。恩格列净组中有7例患者和安慰剂组中有5例患者因AE停药（$P = 0.36$）。特别关注不良事件的发生没有差异。恩格列净组4名患者（10%）和安慰剂组3名患者（8%）发生肾功能恶化（$P = 0.74$），安慰剂组1例2型糖尿病患者发生糖尿病酮症酸中毒。没有迹象表明恩格列净与更多的肾脏事件相关，因为肾/尿AE发生率相似，并且治疗组之间肾功能恶化或急性肾损伤的发生率也没有显著性差异（表3-2）。

表3-2　恩格列净安全性评估数据

不良事件	恩格列净（$n = 40$）	安慰剂（$n = 39$）	P值
总体	55	63	
心血管系统	9（23）	17（44）	0.046
呼吸道系统	3（8）	2（5）	0.67
胃肠道系统	6（15）	9（23）	0.36
精神系统	0（0）	1（3）	0.31
泌尿系统	15（38）	13（33）	0.70
生殖系统	0（0）	0（0）	不适用
新陈代谢	9（23）	9（23）	0.95
肌肉骨骼	5（13）	5（13）	0.97
血栓栓塞	1（3）	0（0）	不适用
传染性	1（3）	0（0）	0.32
其他	6（15）	7（18）	0.72

（五）安全性评估结论

与接收安慰剂治疗的患者相比，安全性和耐受性良好，AE较少。

（钟婉玲　钟国平）

第二节　抗脂代谢紊乱药物的早期临床试验安全性评估

一、高脂血症概述

脂代谢紊乱最常见的是高胆固醇血症。流行病学证据显示血清胆固醇水平特别是血清低密度脂蛋白（LDL）胆固醇和冠心病风险之间存在强相关性和因果关系，动脉粥样硬化的其他临床表现也与血浆LDL胆固醇水平相关；另外，临床试验也显示降低LDL水平的治疗可降低发生冠心病的风险。"血胆固醇正常"和"高胆固醇血症"之间分界线的确定是人为的。流行病学资料显示，胆固醇水平从非常低到"正常"及高水平的较大范围内都与冠心病的风险连续（可能非线性）相关。

治疗决策不仅基于胆固醇水平，还基于多种危险因素对心血管总体风险的影响。影响LDL胆固醇主要包括：①存在冠心病和其他临床形式的动脉粥样硬化；②糖尿病；③心血管危险因素的数量。

高胆固醇血症可独立存在，也可同时伴随其他的脂代谢紊乱，特别是高三酰甘油血症（"混合性高脂血症"）和低HDL胆固醇血症等。但脂代谢紊乱也包含单纯的高三酰甘油血症和（或）低HDL胆固醇血症。三酰甘油水平升高是独立的冠心病危险因素，但高三酰甘油的治疗策略视其升高原因及其严重程度而定。低高密度脂蛋白（HDL）胆固醇水平，不管是否与高三酰甘油结合，均是冠心病的一个强的独立危险因素，尽管其治疗目标还有待进一步阐明，但应引起临床医师的注意。虽然目前强调高胆固醇血症，但是对其他脂代谢紊乱也应予以注意。

二、相关指南

针对高脂血症的早期临床试验安全性评估，一般参考国家食品药品监督管理局发布的《治疗脂代谢紊乱药物临床研究指导原则》。本原则旨在为治疗脂代谢紊乱的药物临床研究提供指导，在研究中应同时参考其他相关的指导原则。

脂代谢紊乱指实验室检查的血脂水平异常，并据此进行分类，但这种分类并不能确切反映不同的基因和代谢缺陷，或相关临床疾病。血脂水平可能受其他临床情况的影响，如糖尿病、甲状腺疾病或肾病综合征，在这些情况下首先应治疗基础疾病，一旦这些疾病得到控制，应对血脂水平进行重新评估。

三、方案设计

（一）研究人群

评估新药治疗脂代谢紊乱的有效性时，其研究人群一般取决于药物预期治疗的脂代谢紊乱类型。评估新调脂药物的有效性或安全性研究主要在患有原发性高胆固醇血症和混合性高脂血症且胆固醇水平中度到重度升高的患者中进行。应当注意性别、人种和年龄的影响。若药物要求用于儿童和18岁以下的青少年时需要进行单独研究，否则不推荐用于该年龄组。应该包含一定数量的年龄大于65岁的受试者。

对于以临床结果评价为目标的试验，应根据心血管的总体风险选择受试人群，而不论是否存在冠状动脉疾病及其基线胆固醇水平。应当有足够数量动脉粥样硬化和（或）2型糖尿病的临床表现和（或）其他表现的患者以便分组统计分析。这些研究可能包含胆固醇水平处于分界线甚至正常的患者。

当申请特殊适应证时，家族性高胆固醇血症患者（杂合子突变和纯合子突变）一般应当根据临床、遗传和（或）功能性的标准在单独的临床试验中进行研究。这也适用于其他脂代谢紊乱类型，包括家族型异常β-脂蛋白血症和高乳糜微粒血症。

（二）设计策略

与其他用于心血管疾病药物的临床研究相比，用于脂代谢紊乱患者的新药研究原则上没有区别。

在筛选期后，研究随机分组前必须有一个膳食导入期。试验的入选标准和入选方法的可靠性应当经过验证，应该考虑到目标人群和检测准确性等因素。在研究单药治疗时，原有的调脂治疗应在该阶段开始时撤药，并需要充分的洗脱。应记录膳食供给、食品及运动习惯，并在整个试验期间维持不变。

1. 药效学研究　应当至少包含耐受性、作用时间和相关血流动力学参数的评估。进一步的研究需要根据药物作用机制和动物毒理学数据进行设计，如白内障的临床前期证据和肌病症状体征的发生。

2. 药代动力学研究　应当与药代动力学相关指导原则的要求相一致。调脂药物的研究应当特别注意与其他药物药代动力学的相互作用。在某些情况下，可能需要对亚群进行特定研究，以评估与疗效、安全性有关的遗传多态性的变异。对于半衰期较长的药物，需要特别注意其累积效应和总体接触情况。

3. 探索性研究　剂量探索研究一般应该遵循随机化、安慰剂对照、双盲的原则，且至少研究3种剂量以便建立临床有效的剂量范围及最佳剂量。大多数剂量探索研究，一般采用固定剂量的平行组设计方法。剂量组的设置应该能显示不同剂量之间调脂效应的差别。在老年人和高风险患者中，剂量调整方案应该清晰阐明。研究周期一般从4周到3个月。

四、观察指标与安全性评估标准

临床试验期间发生的所有不良事件必须完整记录，并分别分析不良事件/反应、脱落、治疗期间死亡病例及临床实验室检查结果。

基于药物作用机制及其他药物中所见的潜在安全性信号，特定靶器官安全性监测应当反映非临床和临床研究结果。特别注意以下方面。

（一）肝脏

应注意药物性肝炎的症状和体征，并常规检测ALT、胆红素和其他肝脏生化指标，并分别根据平均改变及数值大于1倍和大于3倍正常参考值上限的患者数量进行分析。除非是禁忌证，应当提交既往有肝损伤，特别是肝硬化患者的信息。

（二）肌肉

不同种类的调脂药物均被发现CK升高及肌肉相应症状。应当特别注意肌病的症状和体征。常规检测CK水平，并分别根据平均改变及数值＞1倍、＞3倍、＞5倍和＞10倍正常参考值上限的患者数量进行分析。由于严重肌病罕见，应考虑上市后监测CK水平和肌肉症状。

（三）肾脏

临床前数据已提示调脂药物对肾小管细胞存在肾毒性效应，因此临床试验中必须监测肾功能。

（四）死亡率和心血管发病率的长期效应

在短期、小样本的研究中，非心血管发病率和死亡率在研究间可能并不一致（即使是显示阴性效应时），因此要观察对死亡率和心血管发病率的长期效应。不同性别和年龄组足够多的患者群应持续暴露于药物至少一年（但最好更长时间）。患者人群应当代表了经常给予调脂药物的临床疾病，如糖尿病、缺血性心脏病和高血压。应当有充分的安全性数据以排除新药对死亡率的任何可疑不利影响。当药物属于新的作用机制时，这个要求可以获得特异相关性的结果。对来自临床项目的关于死亡率和心血管发病率的有效数据应当进行彻底分析，也应考虑临床前数据及来自其他相同类别或不同类别调脂药物的结果。一种新的调脂药物仅在对死亡率和发病率没有不利影响时才能注册。否则，将强制要求进行额外的研究来阐明药物对这些参数的影响。

五、安全性评估报告与案例分析

以"ALN-PCS（一种抑制PCSK9合成的小分子干扰RNA）在未经降脂治疗的胆固醇升高的健康志愿者中的安全性和有效性"为例。在该项早期临床试验中评估了ALN-PCS在未经降脂治疗的胆固醇升高的健康志愿者中的安全性。

（一）PCSK9抑制剂介绍

PCSK9是丝氨酸蛋白酶家族的成员，LDL颗粒与LDL受体在肝细胞表面结合，LDL被转运至体内随后被清除。受体返回至肝细胞表面。PCSK9是一种肝源性分泌蛋白，它与LDLR的胞外区结合，在胞内，PCSK9降解LDL受体。ALN-PCS抑制了LDL受体返回至肝细胞表面循环。

（二）研究设计与受试者

1.受试者标准　　该项试验为随机、单盲、安慰剂对照的Ⅰ期临床试验。受试者为18～65岁健康成年人，其中LDL胆固醇＞3.00mmol/L。入选的标准为在筛选的前30d未接受降脂治疗，空腹三酰甘油浓度为2.8mmol/L或更低。排除标准为体重指数＞35kg/m²，在筛选前4周内使用已知会影响血脂的膳食补充剂及在筛选前4周内改变运动方式。

2.设计方案　给药前3d，所有受试者接受标准饮食，旨在满足所需的营养要求，促进健康和预防出现与饮食相关的疾病。

给药前一天晚上和早上，所有受试者口服皮质类固醇、组胺受体（H_1和H_2）拮抗剂和对乙酰氨基酚，以减少与输注相关的反应，即参与者接受地塞米松（给药前一天晚上8mg，开始输注ALN-PCS或安慰剂60min前服用20mg）和对乙酰氨基酚（给药前一天晚上口服500mg，开始输注ALN-PCS 30～60min前再次服用）。

在给药前一天晚上，口服H_2受体拮抗剂（雷尼替丁150mg或法莫替丁20mg）和H_1受体拮抗剂（10mg西替利嗪），并在输注开始前30～60min再次口服。

向所有参与者单次静脉注射1h的ALN-PCS或安慰剂（生理盐水）。试验评估6种不同剂量的ALN-PCS（0.015mg/kg、0.045mg/kg、0.090mg/kg、0.150mg/kg、0.250mg/kg和0.400mg/kg）。每个剂量组均由4名受试者组成，这些受试者以ALN-PCS治疗与安慰剂为3∶1的比例随机分配。4名参与者的另外两个队列（以相同比例随机分配）分别接受0.250mg/kg和0.400mg/kg剂量的ALN-PCS（或安慰剂）。在安全性审查委员会对所有安全信息进行审查后，剂量逐步增加。

在给药后的180d内，对受试者在预设的各时间点进行随访，主要包括：治疗紧急不良事件的评估、12导联心电图仪（ECG）、Ⅱ导联心电图监测、动脉血氧饱和度（SaO_2）、脉搏血氧饱和度、生命体征（血压、脉搏、口腔体温和呼吸频率）及临床实验室检测（血液学、血清化学、凝血参数、尿液分析、细胞因子、补体激活片段及肌钙蛋白等）。

分析α干扰素、γ干扰素、白细胞介素（IL）-6、IL-12、肿瘤坏死因子α（TNF-α）、IL-1β、IL-1受体拮抗剂、粒细胞集落刺激因子和趋化因子配体10的浓度。

主要终点是安全性和耐受性。通过不良事件的发生频率和严重程度评估安全性，包括协议定义的停止规则。不良事件用监管活动医学词典（Medical Dictionary for Regulatory Activities，MedDRA）（版本14.1）进行编码。

（三）安全性评估终点

安全终点包括：

（1）不良事件（一般）。

（2）导致治疗中断的不良事件。

（3）严重不良事件（可能包括次要终点）。

（4）实验室异常值。

（5）生命体征。

（6）心电图参数。

（四）安全性评估结果

ALN-PCS安全且耐受性良好。在接受ALN-PCS的任何参与者中均未发生与药物相关的严重不良事件。在研究期间，给予0.045mg/kg剂量的受试者发生了一项严重不良事件，该受试者在研究的第3天被诊断出双侧肺栓塞和深静脉血栓形成。该患者3个月前有类似的胸痛发作病史，并且由研究者和安全性审查委员会确定，该事件与研究药物无关。该患者在服药前有大腿疼痛症状（参与者在研究筛选评估中未发现这两种症状），以及超声证据表明侧支循环通路规避了腿部深静脉血栓形成，这提示了慢性疾病过程。

接受ALN-PCS的参与者和接受安慰剂的参与者发生轻度黄斑、红斑性皮疹的频率相同。皮疹为短暂性皮疹，发生于治疗后的第1天，无症状，无疼痛或瘙痒。在任何实验室指标中，包括肝功能试验、肌酸激酶、C反应蛋白和血液学指标，均没有临床上显著的剂量依赖性变化。所测量的9种细胞因子的浓度均未发生临床剂量依赖性变化。在6个月的随访期内没有临床上重要的安全性发现（表3-3）。

表3-3　AMG145不良事件

	ALN-PCS剂量组						ALN-PCS（所有剂量）（$n=24$）	安慰剂（$n=8$）
	0.015mg/kg（$n=3$）	0.045mg/kg（$n=3$）	0.090mg/kg（$n=3$）	0.150mg/kg（$n=3$）	0.250mg/kg（$n=6$）	0.400mg/kg（$n=6$）		
皮疹	1	1	0	0	4	6	12	4
头痛	1	1	2	0	0	1	5	2
打喷嚏	2	0	0	0	0	2	4	2
感冒症状	0	1	0	2	1	0	4	1
感觉异常	1	0	0	0	0	2	3	0
多尿或排尿困难	1	0	0	0	0	1	2	1
输液部位血肿	0	0	0	1	0	0	1	1

（五）安全性评估结论

ALN-PCS具有良好的耐受性，治疗组和安慰组均出现轻中度治疗紧急不良事件。虽然有些参与者出现皮疹，但是较轻微，可自行消退，并且皮疹在安慰组和ALN-PCS组中出现的频率相同，两组皮疹在外观和性质上相同，可能是所有参与者预先服用药物的结果。

随着ALN-PCS剂量的增加，两组间报告的皮疹频率基本一致。同时临床上肝功能测试、肌钙蛋白和炎症标志物（如细胞因子和C反应蛋白）没有明显的变化。尽管这些安全性发现鼓舞人心，但是需要更多大型多剂量的临床试验来确认ALN-PCS的安全性和耐受性。

（钟婉玲　钟国平）

第三节　抗高血压药物早期临床试验安全性评估

一、高血压概述

高血压是严重危害人类健康的常见心血管疾病。《中国高血压基层管理指南》规定在未使用抗高血压药的情况下，非同日3次测量血压，收缩压（SBP）≥140mmHg和（或）舒张压（DBP）≥90mmHg即可诊断为高血压。高血压患者中，绝大多数原因未明，称为原发性高血压；继发性高血压仅占10%左右。高血压的最大危害是导致心、脑、肾等重要器官的严重病变，包括脑血管意外、心肌梗死、心功能不全、肾功能不全或外周血管供血不足。现用的抗高血压药物有肾素－血管紧张素系统抑制药、钙通道阻滞药、交感神经抑制药、利尿药和血管扩张药。

二、国际指南相关介绍

针对高血压的早期临床试验安全性评估，参考了ICH《抗高血压新药临床评价原则》（E12A）、《EMA高血压临床研究指南》。

（一）《抗高血压新药临床评价原则》

本文件规定了抗高血压新药临床评价的一般原则。文中描述的评价抗高血压药物的核心原则为ICH三方区域所接受，但存在某些地区性差异，这些差异今后可能会统一。目前尤为重要的是，应参考现有的地区性指导原则，并在必要时与当地监管机构就特殊要求进行讨论。本文件应与相关的ICH指导原则一同使用。

E1：临床安全性评价时的人群暴露程度

E2：药物警戒性

E3：临床研究报告的结构和内容

E4：支持药物注册的量效关系信息

E5：影响外国临床资料接受的种族因素

E6：GCP指导原则

E7：支持特殊人群的研究：老年人用药

E8：临床试验的一般考虑

E9：临床试验的统计原则

E10：临床试验中对照组的选择

E11：儿科医药产品的临床研究

（二）《EMA颁布的高血压临床研究指南》

本指南为高血压药物的临床研究提供指导，并为收集长期安全性，特别是心血管安全数据方面提供了全面的指导，并且阐述了评估高血压疗效的方法。

三、方案设计

（一）研究人群

抗高血压新药研究应纳入各种程度的原发性高血压患者。其中，大多数受试者预期为轻中度高血压患者。参与研究的患者最好同时患有收缩期高血压和舒张期高血压。此外，更多重度高血压患者也应纳入研究。患有相关伴随疾病（如糖尿病和冠心病）的患者应参与研究，除非他们所服用的药物会干扰研究（如心力衰竭标准治疗通常要求患者服用一种或几种影响血压的药物，而这些药物在药理作用上可能与研究药物相似）。

一般情况下，除非是极短期的试验，存在高血压继发性靶器官损伤的患者不应纳入安慰剂对照临床试验，但这部分患者可纳入阳性药对照临床试验。研究应包括来自多个相关人口统计学特征子集的患者，包括男性和女性、与地区相关的人种/种族群体、青年和老年。高龄老年（年龄＞75岁）和虚弱的老年患者也应纳入。通常，相同的研究应包括全部的人口子集，而不是仅在子集中进行研究。这便于在相同的试验条件下进行亚组之间的比较。但病情严重的亚组例外，因为针对疾病的不同严重程度，采用的试验设计可能不同。如果要申请药物在某些特定人群中的适应证，如继发性高血压、单纯收缩期高血压、妊娠高血压和儿童高血压患者，则应分别进行研究。

（二）设计策略

抗高血压药疗效评价研究的主要终点指标，是给药间隔末期（谷浓度）的血压与未给药时的基础血压的绝对变化值，同对照组绝对变化值之间的比较。同时，也可按预先定义的反应标准作为次要终点指标来评价疗效。通常，研究结束时药物对血压的影响是主要研究终点，但药物起效时间也很有意义，在一些研究中将其定义为每周或每两周测得的对药物谷浓度的反应。药物对血压的影响和量效关系应通过短期研究（4～12周）来描述，这种短期研究可采用安慰剂对照。同时，也应进行长期研究（≥6个月），从而明确药物的长期有效性及停药反应。

因为存在以下原因，如血压读数容易存在系统误差（偏倚）、血压的自发性变化可能很大，以及阳性药的作用通常很小（与安慰剂相比，舒张压的常见变化为4～5mmHg），所以研究有必要在盲态下开展，并应包括安慰剂对照组（见ICH E10）。通常，短期研究应采用安慰剂对照设计。此外，强烈推荐开展量效关系研究，以及同时包括阳性药对照组和安慰剂对照组的研究。证明有效性可采用不同设计类型的随机、对照的短期研究如下。

1.单一固定剂量vs.安慰剂。

2.选择性剂量调整（根据反应）vs.安慰剂。

3.强制性剂量调整vs.安慰剂。

4.固定剂量，量效反应关系vs.安慰剂（可采用强制性剂量调整，来达到随机分配的固定维持剂量）。

上述任一试验设计，均包括阳性药对照组。

常通过采用阳性药对照的长期研究（也是评估长期用药安全性所必需）来观察有效性。最好在给药末期开展安慰剂对照的随机停药研究，以评估检测方法的灵敏性（见ICH E10），并评价可能的停药反应。另一种可用于检测方法灵敏性的阳性药对照的长期试验，在开始时将患者随机分为3组（试验药组、阳性药对照组和安慰剂组），但安慰剂通常只使用较短时间（如1个月）。长期开放性暴露后，进行安慰剂对照的随机停药研究也能显示药物的长期疗效。

近年来常采用动态血压监测（ABPM）研究（可包括量效反应研究部分和一个阳性药对照组）来评估药物在整个给药期间的作用，也可以采用测定血压近似峰值和谷值（给药前）的研究。在不同的地区可能还有不同的特殊要求。亦可采用家庭自动电子血压计进行血压测定以获得额外的信息，但是电子血压计应经过验证。如果血压的峰效应和谷效应明显不同，则应开展缩短给药间隔的研究。同时，应对谷/峰比值进行评价。

虽然建议采用严格的标准（如去掉安慰剂效应的谷/峰比值≥50%），但对这些比值的解释仍存在较大弹性空间。原则上应主要关注，既要在给药间隔末充分控制血压，又要在所预期的较长给药间隔内（如对于短效药物，声称可做到每日给药一次），没有过度降低峰值血压。

此外，应根据血压测定时间、患者体位和特定的测定程序，对血压的测定条件进行充分描述和标准化。

抗高血压药物的临床研究与其他心血管活性药物的研究没有本质区别。目前正在接受抗高血压治疗的患者在清洗期间停止所有的治疗。清洗所需要的时间取决于所用药物的半衰期及血压恢复到预处理水平所需要的时间。这是可变的，但可能需要几周到几个月的时间。血压读数显著升高的患者可能需要持续的基础抗高血压药治疗，从而使得附加设计合理。

只有在基线血压稳定的情况下，才能将研究药物分配给受试者。在开始一种新的抗高血压药物临床试验之前，至少需要2周，有时甚至长达4周的磨合期，延长磨合期是必要的，以避免回归均值现象而产生偏差。

1.药代动力学研究　应对老年人进行特殊的药代动力学研究，并且要根据消除途径对不同程度的肾功能不全和（或）肝功能不全患者进行研究。

2.探索性治疗研究　建立临床有效剂量和最佳剂量，为关键研究选定的剂量时间表必须根据对目标人群中的剂量调查研究结果来设计。一种新的抗高血压药物的剂量反应研究结果应当提供强有力的证据，证明与安慰剂相比，每一推荐剂量的有效性。同样需要证明每种剂量的附加作用。

剂量反应研究最好是平行群体研究，经过2周（最好是4周）的磨合期，与参比制剂的比较研究是双盲与随机研究。剂量应该按照方案中的剂量规则增加，并且在每个剂量的水平上，治疗的持续时间要足够长，以估计各自剂量的效果。在一些研究中应当选择固定剂量的平行组设计，而不是逐渐增加剂量。这种研究用药可以单一疗法给药，也可以与基础疗法联合使用。

四、观察指标与安全性评估标准

ICH E1建议，对于长期用药，1500名（其中300～600名患者观察6个月，100名患者观察1年）患者的数据量通常足够。但是也正如该指导原则所言，若准备使用抗高血压药物的无症状性高血压人群大量、长期用药，则该样本量太少。除了常用的安全性评估指标外，还应关注血压的过度下降（低血压），特别是发生在站立时的直立性低血压及反弹现象。基于特定药物及其他观察值，研究药物对心脏节律、心脏传导、冠脉窃血、心血管疾病危险因子（如血糖、血脂）及靶器官损伤等产生的作用都具有价值。

应努力全面评估所研究药物类别特有的潜在不良反应。在临床试验的过程中，所有的不良事件均应记录在案，并分析不良事件/反应、治疗期间的死亡和临床实验室检查结果。

在临床研究中，检测和评估潜在不良事件的总体计划应包括研究的规模和持续时间的合理性，以及检测安全信号的可能性。总体计划应该在临床研究的早期预期设计阶段，最好是在第二阶段研究之前，就考虑到安全药理学的关键要素，以及关注来自非临床研究的毒理学研究结果。

（一）与作用机制有关的特殊效应

应努力捕捉潜在不良事件的特点。与作用机制有关的特殊效应，可能有以下影响。

1.低血压　可能是有症状或无症状，应特别注意与跌倒及首剂量有关的现象，特别是在开始治疗或增加剂量时。

2.反弹性　高血压戒断现象，特别要注意反弹性高血压。

3.对心律的影响　如促心律失常作用及冲动传导作用，根据药物的特殊药效学性质，在整个研究过程中应频繁地进行心率、心电图和动态心电图的检测。

4.促缺血效应　冠状动脉扩张引起的冠状动脉血流增加，加上潜在的低血压效应，可能导致心绞痛和心肌梗死。如果怀疑有这种现象发生，需要进行具体研究。

5.损伤靶器官　应当提交有关血液生化、尿液分析及一般实验室检查的数据。亦可研究部分器官系统（特别是肾脏、心脏和大脑）的局部血流改变。同时应当注意对眼部器官的检查。另外还需重视对认知系统及神经系统的影响（如头晕、视物模糊、晕厥和短暂性脑缺血发作），尤其是老年人。

6.对伴随疾病的影响　伴随疾病包括糖尿病、肝功能受损、冠状动脉疾病、心力衰竭、脑血管疾病及罕见的外周动脉阻塞性疾病。当提出具体要求时，需要对伴随疾病的高血压患者进行研究。从安全性的角度而言，需要保证新药对其他病症不会产生重大的不良事件或有害影响。

7.对伴随危险因素的影响　由于伴随的危险因素通常同时存在，应当特别注意评估对血糖及脂质代谢的影响。

（二）心血管安全

药物开发方案应包括所有相关的临床和非临床数据，以充分突出心血管安全的概况。

五、安全性评估报告与案例分析

以"艾沙利酮（CS-3150）治疗原发性高血压的功效和安全性：一项随机、安慰剂对照、双盲研究的Ⅱ期研究"为例。

（一）CS-3150介绍

艾沙利酮（CS-3150）是一种新的口服、非甾体类、选择性M受体阻断剂，可以用于治疗心血管疾病和肾脏疾病。在临床前研究中，艾沙利酮抑制血压升高，对醋酸去氧皮质酮/盐诱发的高血压大鼠和Dahl盐敏感性高血压大鼠的心脏和肾脏具有附加的保护作用。在一项Ⅰ期研究中，日本健康受试者在单剂量和多剂量治疗后证实了艾沙利酮的耐受性。因此，该临床试验旨在评估艾沙利酮的抗高血压功效和安全性，并确定降低日本原发性高血压患者血压的最佳剂量。

（二）研究设计与受试者

1.受试者纳入标准和排除标准

（1）患者符合入组条件如下所述。

1）知情同意时年龄≥20岁。

2）坐位收缩压（SBP，140mmHg≤SBP＜180mmHg），舒张压（DBP，90mmHg≤DBP＜110mmHg）。

3）24h动态血压监测［ABPM≥130/80mmHg］。

（2）主要排除标准如下所述。

1）继发性高血压或恶性高血压。

2）糖尿病伴蛋白尿。

3）血清K^+水平＜3.5mmol/L或血清K^+水平≥5.1mmol/L。

4）肌酐调整后的肾小球滤过率估计值［eGFR＜60ml/（min·1.73m²）］。

2.设计方案　所有患者均经过4周的筛选期，以消除先前治疗的影响。在此期间，患者每天早餐后口服两次安慰剂片剂。

然后通过基线坐位收缩压（SBP＜160mmHg，SBP≥160mmHg）分层将符合条件的患者以1∶1∶1∶1∶1的比例随机分配至以下治疗组：1.25mg/d CS-3150（1片1.25mg CS-3150和1片安慰剂）、2.5mg/d CS-3150（两片1.25mg CS-3150）、5mg/d CS-3150（两片2.5mg CS-3150）、依普利酮或安慰剂（两片安慰剂），持续12周。

撤药的标准：高钾血症的存在，定义为两次连续测量中血清K^+≥5.5mmol/L。持续一段时间SBP＜90mmHg和DBP＜50mmHg；持续SBP≥180mmHg和DBP≥110mmHg；eGFR＜45ml/（min·1.73m²）。这些标准由研究者或子研究者判断，以确定患者是否要中止治疗。

（三）安全性评估终点

安全终点包括：①不良事件（一般）；②导致治疗中断的不良事件；③严重不良事件（可能包括次要终点）。

安全性变量包括不良事件（AE）、临床实验室测试（血液学和血清生物化学）、生命体征（血压、ABPM）、体重、12导联心电图和血清K^+与基线的比较。在治疗期间，在测量基线时期及第4、8和12周进行临床实验室测试和12导联心电图测量。在测量基线的时期及访视的第1、2、4、6、8、10、12周和第12周后的第二天测量生命体征（ABPM除外）。在基线和访视第12周后的第二天测量体重。另外，在治疗结束后的第1、2、4、6、8、10和12周测量血清K^+。

（四）安全性评估结果

安全性分析显示，不良事件的发生率：服用安慰剂的患者为46.0%（40/87）、CS-3150 1.25mg/d组为30.1%（25/83），CS-3150 2.5mg/d组为40.5，观察到的不良事件发生率无显著性差异。确定所有不良事件的严重程度为轻度或中度。在任何治疗组中，最常见的不良事件（发生率≥3.0%）为鼻咽炎、上呼吸道炎症、咽炎、头痛、血液K^+增加、血尿酸升高、三酰甘油增多、eGFR降低、背痛、血肌酸激酶升高及肌肉骨骼僵硬。此外，没有发生与性激素有关的不良事件。

在治疗期间，3名患者发生了严重不良事件，但其中只有1名患者（急诊高血压）来自CS-3150治疗组（1.25mg/d）。该患者已退出研究，排除了与研究药物之间的因果关系。但是，由于药物相关的不良事件（腹泻），有1名患者从依普利酮组退出。该患者没有观察到生命体征或体重的显著变化。

血清K⁺的基线变化随所注射的CS-3150剂量的增加而增加。血清K⁺在第1和第2周增加至最高值，然后在研究过程中达到稳定状态，并略有下降。在连续两次测量中观察到的高钾血症被定义为血清K⁺水平≥6.0mmol/L或≥5.5mmol/L，连续两次测量中观察到一名接受CS-3150 5mg/d治疗的患者（血清K⁺：基线为4.4mmol/L，第12周测量基线为6.0mmol/L），但是第2天迅速恢复到4.7mmol/L。没有患者因血清K⁺水平升高而退出研究。

在1.25mg/d、2.5mg/d和5mg/d的CS-3150组中，第12周eGFR的基线平均值（SD）变 化 分 别 为 -2.31（6.85）、-3.69（7.98）和-6.36（8.08）ml/（min·1.73m²）。相 比之下，安慰剂组和依普利酮组在第12周时eGFR的基线平均值（SD）变化分别为0.06（6.05）和-2.11（6.35）ml/（min·1.73m²）（表3-4）。

表3-4　不良事件（安全性分析集）

	安慰剂 $n=87$	CS-3150 1.25mg/d $n=83$	CS-3150 2.5mg/d $n=83$	CS-3150 5mg/d $n=83$	依普利酮 50～100mg/d $n=84$	所有人 $n=426$
任何不良事件	40（46.0）	25（30.1）	34（40.5）	32（36.4）	31（36.9）	162（38.0）
任何严重不良事件	2（2.3）	1（1.2）	0（0.0）	0（0.0）	0（0.0）	3（0.7）
任何与药物相关的不良事件	8（9.2）	8（9.6）	7（8.3）	12（13.6）	7（8.3）	42（9.9）
任何与毒品有关的严重不良事件	0（0.0）	0（0.0）	0（0.0）	0（0.0）	0（0.0）	0（0.0）
因与药物相关的不良事件而中止 　研究的患者人数	0（0.0）	0（0.0）	0（0.0）	0（0.0）	1（1.2）	1（0.2）
任何组中≥3%的患者发生不良事件						
鼻咽炎	7（8.0）	4（4.8）	6（7.1）	6（6.8）	7（8.3）	30（7.0）
上呼吸道炎症	4（4.6）	3（3.6）	4（4.8）	5（5.7）	2（2.4）	18（4.2）
咽炎	2（2.3）	3（3.6）	5（6.0）	1（1.1）	2（2.4）	13（3.1）
头痛	2（2.3）	1（1.2）	6（7.1）	0（0.0）	2（2.4）	11（2.6）
背痛	3（3.4）	1（1.2）	1（1.2）	1（1.1）	0（0.0）	6（1.4）
肌肉骨骼僵硬	0（0.0）	0（0.0）	3（3.6）	0（0.0）	0（0.0）	3（0.7）
血肌酸激酶升高	3（3.4）	0（0.0）	1（1.2）	0（0.0）	0（0.0）	4（0.9）
血K⁺增加	2（2.3）	0（0.0）	3（3.6）	3（3.4）	1（1.2）	9（2.1）
血尿酸升高	1（1.1）	2（2.4）	1（1.2）	3（3.4）	1（1.2）	8（1.9）
血液三酰甘油增多	0（0.0）	2（2.4）	2（2.4）	0（0.0）	3（3.6）	7（1.6）
eGFR下降	1（1.1）	3（3.6）	0（0.0）	3（3.4）	0（0.0）	7（1.6）

（五）安全性评估结论

先前的非临床研究显示，CS对糖皮质激素、孕酮或雄激素受体无激动或拮抗效应。目前的临床研究支持这一结论，该临床试验不存在性激素相关的不良事件。

在这项研究中，与安慰剂相比，血清K^+水平升高的风险没有明显差异。尽管血清K^+的变化通常随CS剂量的增加而增加，并在治疗的第1周或第2周达到最大值，但这种增加一直持续到第12周。所有患者的平均（SD）基线血清K^+水平患者为4.11mEq/L，在整个研究过程中保持稳定，对于1.25mg/d、2.5mg/d和5mg/d的最大平均（SD）差异为0.21（0.31）mEq/L、0.27（0.26）mEq/L和0.33（0.31）mEq/L。在大多数患者中，血清K^+浓度未达到≥5.5mEq/L。5mg/d组仅在1名患者中发现高钾血症，但是短暂的，无须进一步治疗即可康复。

（钟婉玲　钟国平）

第四章

呼吸系统药物早期临床试验安全性评估

第一节 概　　述

目前，中国已成为全球医药创新与实践的重要阵地，且在2020年上半年在中国开展的临床试验数量首次超越美国，其中呼吸系统相关临床试验居于榜首，成为我国医药创新产业的风向标。

经口吸入制剂（orally inhaled drug product，OIDP）是指经口腔吸入使药物到达呼吸道和（或）肺脏以发挥药效的制剂，其主要应用于慢性阻塞性肺疾病、支气管哮喘等呼吸系统疾病，具有起效迅速、使用方便、不良反应较少等优势。现如今，我国吸入制剂的市场规模巨大，但我国市场大部分为原研进口产品，为扭转此现状，我国医药研发机构及企业在吸入制剂领域深耕数年，逐渐开发出多种原研药及仿制药，因此国内吸入制剂的早期临床试验亦不断增多。

与原研药（参比制剂）的一致性是仿制药研发的核心任务，目前一般采用药学研究及人体生物等效性研究进行一致性评价。但对于境外已上市但在国内尚未上市的药物，由于难以获得其完整的临床试验数据，且其试验数据是否适用于中国人群均有待考究，因此在国家药品监督管理局药品审评中心（CDE）发布的《境外已上市境内未上市药品临床技术要求》（2020年第29号）中指出，需开展必要的临床试验以支持仿制药用于中国患者的安全性和有效性评价。这类临床试验被称为"以支持中国患者的安全性和有效性评价"为目的的注册临床试验（以下简称"试验"）。

由于吸入制剂的特殊性，CDE于2020年发布《经口吸入制剂仿制药生物等效性研究指导原则》（2020年第49号），但并未涵盖对于境外已上市境内未上市药品的技术要求，因此CDE在2021年发布《境外已上市境内未上市经口吸入制剂仿制药临床试验技术指导原则（试行）》（2021年第45号，以下简称《技术指导原则》），以规范此类药物的临床试验工作。据此，本节将在《技术指导原则》的基础上，对此类药物的早期临床试验进行介绍。

一、吸入制剂"试验"的特殊性

与常规的早期临床试验相比，吸入制剂"试验"具有一定的特殊性，主要体现在以下几方面。

1.具有相同剂量、组分的吸入制剂由于装置不同、内部压力不同、药物状态不同、触发方式不同，活性成分进入人体的剂量、呼吸道部位不同，从而在安全性与有效性上产生差异。

2.由于受试者的肺活量不同、对用药教育的理解程度不一致等人为因素，在吸入制剂"试验"中，无法如常规临床试验一样对受试者的用药剂量做到精准定量，而吸入剂量的不一致导致其与原研药在试验数据上的偏差。

二、吸入制剂"试验"的评价原则

境外已上市境内未上市经口吸入制剂仿制药的临床试验，首先应遵循仿制药研究与评价的一般原则，即应开展药学研究与生物等效性研究；然后再根据同组分药物在国内外的临床试验数据，以及同组分不同剂型药物间的剂量-暴露量-效应关系，对此种仿制药对我国人群的获益与风险进行评估，以此来判断是否需要开展以安全性及有效性评价为目的的临床试验。若已有客观资料或数据充分表明该药在我国人群中获益大于风险，可不开展安全性与有效性试验；若资料、数据不充分，则需开展此类"试验"。

通常，可不开展安全性与有效性试验的仿制药需满足以下条件。

1.境内已有相同活性成分的吸入制剂上市。

2.仿制药申报的适应证与已上市药物一致。

3.已上市药物在此适应证上的获益及风险特征明确。

4.仿制药与已上市药物之间具有充分的证据支持"剂量-暴露量-效应关系"。

5.仿制药与参比制剂在药学研究及生物等效性研究方面达到一致性评价标准。

三、吸入制剂"试验"的设计原则

吸入制剂"试验"一般设计为随机、盲法、阳性药平行对照试验，研究人群选择与申报的适应证一致的境内患者人群，阳性药一般选择与申报适应证相同的、剂型相同的进口原研药，若无法获得进口原研药而选择其他对照方式，则应提供合理依据。研究剂量方面，应覆盖临床常用剂量及最高剂量。若申报的仿制药有多种规格，则应根据患者病程、使用方法等因素考虑是否需要各规格均开展"试验"。

四、境外原研药临床数据的使用原则

在仿制药申报前，需充分调研在境内是否有相同活性成分的吸入制剂已上市，已上市药物是否有充分的数据支持"剂量-暴露量-效应关系"，以评估是否需要开展安全性与有效性临床试验。此外，在吸入制剂这一热门领域，常出现多家医药企业同时申报同一种仿制药的情况，若原研药无专利保护、数据保护的限制，则应将仿制药的审评原则保持一致。

五、特殊人群（儿童）吸入制剂早期临床试验的难点

（一）难点

与成年人相比，儿童吸入制剂的早期临床试验存在更多挑战，这主要体现在如下几方面。

1.目前专用于儿童的吸入制剂较少，剂量、疗程等数据较少。

2.儿童使用吸入制剂的操作准确性较难保证。

3.儿童临床试验在伦理学上的考虑较为特殊。

4.儿童吸入制剂临床试验的评价原则和技术要求尚未统一。

5.儿童与成年人在呼吸系统的解剖结构和功能方面均具有显著差异。

6.儿童受试者因不断生长发育，其呼吸系统状态也不断改变。

（二）解决措施

为了解决以上难题，我国进行了积极的探索与尝试，并提出了成人试验数据外推至儿童、真实世界研究、群体药代动力学等有效解决措施。具体措施如下。

1.群体药代动力学　国家食品药品监督管理总局于2014年发布《儿科人群药代动力学研究技术指导原则》（食药监药化管〔2014〕103号），提出了群体药代动力学（population pharmacokinetics，PPK）新方法，与传统药代动力学相比，该方法可大幅度降低对受试者的采血频次与采血量，从而提高儿童受试者的依从性，更适合儿童临床试验，该方法的提出对于特殊人群的药代动力学研究具有重要意义。

2.伦理学考虑　原国家食品药品监督管理总局于2017年发布《成人用药数据外推至儿科人群的技术指导原则》（2017年第79号），指出可以通过新技术和新方法，尽可能减少药物临床试验中儿童受试者的数量，最大限度利用已有的成人试验数据外推至儿童，从而丰富和完善儿童的用药信息。

3.真实世界研究　国家药品监督管理局药品审评中心于2020年发布《真实世界研究支持儿童药物研发与审评的技术指导原则（试行）》，其中以丙酸氟替卡松吸入气雾剂为例，介绍了儿童吸入制剂的真实世界研究的主要内容。

六、小结

综上所述，呼吸系统吸入制剂的早期临床试验较为特殊、复杂，研究者需在以上提出的关键节点进行充分的调研与设计，使临床试验符合《经口吸入制剂仿制药生物等效性研究指导原则》的要求与逻辑，提高药物开发的合理性和必要性。对于境外已上市境内未上市的药物仿制过程中，应在开展药学研究和生物等效性研究的基础上，按需开展安全性及有效性临床试验，从而保证我国人群用药的安全、有效。

（续　畅　王兴河）

第二节　吸入制剂药物临床试验安全性评估

一、呼吸系统生理解剖及肺部给药系统概述

（一）呼吸系统的生理解剖及功能

呼吸系统由呼吸道和肺组成。呼吸道是气体进出肺的通道，以环状软骨为界分为上呼吸道和下呼吸道。上呼吸道由鼻、咽、喉组成，下呼吸道由气管和支气管及其在肺内的分支组成。呼吸道不断分支，气道数目增多，口径减小，总横截面积增大，管壁变薄。气管首先分成左、右主支气管，再分为叶支气管，然后是段支气管，直至终末细支

气管，即不含肺泡的最小气道，从气管到肺泡囊共分支23级。呼吸道是气体传导的通道，具有对吸入气体进行加温、加湿、过滤和清洁的作用，还可引起防御性呼吸反射（咳嗽反射和喷嚏反射）等保护作用。肺泡数量多，且周围包绕着丰富的毛细血管，肺泡壁和毛细血管壁都是由一层上皮细胞构成的，利于气体交换。

呼吸系统的主要功能是从外界环境摄取机体新陈代谢所需要的O_2，并向外界排出代谢所产生的CO_2。呼吸是机体与外界环境之间的气体交换过程，全过程包括3个环节：①外呼吸，是指肺毛细血管血液与外界环境之间的气体交换过程，包括肺通气和肺换气两个过程，前者是指肺泡与外界环境之间的气体交换过程，后者则为肺泡与肺毛细血管血液之间的气体交换过程；②气体运输，是指O_2和CO_2在血液中的运输；③内呼吸，是指组织细胞与组织毛细血管之间的气体交换及组织细胞内的氧化代谢过程，其中组织细胞与组织毛细血管之间的气体交换过程也称组织换气。这3个环节是相互衔接且同时进行的（图4-1）。

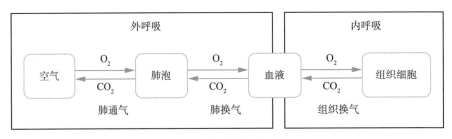

图4-1 内呼吸和外呼吸

气体交换（肺换气）发生的场所为血-气屏障（呼吸膜）。气体交换通过呼吸膜以弥散的方式进行。肺进行有效气体交换的结构基础：①肺泡数量多、吸收面积大，正常人约有7亿个肺泡，总面积达50～100m^2；②肺泡外面包绕着丰富的毛细血管网，几乎覆盖全部的肺泡壁，血流量丰富；③气体从肺泡向血液弥散，要依次经过含有肺表面活性物质的液体分子层、肺泡上皮、肺泡上皮基底膜、肺泡上皮基底膜与毛细血管基底膜之间的间隙、毛细血管基底膜、毛细血管内皮6层结构，合称为呼吸膜。呼吸膜非常薄，平均厚度不到1μm（大部分0.2～0.3μm），有很高的通透性，故气体交换十分迅速。

另外，肺部的生物代谢酶种类少，分布集中，生物活性低，从而减少对蛋白质的水解，使得蛋白质和多肽易通过肺泡表面被快速吸收；肺部给药可以免去肝脏首过效应；与口服给药相比，经呼吸道给药，药物可直接进入肺部，提高其生物利用度。呼吸系统的这些生理特点，都使肺部给药系统具有独特的优势。

（二）呼吸系统的生理学屏障

气道的过滤和清洁作用可以保护其黏膜层免受污染物和病原体的侵害，可以分为物理屏障和免疫清除屏障。

物理屏障包括：①上呼吸道。鼻毛可以阻挡较大颗粒进入，鼻甲的形状使许多颗粒直接撞击在黏膜或因重力而沉积在黏膜上。直径大于10μm的颗粒几乎完全从鼻腔空气中被清除掉。②下呼吸道管壁黏膜有分泌黏液的杯状细胞和纤毛上皮细胞，杯状细胞分泌的黏液覆盖在纤毛上，纤毛有力、协调、有节奏地摆动，将黏液层和附着于其上的颗粒移动至咽喉部位，被吞咽或咳出。健康成人每天能产生10～100ml的气道分泌物，其裹挟有大量经气道吸入的有害物质和病原微生物，通过气道黏液纤毛摆动和咳嗽反射将其清除，防止堵塞和避免感染。

　　免疫清除机制是指肺部驻留的先天免疫细胞，识别清除组织中的外来颗粒。肺的主要免疫细胞是巨噬细胞，其是专门的吞噬细胞，可将外来颗粒内化并在充满溶菌酶的囊泡内消化，并运送到黏液纤毛扶梯的下入口或淋巴系统进行清除。因此，气道结构对颗粒沉积的影响是吸入制剂设计中的一个重要因素，可有效地将治疗剂量递送到目标部位。合理的肺吸入制剂应尽量规避清除以发挥最大药效。

（三）呼吸动力学

　　吸入治疗时，药物经口、咽、喉进入气管、支气管、外周小气道及肺泡。从气管到肺泡共分为23级，随着分级增加，支气管的分支数目及其管径总截面积逐级增大，气流速度逐渐减慢。这导致在不同级别支气管中药物的沉降不同。而对于通过吸入给药治疗肺部疾病的制剂，其有效性取决于药物肺部沉积量。而药物能否到达肺部与药物粒径密切相关，直径＞5.0μm的较大微粒可能会在上气道和大气道中因粒子间惯性碰击而沉积在咽喉及上呼吸道位置；直径2.0～5.0μm的微粒主要会以重力沉积形式到达下呼吸道；直径＜2.0μm的粒子可以进入呼吸性细支气管、肺泡管和肺泡，但其通过布朗运动进行随机扩散，很容易在沉积之前随气流被呼出体外，特别是当患者在吸入药物后没有充分练习屏气时。

（四）肺部给药系统的特点

　　肺部给药系统（pulmonary drug delivery system，PDDS）将特定药物直接递送至肺部或以肺部为媒介，药物经患者主动或被动吸入后实现局部或系统疾病的治疗。相对于传统给药途径而言，吸入给药具有一定的独特性和优势（表4-1），这些独特性的存在与肺部上述的生理特征密切相关。肺部给药系统是治疗肺部疾病最直接、最有效的给药方式，既可实现肺部疾病的被动靶向治疗，又可提高全身性药物的生物利用度，具有全身用药不可替代的临床地位，目前已成为国内外学者的研究热点之一。慢性阻塞性肺疾病全球创议（global initiative for chronic obstructive lung disease，GOLD）、全球哮喘防治创议（global initiative for asthma，GINA）和我国指南均一致推荐吸入疗法作为慢性阻塞性肺疾病和哮喘患者的一线基础治疗方法。

表4-1　吸入给药与口服、静脉给药的特性比较

特性	吸入给药	口服给药	静脉给药
使用方便性	方便	方便	不便
起效速度	快	慢	快
生物利用度	高	低	高
药物剂量	低	高	高
不良反应	少见，多为局部	较吸入给药常见	较吸入给药常见

二、吸入制剂的分类

经口吸入制剂（oral inhalation drug product，OIDP）是指原料药物溶解或分散于合适介质中，以气溶胶或蒸汽形式递送至肺部发挥局部或全身作用的液体或固体制剂。OIDP按照作用部位分为局部作用于肺的吸入制剂及经口吸入后作用于全身系统的制剂。大部分OIDP局部作用于肺，其药物的递送并不完全或不需要依赖血液循环，主要治疗呼吸系统疾病，包括治疗支气管哮喘和慢性阻塞性肺疾病等气道疾病的吸入性糖皮质激素和吸入用支气管扩张剂等；治疗肺部感染性疾病的吸入性抗生素阿米卡星；抗肺动脉高压药物（西地那非）及抗哮喘药物（沙丁胺醇）等；最近研究火热的治疗肺部肿瘤的吸入纳米制剂等。目前，局部治疗的肺吸入制剂研究热点仍然为呼吸系统疾病治疗药物。但另一方面，由于吸入给药的优势，肺吸入制剂为应用于全身治疗的药物开发提供了新的思路，如吸入胰岛素的研究等。

《中华人民共和国药典》（2020年版），将吸入制剂划分为气雾剂、吸入粉雾剂、吸入喷雾剂、吸入液体制剂和可转变蒸汽的制剂。其中吸入液体制剂还包括吸入溶液、吸入混悬液、吸入用浓溶液（需稀释后使用的浓溶液）、吸入用粉末（需溶解后使用的粉末）。

局部作用于肺部的OIDP

1.按作用机制分类

（1）吸入糖皮质激素（inhaled corticosteroid，ICS）：糖皮质激素是目前临床上使用广泛而有效的抗炎制剂，包括ICS和全身糖皮质激素。ICS是目前控制哮喘、慢性阻塞性肺疾病等气道炎症最有效的药物之一，有一定的抗炎、抗过敏、免疫抑制作用，通过抑制炎症细胞的活性，减少炎症反应的发生，减缓慢性阻塞性肺疾病的进展。与口服或静脉给药相比，ICS所需要的剂量小，通过吸入的方式，可直接作用于呼吸道，不参与血液循环，副作用小。与口服或静脉使用的激素相比，ICS的不良反应少得多。常见的ICS有布地奈德、丙酸氟替卡松和丙酸倍氯米松等。

不良反应：研究表明，ICS的使用与口腔念珠菌病、声音嘶哑、皮肤淤伤和肺炎的发病率增高有关。吸入ICS后应及时使用清水含漱口咽部。

（2）吸入支气管扩张剂（bronchodilator）：主要包括2种：β_2受体激动剂和抗毒蕈碱药物（M受体阻断剂）。

1）β_2受体激动剂：主要作用是通过刺激气道平滑肌和肥大细胞膜表面的β_2肾上腺素能受体，增加环磷酸腺苷（cAMP）的合成，并对支气管收缩产生功能性拮抗作用，引起气道平滑肌松弛、抑制肥大细胞与中性粒细胞释放炎症介质和过敏介质、增强气道纤毛运动、促进气道分泌、降低血管通透性、减轻气道黏膜水肿等，这些效应均有利于缓解支气管痉挛和气道狭窄。包括短效β_2受体激动剂（short-acting beta2-agonist，SABA）和长效β_2受体激动剂（long-acting beta2-agonist，LABA）。

SABA如沙丁胺醇（万托林）气雾剂、特布他林（喘康速）气雾剂，作用特点是松弛气道平滑肌作用强，吸入后5～6min起效，15～30min达峰，疗效持续4～6h；每次剂量为1～2喷（每喷100μg），24h不超过8～12喷；主要用于缓解症状，按病情需要酌情使用，但长期应用疗效可能轻度下降。LABA作用持续10～12h。LABA又可分为快速起效的LABA（如福莫特罗、茚达特罗、维兰特罗和奥达特罗等）和缓慢起效的LABA（如沙美特罗等）；福莫特罗在吸入后3～5min起效，沙美特罗需30min才能起效，故沙美特罗不适合治疗急性发作。

不良反应：刺激β肾上腺素能受体可产生静息时窦性心动过速，对于敏感患者可能诱发心律失常。与噻嗪类利尿药合用时容易引发低钾血症；在老年患者中高剂量使用时可能发生严重的躯体震颤，这与刺激骨骼肌β_2受体有关。

2）抗毒蕈碱药物（antimuscarinic drug）：能阻断乙酰胆碱对表达于气道平滑肌的毒蕈碱受体（M_3受体）的支气管收缩作用。短效抗毒蕈碱药物（short-acting muscarinic antagonist，SAMA）如异丙托溴铵等，也阻断抑制性神经元M_2受体，这可能导致迷走神经诱导的支气管收缩。长效抗胆碱能药物（long-acting muscarinic antaonist，LAMA）如噻托溴铵等，与M_3受体结合时间更长，与M_2受体的解离速度更快，从而延长了作用时间。

目前应用的抗胆碱能吸入剂为异丙托溴铵气雾剂，此药极少从胃肠道吸收，全身不良反应极轻微，因此，尤其适用于有心脏病和循环系统疾病的患者；吸入5～10min即产生作用，起效虽稍慢于β_2受体激动剂，但持续时间长，30～90min达到高峰，维持作用时间长达6～8h。剂量：用定量吸入器（MDI）每日喷3～4次，每次2喷，每喷18μg，必要时每次2～4喷。LAMA（噻托溴铵，tiotropium bromide）作用长达24h以上，临床上应用吸纳器吸入药物。

不良反应：由于吸入的抗毒蕈碱药物吸收不良，这也避免了一些全身不良反应的发生。吸入的抗毒蕈碱药物在临床上应用剂量范围较宽，相对安全。主要的不良反应是口干。使用带有面罩的溶液可能会导致急性青光眼，这可能是溶液与眼睛直接接触的结果。

（3）抗感染药物：与全身给药相比，肺部递送抗菌药物，药物直接到达靶病灶，可显著提高抗菌药物作用部位的生物利用度，总给药剂量低，全身不良反应少。将肺部给药系统用于肺部感染性疾病的治疗，有望解决：①反复使用高剂量抗菌药物产生的全身不良反应、剂量蓄积和急性毒性；②抗菌药物耐药性的发生。

近年，随着研究的深入，纳米载体等新型药物递送系统应用于肺部局部给药越来越受到关注，2018年9月18日复杂制剂阿米卡星脂质体悬浮液Arikayce获批上市，用于治疗鸟型分枝杆菌导致的非结核分枝杆菌肺病。但目前我国获批上市的雾化吸入治疗用的抗感染药物种类仍有限，仅有部分厂家的注射用两性霉素B被批准用于雾化吸入治疗严重的系统性真菌感染。因此，临床上使用注射剂型用作雾化吸入较为普遍，但其疗效及安全性缺乏充分的循证医学证据。注射剂型抗感染药物雾化吸入可引起多种不良反应，如呼吸肌麻痹、变态反应、肌无力、神经肌肉接头阻断反应等。此外，注射剂型中抗氧化剂和防腐剂等辅料还可导致患者出现严重的气道痉挛。因此，不推荐非雾化吸入剂型的抗感染药物作雾化使用。

（4）祛痰药物：截至2022年9月初，国内上市的雾化吸入的祛痰药物除了黏液溶解剂乙酰半胱氨酸外，还有多个厂家的吸入用盐酸氨溴索溶液也已被批准上市。

乙酰半胱氨酸（NAC）分子结构中含有疏基（—SH）基团，可直接作用于黏蛋白分子复合物间的双硫键（—S—S），使其断裂，降低痰液的黏滞性，使其液化后容易咳出；还可使脓性痰液的DNA纤维断裂，溶解脓性痰。同时，其能够有效改善纤毛运动，增强纤毛清除功能，增加肺泡表面活性物质。另外NAC还可以抑制黏液细胞增生，抑制黏蛋白MUC5AC表达，从黏液生成角度进行干预。NAC雾化吸入后可在1min起效，用法用量：雾化吸入，每次300mg（3ml），1～2次/天，持续5～10d。

氨溴索有黏液调节作用，雾化吸入氨溴索溶液可促进呼吸道黏膜浆液腺的分泌、减少黏蛋白的生成，还能增加纤毛运动，促进肺表面活性物质的释放，改善黏液排出。

不良反应：雾化吸入祛痰治疗一般安全性良好，常见问题为吸入药物引起的咳嗽、鼻咽和胃肠道刺激，通常可以耐受。

（5）含有支气管扩张剂的复合制剂：与增加支气管扩张剂的剂量相比，联合使用不同作用机制和作用时间的支气管扩张剂可增加支气管扩张的效果，优于单一支气管扩张剂的治疗，降低不良反应的发生风险，如LABA/LAMA（福莫特罗/格隆溴铵、茚达特罗/格隆溴铵、维兰特罗/乌镁溴铵、奥达特罗/噻托溴铵）、SABA/SAMA等。另外含有支气管扩张剂的复合制剂还包括其与ICS的复合制剂，如LABA/ICS（福莫特罗/布地奈德、福莫特罗/倍氯米松、沙美特罗/氟替卡松、维兰特罗/糠酸氟替卡松）和ICS/LABA/LAMA（布地奈德/富马酸福莫特罗/格隆溴铵、糠酸氟替卡松/维兰特罗/乌镁溴铵）等。含有支气管扩张剂的复合制剂在呼吸系统疾病中的应用详见下文（GOLD及GINA指南相关建议）。

2.作用于全身系统的OIDP　全球已上市的吸入制剂大多数是局部作用于肺部，主要用于支气管哮喘和慢性阻塞性肺疾病的防治。截至目前，以肺为通道，通过肺泡表面进入体循环，起全身治疗作用的产品仍很少。Alexza公司生产的洛沙平（Adasuve，10mg）是美国FDA批准的第一个采用吸入器给药的治疗存在激越症状的精神分裂症和双相情感障碍类药物，于2012年12月21日批准上市。Afrezza是一种人造速效吸入式胰岛素，由Mannkind公司开发，于2014年6月获得美国FDA批准上市。Inbrija（左旋多巴吸入粉剂）是一种治疗帕金森病的吸入式药物，于2018年12月21日获批。

3.按照使用装置分类

（1）吸入气雾剂：吸入气雾剂又称定量吸入剂（metered dose inhalers，MDI），指混悬液、乳液或溶液，与液化混合抛射剂或合适抛射剂共同封装于具有一定压力和定量阀门系统的耐压容器中，使用时借助抛射剂的压力，将内容物以雾状喷出。MDI分为溶液型和混悬型两类。混悬型在使用前需用力摇匀。常用的药物有硫酸沙丁胺醇吸入气雾剂、异丙托溴铵吸入气雾剂、格隆溴铵福莫特罗吸入气雾剂、倍氯米松福莫特罗吸入气雾剂等。

MDI使用时对患者的手口协调性要求较高，因此吸入失败或高口喉残留是影响疗效的主要因素之一。储雾罐在患者和MDI之间增加了额外的雾化空间，延长了喷雾在空气中的运动时间，降低了气雾速度和对患者手口协调性的要求，可有效缓解气雾剂的口喉残留问题。MDI＋储雾罐适用于手口协调性差、揿压阀门时难以同步缓慢深吸气的患者。近年来发展起来的新型MDI递送技术——共悬浮技术，将表面多孔的磷脂小球载体按比例吸附药物晶体后与抛射剂一起装入容器中，可释放出剂量和比例恒定的气溶胶，不受使用前装置振摇及吸气流速的影响，肺部沉积率更高。

（2）吸入粉雾剂：干粉吸入剂（dry power inhalers，DPI），指固体微粉化原料药物单独或与合适载体混合后，以泡囊、胶囊或多剂量贮库形式，采用特制的干粉吸入装置，由用药者吸入雾化药物至肺部的制剂。常用的药物有噻托溴铵吸入粉雾剂、茚达特罗格隆溴铵吸入粉雾剂、布地奈德福莫特罗吸入粉雾剂、沙美特罗替卡松吸入粉雾剂等。

DPI有单剂量胶囊型（如吸乐®）及多剂量储库型（如都保®）和囊泡型（如准纳器®和易纳器®）。根据能量的来源又可分为被动型和主动型。被动型DPI装置本身不能提供能源，依靠使用者自主吸气产生的气流作为动力启动装置递送药物（如机械动力、电力等），故消除了协同困难。但使用者需要有足够的吸气流速才能保证递送足够的药量及剂量递送的均一性（表4-2）。不同的DPI形成气溶胶所需克服的吸气阻力不同，药物在小气道的沉积率和不同药物组分的沉积比例有明显差异。吸气气流在雾化通道内会形成湍流流场，湍流导致的局部剪切力和微粒运动碰撞是干粉解聚的主要机制，也是DPI吸气阻力和对吸气流速需求的主要来源。

表4-2 国内现有DPI所需的吸气流速

DPI	最小吸气流速（L/min）	最佳吸气流速（L/min）
比斯海乐®	50	50
都保®	30	60
吸乐®	20	30
准纳器®	30	＞60
易纳器®	30	60

（3）吸入液体制剂：液体制剂指供雾化器（nebulizer）用的液体制剂，包括吸入溶液、吸入混悬液、吸入用浓溶液（需稀释后使用的浓溶液）或吸入用粉末（需溶解后使用的粉末）。小容量雾化器是目前临床最为常用的雾化吸入装置，其储液量一般小于10ml。根据发生装置特点及原理不同，目前临床常用雾化器可分为射流雾化器（jet nebulizer，又称压缩雾化器）、超声雾化器（ultrasonic nebulizer）和振动筛网雾化器（mesh nubulizer）3种。常用的药物有硫酸沙丁胺醇雾化吸入溶液、硫酸特布他林雾化液、吸入用异丙托溴铵溶液、吸入用布地奈德混悬液等。

吸入液体制剂配合雾化器使用时不依赖抛射剂，能同时递送多种、大剂量的药物，使用简单、无手口协调性要求，喷雾速度慢、对口喉部刺激小，适用患者年龄广、适用情景多。由于雾化器体积较大且必须依赖气源或电源运行，其主要适用于医院或家庭固定场所，同时还存在雾化时间较长、雾化过程中噪声较大，药物利用率低、环境空气污染等局限性。雾化吸入疗法的不规范使用，不仅直接影响治疗效果，更可能威胁患者的生命健康，因此中华医学会临床药学分会在2019年制定了《雾化吸入疗法合理用药专家共识（2019年版）》，为各级医疗机构医务工作者开展规范的雾化吸入治疗提供参考。

（4）软雾吸入器（soft mist inhaler，SMI）：如能倍乐装置，是一种独特的吸入制剂，为主动装置，相较于传统吸入剂具有如下技术原理：①以压缩弹簧为驱动力的主动气雾释放；②毛细管精准定量；③独特的两束药液射流对撞原理。装置中的Uniblock结构发挥了毛细管作用和液流对撞作用，形成"软雾"，雾滴微细，运行速度慢（0.8m/s）、持续时间长（近1.5s），从而提高药物的可吸入时间和药物在肺部的沉积率（51.62%）。常用药物有噻托溴铵奥达特罗吸入喷雾剂。

4.吸入装置的选择　吸入疗法是慢性气道疾病的一线基础治疗方法，而吸入装置的选择及正确使用是吸入疗法的基础。常见吸入装置的比较见表4-3。研究表明大部分患者（达70%～80%）不能正确地使用吸入装置，甚至许多相关的医务人员不能正确地演示吸入装置的使用方法。

表4-3　常见吸入装置的比较

特性	传统pMDI	共悬浮技术pMDI	pMDI＋储雾罐	DPI	SMI
药物递送					
肺部沉积率（%）	9～20	38～48	10～44	10～28	45～52
微细颗粒含量（%）	26～44	61～69	同pMDI	7～35	66～75
口咽部沉积率（%）	71～82	52～61	4～31	50～80	15～24
气溶胶持续时间（s）	0.15～0.36	同pMDI	—	—	1.5
气溶胶运行速度（m/s）	5.1～8.4	同pMDI	—	—	0.8
剂量重复性好	√	√	√	×	√
装置操作					
吸气流速（L/min）	10～30	10～30	10～30	20～60	10～30
手口协调性要求低	×	×	√	√	√
吸气同步驱动	×	×	×	√	×
无须摇匀	×	×	×	√	√
其他特性					
不受湿度影响	√	√	√	×	√
无抛射剂	×	×	×	√	√
便于携带	√	√	×	√	√
有计数器	×	√	×	√	√

不同装置使用技巧不同，适合人群不同，慢性阻塞性肺疾病GOLD指南也强调了吸入装置选择的重要性。为了让药物沉积到外周气道从而发挥理想疗效，吸入装置的选择通常取决于两项因素：①吸入装置因素，包括气溶胶喷出速度、吸入装置喷出药物的持续时间、药物颗粒大小、吸入装置阻力等因素；最终产生的微细颗粒比例是否足够高；气溶胶速度是否够慢，以使药物更好地到达下呼吸道；药物喷出的持续时间是否足够长，慢性阻塞性肺疾病患者吸气困难，需要足够时间将药物吸入肺部；口咽部沉积是否

足够少；外周肺部沉积率是否足够高。②患者自身因素，如患者是否能正确使用吸入装置、患者能否产生足够的吸气流速、患者依从性等因素。因此，应综合以上因素进行个性化选择。

（1）对于有足够的吸气流速（吸气峰流速≥30L/min）、手口协调好的患者可选择DPI、pMDI或SMI；手口协调不佳的患者推荐次序依次为DPI、pMDI＋储雾罐、SMI。

（2）对于吸气流速不足（吸气峰流速＜30L/min）、手口协调好的患者推荐次序依次为SMI、pMDI；手口协调不佳的患者推荐次序依次为pMDI＋储雾罐、SMI、雾化器。需机械通气的患者推荐次序依次为雾化器、pMDI或SMI。

针对于儿童患者，吸入器装置的选择应基于儿童的年龄和能力。首选设备是pMDI＋储雾罐，3岁以下儿童应选择面罩，3～5岁儿童大多数使用口含嘴。一旦儿童能够很好地使用口含嘴，就应该把面罩换成口含嘴。另外，儿童可以选择雾化器（面罩/口含嘴的选择根据儿童的年龄）。

三、慢性阻塞性肺疾病和支气管哮喘指南对于吸入制剂的使用建议

（一）慢性阻塞性肺疾病的GOLD指南

慢性阻塞性肺疾病（chronic obstructive pulmonary disease，COPD）是一种常见的、可预防和治疗的疾病，其特点是持续的呼吸道症状和气流受限，这是由于气道和（或）肺泡异常，通常是由大量接触有毒颗粒或气体造成的。最常见的呼吸道症状包括呼吸困难、咳嗽和（或）咳痰。COPD是目前全球第三大死亡原因之一。

《COPD诊断、治疗与预防全球策略》指南（global initiative for chronic obstructive lung disease，GOLD）在有关COPD诊疗的国际指南中有着非常高的权威性和临床实用性。

1. 2022年GOLD指南常用于COPD维持治疗的药物　COPD的药物治疗用于减轻症状，降低急性加重的频率和严重程度，并改善运动耐力和健康状况。大多数治疗COPD的药物都是吸入药物，通常用于COPD维持治疗的药物类别见表4-4。

表4-4　常用于COPD维持治疗的药物

药品名称	使用方法				
	吸入装置	雾化	口服	注射	持续作用时间（h）
β受体激动剂					
短效制剂（SABA）					
非诺特罗	pMDI	√	片剂、糖浆		4～6
左旋沙丁胺醇	MDI	√			6～8
沙丁胺醇（舒喘灵）	MDI/DPI	√	片剂、糖浆、缓释片	√	4～6，12（控释）
特布他林	DPI		片剂	√	4～6

续表

药品名称	使用方法				
	吸入装置	雾化	口服	注射	持续作用时间（h）
长效制剂（LABA）					
阿福特罗		√			12
福莫特罗	DPI	√			12
茚达特罗	DPI				24
奥达特罗	SMI				24
沙美特罗	MDI/DPI				12
抗胆碱能药					
短效制剂（SAMA）					
异丙托溴铵	MDI	√			6～8
氧托溴铵	MDI				7～9
长效制剂（LAMA）					
阿地溴铵	MDI、DPI				12
格隆溴铵	DPI		溶液	√	12～24
噻托溴铵	DPI、SMI、MDI				24
乌美溴铵	DPI				24
格隆溴铵		√			12
雷芬那辛		√			24
短效β受体激动剂和短效抗胆碱能药联合制剂（SABA/SAMA）					
非诺特罗/异丙托溴铵	SMI				6～8
沙丁胺醇/异丙托溴铵	SMI，MDI				6～8
长效β受体激动剂和短效抗胆碱能药联合制剂（LABA/LAMA）					
福莫特罗/阿地溴铵	DPI	√			12
福莫特罗/格隆溴铵	MDI				12
茚达特罗/格隆溴铵	DPI				12～24
维兰特罗/乌美溴铵	DPI				24
奥达特罗/噻托溴铵	SMI				24
甲基黄嘌呤类药物					
氨茶碱			溶液	√	可变，最多24
茶碱缓释片			片剂	√	可变，最多24
长效β$_2$受体激动剂和糖皮质激素联合制剂（LABA/ICS）					
福莫特罗/倍氯米松	MDI、DPI				12
福莫特罗/布地奈德	MDI、DPI				12
福莫特罗/莫米松	MDI				12

续表

药品名称	使用方法				
	吸入装置	雾化	口服	注射	持续作用时间（h）
沙美特罗/丙酸氟替卡松	MDI、DPI				12
维兰特罗/糠酸氟替卡松	DPI				24
三联制剂（ICS/LABA/LAMA）					
氟替卡松/维兰特罗/乌美溴铵	DPI				24
倍氯米松/福莫特罗/格隆溴铵	MDI				12
布地奈德/福莫特罗/格隆溴铵	MDI				12
磷酸二酯酶-4抑制剂					
罗氟司特			片剂		24
黏液溶解剂					
厄多司坦			片剂		12
羧甲司坦			片剂		
乙酰半胱氨酸			片剂		

并非所有配方在所有国家/地区都可用。在一些国家，可能有其他配方和剂量可用。给药方案仍在讨论中

MDI. 按压式定量气雾剂；DPI. 干粉吸入剂；SMI. 软雾吸入器；pMDI. 压力型定量手控气雾剂

2. 2022年GOLD指南关于稳定期COPD的支气管扩张剂的使用建议

（1）吸入支气管扩张剂是COPD症状管理的关键，通常定期给予预防或减轻症状（证据等级A）。

（2）定期和按需使用SABA或SAMA可改善第一秒用力呼气量（FEV_1）和症状（证据等级A）。

（3）与单独使用任何一种药物相比，SABA和SAMA的组合在改善FEV_1和症状方面更优（证据等级A）。

（4）LABA和LAMA可显著改善肺功能、呼吸困难、健康状况、并降低急性加重的风险（证据等级A）。

（5）与LABA相比，LAMA对减少急性加重的作用更大（证据等级A），并能降低住院率（证据等级B）。

（6）与单药治疗相比，LABA和LAMA的联合治疗可增加FEV_1并减轻症状（证据等级A）。

（7）与单药治疗相比，LABA和LAMA联合治疗可减少COPD急性加重（证据等级B）。

（8）噻托溴铵可提高肺康复的效果，从而提高运动表现（证据等级B）。

3. 2022年GOLD指南关于COPD患者ICS的使用建议

（1）联用ICS/LABA在改善肺功能和健康状况及减少中至重度COPD患者的急性加重方面比单用更有效（证据等级A）。

（2）常规使用ICS会增加肺炎的风险，尤其是那些患有严重疾病的患者（证据等级A）。

（3）与ICS/LABA、LABA/LAMA或单用LAMA相比，ICS/LAMA/LABA的三重吸入疗法可改善肺功能、症状和健康状况，并减少急性加重（证据等级A）。最新数据表明，与固定剂量的LABA/LAMA联合用药相比，三联疗法更能改善有频繁和（或）严重急性加重病史的有症状的COPD患者的死亡率。

COPD患者开始ICS治疗时需要考虑的因素见表4-5。

表4-5　COPD患者开始ICS治疗时需要考虑的因素

在使用一种或两种长效支气管扩张剂启动ICS治疗时需要考虑的因素（请注意，在考虑ICS停药时，情况有所不同）		
强烈支持	考虑使用	反对使用
◇ COPD急性加重导致的住院	◇ COPD中度急性加重1次/年	◇ 反复多次肺部感染
◇ ≥2次/年因COPD中度急性加重住院病史	◇ 100/µl≤血液嗜酸性粒细胞计数＜300/µl	◇ 血液嗜酸性粒细胞计数＜100/µl
◇ 血液嗜酸性粒细胞计数≥300/µl		◇ 分枝杆菌感染病史
◇ 哮喘病史或伴有哮喘		

4. 2022年GOLD指南关于COPD患者初始治疗的选择建议　根据ABCD分组评估方案对COPD患者的症状和急性加重的风险进行个体化评估，启动COPD药物治疗的模型（图4-2）。

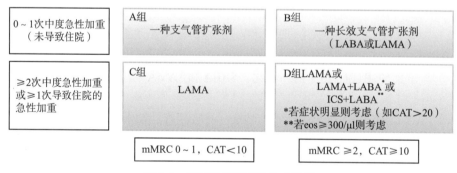

图4-2　COPD起始药物治疗选择

eos. 血液嗜酸性粒细胞计数；mMRC.改良英国医学研究学会呼吸困难指数；CAT. COPD评估测试

5. 2022年GOLD指南关于COPD患者药物随访治疗的建议

（1）若患者对起始治疗反应良好，则维持原方案继续治疗。

（2）若反应不好：①针对最主要的症状进行对症治疗（呼吸困难或急性加重），若呼吸困难和急性加重同时存在则按照急性加重的路径进行处理；②根据患者目前存在的主要问题按照图4-3进行处理；③评估患者治疗反应相应调整，并再评估；④这些治疗措施与诊断时的ABCD评估并不一致。

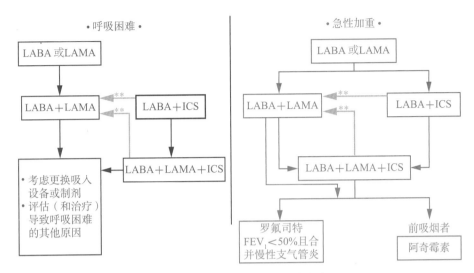

图 4-3　COPD 患者药物随访治疗

若 eos≥300 或 eos≥100 且≥2 次中度急性加重/1 次住院治疗；eos. 血液嗜酸性粒细胞计数（/μl）；

**. 若发生肺炎、无 ICS 使用的充分证据或对 ICS 治疗反应不理想，则考虑给予更换 ICS 或 ICS 降阶治疗

6. 2022 年 GOLD 指南关于 COPD 患者急性加重时的吸入药物选择建议　COPD 的急性加重定义为呼吸道症状的急性恶化，导致额外的治疗。急性加重可由多种因素诱发，最常见的原因是呼吸道感染。

（1）建议将短效吸入性 β_2 受体激动剂（联合或不联合短效抗胆碱能药物）作为治疗急性加重的初始支气管扩张剂（证据等级 C）。

（2）长效支气管扩张剂维持治疗应在出院前尽快开始。

（二）支气管哮喘的 GINA 指南

支气管哮喘是由多种细胞及细胞组分参与的慢性气道炎症性疾病，临床表现为反复发作的喘息、气急，伴或不伴胸闷或咳嗽等症状，同时伴有气道高反应和可变的气流受限，随着病程延长可导致气道结构改变，即气道重塑。

全球哮喘防治倡议（Global Initiative for Asthma，GINA）是一项关于哮喘处理和预防策略的综合性计划。作为哮喘全部指南中最为权威的一份指南，自 1993 年由美国国立心肺血液研究所（NHLBI）与世界卫生组织（WHO）合作起草，2002 年起每年进行内容更新，主要包括对哮喘的介绍及哮喘的发生机制、如何诊断并分级、如何治疗等（表 4-6）。本指南主要目标是帮助人们提高对哮喘的认识，为哮喘诊断和治疗提供关键性建议，提高哮喘患者的生活质量。

1. 哮喘的长期治疗药物分为以下三大类

（1）控制药物：这些药物含有 ICS，用于减少气道炎症，控制症状，并减少未来的风险如疾病恶化或肺功能下降。GINA 指南关于哮喘患者吸入 ICS 的剂量见表 4-6。

表4-6　2022年GINA指南哮喘患者每日吸入ICS的低、中、高剂量范围

ICS	每日总ICS剂量（μg）		
	低	中	高
成人及青少年（12岁以上）			
丙酸倍氯米松（pMDI，标准颗粒，HFA）	200～500	＞500～1000	＞1000
丙酸倍氯米松（DPI或pMDI，超细颗粒，HFA）	100～200	＞200～400	＞400
布地奈德（DPI或pMDI，标准颗粒，HFA）	200～400	＞400～800	＞800
环索奈德（pMDI，超细颗粒，HFA）	80～160	＞160～320	＞320
氟替卡松（DPI）	100		200
丙酸氟替卡松（DPI）	100～250	＞250～500	＞500
氟替卡松（pMDI，标准颗粒，HFA）	100～250	＞250～500	＞500
糠酸莫米松（DPI）	取决于DPI设备，请参阅产品信息		
糠酸莫米松（pMDI，标准颗粒，HFA）	200～400		＞400
6～11岁儿童			
丙酸倍氯米松（pMDI，标准颗粒，HFA）	100～200	＞200～400	＞400
丙酸倍氯米松（pMDI，超细颗粒，HFA）	50～100	＞100～200	＞200
布地奈德（DPI）	100～200	＞200～400	＞400
布地奈德（雾化）	250～500	＞500～1000	＞1000
环索奈德（pMDI，超细颗粒，HFA）	80	＞80～160	＞160
氟替卡松（DPI）	50		不适用
丙酸氟替卡松（DPI）	50～100	＞100～200	＞200
氟替卡松（pMDI，标准颗粒，HFA）	50～100	＞100～200	＞200
糠酸莫米松（pMDI，标准颗粒，HFA）	100		200
5岁及以下儿童	每日低剂量吸入的总剂量（mg）		
丙酸倍氯米松（pMDI，标准颗粒，HFA）	100（5岁）		
丙酸倍氯米松（pMDI，超细颗粒，HFA）	50（5岁）		
布地奈德（雾化）	500（1～5岁）		
丙酸氟替卡松（pMDI，标准颗粒，HFA）	50（4～5岁）		
糠酸氟替卡松（DPI）	对5岁及以下儿童的相关研究不足		
糠酸莫米松（pMDI，标准颗粒，HFA）	100（5岁）		
环索奈德（pMDI，超细颗粒，HFA）	对5岁及以下的儿童的相关研究不足		

（2）缓解药物：当哮喘恶化或急性加重时，按需使用缓解药物以迅速解除支气管痉挛，从而缓解哮喘症状。这类药物还被推荐用于运动性哮喘（EIA）的短期预防。其分为按需使用的低剂量的ICS/福莫特罗（首选缓解药物，但如果维持使用的控制药物含有不同的ICS/LABA则不是）和按需使用的SABA。过度使用SABA会增加哮喘恶化的风

险。理想情况下，减少和消除对缓解药物SABA的使用是哮喘管理的重要目标，也是哮喘治疗成果的衡量标准。

（3）严重哮喘的附加治疗药物：当患者在使用了高剂量控制药物（通常为一种高剂量的ICS加一种LABA）和改变可能风险因素的优化治疗后，仍存在持续症状或急性加重时，可考虑选择这些治疗。

2. 2022年GINA指南成人和大于12岁的青少年哮喘患者个性化治疗管理　2022年GINA指南成人和大于12岁的青少年哮喘患者个性化治疗管理见图4-4。

3. 2022年GINA指南6~11岁儿童哮喘患者个性化治疗管理　2022年GINA指南6~11岁儿童哮喘患者个性化治疗管理见图4-5。

4. 2022年GINA指南5岁及以下的哮喘患者个性化治疗管理　2022年GINA指南5岁及以下的哮喘患者个性化治疗管理见图4-6。

四、吸入制剂仿制药生物等效性研究

我国吸入制剂市场规模超200亿美元，但国产化率不足10%，未来随着新患者增加、老患者持续用药、诊疗率提升等驱动因素，市场需求会持续增长，因此我国本土吸入制剂企业拓展空间巨大。目前我国自主研发创新吸入制剂仍很少，大部分为仿制药物。而吸入制剂为药械一体制剂，为复杂制剂，其高仿制难度构建了较高的竞争壁垒（图4-7）。

一般来说当受试制剂与参比制剂（RLD）在相似的试验条件下以相同的摩尔剂量给药时，其吸收程度和吸收速度没有明显差异，说明试验药物与RLD生物等效。药代动力学（PK）研究指研究药物在人体内的吸收、分布、代谢及排泄过程的规律，C_{max}、AUC、T_{max}等PK参数可以反映药物在人体内的吸收速率和程度，所以大多数药物可以通过PK研究进行生物等效性评价。但与传统给药相比，吸入制剂的PK行为更加复杂。经口吸入后，大部分药物会沉积于口腔、鼻咽部等，经吞咽至胃肠道吸收进入系统循环；仅有少部分药物经呼吸道黏膜、肺入血。吸入制剂的系统PK和局部递药等效性之间的关系复杂，因此与全身作用的药物相比，仅通过PK研究较难评价OIDP仿制药与RLD的生物等效性。这也使吸入制剂仿制药物的生物等效性研究更加困难。

（一）国内外吸入制剂生物等效性相关指南

指导原则：针对吸入制剂的生物等效性研究，美国食品药品监督管理局（FDA）、欧洲药品管理局（EMA）、加拿大卫生部（HC）和澳大利亚等都颁布了相应法规和指导原则。美国FDA提出了证据权重法来综合评价这类制剂的全身吸收量和效应/毒性器官生物等效性。该方法要求比较严格，要求在各个方面均等效，包括处方和装置相似、体外测试等效、全身PK暴露相当、药效学（PD）或临床疗效相当（图4-8）。而EMA与之不同，采用逐步分析的方法，分为3个步骤：第一步，进行体外试验，若体外研究证明了等效性则不需继续进行下一步。第二步，如果体外研究不等效，则建议进行PK研究。PK研究包含两方面内容：在有效性等效方面，使用活性炭阻断胃肠道吸收，比较经肺部吸收的活性代谢产物的PK情况；而在安全性等效方面，在不使用活性炭的情况下比较全身总的PK暴露情况。第三步，如果PK研究失败或不等效，则需要进行临床或

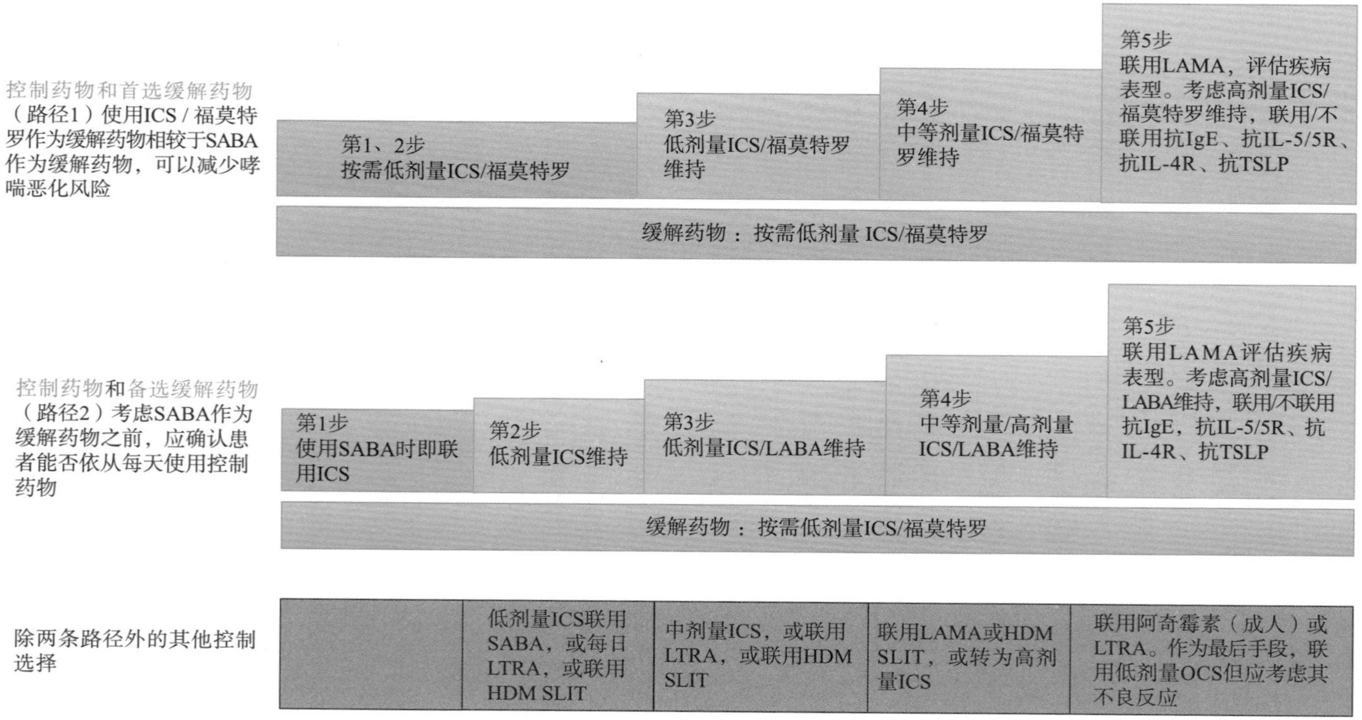

控制药物和首选缓解药物
（路径1）使用ICS/福莫特罗作为缓解药物相较于SABA作为缓解药物，可以减少哮喘恶化风险

| 第1、2步 按需低剂量ICS/福莫特罗 | 第3步 低剂量ICS/福莫特罗维持 | 第4步 中等剂量ICS/福莫特罗维持 | 第5步 联用LAMA，评估疾病表型。考虑高剂量ICS/福莫特罗维持，联用抗IgE、抗IL-5/5R、抗IL-4R、抗TSLP |

缓解药物：按需低剂量 ICS/福莫特罗

控制药物和备选缓解药物
（路径2）考虑SABA作为缓解药物之前，应确认患者能否依从每天使用控制药物

| 第1步 使用SABA时即联用ICS | 第2步 低剂量ICS维持 | 第3步 低剂量ICS/LABA维持 | 第4步 中等剂量高剂量ICS/LABA维持 | 第5步 联用LAMA评估疾病表型。考虑高剂量ICS/LABA维持，联用不联用抗IgE、抗IL-5/5R、抗IL-4R、抗TSLP |

缓解药物：按需低剂量ICS/福莫特罗

除两条路径外的其他控制选择

| 低剂量ICS联用SABA，或每日LTRA，或联用HDM SLIT | 中剂量ICS，或联用LTRA，或联用HDM SLIT | 联用LAMA或HDM SLIT，或转为高剂量ICS | 联用阿奇霉素（成人）或LTRA。作为最后手段，联用低剂量OCS但应考虑其不良反应 |

图 4-4　成人和大于 12 岁的青少年哮喘患者个性化治疗管理

ICS. 吸入性糖皮质激素；LAMA. 长效毒蕈碱受体拮抗剂；TSLP. 胸腺基质淋巴细胞生成素；SABA. 短效 β_2 受体激动剂；LABA. 长效 β_2 受体激动剂；LTRA. 白三烯受体拮抗剂；HDM SLIT. 房尘螨舌下变应原免疫治疗；OCS. 口服皮质类固醇激素；IL-5/5R. 白细胞介素 -5/白细胞介素 -5R；IL-4R. 白细胞介素 -4R

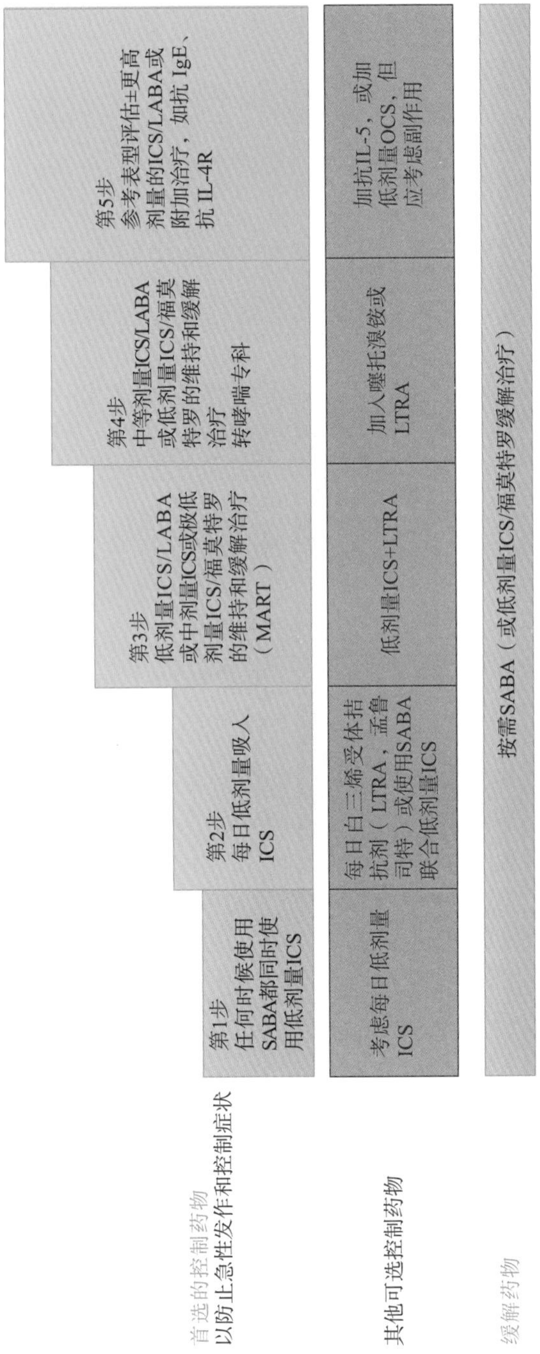

首选的控制药物
以防止急性发作和控制症状

第1步
任何时候使用
SABA都同时使
用低剂量ICS

第2步
每日低剂量吸入
ICS

第3步
低剂量ICS/LABA
或中剂量ICS或极低
剂量ICS/福莫特罗
的维持和缓解治疗
（MART）

第4步
中等剂量ICS/LABA
或低剂量ICS/福莫
特罗的维持和缓解
治疗
转哮喘专科

第5步
参考表型评估±更高
剂量的ICS/LABA或
附加治疗，如抗 IgE、
抗 IL-4R

其他可选控制药物

考虑每日低剂量
ICS

每日白三烯受体拮
抗剂（LTRA、孟鲁
司特）或使用SABA
联合低剂量ICS

低剂量ICS+LTRA

加入噻托溴铵或
LTRA

加抗IL-5，或增加
低剂量OCS，但
应考虑患副作用

缓解药物

按需SABA（或低剂量ICS/福莫特罗缓解治疗）

图4-5　6～11岁儿童哮喘患者个性化治疗管理

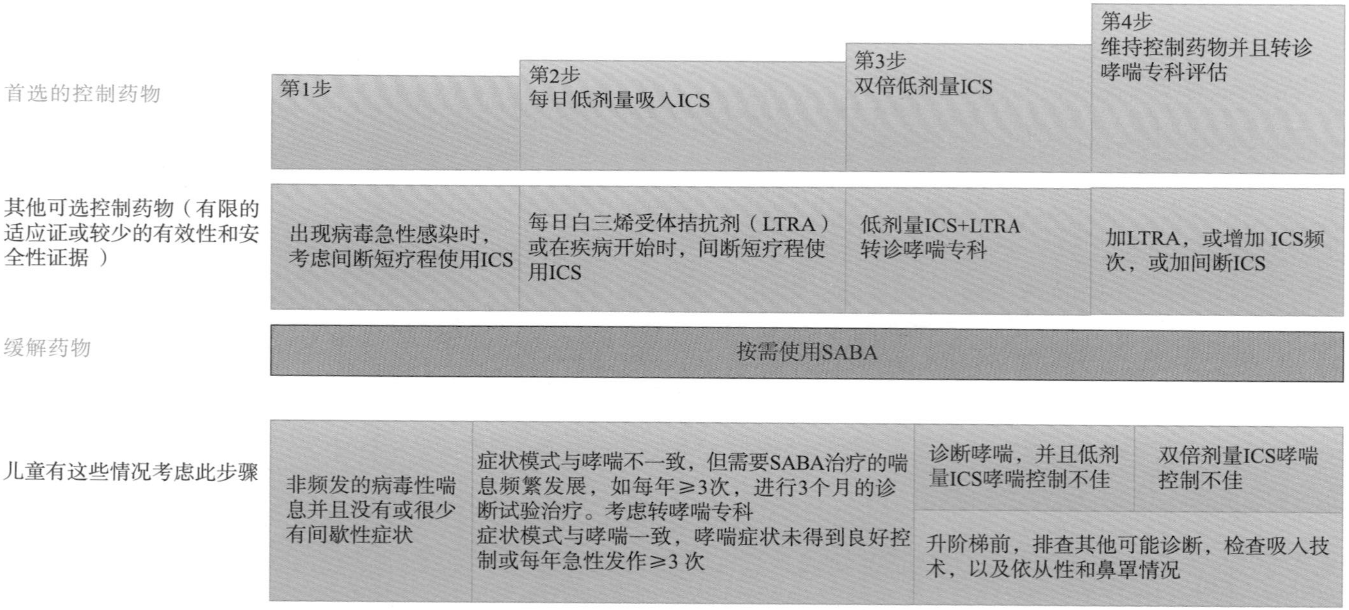

	第1步	第2步 每日低剂量吸入ICS	第3步 双倍低剂量ICS	第4步 维持控制药物并且转诊哮喘专科评估
首选的控制药物		每日低剂量吸入ICS	双倍低剂量ICS	加LTRA，或增加ICS频次，或加间断ICS
其他可选控制药物（有限的适应证或较少的有效性和安全性证据）	出现病毒急性感染时，考虑间断短疗程使用ICS	每日白三烯受体拮抗剂（LTRA）或在疾病开始时，间断短疗程使用ICS	低剂量ICS+LTRA 转诊哮喘专科	
缓解药物	按需使用SABA			
儿童有这些情况考虑此步骤	非频发的病毒性喘息并且没有或很少有间歇性症状	症状模式与哮喘不一致，但需要SABA治疗的喘息频繁发展，如每年≥3次，进行诊断试验治疗；症状模式与哮喘一致，哮喘症状未得到良好控制或每年急性发作≥3次	诊断哮喘，并且低剂量ICS哮喘控制不佳；考虑转哮喘专科	双倍低剂量ICS哮喘控制不佳；升阶梯前，排查其他可能诊断，排查依从性和鼻罩情况，以及依从性和鼻罩情况

图4-6　5岁及以下儿童哮喘患者个性化治疗管理

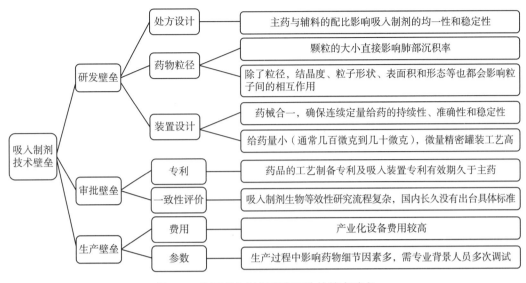

图4-7　我国吸入制剂研发面临的技术壁垒

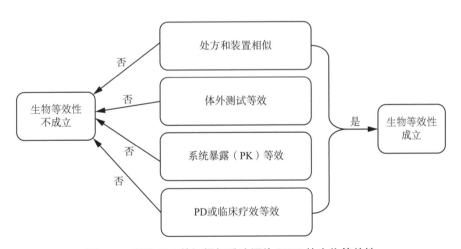

图4-8　美国FDA的证据权重法评价OIDP的生物等效性

PD研究（图4-9）。总体来说，美国FDA和HC都推荐将体外研究作为起始的研究方法，采用证据权重法；而EMA接受只有体外研究，采用逐步分析的方法。

2020年CDE发布《经口吸入制剂仿制药生物等效性研究指导原则》，指出："为充分评价经口吸入制剂仿制药与参比制剂的一致性，桥接参比制剂的临床安全性和有效性等数据，在受试制剂和参比制剂体外药学质量一致的前提下，一般需通过以下方法评价经口吸入制剂仿制药品与参比制剂的人体生物等效性（1）药代动力学研究（PK-BE研究），和（2）药效动力学研究（PD-BE研究）或随机对照临床试验。"对比国际指南对OIDP一致性评价中PK研究的要求，CDE发布的指导原则更接近美国FDA的证据加权法，其要求较严格，要求包括体外研究、PK等效性研究及PD或临床终点（CE）研究等各个方面均等效。这无疑给国内企业和研发者提出了更加严格的要求。

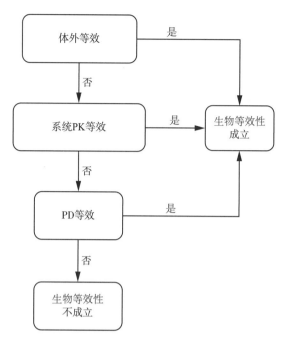

图4-9　EMA的逐步分析法评价OIDP的生物等效性

（二）吸入制剂生物等效性研究的实施要点

1.吸入技术的培训　研究表明在长期使用吸入装置治疗的哮喘和COPD患者中，吸入装置使用的错误率极高，甚至很多相关的医务人员都不能做到正确地教育患者如何使用吸入装置。而吸入装置的错误使用势必会影响药物的吸入。因此在OIDP的PK研究中，保证受试者正确并一致地使用吸入装置的培训是非常重要的。研究显示，在经过初步指导后，仍会有59%（145/245）患者出现至少一个可能影响疗效的错误，对于任意一种吸入装置，为实现完全无错误或小于10%的错误，至少需要进行3次培训。美国FDA关于OIDP的生物等效性（BE）指导原则建议：为确保吸气流速和吸气持续时间相对一致，受试者在每次给药前，应接受以标准方式吸入药物的培训。因此我们在进行吸入性药物PK研究中，需要反复多次对受试者进行吸入技术培训，以确保受试者能正确使用吸入装置。

针对受试者的吸入技术培训，使用最多的是吸入剂的安慰剂装置。另外，还有一些辅助设备可评估受试者的吸气流速，如AIM器械（aerosol inhalation monitor）、装置训练附件、Flo-Tone训练器、In-Check DIAL吸气流速仪等。可以采用的培训方式有现场使用方法的讲解、吸入装置使用示范、视频、语音指令的播放等。对于MDI由于需要给药和吸入的配合，在进行受试者培训时需进行给药者（医护人员）给药及受试者吸入的配合训练，以保证完美的配合。

2.关于漱口　美国FDA关于含有ICS药物（如倍氯米松、氟替卡松等）的BE试验，要求"每次给药后需要用水漱口，吐掉漱口水，不要吞下"。而关于其他类OIDP（如沙丁胺醇、噻托溴铵、沙美特罗等）的BE试验，无关于漱口的特殊要求。这可能是为了避免ICS可能导致的口腔局部不良反应如念珠菌感染、声音嘶哑等。一项关于沙丁胺醇气雾剂在健康人体内的PK及相对生物利用度研究结果显示，试验过程中有一名受试者误将第1、2次吸入后的漱口水咽下，结果原本预计在15min左右出现单峰的药时曲线呈现出典型的双峰现象：第一个峰在15min出现，第二个峰在2h出现，研究表明这两个峰分别归属于肺和胃肠道吸收。这表明充分漱口虽不足以消除所有沉积在口咽部的药物，但可以除去绝大部分。因此，OIDP的PK研究中应十分关注漱口的作用。

3. 活性炭的使用　在给药前及给药后不同的时间间隔服用活性炭，可阻断口腔及胃肠道对药物的吸收，这样全身血药浓度仅代表从呼吸道吸收的那部分药物。EMA关于OIDP的PK-BE研究要求同时具备有活性炭（证明制剂间肺部暴露量即有效性相当）和无活性炭阻断（证明制剂间全身暴露量即安全性相当）两部分研究。但当胃肠道吸收对全身暴露的贡献可以忽略不计（＜5%）时，仅需要无活性炭阻断的PK研究即可同时满足两方面要求。这包含几种情况：①胃肠道吸收不良（如色甘酸盐、奈多罗米）；②广泛的首过代谢（如倍氯米松、氟替卡松、莫米松、环索奈德）；③药物在肺的吸收非常迅速（如$T_{max} \leq 5min$）或在肺内的吸收明显早于胃肠道的吸收（如沙丁胺醇和沙美特罗）。在这种情况下通常可以接受$AUC_{0 \sim 30min}$代表疗效而$AUC_{0 \sim t}$代表安全性。若使用活性炭，那么使用活性炭的方法应该得到充分验证。美国FDA建议PK研究仅需要通过比较活性成分全身总的暴露情况来比较两种制剂的安全性，因此使用活性炭并不是强制性的。

4. 药物污染　由于局部作用的吸入性制剂治疗剂量低，吸入后进入血液循环的药物浓度极低，达皮克级别，需要具有高灵敏度和特殊性的检测方法来测定。因此任何可能存在的药物污染都可能影响测量结果的准确性。研究表明，在使用雾化器及干粉吸入器吸入药物时，皮肤的药物污染会使通过指尖采血时血药浓度升高。因此研究中应尽可能采取措施避免药物污染，如设置负压给药室，可减少药物在给药环境中及受试者体表的残留；设置污染区、过渡区及清洁区，受试者及给药人员在清洁区穿隔离衣、戴帽子、手套、鞋套及口罩（仅给药者）进入给药区（污染区），给药结束后进入过渡区脱掉隔离衣、帽子、手套、鞋套及口罩，再进入清洁区（样本采集区），路线尽量少交叉；另外为减少吸入器故障对试验的影响，给药前需对药物装置进行试喷，而试喷环境需尽量远离给药环境，试喷人员不能作为给药者。

5. 给药的一致性　大多数OIDP的PK研究中个体间差异较大，除受试者吸入技术差异的影响外，给药的差异也是非常重要的一点。为保证所有受试者给药的一致性，除了需要充分的吸入技术培训（受试者及给药者），对于MDI还需要受试者和给药者良好的配合。另外，为了保证受试者在规定的时间内一致地吸入规定次数的药物，整个试验可以统一指定一名给药人员，并统一给药指令（如播放录音）。为保证受试者屏气时间一致，屏气时可使用鼻夹。

6. 受试者吸入效果的检测　给药时应至少设置3名研究人员，一名负责给药，一名负责辅助，另一名负责观察受试者并记录，以充分保证给药质量。观察者需要注意受试者每一步骤是否按照指令执行，并注意受试者吸气及屏气时是否漏气，检查受试者给药过程中胸廓起伏情况，并做好记录。

（李银娟　王兴河　漆璐）

第三节　抗特发性肺纤维化药物的早期安全性评估

一、特发性肺纤维化及其药物治疗概述

特发性肺纤维化（idiopathic pulmonary fibrosis，IPF）是一种病因不明、慢性、进行性、纤维化性间质性肺疾病，是肺纤维化的最常见形式，好发于中老年人群，其影像学和（或）组织学特征性表现为普通型间质性肺炎（UIP）。患者表现为呼吸困难和肺功能持续下降，预后很差，诊断后的平均生存期仅2.8年，5年生存率低于30%，死亡率高于大多数肿瘤，IPF被称为一种"类肿瘤疾病"。几乎所有的IPF患者最终均死于呼吸衰竭。肺移植是彻底治疗IPF的有效方法，但移植后约50%的患者生存率仅为5年，并且由于供体少，手术前等待供体时间久，应用受限。2000年美国胸科学会（ATS）和欧洲呼吸学会（ERS）联合发表了首个IPF指南。2011年ATS/ERS/日本呼吸学会（JRS）/拉丁美洲胸科协会（ALAT）共同颁布了以循证为依据的IPF诊治指南，这一循证指南明确了IPF定义，制定了以放射学和组织学检查为基础的IPF诊断标准，描述了IPF的自然病程，并给出了基于循证的IPF治疗推荐意见。随着关于IPF诊断的观察性研究和随机化试验的研究证据不断出现，ATS/ERS/JRS/ALAT分别于2015年、2018年、2022年颁布了新版IPF诊治指南，对高分辨率CT（HRCT）分型、组织病理学分型及诊断标准等方面进行了更新，并增加了IPF诊断方法的推荐意见。

IPF患者主要临床表现为不明原因的、缓慢进展的劳力性呼吸困难、咳嗽及双肺底的爆裂音，可伴有杵状指，无其他系统性疾病的临床表现。IPF的发病率随着年龄的增长而增加，典型表现为60～70岁起病、隐匿性呼吸困难，少数患者可以IPF急性加重的形式起病，表现为数周内不明原因的、急剧加重的呼吸困难，且胸部HRCT显示在肺纤维化基础上新发磨玻璃影。50岁以前起病的IPF患者罕见，此时需警惕是否有潜在的结缔组织或家族性肺纤维化。IPF患者中男性较女性多见，且多有吸烟史。胃食管反流、慢性病毒感染（包括EB病毒、丙型肝炎病毒等）、家族性间质性肺病（ILD）等都是IPF的危险因素。IPF还可以有多种合并症，包括肺气肿、肺癌、肺动脉高压、睡眠呼吸暂停及冠心病等。约有30%的散发或家族性肺纤维化患者存在肺纤维化相关的遗传易感基因。

目前IPF的发病机制仍不明确，发病机制理论假说已从炎症假说发展为公认的上皮细胞假说。上皮细胞假说认为在遗传易感染性的背景下，肺泡上皮持续的微损伤是异常组织修复过程的第一驱动因素。在易感基因和环境因素交互作用下，吸烟、慢性微吸入、职业暴露、病毒感染、机械牵张和环境污染，导致肺泡上皮细胞老化和反复损伤，从而异常激活，分泌促炎、促纤维化介质，包括成纤维细胞生长因子（FGF）、结缔组织生长因子（CTGF）、趋化因子等；同时免疫细胞如巨噬细胞，可分泌血小板衍生生长因子（PDGF）、基质金属蛋白酶（MMP）等，参与炎症反应和修复。上述物质通过肺间质细胞、肺间质周围细胞、循环纤维细胞、上皮间充质转化和内皮间充质转化多种途径，促进成纤维细胞增殖、转化为肌成纤维细胞。肌成纤维细胞是IPF的主要效应细胞，可通过酪氨酸激酶、丝氨酸-苏氨酸激酶、G蛋白偶联等多种通路分泌大量细胞外

基质（ECM），异常聚集形成瘢痕组织，导致肺结构重塑和功能丧失进而危及生命。

目前IPF尚缺乏有效治疗药物，仅有吡非尼酮和尼达尼布两款药物被批准用于IPF治疗。吡非尼酮的作用机制主要体现在抗氧化、抗炎症和抗纤维化，具有广谱性，无论是对肺纤维化，还是对其他脏器的纤维化均具有治疗效果，是一种三靶通路治疗药物。尼达尼布是一种三重酪氨酸酶抑制剂，通过竞争性结合血管内皮生长因子（VEGF）、FGFR和PDGF受体，阻断IPF发病机制中发挥重要作用的成纤维细胞的增殖、迁移、转化的细胞内信号，从而发挥抗纤维化的作用。更新版的诊治指南中，IPF的治疗策略包括药物（吡非尼酮、尼达尼布）和非药物治疗（图4-10），兼顾患者的合并症、并发症的治疗。推荐处于不同病程阶段和不同严重程度的IPF患者参加可能的临床试验。IPF患者出现呼吸衰竭时，一般不推荐机械通气，除非即将接受肺移植。在IPF急性加重期可加用大剂量糖皮质激素，氧疗、呼吸支持等也是重要辅助治疗措施。

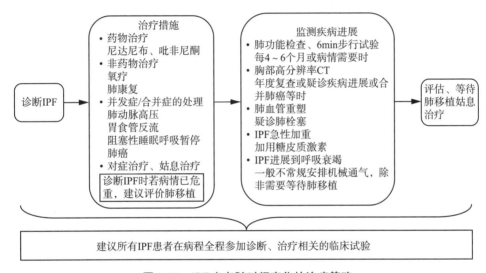

图4-10　IPF患者随时间变化的治疗策略

引自黄慧、徐作军所著文献《国际特发性肺纤维化指南及进展性肺纤维化临床诊疗指南摘译》

针对IPF的发病机制，IPF治疗药物的作用靶点包括避免环境危险因素，减轻肺泡上皮细胞老化和损伤，减少其分泌促炎、促纤维化介质；减轻炎症反应，减少免疫细胞分泌细胞因子；抑制成纤维细胞转化为肌成纤维细胞，减少ECM产生和沉积，减慢甚至阻止肺纤维化发生，延缓肺功能下降。除单一药物，多靶点不同药物联合治疗也是可能的治疗策略。肺纤维化发病机制的研究为IPF的治疗提供了新靶点，促进了新药研发，目前进入到早期临床试验阶段的抗肺纤维化新药（表4-7）根据作用部位不同可以分为作用于成纤维细胞药物、作用于免疫细胞药物、作用于肺泡上皮细胞药物等。关注疾病进展涉及的多条信号通路间的相互联系，采取针对不同部位和不同靶点多种药物的联合治疗，可能是未来抗肺纤维化治疗的方向。组织多中心的随机对照研究是评价IPF新的治疗药物的重要手段。

表 4-7　抗肺纤维化新药临床试验一览表

药物	研发公司	作用靶点	作用部位	试验阶段	试验结果
吡非尼酮	Intermune	多靶点	FB	上市	延缓FVC下降
尼达尼布	Boehringer Ingel-heim	PDGF/FGF/VEGF/TGF	FB	上市	延缓FVC下降
Pamrevlumab（FG-3019）	Fibrogen	CTGF单克隆抗体	FB	Ⅱa期	延缓肺功能下降，减轻肺纤维化
PBI-4050	ProMetic Bio Sciences Inc	多靶点	FB	Ⅱ期	延缓FVC占预计值百分比下降，安全性好
自毒素抑制剂（GLPG1690）	Galapagos	抑制ATX，抑制LPA生成	FB	Ⅱ期	延缓FVC下降
LPA1受体抑制剂（BMS-986020）	Bristol-Myers Squibb	抑制LPA1受体	FB	Ⅱ期	延缓FVC下降
辛托珠单抗（GS-6624）	Gilead Sciences	LOXL2单克隆抗体	FB	Ⅱ期	阴性
CC-90001	Celgene	JNK抑制剂	FB	Ⅱ期	进行中
KD025	Kadmon Corporation, LLC	ROCK2抑制剂	FB	Ⅱ期	进行中
重组人穿透素2（PROMO15）	Promedior	抑制纤维细胞转化为成纤维细胞期	AM	Ⅱ期	延缓FVC、6min步行试验结果下降
GSK2126458	GlaxoSmithKline	抑制mTOR，抑制CXCL12与CXCR4结合	AM	Ⅰ期	抑制mTOR，降低肺纤维化区域葡萄糖信号异常
西罗莫司	Wyeth	抑制mTOR，抑制CXCL12与CXCR4结合	AM	Ⅱ期	减轻肺纤维化
lebrikizumab	Roche	IL-13单克隆抗体	AM	Ⅱ期	阴性
利妥昔单抗	阿拉巴马大学伯明翰分校	CD20B细胞抗体	B细胞	Ⅱ期	研究中
STX-100（BG00011）	Biogen Idec	整合素αvβ6单克隆抗体	AE-Ⅱ	Ⅱ期	pSMAD2呈剂量依赖性减少，安全性待验证
Tipelukast	MedicNova	LTB4抑制剂	AE-Ⅱ	Ⅱ期	进行中

　　PDGF.血小板衍生因子；FGF.成纤维细胞生长因子；TGF.转化生长因子；LPA.溶血磷脂酸；ATX.自分泌运动因子；LOXL2.赖氨酰氧化酶样蛋白2；JNK.Jun激酶；ROCK2.Rho相关卷曲螺旋蛋白激酶2；CXCL12.趋化因子CXC配体12；mTOR.哺乳动物雷帕霉素靶蛋白；LTB4.白三烯B4；CXCR4.趋化因子CXC受体4；FVC.用力肺活量；pSMAD2.磷酸化SMAD同源物2；FB.成纤维细胞；AM.肺泡巨噬细胞；AE-Ⅱ.Ⅱ型肺泡上皮细胞

二、方案设计

（一）试验设计

一种新的抗IPF药物（化合物或生物制品）要在已有批准的治疗方法（ATS/ERS/JRS/ALAT指南推荐有条件使用吡非尼酮、尼达尼布）的基础上成功地通过审批，必须面对一些复杂的研究设计挑战，包括：①新药物与已批准的标准治疗药物发生药代动力学药物相互作用（DDI）的可能性；②新药物与标准治疗药物联合应用是否可能加重各自的毒副作用；③新疗法是被评估为现有标准治疗的替代治疗还是联合治疗；④根据现行指南推荐的标准治疗，安慰剂对照试验是否可行；⑤新疗法是否可以在没有标准治疗的情况下进行安慰剂对照试验，包括在抗IPF药物没有获批或无法获得的国家以及在拒绝或不能耐受标准治疗的患者群体中进行；⑥非IPF治疗药物如抗凝药或他汀类药物是否会混淆研究结果或影响研究者对采用何种背景治疗的判断；⑦在研究设计时是否需考虑IPF已知的基因多态性及不同种族人群设定；⑧是否可以采用新的研究终点及更多新的评判标准以提高IPF临床试验效率，缩短临床试验时间。这些问题在Ⅰ、Ⅱ、Ⅲ期临床试验设计中都会涉及。

IPF的Ⅰ期临床试验中，以健康人为受试者的首次人体临床试验不受现有IPF治疗方法影响，容易实现。在IPF患者中开展的Ⅰ期临床试验，由于受试者接受研究药物治疗的时间相对较短，暂时推迟标准治疗对患者来说是可以接受的，但是一旦研究药物的治疗时间延长，特别是在患者肺功能明显下降（如FVC下降5%～10%），可能已经发生了不可逆的损伤的情况下，这就成了一个较大的伦理问题，需要在进行试验设计时考虑采用挽救治疗或试验结束后进行标准治疗等措施。在没有标准治疗的情况下，单独研究抗IPF新药物的另一种方法是将研究限制在先前拒绝或不耐受标准治疗的患者群体中。这种纳入不能耐受标准治疗患者的试验是可取的，排除他们反而可能会面临伦理挑战，因为他们代表了显著的少部分IPF患者群体，因此这将可能会成为一个"没有背景治疗（或标准治疗）"试验分支。不过这种方法有一个潜在的缺点，由于拒绝或不耐受标准治疗的患者可能代表一个生物学上不同的子集，该方法可能会限制外部有效性，从而导致研究结果可能无法推广。

应尽可能早地在开发过程中进行新药物与目前标准治疗药物的潜在DDI研究，包括在临床前研究阶段通过体外试验评估新药物对CYP酶系统的影响。尼达尼布是P-gp和CYP3A4的底物，吡非尼酮是CYP1A2、CYP2C9、CYP2C19、CYP2D6和CYP2E1的底物，因此强CYP抑制剂或P-gp抑制剂可显著提高这些药物的血清水平。相反，强诱导剂可降低抗纤维化药物的血清水平。因此，应该在新药开发的早期阶段进行潜在的DDI评估，最好在Ⅰ期就开始。例如，在PANORAMA试验中，联用乙酰半胱氨酸导致吡非尼酮的疗效降低、毒副作用增加。另外，新药物可能会与标准治疗药物产生叠加或协同的毒副作用，这些评估也应在整个评估计划中尽早进行。如患者在研究药物随机分组之前，应维持一个稳定的标准治疗剂量至少4～12周，这样可以在一定程度上将症状和肝功能异常等副作用归因于标准治疗药物。

Ⅱ期临床试验设计至关重要，理想情况下，Ⅱ期到Ⅲ期的试验设计应具有延续性，并且尽可能少做改动，因为巨大改动会增加III期临床试验失败的风险。鉴于新药物最终更有可能被批准为与现有的标准治疗联合使用，而非单独使用，因此还需要进行一些拓展研究。DDI研究通常是许多早期II期试验项目的一部分，必须在II期完成，因为重要的DDI将极大地改变III期研究的试验设计。

目前，新的IPF疗法评估大多是在标准治疗基础上进行的拓展研究。理论上，联合应用具有互补作用机制的药物可以进一步减缓IPF进展，因此，最好的联合用药是那些具有替代或协同作用机制、没有DDI并且联合应用时具有可耐受性的药物。这类研究在随机分组时应考虑根据有无背景治疗来进行分层，如果允许背景治疗，则应规定背景治疗的最短时间。拓展研究的一个缺点是安全性和（或）生活质量的潜在改善可能被忽视。

另外，改善患者生活质量的联合治疗也是拓展研究的一个重点。尽管接受了抗纤维化药物的治疗，但由于两种最常见的疾病症状——呼吸困难和咳嗽以及其他一些相关的共病，IPF患者的生活质量仍然很差。咳嗽作为IPF进展的独立预测因子已被报道。一项已发表的II期研究结果表明，使用一种新的色甘酸钠吸入配方（RVT-1601，原PA101）可以降低患者咳嗽频率，改善生活质量，这些改善在已经接受吡非尼酮或尼达尼布作为抗纤维化标准治疗的研究人群中得到证实，现在正在进行一项大型II期临床研究，以进一步探索RVT-1601的最佳剂量及长期治疗对疗效和安全性的影响。

在新的IPF试验的所有阶段，也应考虑采用适应性临床试验设计。通过设计具有自适应框架的研究，将可以对DDI、生物标志物类别和不同表型的方案进行实时调整，这样可以增加研究的灵活性，减少样本量和更短的时间框架，以证明积极的结果，这在早期研究阶段尤为重要。另外，药物遗传相互作用的研究也为特定研究人群进行靶向治疗提供了可能性，这将为IPF人群引入"个性化"治疗的原则。

III期临床研究设计的一个主要问题是，新药物是作为单药治疗还是联合治疗进行研究。对于抗IPF新药来说，能与现有标准治疗药物进行头对头的对比研究将是一种最理想的情况，不过这需要新药物在II期临床研究中有大量的单药治疗获益的数据，才能从伦理和可行性角度证明这种试验的合理性。如果II期临床试验的结果充分证明了新药物对联合治疗的贡献，那么III期临床试验中联合治疗相比标准治疗应该足以确定疗效。

在标准治疗基础上进行拓展研究的一个复杂性问题是许多患者拒绝或不耐受标准治疗，这就需要在统计分析计划中前瞻性地阐明如何处理试验期间停止或改变背景治疗的受试者（脱落受试者），还需要解决受试者脱落导致的缺失数据的处理问题。

（二）研究人群

抗IPF药物早期临床试验一般选用健康受试者或IPF患者，根据药物的具体情况选择合适的受试者。以健康人为受试者的临床试验除遵循通用的入排标准外，还需要根据药物不同作用靶点的特点及临床前药理学、毒理学研究的发现，对入排标准进行完善，如受试者是否有光过敏史、感染病史及对肝肾功能的要求等。以患者为受试者的临床试验，受试者需符合ATS/ERS/JRS/ALAT指南诊断标准，患者通常需要进行胸部HRCT确认IPF诊断，筛选时用力肺活量（FVC）及肺一氧化碳弥散量（DLCO）达到一定量值要求。如果患者有IPF以外的间质性肺病（ILD）或存在其他类型的呼吸系统疾病病史，慢性心力衰竭，需特殊治疗的肺源性心脏病或严重肺动脉高压，IPF急性加重等情况，则不适合参加试验。

三、观察指标与安全性评估标准

近年来，在世界范围内陆续开展了较多的随机对照试验（RCT），用以探索治疗IPF的新药物，这些试验中采用了不同的主要终点。在临床试验中选择何种指标作为主要终点，对于干预措施与疗效之间的因果关联推断具有十分重要的作用。在IPF临床试验中，关于如何选择合适的、具有临床意义的主要终点存在不同的观点，目前尚未达成共识。美国的IPF研究者在临床试验中多选择病死率作为主要终点，而欧洲及其他国家的研究者则多倾向于选择替代终点指标（如FVC等）。Raghu等认为IPF临床试验中"有临床意义"的主要终点是全因病死率、全因非选择性住院率或主要复合终点为全因病死率和全因住院率，认为IPF临床试验中尚无可用的替代终点指标，目前使用的肺功能指标FVC并不是一个恰当的替代终点指标。这一观点引发了业内的热议和质疑。那么全因病死率或全因非选择性住院率是不是临床实用和可操作的主要终点呢？任何治疗最终目的均在于降低疾病的病死率和延长患者生存期。如果基于这一点，那么IPF研究中的主要终点只有病死率。但是IPF作为罕见病，如果在IPF的临床试验中仅单独使用病死率作为主要终点，那么就需要招募足够数量的患者，拥有充足的资金和更长的研究周期。基于以往IPF临床试验安慰剂对照组获得的病死率数据，有学者估测，在随机安慰剂对照的IPF临床试验中，以减少25%病死率作为临床处理获益的标准，至少需要招募2600例IPF患者入组，并进行长达5年的随访观察。现有临床试验入选的IPF患者，通常为轻中度的患者，而轻中度的IPF患者起初病死率较低，需要长达数年的随访观察，这无疑将增加患者脱落率，而过高的脱落率将使临床试验的完整性受到影响，并且会对药物效果准确评价造成干扰。因此，在IPF的临床试验中单独使用病死率作为主要终点，具体实施困难。另外，如果将全因住院率作为主要终点，在具体操作实施同样存在困难。首先，IPF的临床试验需要多中心的研究机构参与，在临床实践中对"住院治疗"标准的把握，在不同国家、不同地区，甚至在同一地区不同的医疗机构均可能存在一定差异，特别是参与临床试验的患者在研究机构之外的医院住院，其住院原因有时很难界定。其次，对于有广泛肺纤维化和肺功能严重下降的IPF患者，导致住院的原因复杂多样，有时住院原因并非仅仅与肺纤维化本身疾病的进展有关。因此，对于IPF临床试验，以全因住院率作为主要终点来评价抗IPF药物的治疗效果是否能影响患者的住院也是不恰当的。因此，在罕见病IPF临床试验中，将全因病死率和全因非选择性住院率作为临床试验主要终点，其实用性和操作性均存在诸多的问题。

那么IPF临床试验有没有合适的替代终点指标呢？按美国国立卫生研究院（NIH）工作组定义，临床终点是反映患者感觉、功能或生存期（结局）特性或变化的指标。"替代终点"是指在治疗试验中用于代替有意义的临床终点，衡量患者的主观感受、功能恢复情况和生存情况，并预测治疗效果的实验室检测指标或临床体征、结果的指标。对某些罕见疾病而言，其发病率低或疾病本身的病程缓慢，从发病到真正临床结局出现需较长时间。通过替代终点指标，可以缩短完成试验时间，简化药物研发过程，能够更早地引入可能对患者主要终点有益的新疗法或新药物。因此，在IPF临床试验中使用替代终点指标作为IPF临床试验的主要终点是可取的。目前已经在IPF临床试验中使用的替代终点指标有FVC及其变化、肺活量（VC）、DLCO、6min步行试验（6MWT）距离或氧饱和度下降、无临床恶化生存时间（time to clinical worsening）及无进展生存期（progression-free survival，PFS）等，其中最普遍使用的替代终点指标是FVC。FVC能够直接反映IPF疾病本身导致的肺容积减小及瘢痕形成的病理生理学机制，而且FVC占预计值百分比（FVC % pred）与其他参数（如DLCO占预计值百分比，肺泡气与肺毛细血管血氧分压，以及患者呼吸困难程度，生活质量评分等）具有良好的相关性，说明IPF患者的FVC测定具有很好的可靠性和有效性，另外，FVC % pred的改变能敏感地提示患者的预后。因此，FVC是一个可靠的、确定的、能敏感地反映IPF患者病情变化和提示患者预后的重要指标。维持FVC稳定或延缓其下降的速度，会相应地改变疾病的长期结局。以FVC指标作为IPF临床试验的替代终点很有临床意义，能够可靠地、可重复性地反映干预处理效应；而且FVC测定具有安全、简单、廉价等优点。此外，家庭肺活量测定已被提出作为提高IPF研究效率的终点。血清中生物标志物如趋化因子配体18（CCL18）、高迁移率族蛋白B₁（HMGB1）、涎液化糖链抗原-6（KL-6）、基质金属蛋白酶-7（MMP-7）、表面活性蛋白-A（SP-A）、表面活性蛋白-D（SP-D）等的水平也可预测IPF患者的预后情况及疾病的严重程度。另外，各种问卷量表［如圣乔治呼吸问卷（SGRQ）评分、加利福尼亚大学圣地亚哥分校-呼吸困难问卷（UCSD-SOBQ）评分、莱斯特咳嗽问卷（LCQ）评分等］也常作为终点指标用于评价治疗效果。采用复合研究终点（如死亡、呼吸住院或FVC下降）可以减少研究所需的样本量，提高研究效率。采用影像分析和（或）生物标志物来验证替代终点，可以更加有效地进行临床试验设计。

药物安全性评估基于临床不良事件和治疗前后实验室检测结果的变化情况。因此，对于临床试验中出现的任何异常症状、体征、心电图、实验室检查或其他特殊检查结果等，无论其程度是否严重及是否与药物有关，均应详细记录其性质、临床表现及处理经过，并访视至恢复正常或基线水平。

四、安全性评估报告与案例分析

以一项吡非尼酮胶囊在中国健康人体耐受性和安全性Ⅰ期临床研究及一项国产吡非尼酮治疗IPF的Ⅱ期临床研究为例。

（一）吡非尼酮介绍

吡非尼酮是一种新型口服吡啶酮衍生物，可调节细胞因子通路，具有抗纤维化、抗炎和抗氧化作用。吡非尼酮抑制促纤维化和促炎细胞因子，包括TGF-β1、IL-1β、IL-6、IL-8、IL-12p40、单核细胞趋化蛋白（MCP）1、趋化因子CXC配体12（CXCL12）和γ干扰素（IFN-γ）。同时，吡非尼酮抑制成纤维细胞增殖，并下调胶原产生过程中L-精氨酸-精氨酸酶通路活性，抑制胶原沉积。有研究显示，吡非尼酮可延缓早、中期IPF患者FVC的下降。美国FDA授予吡非尼酮快速通道评审、优先评审、罕用药及突破性治疗药物资格，吡非尼酮于2014年获批用于IPF治疗，并在我国上市。

（二）案例一：中国健康受试者单次和多次口服吡非尼酮胶囊后的人体耐受性和安全性Ⅰ期临床研究

1.研究方法　随机、开放、单中心临床研究。

（1）受试者主要纳入标准

1）健康志愿者。

2）年龄19～45岁，年龄相差＜10岁，男女各半。

3）体重指数在19～24kg/m^2。

4）体格检查无异常发现者。

5）自愿参加试验并签署知情同意书。

（2）受试者主要排除标准

1）体检不符合上述受试者健康标准者。

2）有药物滥用史，有明显烟酒嗜好者。

3）4周内参加过其他药物试验者。

4）3个月内用过已知对某脏器有损害的药物或目前正在应用其他预防或治疗药物者。

5）有药物过敏史者。

6）孕妇、哺乳期妇女、经期妇女。

7）有心血管、胃肠、肝、肾、呼吸系统、神经精神病史或现有上述疾病者。

8）最近3个月内参与献血者。

（3）试验方法

1）单次给药：采用随机、开放、单次给药剂量递增方法将36例健康受试者按随机数字表法分为6组，每组男女各半，分组如下：200mg（2例）、400mg（4例）、800mg（6例）、1200mg（8例）、1800mg（8例）、2400mg（8例）。

2）多次给药：将12例健康受试者随机分为2个剂量组，每组6例，男女各半。单次给药耐受性试验中未出现不良反应的最大剂量定为"最大耐受量"，未到达终止试验标准的剂量定为相对安全剂量。以最大耐受量为起始剂量进行多次用药耐受性试验。如试验中出现明显的不良反应，则下降一个剂量进行另一组试验；如试验中未见明显的不良反应，则上升一个剂量（不超过相对安全剂量）进行另一组试验。每天3次，连续给药7d，统一餐后给药。

3）剂量递增方案：参照改良费氏递增法进行递增。每个受试者只接受一个相应剂量，统一餐后给药。从低剂量组开始，每个剂量组观察结束后才可进行下一个剂量组试验。不可同时进行2个及以上剂量组的试验。如受试者出现重度不良反应或1/3以上受试者出现中度不良反应，即使未达到最大剂量，也应停止试验。

4）终止标准：在剂量递增过程中出现重度不良反应，即使未达到最大剂量，也应终止试验；在剂量递增过程中有1/3受试者以上出现中度不良反应，应终止试验（鉴于肺纤维化疾病的特殊性和目前有关吡非尼酮治疗IPF的国际临床试验所报告的消化道等不良反应频度较高，故将终止标准半数以上轻度不良反应改定为1/3以上中度不良反应）；达到最大剂量时，即使未出现不良反应，也应终止试验。

（4）安全性观察指标

1）生命体征：体温、脉率、呼吸和血压。

2）实验室检查：血常规、尿常规、血糖（GLU）、血脂［总胆固醇（TC）、三酰甘油（TG）、高密度脂蛋白胆固醇（HDLC）等］、肝功能［总胆红素（TBIL）、丙氨酸转氨酶（ALT）、天冬氨酸转氨酶（AST）等］、肾功能［血清尿素氮（BUN）、血清肌酐（Cr）］。

3）12导联心电图、胸部X线片。

4）不良反应/事件：询问与记录受试者用药后神经、循环、呼吸、泌尿、消化等系统的自我感觉和过敏反应。

2.安全性评估结果

（1）单次给药：单次给药耐受性试验拟纳入36例健康受试者，依据试验终止标准，最终完成4个剂量组20例受试者的研究，男女各10例，无中途退出病例和剔除病例。单次给药前后受试者体温、脉率、呼吸、血压均无异常改变。200mg组和400mg组均未出现不良事件。800mg组6例受试者中有4例出现轻度不良事件，主要表现为恶心、反酸和头晕。在1200mg组中8例受试者均出现轻中度不良事件，主要表现为恶心、呕吐、头晕和头痛。上述不良事件一般在用药后30min内出现，药后2～4h缓解。上述不良事件均判断为与药物可能有关。鉴于1200mg组所有受试者均出现药物不良事件，故终止更高剂量的临床试验。未再继续进行1800mg和2400mg剂量组的临床耐受性观察。单次给药耐受性试验过程中未发生严重不良事件。详见表4-8。

单次给药耐受性试验中有数例受试者血糖、总胆固醇、三酰甘油检测值略低于正常值，可能与受试者体检前空腹禁食有关，故研究者判断为异常无临床意义。400mg组有2例受试者及1200mg组有1例受试者用药后总胆红素轻度升高，但均不伴任何临床异常症状且无肝功能酶学指标的异常，故认为非药物因素所致。800mg组和1200mg组各有1例女性受试者用药后白细胞计数（WBC）降低（低于下限9.2%～22%），但不伴随异常症状，故研究者判定为异常无临床意义。详见表4-9。

表4-8　吡非尼酮胶囊单次给药耐受性试验中不良事件发生情况

症状	200mg（$n=2$）	400mg（$n=4$）	800mg（$n=6$）	1200mg（$n=8$）
头晕			2	7
头痛				1
恶心			3	2
反酸			1	
胃灼热				1
呕吐				2
乏力				1
不良事件例次	0	0	6	14
不良事件例数	0	0	4	8
发生比例	0/2	0/4	4/6	8/8

表4-9 吡非尼酮胶囊单次给药耐受性试验中实验室检查异常情况

组别	受试者编号	指标	正常值范围	给药前	给药后
400mg	21（男）	HDLC（mmol/L）	1.22～1.91	1.24	1.05
	22（男）	TBIL（μmol/L）	3.4～20.5	14.1	24.3
		Hb（g/L）	120～160	154	161
	14（女）	TBIL（μmol/L）	3.4～20.5	19.4	28.7
800mg	7（女）	WBC（×10⁹/L）	4.0～10.0	4.86	3.63
	14（男）	GLU（mmol/L）	3.9～6.1	4.4	3.4
	16（男）	GLU（mmol/L）	3.9～6.1	4.5	3.6
1200mg	28（女）	WBC（×10⁹/L）	4.0～10.0	4.36	3.12
		TC（mmol/L）	2.9～5.2	3.1	2.79
	24（男）	TG（mmol/L）	0.6～1.7	0.78	0.54
	25（男）	TG（mmol/L）	0.6～1.7	0.68	0.59
	26（男）	TG（mmol/L）	0.6～1.7	0.8	0.47
		TBIL（μmol/L）	3.4～20.5	17.3	23.4
		Hb（g/L）	120～160	156	161
	29（女）	TG（mmol/L）	0.6～1.7	0.89	0.54

Hb. 血红蛋白

（2）多次给药：多次给药耐受性试验共纳入12例受试者，男女各6例，随机分为400mg和600mg多次给药组。400mg组有1例受试者在第3次用药后自诉肘部皮肤局部红痒，未进行处理，于次晨消失，继续用药未再出现类似情况，研究者判断与用药可能无关。600mg组6例受试者均出现不同程度的消化道反应。从第1次用药后开始，有4例受试者在每次服药后1h出现胃灼热感，一般持续6～10min后自行消失。有3例受试者在服药5d后出现食欲缺乏，未进行处理，停药后自行消失。有2例受试者在第1次服药后1h左右出现口干，饮水后症状消失。有1例受试者在初次用药后出现头晕，20min后症状消失，以后用药未再发生头晕，另外该受试者每次用药后均感口干。另有1例受试者在第21次服药后呕吐1次。本试验过程中未发生严重不良事件。详见表4-10。

多次给药耐受性试验中部分受试者血糖、血脂偏低，可能与检查时禁食有关，故研究者判断为异常无临床意义。400mg组有1例受试者尿酮体"±"，且血糖低于正常值，考虑与检查时禁食有关，故研究者判断为异常无临床意义。1例受试者药后WBC略低于正常值，但其他相关检查未见异常，故研究者判断为异常无临床意义。1例受试者药后总胆红素明显升高（达正常值的1.5倍），研究者判断为有异常临床意义。详见表4-11。

表4-10 吡非尼酮胶囊多次给药耐受性试验中不良事件发生情况

症状	400mg（$n=6$）	600mg（$n=6$）
皮肤局部红肿	1	
胃灼热		4
食欲缺乏		3
嗳气		2
恶心		2
呕吐		1
口干		3
头晕		1
乏力		1
不良事件例次	1	17
不良事件例数	1	6
发生比例	1/6	6/6

表4-11 吡非尼酮胶囊多次给药耐受性试验中实验室检查异常情况

组别	受试者编号	指标	正常值范围	给药前	给药后
400mg	42（男）	WBC（$\times10^9$/L）	4.0～10.0	5.28	3.76
	39（男）	GLU（mmol/L）	3.9～6.1	4.6	3.6
		尿酮体	—	—	±
	14（女）	TG（mmol/L）	2.9～5.2	3.34	2.76
		HDLC（mmol/L）	1.22～1.91	1.34	1.2
	43（男）	TBIL（μmol/L）	3.4～20.5	17.5	31.4
	55（女）	尿WBC	—	—	＋＋
	50（女）	尿RBC	—	—	＋＋
600mg	26（男）	ALT（U/L）	＜40	36	49
	72（女）	TG（mmol/L）	0.6～1.7	0.68	0.59
	79（男）	TG（mmol/L）	0.6～1.7	0.64	0.59
		Hb（g/L）	120～160	156	161

Hb. 血红蛋白；RBC. 红细胞计数

3. 安全性评估结论　本研究表明单次（200～1200mg）或多次（400～600mg，每天3次）口服吡非尼酮胶囊在中国健康志愿者中耐受性和安全性良好。单次给药未出现不良事件最大剂量为400mg，未达到终止指标最大耐受剂量800mg。多次给药最大耐受剂量为每次600mg，每天3次，日累积量为1800mg。试验发现吡非尼酮胶囊不良事件主要为胃肠道和神经系统反应，与文献报道完全一致。鉴于本品消化道不良事件发生频度较高，临床应以餐后服药为宜。同时建议临床用药应从小剂量（200mg，每天3次）开始，经连续应用1周后再增量为400mg，每天3次，以达到临床有效治疗剂量，并减少消化道不良反应的发生。

（三）案例二：国产吡非尼酮治疗特发性肺纤维化Ⅱ期临床研究

1.研究方法　多中心、随机、双盲、安慰剂对照方法研究。

（1）受试者主要纳入标准

1）诊断为IPF。

2）年龄≤75岁，男女不限。

3）依从性好，能配合试验观察。

4）充分被告知试验目的、方法及可能出现的不良反应，同意参加试验，并签署知情同意书。

（2）受试者主要排除标准

1）不能耐受吡非尼酮者。

2）有明显肺部感染需抗感染治疗者（就诊前4周内呼吸道感染及全身感染者）。

3）入选前1个月内服用泼尼松超过10mg/d（或等剂量其他糖皮质激素）。

4）入选前1个月应用免疫抑制剂者。

5）入选前5年患恶性肿瘤者。

6）入选前曾长期服用（＞1周）胺碘酮等可能引起肺纤维化的药物者。

7）入选前1个月应用干扰素、乙酰半胱氨酸或其他抗纤维化药物者。

8）入选前3个月参加其他药物试验者。

9）有严重的其他系统疾病和脏器功能不全者。

10）孕妇、哺乳期妇女或近期有生育计划、不能采取有效避孕措施者。

11）明显肝肾功能异常（ALT＞正常值上限1.5倍；肌酐高于正常值上限）者。

12）研究者认为有任何不适合入选情况者。

（3）试验方法

1）随机分组和盲法：采用多中心、随机、双盲、安慰剂平行对照临床研究方法，随机数字表由统计学专业人员提供，利用SAS软件模拟产生。药品经随机编盲后的编号即为药物编号。符合入选标准的每位受试者由观察医师按入组先后顺序依药物编号一次发放药物。

2）对象筛查：一个完整的研究过程包括筛查入组，48周的研究用吡非尼酮片治疗观察。在研究阶段第4周末、12周末、24周末、36周末、48周末到医院接受随访。IPF急性加重需立即进行对症治疗，如停药不超过2周可继续本次试验。

3）用药过程：患者入组后开始服用吡非尼酮或安慰剂，口服，每次2片（0.4g），每日3次（1.2g/d），餐后服用。必要时按需服用对症药物复方甲氧那明胶囊，口服，每次2粒，每日3次。

2.疗效与安全性观察与评估

（1）疗效主要观察指标：FVC，观察治疗前后FVC的变化。

（2）疗效次要观察指标：①肺功能指标变化，除FVC以外的其他指标，包括FEV_1、DLCO；②6MWT中氧饱和度、行走距离的变化；③呼吸困难评分变化；④圣乔治呼吸问卷（SGRQ）评分及其他各种评分的变化；⑤试验期间患者急性加重事件（发生率）；⑥HRCT结果变化。

（3）安全性观察指标：不良事件类型及发生率，严重不良事件，症状体征，实验室检查血常规、尿常规、肝肾功能、血糖、电解质、乳酸脱氢酶（LDH）、γ-谷氨酰转肽酶（γ-GTP）等。

3.安全性评估结果　本研究筛查了12家中心共计95例患者，其中有8例患者未服用研究用药，其余87例受试者均自愿参加本研究并在试验前签署知情同意书。研究将患者随机分为吡非尼酮组（A组，43例）和安慰剂组（B组，44例）。A组脱落（指用药未达到24周）7例：IPF急性加重2例，不良事件2例，缺乏疗效2例，违背试验方案1例，共36例完成研究（83.72%）。B组脱落9例：IPF急性加重1例，不良事件1例，缺乏疗效4例，违背试验方案1例，自行选择退出2例，共35例（79.55%）完成研究。

本次研究共入组87例IPF患者服用研究用药物，随机分为吡非尼酮组43例，安慰剂组44例。服药超过24周的患者71例，其中吡非尼酮组36例，安慰剂组35例。服药未达到24周的患者（即为脱落）16例，其中吡非尼酮组7例，安慰剂组9例，总脱落率为18.39%，其中吡非尼酮组16.28%，安慰剂组20.45%。所有服用研究药物的87例患者均符合方案，没有剔除。

研究过程中，吡非尼酮组43例患者中有36例发生不良事件，发生率为83.72%，7例（16.28%）发生严重不良事件。安慰剂组44例患者中有32例发生不良事件，发生率为72.73%，6例（13.64%）发生严重不良事件。发生率组间比较差异无统计学意义（$P = 0.300\ 1$）。

4.安全性评估结论　吡非尼酮较安慰剂在抑制IPF患者肺活量下降方面治疗作用明显，改善IPF患者生活质量、日常行走能力、呼吸状况等方面疗效显著，不良反应可控。皮疹/皮肤瘙痒等不良反应程度较轻。吡非尼酮组较安慰剂组不良事件发生率组间比较差异无统计学意义说明吡非尼酮具有良好的安全性。

本部分列举案例二中并未就研究过程中发生的不良事件进行详细描述及分析，但根据采用循证医学方法对吡非尼酮治疗IPF疗效进行系统评价的文献报道，吡非尼酮在临床试验研究中发生的不良反应主要包括胃肠道反应（恶心、腹泻）、光敏反应及皮疹，但多为轻中度，经药物减量、停用及对症处理后症状可消失。虽然肿瘤、肝功能异常、呼吸衰竭等严重不良反应也有发生，但较少见。

（崔　刚）

第五章

消化系统药物早期临床试验安全性评估

消化系统疾病在临床上很常见，包括食管、胃、肠、肝、胆、胰等脏器的器质性和功能性疾病。治疗药物种类繁多，新的药品和治疗方法不断出现。本章选取消化系统疾病中的两大类疾病，介绍早期临床试验药物安全性评估方面的内容。

第一节 治疗酸相关疾病药物的早期安全性评估

酸相关疾病是消化系统疾病中最为常见的一类疾病，是指由胃酸分泌过多，或对胃酸特别敏感而引起的一类消化道疾病的总称，如反流性食管炎、胃或十二指肠溃疡、非糜烂性胃食管反流病、巴雷特食管炎、佐林格-埃利森综合征等。

一、酸相关疾病及其药物治疗概述

1.胃食管反流病（gastroesophageal reflux disease，GERD） 指胃、十二指肠内容物反流入试管引起反酸、胃灼热等症状，并可导致食管炎及咽喉等食管外组织损害的疾病。根据内镜下有无食管黏膜损伤可分为糜烂性食管炎（erosive esophagitis，EE；即反流性食管炎）和非糜烂反流性疾病（nonerosive reflux disease，NERD）。GERD是一个多因素的上消化道动力障碍性疾病，发生的原因是酸（碱）的错位及食管黏膜的防御机制减退。GERD药物治疗的目的是使食管黏膜长期不受刺激，消除或中和酸碱性刺激物，从而达到消除症状、治疗并发症和防止复发的目的。治疗药物主要包括抑酸药物和促动力药物。大量的研究证明，在GERD的治疗中，质子泵抑制剂（PPI）是最主要及最有效的抑酸治疗药物，症状缓解后究竟是长期维持治疗还是按需治疗目前尚无定论。

2.消化性溃疡（peptic ulcer） 指胃肠道黏膜被胃酸和胃蛋白酶消化而发生的溃疡，好发于胃和十二指肠，也可发生在食管下段、小肠、胃肠吻合口，以及异位的胃黏膜。大部分溃疡病与幽门螺杆菌（H.pylori，Hp）感染密切相关，其次是非甾体抗炎药（NSAID）引起，应激状态也可引起胃、十二指肠溃疡。消化性溃疡的治疗原则为抑制攻击因子（包括减低胃酸和杀灭幽门螺杆菌）和增强保护因子。

3.酸相关疾病的抑酸治疗 抑酸治疗是这类疾病的主要治疗手段。根据作用于壁细胞的不同靶点又将抑酸分为胃泌素受体抑制剂、胆碱能受体抑制剂、H_2受体拮抗剂和质子泵抑制剂。治疗不同疾病对抑酸程度的要求不同，目前认为最佳抑酸水平大致如下：治疗活动性溃疡要求胃内$pH > 3$的时间不少于每天12h；治疗GERD要求试管内$pH > 4$的时间不少于每天18h；根除幽门螺杆菌要求胃内$pH > 5$的时间达到每天不少于18h，对于消化性溃疡出血患者，要求维持胃内$pH > 5$的时间每天不少于20h等。

抑酸药物的适应证如下。①GERD：反流性食管炎；已经治愈的食管炎患者预防复发的长期治疗；GERD的症状控制。②与适当的抗菌疗法联合用药根除幽门螺杆菌；使与幽门螺杆菌感染相关的十二指肠溃疡愈合；防止与幽门螺杆菌相关的消化性溃疡复发。③NSAID相关胃溃疡的治疗。④其他如佐林格－埃利森综合征、吻合口溃疡等。

二、治疗酸相关疾病药物的临床试验方案设计

除与其他药物临床试验类似的方案设计外，治疗酸相关疾病药物的临床试验方案设计有以下相对特异的注意事项。

1.入选排除标准　早期临床试验以健康人为受试者，一些试验要求排除幽门螺杆菌感染者，筛查方式可为^{13}C呼气试验或抗体检查检测。以酸相关疾病患者为受试者的临床试验，筛选期/基线期检查应包括内镜检查、24h pH监测。

排除标准除通用的项目外，一般还包括近期接受过内镜下治疗、线状溃疡、术后溃疡、可疑恶性的溃疡、急性胃黏膜病变、不建议采取内科治疗的溃疡、佐林格－埃利森综合征、可能影响胃酸分泌的手术史、胃－十二指肠复合溃疡。

2.用药及监测　以两项在日本开展的沃诺拉赞与兰索拉唑治疗胃溃疡和十二指肠溃疡的Ⅲ期临床试验为例，受试者按1∶1随机接受沃诺拉赞20mg或兰索拉唑30mg，每日1次（早餐后），胃溃疡患者治疗时间为8周，十二指肠溃疡患者治疗时间为6周。内镜检查在胃溃疡患者于筛选期、第2周、第4周、第8周进行，在十二指肠溃疡患者于第2周、第4周、第6周进行。溃疡开始愈合的标志为内镜下观察到原溃疡表面白苔消失。自愈合开始，随访再持续8周（胃溃疡）、6周（十二指肠溃疡），或直至血清胃泌素水平返回基线值。在研究中血清胃泌素水平较基线值无上升者，不要求进入随访期。在第2周、第4周、第8周（胃溃疡），或第2周、第4周、第6周（十二指肠溃疡）内镜检查发现溃疡完全愈合的受试者终止用药。转归评价指标还包括受试者与溃疡相关的症状，如餐后、空腹、夜间上腹痛，腹胀，恶心，胃灼热，食欲减退等。

在给药观察期，这类临床试验完成的检测一般包括CYP2C19基因型、血清胃泌素水平、胃蛋白酶原Ⅰ/Ⅱ水平。对于以患者为受试者的，随访中应记录内镜下观察到的溃疡位置、数量、形态、直径等。

三、胃食管反流病治疗药物的安全性关注

质子泵抑制剂（proton pump inhibitor，PPI）是酸相关疾病抑酸治疗的一线用药。该类药物短期应用的安全性、耐受性良好，但部分患者可能需要长期用药，尤其是GERD有习惯性发病的特点。该类抑酸药物的安全性关注主要包括以下几方面。

1.胃酸缺乏　为胃酸分泌受抑制的直接效应。可导致营养物质吸收障碍，引起相关的临床症状，如维生素B_{12}吸收不良，骨质疏松和骨折风险增加，影响肠道菌群，导致胃肠道感染（如沙门氏菌、弯曲杆菌或艰难梭菌感染）的风险轻微增加。对于胃内pH决定口服生物利用度的药物，抑酸药可能影响其吸收。

2.高胃泌素血症　为胃酸缺乏的继发效应。高水平胃泌素作用于胃内的肠嗜铬样细胞（enterochromaffin-like cell，ECL cell），造成胃酸的分泌增加，形成反跳性胃酸高分泌（rebound acid hypersecretion，RAHS），这一效应可能在停用抑酸药后仍存在，造

成停药困难和不合理用药的恶性循环。此外，高胃泌素血症有潜在的致癌风险，PPI类诱发的ECL细胞增生可能引起胃息肉，进一步发展为ECL类癌和癌。其余人群的研究显示长期应用PPI类药物的群体胃癌风险增加，但尚不明确高胃泌素血症是否是唯一原因。

3.药物对CYP450代谢系统的影响　如奥美拉唑经CYP2C19代谢，对酶有抑制作用，可使华法林、硝苯地平、茶碱等经CYP450系统代谢的药物半衰期延长，延缓后者在体内的消除。这类药物和华法林联用时，需检测国际标准化比值（INR）和凝血酶原时间，避免出血风险。奥美拉唑、埃索美拉唑应避免与氯吡格雷联用。氯吡格雷是一种前体药物，是由于其活性代谢产物而产生抗血小板凝集作用，因此抑制CYP2C19活性的药物会影响氯吡格雷转化为其活性代谢产物，降低后者的药理学活性。

另外，CYP2C19存在基因多态性（如大约3%的高加索人和非裔美国人及17%～23%的亚洲人为弱代谢型），应用经此途径代谢的药物时应考虑可能的蓄积效应。

CYP3A4也参与埃索美拉唑的代谢，埃索美拉唑与CYP3A4抑制剂合用时，机体对药物的暴露量明显增加，对于严重肝损害或需要长期治疗的患者应考虑调整药物剂量。

4.异质性反应　为应用PPI类药物时不可预测的不良反应，包括肾衰竭（如急性间质性肾炎）、心血管不良事件、痴呆等。

5.肿瘤　动物研究中发现泮托拉唑有致癌性，但尚不能确定这些发现与人类肿瘤发展的关联。另外，使用抑酸药可使症状缓解、癌性溃疡愈合等，可能延误胃癌的发现。

6.人种差异　亚洲人普遍对抑酸药（包括PPI）反应较强，除CYP2C19基因多态性外，可能的原因还包括较高的幽门螺杆菌感染率、较低的壁细胞数、较低的酸输出量（即使校正体重、性别、年龄后）。

四、安全性评估报告与案例分析——以沃诺拉赞为例

沃诺拉赞（vonoprazan，TAK-438）是一种钾离子竞争酸阻滞剂（potassium-competitive acid blocker，P-CAB），通过竞争性阻断H^+-K^+-ATP酶中钾离子的活性来抑制酸分泌。沃诺拉赞已在日本被批准用于治疗胃和十二指肠溃疡，治疗反流性食管炎和预防复发，预防小剂量阿司匹林或非甾体抗炎药（NSAID）诱导的胃黏膜损伤，以及用于一线和二线幽门螺杆菌根除治疗。

下面介绍2015年公布的两项以健康男性受试者（日本$N=84$，英国$N=63$）沃诺拉赞随机、双盲、安慰剂对照、单次给药剂量递增研究。试验目的是评价药物的安全性、耐受性、药代动力学和药效学（胃内pH）特征。

研究设计：英国研究单次剂量依次是1mg、5mg、10mg、15mg、20mg、30mg、40mg，共7组，每组包含9例受试者，其中6例接受TAK-438，3例为安慰剂。日本研究的单次剂量依次是1mg、5mg、10mg、20mg、40mg、80mg、120mg，共7组，每组包含12例受试者，其中9例接受TAK-438，3例为安慰剂。两项研究均为受试者第1天接受给药，第5天出院，第15天返回接受随访。

剂量递增标准：盲态下回顾安全性和药代数据。前一剂量组耐受量好的情况下才能进行下一剂量组。英国研究中，下一剂量组预计的平均暴露量不得超过在犬的未发现不良反应AUC水平。

受试者：日本研究，20～45岁健康男性受试者，体重≥50kg，体重指数 18.5～25.0kg/m²。英国研究，18～45岁健康男性受试者，体重指数18.5～30.0kg/m²。

排除标准：吸烟（英国研究）；有酸相关疾病史，如反流性食管炎、胃或十二指肠溃疡、非糜烂性胃食管反流病、巴雷特食管炎、佐林格-埃利森综合征；有上消化道或迷走神经手术史（日本研究）；6个月内接受过根除幽门螺杆菌治疗（日本研究）或幽门螺杆菌检测阳性（英国研究）。给药前28d内不得服用处方药或非处方药（包括PPI和H₂受体拮抗剂）。

筛查：血液学、血生化、尿液检查，病史（包括烟草、酒精、咖啡因的使用），体格检查（包括身高、体重、体重指数），尿药物毒物检测，酒精筛查，肝炎筛查，HIV筛查，幽门螺杆菌检测（日本研究为抗体检测，英国研究为¹³C呼气测试），生命体征，既往/伴随用药史，12导联心电图。

安全性评估：评价依据包括自发报告的不良事件、医学检查结果（包括体重）、生命体征、实验室检查结果（血液学、血生化、尿液检测）。每时间点三份的12导联心电图：-1.5h（仅英国研究）、-1h（仅英国研究）、-0.5h（仅英国研究）、基线期、给药后0.25h（仅英国研究）、0.5h、1h、2h、4h、8h、12h、24h、48h（仅日本研究）、第5天、第15天（仅日本研究）。

日本研究还收集了给药后0.25h的血样用于CYP2C19基因型分析。

安全性结果：TAK-438耐受性良好（日本研究最高剂量120mg，英国研究最高剂量40mg）。日本研究中，没有出现研究相关的紧急不良事件。英国研究的63例受试者中10人报告有12例次研究相关的紧急不良事件，其中2例眩晕（1例为安慰剂，1例为TAK-438 1mg），2例皮肤红斑（1例为TAK-438 1mg，1例为TAK-438 10mg），1例鼻腔不适（安慰剂），1例流涕（安慰剂），1例牙痛（TAK-438 1mg），1例头痛（TAK-438 10mg），1例皮肤干燥（TAK-438 10mg），1例鼻出血（TAK-438 15mg），1例腹痛（30mg），1例腹泻（TAK-438 30mg）。不良事件的出现没有剂量-反应关系。没有报道严重不良事件。没有生命体征或心电图的异常表现。实验室检查没有发现有临床意义的变化，包括转氨酶、胆红素异常等。两项研究中，TAK-438≥5mg剂量下，血清胃泌素水平均有增加。胃蛋白酶原Ⅰ（pepsinogen Ⅰ）及胃蛋白酶原Ⅱ（pepsinogen Ⅱ）在TAK-438 5mg及以上剂量组均较基代水平增加，但无明确的剂量-反应关系。两项研究中，血清胃泌素水平在给药后6～12h达峰。日本研究中，胃泌素最高浓度出现在40mg组给药后12h（237pg/ml vs.安慰剂组85pg/ml），英国研究中，胃泌素最高浓度出现在20mg组给药后10h（220pg/ml vs.安慰剂组51pg/ml）。

安全性结论：TAK-438的安全性和耐受性良好。血清胃泌素水平增加在预期范围内，并且和PPI治疗造成的升高（200～400pm/ml）程度相当。各个剂量下的胃蛋白酶Ⅰ和Ⅱ水平均提示没有胃体萎缩。

此外日本研究中，CYP2C19的基因多态性没有影响TAK-438药代参数的倾向，这一点与PPI不同。

（韩 麦）

第二节　治疗炎性肠病药物的早期安全性评估

一、炎性肠病及其药物治疗概述

炎性肠病（inflammatory bowel disease，IBD）是一种病因不明的慢性非特异性肠道炎症性疾病，包括溃疡性结肠炎（ulcerative colitis，UC）、克罗恩病（Crohn's disease，CD）和少见情况下的未定型结肠炎（indeterminate colitis）。UC是一种慢性非特异性的大肠炎症，临床表现主要为腹泻、黏液脓血便、腹痛和不同程度的全身症状。病变主要累及直肠、结肠黏膜和黏膜下层，呈连续性分布。CD为一种慢性肉芽肿性全壁层炎症，临床表现主要为腹痛、腹泻、腹部肿块、瘘管形成、肛门直肠病变和不同程度的全身症状。病变可累及消化道的任何部位，以同时累及末段回肠及邻近右侧结肠最为常见，多呈节段性、非对称性分布。IBD除了肠道表现外，还可伴有多种肠外表现，并可出现中毒性巨结肠、肠穿孔、肠梗阻、急性大出血、瘘管形成及肛周病变、癌变等并发症。IBD在我国近年发病呈上升趋势。

IBD治疗目的是控制急性发作，维持缓解，减少复发，防治并发症。药物治疗是治疗IBD的主要方法，UC和CD的用药原则相似。对活动期病变经治疗诱导缓解后，应长期用药维持，预防复发。

IBD治疗药物主要包括氨基水杨酸制剂、糖皮质激素、免疫抑制剂和生物制剂。其中，氨基水杨酸制剂用于轻、中度IBD患者或重度经糖皮质激素治疗已有缓解者。糖皮质激素适用于氨基水杨酸制剂不佳的轻、重度患者及重度活动期、暴发型患者。免疫抑制剂适用于糖皮质激素治疗效果不佳或对糖皮质激素依赖患者，以及诱导缓解后的维持治疗。生物制剂主要适用于经激素及免疫调节剂治疗无效或不能耐受者，或合并瘘管经传统治疗无效者。此外，抗生素常用于CD并发症的治疗。

二、治疗炎性肠病药物的临床试验方案设计

1.研究人群　以健康人为受试者的试验遵循通用的入排标准，但需要考虑不同类型治疗药物的特点和临床前研究药理学和毒理学发现，对入排标准及剂量探索和安全性评估进行个例化考量与设计。

以患者为受试者，需要考虑以下方面：疾病类型和病变范围，如经临床、内镜、组织学检查确诊的UC或CD患者。UC和CD鉴别困难的患者不能入选。对于UC患者，应规定病变范围，如直肠型、直肠-乙状结肠型、左半结肠型等。

2. 疾病活动程度　IBD有发作-缓解相交替的特点，因此以患者为受试者的临床试验一般选择活动期患者。判断疾病活动的依据包括临床活动指数（clinical activity index，CAI），如$4 < CAI \leqslant 12$；内镜指数（endoscopic index，EI），如$EI \geqslant 4$；疾病活动指数（disease activity index，DAI）；红细胞沉降率（ESR）；C反应蛋白（CRP）；粪钙防卫蛋白等。

3.疾病严重程度　如轻至中度、中度、中度至重度等。对于病程的要求，一般要求近期（如近3个月内）无疾病加重或药物调整等。

4.排除标准 需要排除目标人群之外其他类型的IBD或结肠炎、肠道感染、吸收不良综合征。此外需要排除特殊部位有病变的受试者，如回盲部，距肛门15cm内有病变的。

5.转归评价 观察终点可包括CAI变化、每周总计排便次数、腹痛、一般状况、体温、肠外表现、红细胞沉降率、血红蛋白水平。可让患者在研究期间记录日记卡。内镜下的缓解一般定义为EI＜4。

安全性评估一般包括不良事件的发生率和类型、实验室检查结果等。

三、治疗炎性肠病药物的安全性关注

指南推荐局部或口服的5-氨基水杨酸和糖皮质激素作为轻至中度UC的治疗。

1.水杨酸制剂 过去几十年间，5-氨基水杨酸（5-aminosalicylic acid，5-ASA）是治疗UC的基石。即使在生物制剂时代，它仍是治疗轻度至中度UC的一线用药。一般将每日剂量＞2.4g称为高剂量，≤2.4g称为低剂量。多项研究显示，对于中度节段性UC，5-ASA诱导内镜可见的缓解，其效力与生物制剂（抗TNF治疗）的效力相当。氨基水杨酸与免疫调节剂或生物制剂相比，安全性优于后者。对于中度活动期患者，高剂量5-ASA治疗可能仍是可选的方案之一。目前认为，对于没有预后不良因素的IBD/UC患者，5-ASA为首选用药。如果有预后不良的因素，则应选择生物制剂。

美沙拉嗪治疗IBD的作用机制尚不完全明确，可能包括增加胃肠道上皮过氧化物酶体增殖物激活受体（peroxisome proliferator-activated receptor，PPAR）表达，抑制环氧合酶（COX），从而抑制前列腺素合成，抑制白三烯、IL-1的合成等。美沙拉嗪在UC患者的处方率达88%。此外，虽然缺乏足够证据，但美沙拉嗪也常作为CD的一线治疗之一。

多项研究比较不同剂量、不同用药时长、不同剂型美沙拉嗪的安全性，结果都没有发现明显差异。目前的系统回顾性数据显示，美沙拉嗪不良反应不与某种特定剂量、疗程或剂型有关。美沙拉嗪的安全性关注主要包括以下几方面。

（1）肠道炎症恶化：发生率为0.5%～6.5%，可能由于患者对药物无反应，或5-ASA本身造成疾病恶化（机制尚不完全明确）。用药开始后的病情恶化可能反映患者不能耐受该药物，应考虑停用。

（2）消化系统异常：美沙拉嗪治疗中常见的胃肠道症状包括腹痛（0.2%～5.9%）、上腹痛（0.4%～2.3%）、腹泻（0.5%～10.8%）、便秘（5.9%）、消化不良（0.7%～2.2%）、反酸/胃灼热（2.3%～5.4%）、恶心（0.2%～23.3%）、呕吐（1%～3%）等。部分患者的不良反应可能随着继续用药而逐渐缓解，但也有因剧烈腹痛不能耐受继续用药的病例。美沙拉嗪所致腹泻可能是由于药物抑制回肠、结肠Na^+/K^+ ATP酶从而继发的肠道渗出，与花生四烯酸代谢改变有关，可同时伴有吸收不良。既往对阿司匹林有过度反应的患者，5-ASA慎用。必要时进行美沙拉嗪脱敏方案（mesalamine desensitization protocol）。美沙拉嗪所致胰腺炎的发生率为0.3%～1.8%。其机制可能与患者对药物的高敏反应有关。美沙拉嗪引起肝脏不良事件的发生率在0～4%。皮疹可先于肝功能异常出现，有病例报告肝活检显示肉芽肿性肝炎。

（3）全身症状：包括乏力（0.2%～7%）、抑郁或情绪变化（4.6%）、失眠（3%），感觉异常/瘙痒（0.5%）。上述症状只有在影响到患者日常功能时才考虑停用美沙拉嗪。

（4）神经系统异常：包括头痛（0.5%～13.7%）、眩晕（1.2%～5.9%）、尿潴留（0.6%）。对于出现头痛和眩晕的患者，推荐在密切观察下尝试继续用药。

（5）心血管不良事件：发生率为0～0.3%，包括心肌病、心肌梗死、房室传导阻滞、心室功能障碍、心肌炎、心包炎等。出现心肌病者需要停药。出现心肌炎或心包炎的患者，要及时停药，必要时使用激素治疗，并避免再次使用该药物。

（6）肌肉骨骼不良事件：发生率约7%，如背痛、关节痛、肌痛、足底筋膜炎等。症状不重时可考虑继续用药。必要时评估患者是否存在其他与IBD相关的风湿免疫性疾病。

（7）呼吸系统不良事件：包括支气管炎、鼻炎、咽炎、鼻窦炎、咳嗽、上呼吸道感染，一般不需要停药。需要停药并考虑激素治疗的不良事件包括间质性肺炎、嗜酸细胞性肺炎、机化性肺炎等。

（8）肾脏不良事件：包括间质性肾炎、肾衰竭、肌酐升高、蛋白尿。用药期间应每年查血肌酐，如果有异常应进一步检查除外蛋白尿。如果停药后肾功能仍不能恢复正常，或肾功能明显受损（GFR＜30%），应行肾活检，考虑是否给予激素治疗。

（9）生殖系统不良事件：包括勃起功能障碍（约0.5%）、男性不育。目前没有报道美沙拉嗪对女性生育能力有影响的研究。

美沙拉嗪的不良反应，一些（如胰腺炎）可伴随明显症状，但有相当部分是无症状的，直至晚期（如肾毒性）。这类不良事件要及时监测、早期发现。

患者和医师可能错误地估计不良反应与剂量有关，即低剂量可能伴随较少的不良反应。但美沙拉嗪的高剂量和低剂量组不良事件发生率并没有显著性差异。可能是由于上述不良事件与变态反应机制有关，因此没有必要为了减少不良反应采用不必要的低剂量，避免患者原发病加重或复发。而应及时监测，必要时及时停药。

2.糖皮质激素的安全性关注　糖皮质激素在IBD治疗中的应用已有超过60年的历史，其作用机制包括下调促炎性细胞因子的基因转录，抑制炎性组织黏附分子表达，激活免疫细胞。糖皮质激素的副作用比较常见，包括对代谢、皮肤、胃肠道、肌肉骨骼系统、中枢神经系统的影响，以及高血压、下丘脑-垂体-肾上腺素轴受抑制、感染等。因此，目前研发全身不良反应较少的糖皮质激素成为热点之一。二丙酸倍氯米松（beclomethasone dipropionate，BDP）是第二代糖皮质激素的代表药物之一，具有首过效应，且全身性生物利用度较低。该药物有较强的抗炎效果，并能较大限度地减少长期应用传统皮质激素引起的并发症，减轻对下丘脑-垂体-肾上腺轴的抑制。BDP对UC的抗炎活性强，诱导缓解的效力可能与5-ASA大致相当，因此可作为不能耐受局部5-ASA治疗的备选方案。

3.硫嘌呤类药物的安全性关注　对于多数有致残风险的CD患者，硫嘌呤类药物可以改变疾病的自然病程，减少CD患者需要手术的比例，改善患者生活质量。但药物相关不良反应较多，因不良反应不能耐受而停药的病例报告为15%～40%。根据一项对中国南方CD患者群体的队列研究，硫嘌呤（6-MP）主要不良反应出现在开始用药的前12个月，中位数是7.4个月。引起停药的严重不良反应包括：①骨髓抑制，白细胞减少发生率14.6%，其中多数患者再次使用6-MP后出现相同的不良事件；全血细胞减少发生率0.8%。②肝毒性，多数病例停药后肝酶可恢复正常。③胰腺炎，发生率约0.4%，可表现为无症状的胰酶升高，也可伴有腹痛。其他还包括感染相关并发症、胃肠道反应、关节痛等。

4.生物制剂的安全性关注　目前用于IBD治疗的生物制剂包括抗肿瘤坏死因子（tumour necrosis factor，TNF）抗体、抗IL-23抗体、抗α4β7整合素抗体、JAK激酶抑制因子、抗MMP-9抗体等。安全性关注主要涉及感染活动（如带状疱疹复发）、血栓栓塞事件、过敏反应、贫血、潜在肿瘤风险等。

总之，水杨酸制剂是IBD药物治疗的一线药物，有良好的安全性和有效性。糖皮质激素的不良反应比较常见，但一些新型、全身副作用较小的皮质激素正在研发当中。硫唑嘌呤能改善患者预后，但不良反应较多，一部分患者不能耐受。针对IBD的新药，要在预计安全性和（或）有效性的综合考虑优于上述药物时才有研发价值。

此外，以患者为受试者的临床试验，受试者可能在试验前有长期用药史，方案中需要考虑是否要求受试者在基线期停药的问题。如果基线期要求停药，必须考虑引起疾病活动的风险。

四、安全性评估报告与案例分析——以IBD98-M缓释胶囊为例

（一）2019年在意大利开展的一项关于IBD98-M的Ⅱa期临床研究

试验用药：透明质酸（hyaluronic acid，HA）起组织间润滑的作用，参与介导相邻组织间的相互作用，可能增强黏膜修复和愈合。补充透明质酸可能为UC受损的结肠黏膜提供保护性屏障。试验药物是5-ASA和透明质酸的复方口服缓释制剂。有望诱导临床缓解，在轻至中度UC患者中避免应用激素治疗。

方法：为Ⅱa期、多中心、随机、双盲、安慰剂对照试验。受试者为活动期轻至中度UC患者。

研究药物：IBD98-M，为一种肠溶胶囊的缓释制剂，可显著减少肠道炎症。每粒胶囊含有200mg美沙拉嗪、23mg透明质酸。

主要目标是与安慰剂对照，比较药物诱导UC患者出现缓解的比例，缓解的定义为溃疡性结肠炎疾病活动指数（ulcerative colitis disease activity index，UCDAI）得分≤1。观察6周。次要目标是评价治疗6周后临床应答的比例，定义为UCDAI得分下降≥3。

研究设计：受试者为既往有内镜、组织学确诊的UC患者，病程≥6个月，筛选期除常规检查外，实验室检查要求符合炎症活动，除外合并肠道感染。患者UCDAI得分≥4且≤10，其中内镜的得分≥1。排除标准除常规外，需要排除感染及平时5-ASA剂量＞2.4g/d者。

合格受试者按1∶1∶1的比例随机分为三组：第一组为IBD98-M 0.8g/d（美沙拉嗪0.8g，透明质酸钠92mg），第二组为IBD98-M 1.2g/d（美沙拉嗪1.2g，透明质酸钠138mg），第三组为安慰剂。每例受试者每天两次服药，每次3粒胶囊，连续3周。其中第一组每次为2粒IBD98-M（200mg美沙拉嗪/23mg透明质酸钠）、1粒安慰剂。第二组为每次3粒IBD98-M（200mg美沙拉嗪/23mg透明质酸钠）。第三组3例均为安慰剂。餐前30～120min服用。

试验中用药持续6周，每2周受试者接受评估，第8周再次随访。提前中止或第6周

查乙状结肠镜。

评估生活质量：IBD生活质量量表（IBD-Q量表）或健康调查量表36（SF-36）。

梅奥诊所评分系统：评价UC的活动性，分为四项，即大便频度、直肠出血、内镜表现、医师整体评估。分值0～12分，越高提示疾病活动度越高。部分梅奥评分（partial Mayo score）的数值在1～9分，是不包含内镜表现的另外三项得分总和。

结果：三组的临床缓解率分别为5.9%、12.5%、11.1%，无统计学意义。临床应答的比例也无统计学意义（三组分别为17.6%、31.3%、16.7%）。但IBD98-M组患者的炎症指标（粪钙防卫蛋白）和生活质量较安慰剂有明显改善。

安全性：治疗相关不良事件发生率为64.7%（33例，三组分别为10例、10例、13例）。因突发性不良事件提前终止试验的共6例，IBD98-M 0.8g/d组4例，安慰剂组2例，IBD98-M1.2g/d组未出现。试验中未出现药物相关的严重不良事件，提示IBD98-M的安全性较好。

（二）多中心抗基质金属蛋白酶-9单克隆抗体（GS-5745）的Ⅰ期临床试验

该试验在美国、匈牙利、加拿大、比利时、摩尔多瓦、罗马尼亚于2013年3月至2015年1月进行。

试验药物：研究发现高浓度、高活性的基质金属蛋白酶（MMP）可能导致细胞外基质降解，组织损伤，在一系列病理过程中可观察到MMP的表达失调。尤其是有很多研究证实了MMP-9在炎性肠病中的作用。GS-5745为人源化高亲和性IgG4单克隆抗体，可选择性结合并阻断MMP-9。

本研究为随机、安慰剂对照、单剂量和多剂量递增的Ⅰb期临床研究，目的是探索GS-5745的安全性、耐受性和药代动力学特征。

受试者：年龄18～65岁，确诊的中度至重度活动期UC患者，病变距肛门至少15cm。单剂量递增试验的受试者部分梅奥评分≥3，其中直肠出血和大便频度得分至少为1。多剂量递增的受试者，完全梅奥评分≥6，内镜得分≥2。要求筛选前30d内用药固定（允许入组的基础用药包括≤20mg/d的激素、口服氨基水杨酸、硫唑嘌呤、巯嘌呤、甲氨蝶呤），没有发生过药物调整。

研究设计：包括单次给药剂量和多次给药剂量递增，单剂量共4组，全部采用静脉注射，多剂量组共5组，其中4组采用静脉注射，1组采用皮下注射。每组的前2名受试者提前24h单独给药。皮下注射组不设安慰剂对照，其余各组均有安慰剂对照。第14天进行安全性和耐受性的全面评估，根据结果决定是否进行下一剂量组给药。

单次给药剂量试验在1.0mg/kg组（第2个剂量组）完成安全性和耐受性评估后，开始多次给药剂量递增试验。共设4个剂量组，剂量为0.3mg/kg、1.0mg/kg、2.5mg/kg、5.0mg/kg，每组按8∶2（GS-5745∶安慰剂）的比例随机，于第1、15、29天分别接受注射，第43天进行安全性和耐受性评估（并且更高剂量组的单剂量试验完成第15天的安全性评估）后决定是否进行下一剂量组给药。

GS-5745的2.5mg/kg多剂量组完成第43天的安全性评估后，开始150mg皮下组给药。适应性多剂量研究的受试者，连续5周，每周1次，于第1、8、12、22、29天随机接受5次GS-5745的皮下注射剂量（表5-1）。

表5-1　试验设计

组别	受试者例数	活性药：安慰剂	队列数	GS-5745剂量
单剂量静脉注射	6	5：1	4	0.3mg/kg、1.0mg/kg、2.5mg/kg、5.0mg/kg
多剂量静脉注射	10	8：2	4	0.3mg/kg、1.0mg/kg、2.5mg/kg、5.0mg/kg
皮下注射	10	10：0	1	150mg

　　单剂量组的访视日期：第1、2、3、8、15、29、43天；多剂量组的访视日期：第1、8、15、29、36、43、71天；150mg皮下注射多剂量组的访视日期：第1、8、15、22、29、36、43、71天。每个访视时间点收集不良事件、生命体征、合并用药等。

　　药代动力学采血时间点：单剂量组第1天给药前，给药后1h、2h、6h、24h、48h及第8、15、29、43天；多剂量组第1、8、15、29天（均为给药前，给药后1h、2h、6h）。150mg皮下注射剂量组时间点与多剂量组相同，加第22天的时间点。

　　第1、36天进行乙状结肠镜检查，计算"完全梅奥诊所评分"，在第1天所见病变活动部位取活检，记录当时进镜深度，第36天的肠镜检查中在相同的进镜深度下重复取活检，标本用于组织学和基因表达检测。内镜下视频和组织学标本均由盲态人员评估。

　　血液标本检测项目包括生化、血液学、凝血、CRP、红细胞沉降率（ESR）。粪便标本检测粪钙防卫蛋白（calprotectin）和乳铁蛋白（lactoferrin）。采集时间点为给药前及单剂量组第1、15天测定，多剂量组和150mg皮下注射组第1、36天测定。

　　研究结果：单剂量组的不良事件见表5-2。多剂量组最常见的不良事件：贫血、乏力、鼻咽炎、头痛。2名受试者出现与GS-5745相关的严重不良事件。其中1例为GS-5745 0.3mg/kg多剂量组在第14天第二次注射时出现过敏反应，分级为4级，导致停药。另1例为1.0mg/kg多剂量组发生UC恶化，导致受试者住院并接受静脉激素治疗，分级为3级（表5-3）。

表5-2　单剂量组的安全性结果 [n（%）]

	静脉注射（mg/kg）				静脉注射总和（N=20）	安慰剂总和（N=4）
	0.3（N=5）	1.0（N=5）	2.5（N=5）	5.0（N=5）		
全部不良事件	0	1（20）	1（20）	3（60）	5（25）	1（25）
3级或3级以上不良事件	0	1（20）	0	0	1（5）	0
研究药物相关不良事件	0	0	0	0	0	0
严重不良事件	0	1（20）	0	0	1（5）	0
导致停药的严重不良事件	0	0	0	0	0	0
任意剂量组出现发生率≥5%的不良事件						
贫血	0	0	0	1	1	0
溃疡性结肠炎	0	1	0	0	1	0

续表

	静脉注射（mg/kg）				静脉注射总和（N=20）	安慰剂总和（N=4）
	0.3（N=5）	1.0（N=5）	2.5（N=5）	5.0（N=5）		
腮腺肿大	0	0	0	1	1	0
唾液腺疼痛	0	0	0	1	1	0
牙痛	0	0	0	1	1	0
巨细胞病毒感染	0	1	0	0	1	0
局部挫伤	0	0	1	0	1	0
肢体疼痛	0	0	1	0	1	0
肺栓塞	0	1	0	0	1	0

表5-3　多次给药剂量递增静脉注射和皮下注射组的安全性总结 [n（%）]

	静脉注射（mg/kg）				皮下注射（mg）	静脉注射＋皮下注射总和（N=42）	安慰剂总和（N=8）
	0.3（N=8）	1.0（N=8）	2.5（N=8）	5.0（N=8）	150（N=10）		
全部不良事件	2（25）	6（75）	5（63）	5（63）	5（50）	23（55）	5（63）
3级或3级以上不良事件	1（13）	1（13）	0	0	0	2（5）	2（25）
2级或2级以上不良事件	1（13）	4（50）	3（38）	1（13）	3（30）	12（29）	5（63）
研究药物相关不良事件	1（13）	3（38）	2（25）	3（38）	1（10）	10（24）	3（38）
严重不良事件	1（13）	1（13）	0	0	0	2（5）	1（13）
导致停药的严重不良事件	1（13）	0	0	0	0	1（2）	2（25）
任意剂量组出现发生率≥5%的不良事件							
贫血	0	3（28）	2（25）	0	0	5（12）	4（50）
乏力	0	2（25）	1（13）	0	0	3（7）	1（13）
鼻咽炎	1（13）	0	0	2（25）	0	3（7）	0

　　安全性结论：没有表现出剂量依赖的不良反应发生率或类型增加，多数不良事件为轻至中度。GS-5745的安全性和耐受性良好。

（韩　麦）

第六章

治疗糖尿病药物早期临床试验安全性评估

第一节 糖尿病分型及诊断概述

糖尿病是一种以胰岛素分泌缺陷、胰岛素抵抗或两者并存所致的高血糖为特征的慢性代谢性疾病。脂质和蛋白质代谢的改变也是胰岛素分泌和反应缺陷的重要表现。慢性高血糖导致多种脏器多系统损害，尤其是眼、肾、神经及心血管的长期损害、功能不全和衰竭。

根据目前国际通用的WHO（1999年）的糖尿病病因学分型体系，将糖尿病分为四大类，即1型糖尿病、2型糖尿病、特殊类型糖尿病和妊娠糖尿病（gestational diabetes mellitus，GDM）。1型糖尿病、2型糖尿病和妊娠糖尿病是临床常见类型，其中2型糖尿病占糖尿病的85%～90%。1型糖尿病病因和发病机制尚不清楚，其显著的病理学和病理生理学特征是胰岛β细胞数量显著减少和消失所导致的胰岛素分泌显著下降或缺失。2型糖尿病是一种复杂的疾病，涉及不同程度的胰岛β细胞功能降低，外周胰岛素抵抗和异常肝葡萄糖代谢。2型糖尿病的病因和发病机制亦不明确，其显著的病理生理学特征为胰岛素调控葡萄糖代谢能力的下降（胰岛素抵抗）伴随胰岛β细胞功能缺陷所导致的胰岛素分泌减少（或相对减少）。特殊类型糖尿病是病因学相对明确的糖尿病。随着对糖尿病发病机制研究的深入，特殊类型糖尿病的种类会逐渐增加。

糖尿病的临床诊断应依据静脉血浆血糖而不是毛细血管血糖检测结果。血糖的正常值和糖代谢异常的诊断切点主要依据血糖值与糖尿病并发症的关系来确定。目前常用的诊断标准和分类有WHO 1999年糖尿病诊断标准和美国糖尿病学会（ADA）2003年标准。我国目前采用WHO 1999年糖尿病诊断标准。空腹静脉血浆葡萄糖（简称空腹血糖）和口服葡萄糖耐量试验（oral glucose tolerance test，OGTT）负荷后2h血糖是诊断2型糖尿病的主要指标。近年来倾向将糖化血红蛋白（HbA1c）作为筛查糖尿病高危人群和诊断糖尿病的一种方法。糖尿病患者的治疗是以改善生活方式结合控制体重、降血糖、降血压、调血脂、抗血小板治疗等多方面的综合管理。改善生活方式治疗是糖尿病的基础治疗。如果单纯生活方式干预3个月不能使血糖控制达标，应开始药物治疗。降糖药物分口服类和注射类，注射类包括胰岛素和胰高血糖素样肽-1（GLP-1）受体激动剂。口服降糖药主要为双胍类、磺脲类、格列奈类、噻唑烷二酮类、α-糖苷酶抑制剂、二肽基肽酶Ⅳ（DPP-4）抑制剂、钠-葡萄糖转运体2（SGLT2）抑制剂等。

（王晨静　蒋　鑫）

第二节　糖尿病相关国际指南介绍

针对糖尿病的早期临床试验安全性评估，参考了中国国家食品药品监督管理局发布的《治疗糖尿病药物及生物制品临床试验指导原则》、欧洲药品管理局（EMA）颁布的《治疗或预防糖尿病用药品临床研究指南》及由美国食品药品监督管理局（FDA）颁布的《Ⅱ型糖尿病新药研发中的心血管风险评价技术指导原则》。

一、《治疗糖尿病药物及生物制品临床试验指导原则》

本指导原则为糖尿病的治疗药物和治疗用生物制品的临床试验提供建议。其简要描述了1型和2型糖尿病及其治疗目标，为临床试验设计、适用于不同研究阶段的终点事件和适宜的人群等问题提供指导原则。该问题适用于1型和2型糖尿病。本指导原则不讨论临床试验设计或统计学分析的一般问题，重点是特定药物的研发和试验设计。对于糖尿病的短期高血糖治疗和长期微血管并发症的控制，HbA1c被认为是一个良好的有效替代指标。HbA1c的下降直接反映血糖控制的改善。

试验设计和实施阶段，为确保入选患者的糖尿病控制水平可以达到临床研究目的，部分研究允许患者在随机入组之前使用其他降糖治疗，如2型糖尿病患者以二甲双胍作为基础治疗，随机化期间加用试验药物或安慰剂。申请人开始计划探索性的Ⅱ期临床研究时，考虑到代谢控制参数的稳定性，建议设计随机分组之前的导入期。Ⅲ期临床试验中，安慰剂导入期能够帮助筛除依从性差的受试者。

二、《Ⅱ型糖尿病新药研发中的心血管风险评价技术指导原则》

本指南提出了关于糖尿病治疗的药物和治疗用生物制品开发的建议，供美国FDA药物审评与研究中心（CDER）内部管理用。本指南特别针对如何证明一种新的治疗2型糖尿病的药物不会使心血管风险不可接受地增加给出了建议。为了确保2型糖尿病新的降糖治疗的安全性，申办者应当证实该治疗将不会导致不可接受的心血管风险增加。在计划阶段，申办者应当建立一个独立的心血管终点委员会，该委员会将在试验期间以盲法对心血管事件进行评价。申办者应当确保恰当的试验设计和实施，可以对重要的心血管事件进行一次荟萃分析。对于已经完成的研究，申办者应将研究药物组与对照组中重要心血管事件的发生率进行比较。

三、《治疗或预防糖尿病用药品临床研究指南》

此文件为支持用于治疗糖尿病的新药注册的临床开发项目提供指导。胰岛素给药系统（包括泵、自我注射器、预充式注射器等）不在本指导讨论的范围内。这些说明是为了在开发阶段对申请人有所帮助。

研究药品的治疗验证性研究的主要目的是证明其对血糖控制将产生有利的影响。开发用于治疗2型糖尿病的降糖药物需要关注药效学数据、药代动力学信息、血糖控制的测量、相关的心血管危险因素、研究人群和病例的选择及安慰剂等。临床研究的方法学包括治疗探索研究（剂量探索）和治疗验证性研究。

鼓励申请人确定是否有人口统计学、遗传、代谢，或其他可能预测个别降糖药物疗效的因素。估计重要亚组之间治疗效果是否存在内在一致性。预先确定潜在因素。至于试验人群的特征，应考虑到从欧盟国家或与欧盟成员国生活方式和糖尿病护理相似国家纳入相关数量的研究人群。关于老年人群，要确定药物在该人群中的药代动力学行为是否不同于与年轻成年人群。由于儿童/青少年和成年人之间在疾病某些方面存在重要的潜在差异及儿科人群特定的潜在安全问题，一般建议进行单独的儿科人群试验。

安全性方面，应仔细监测在应用降糖药后是否会发生血液系统、肝脏和皮肤疾病并详细记录。此外，还应考虑低血糖、长期安全性和心血管安全性等。

（王晨静 蒋 鑫）

第三节 治疗糖尿病药物早期临床试验方案设计

一、研究人群

（一）糖尿病的诊断

在糖尿病的诊断上，我国目前采用的是WHO 1999年标准，具体见表6-1、表6-2。

表6-1 糖代谢状态分类

糖代谢分类	静脉血浆葡萄糖（mmol/L）	
	空腹血糖	糖负荷后2h血糖
正常血糖	＜6.1	＜7.8
空腹血糖受损（IFG）	≥6.1，＜7.0	＜7.8
糖耐量异常（IGT）	＜7.0	≥7.8，＜11.1
糖尿病	≥7.0	≥11.1

IFG和IGT统称为糖调节受损，即糖尿病前期

表6-2 糖尿病的诊断标准

诊断标准	静脉血浆葡萄糖水平 [mmol/L（mg/dl）]
1.糖尿病症状（典型症状包括多饮、多尿和不明原因的体重下降）以及	
随机血糖（不考虑上次用餐时间，一天中任意时间的血糖）	≥11.1（200）
或空腹血糖（空腹状态指至少8h没有进食热量）	≥7.0（126）
或葡萄糖负荷后2h血糖	≥11.1（200）
2.无糖尿病症状者，需改日复查确认	

随机血糖不能用来诊断空腹血糖异常或糖耐量异常

（二）研究人群的选择

1.一般性考虑　临床试验中招募的受试者应该具有代表性，能在人口统计学、族裔、伴随疾病（包括心血管疾病），以及糖尿病的类型、持续时间和严重程度等方面体现试验目标人群的特征。治疗组间在年龄、性别、体重指数、糖尿病的严重程度和持续时间等方面应充分均衡。

2.除胰岛素产品外用于2型糖尿病治疗药物的研究人群选择　药代动力学研究除了在健康志愿者中开展以外，也应该在新药的目标人群中（包含儿童和老年人）实施。

在安慰剂对照试验中，仅选择起始糖化血红蛋白相对低的早期患者开展安慰剂对照单药研究，一般使用安慰剂治疗不超过6个月。在有严格的血糖急救标准的情况下也可以入选一些糖化血红蛋白水平较高的患者参与研究，但失访率可能会较高。

单药治疗的研究适合在饮食和运动干预失败的早期糖尿病患者中进行。已接受过降糖药物治疗的患者参加单药治疗研究时，应考虑设计洗脱期。

对于接受单药最大耐受剂量或推荐剂量治疗时效果不佳的患者，可从现有的治疗转换到8～12周使用稳定剂量特定药物进行单药治疗，如果仍达不到治疗目标，可参加联合用药研究，随机接受试验药品或安慰剂/阳性对照，作为附加药物。

在试验药品与胰岛素联合使用的情况下，为评估联合使用的安全性和有效性，可选择使用合理剂量胰岛素单药治疗或与其他降糖药物联合使用血糖控制不佳的患者添加试验药品开展试验。参加试验的患者应具有较大的体重指数范围，还应有一定比例糖尿病病程很长的患者和老年患者。

3.胰岛素制剂的研究人群选择　对于药代动力学研究，除在健康志愿者中开展研究，还应在1型和2型糖尿病患者，以及成人和儿童人群中开展研究。

胰岛素制剂应对1型和2型糖尿病患者都进行研究，治疗组间的胰岛素治疗方案应均衡。

4.特殊研究人群　根据试验目的，可能需要在不同年龄组（65～74岁、75～84岁及85岁以上）的老年人群中开展特定的疗效和安全性试验。

2型糖尿病治疗药物一般应在儿童与青少年人群中进行试验，建议在10～18岁的患者中开展。对于胰岛素制剂，如无合理的理由，一般要在儿童人群中实施临床研究，患者按年龄组分层：<1岁、1～6岁、6～12岁、12～18岁。如果一个胰岛素制剂的有效性和安全性已在2型糖尿病成人患者和1型糖尿病儿童患者中得到验证，则不需要在2型糖尿病儿童患者中开展相应研究。

二、临床试验设计

（一）治疗2型糖尿病的降糖药物

1.药效学　应对药物的作用机制进行评估，如存在药理活性代谢产物，还应讨论其对疗效和（或）毒性的影响。

2.药代动力学　Ⅰ期临床试验中应评估新药的药代动力学参数。药代动力学试验除了在健康志愿者中开展外，还应在目标人群中实施。对于进餐时口服的新药，应评估食物对药代动力学的影响。

3.治疗探索研究（剂量探索）　目的主要是评估有效剂量范围的下限和最佳剂量。研究可采用平行分组、固定剂量、双盲、安慰剂对照的单药治疗设计。至少应研究3个剂量，总治疗期至少持续8个周，一般长达3个月。如果治疗期达到3个月，接受过研究药品以外降糖药物治疗的患者需经过一个洗脱期。持续时间为8～12周的研究应以空腹血糖作为主要评价标准。持续时间不少于12周的研究应以糖化血红蛋白作为主要评价标准。

4.治疗验证研究　此类研究目的：①在持续时间不少于3个月的单药治疗研究中，证明新药优于安慰剂；②证明研究人群在采用标准疗法的情况下新药优于安慰剂；③新药非劣效于一种代表标准疗法的阳性对照药。该类研究应采用平行分组、随机、双盲（可行时）、安慰剂或阳性对照的研究设计。典型的验证性研究持续时间为6个月，但至少应有一个研究能证明效果可维持12个月以上。研究应包含导入期、剂量递增期和维持期等阶段。

（二）胰岛素制剂

1.药效学　在比较胰岛素制剂时，胰岛素敏感的1型糖尿病患者的药效学数据是最重要的，包括使用混合物的数据。应采用血糖夹技术获得时间-作用曲线数据，研究中还应有基于葡萄糖输注率和外源胰岛素血清浓度的数据。

2.药代动力学　药代动力学研究应在健康志愿者、1型和2型糖尿病患者、成人、儿童人群中，以及与药代动力学变异性有关的情况下开展。最好研究稳态药代动力学，特别是对于长效胰岛素制剂。

3.治疗探索研究　比较不同胰岛素制剂的血糖波动和胰岛素曲线，以及低血糖发生情况，可采用交叉设计，每种制剂应至少连续评估4周。首选的主要终点是24h血糖曲线。

4.治疗验证性研究　由于使用安慰剂对照可能存在伦理方面的问题，研究一般使用与受试制剂相似的胰岛素制剂作为阳性对照。

在1型糖尿病患者中，应设计导入期来考察血糖曲线的变异性和基线时低血糖的发生情况。

（王晨静　蒋　鑫）

第四节　观察指标与安全性评估标准

一、一般性考虑

与其他药物一样，在降糖药物（除胰岛素制剂）的研究中，应仔细考察给药后是否会对血液系统、肝脏和皮肤等产生损害。其中肝功能方面需留意是否出现肝脏酶活性增高。研究中还应根据新药的作用机制和药效学特性尽力发现特有的潜在不良事件，如对免疫状态的影响、诱导肿瘤和感染等。

二、低血糖

低血糖的分类和定义见表6-3。

表6-3　低血糖的分类

分类	定义
重度低血糖	患者需要他人帮助才能获得碳水化合物、胰高血糖素或其他抢救措施 低血糖发作可能伴随神经低血糖症状，严重时诱发癫痫样抽搐或昏迷
获得证实的症状性低血糖	具有典型的低血糖症状，且血浆葡萄糖浓度小于或等于70mg/dl（3.9mmol/L）
无症状性低血糖	无典型的低血糖症状，但是血糖浓度小于或等于70mg/dl（3.9mmol/L）
可能的症状性低血糖	其间有低血糖症状而未进行血浆葡萄糖值的测定，但是推断其症状的原因为血糖浓度小于或等于70mg/dl（3.9mmol/L）
相对的低血糖	糖尿病患者报道的低血糖典型临床症状，并自认为发生了低血糖，但是测量的血糖浓度大于70mg/dl（3.9mmol/L）

在临床研究中发生的低血糖事件都应记录，并进行分析。根据药物引起低血糖的倾向，应考虑在夜间进行血糖测量。在低血糖风险增加的患者人群中，最好使用动态血糖监测，以获得更全面的夜间血糖特征。

三、心血管安全性

为了确定新药的安全性，应对药物的心血管风险进行评估。重点是主要心血管事件。应全面收集其他参数，如体重增加、水肿/体液潴留、高血压和心律失常。如有损害心脏功能的可能，应对心脏功能的临床变化进行评估。

四、免疫原性、亲和力

对于蛋白质类降糖药物，应注意是否产生抗药抗体，包括发生率和效价随时间的变化情况。新的胰岛素通常需要获得为期1年的免疫原性数据。

胰岛素类似物应在与胰岛素受体和胰岛素样生长因子（IGF）-1受体结合、受体自身磷酸化、信号转导因子磷酸化和促进有丝分裂等方面与人胰岛素进行比较。如果与IGF-1受体的亲和力比人胰岛素更高，建议通过眼底照片评估长期试验中视网膜不良事件发生的可能性。

五、局部反应或毒性

对于胰岛素制剂，应仔细监测注射部位的疼痛和各类局部反应，特别是在长期治疗的患者中。

（王晨静　蒋　鑫）

第五节　安全性评估报告与案例分析

本部分以一项评估单剂量MEDI0382在健康受试者中的安全性和药代动力学的Ⅰ期临床试验为例。

一、药物介绍

MEDI0382是一种合成的多肽化合物，用于治疗2型糖尿病和非酒精性脂肪肝，对小鼠、猕猴和人的胰高血糖素样肽-1（GLP-1）受体和胰高血糖素受体同时具有激动作用。在饮食诱导的肥胖小鼠模型中本药能有效降低体重、血糖水平、空腹胰岛素水平和肝脏脂肪含量。与利拉鲁肽相比，MEDI0382能在相当的剂量下产生更好的降低体重效果。本研究是首次人体试验。

二、研究方法

1.入选标准

（1）年龄为18～45岁的健康志愿者。

（2）签署知情同意书。

（3）体重≥70kg，体重指数在22～30kg/m²。

（4）有适合多次插管的静脉通路。

（5）生命体征在正常范围内。

（6）女性不能在哺乳期或有生育计划。

（7）男性必须采取两种有效避孕措施。

2.排除标准

（1）经研究者认为有影响研究药品评估的任何身体状况。

（2）有下列疾病或病史：胃肠道、肾脏、肝脏疾病或其他影响药物吸收、分布、代谢或排泄的疾病。

（3）有除非黑色素瘤皮肤癌之外的癌症病史。

（4）给药前4周内，任何有临床意义的疾病、外科手术或外伤者。

（5）乙型肝炎病毒、丙型肝炎病毒或HIV检测阳性，或筛选时服用抗逆转录病毒药物。

（6）使用过GLP-1受体激动剂。

（7）筛选前28d内使用过全身用糖皮质激素。

（8）使用过任何控制体重或食欲的药物或草药制剂。

（9）过去3年内有已知或可疑的酒精或药物滥用史。

（10）药物滥用筛查阳性。

（11）吸烟者。

3.方案设计　本试验是一项单中心、单剂量、随机、安慰剂对照、双盲的Ⅰ期临床试验，计划设置8个剂量组：5μg、10μg、30μg、100μg、300μg、600μg、1200μg和2000μg，从5μg剂量组递增至2000μg剂量组。每个组入组8名受试者，按照3:1的比例随机接受MEDI0382或安慰剂。受试者在过夜禁食至少8h后皮下注射研究药物，然后在研究中心按方案规定进行评价和安全监测，内容包括生命体征、脉搏、血压、心脏遥测和血样采集。受试者给药后第3天出院，在第4、7和28天进行随访。

本研究中每个剂量组都采用哨兵给药方法，两名受试者在第1天时给药，随机方案可以保证其中1名受试者接受MEDI0382，另一名受试者接受安慰剂。这两名受试者中没有重大安全性发现时，该剂量组其他受试者在48h后接受试验药物。剂量递增委员会在评估非盲的安全性和药代动力学整体数据后决定剂量是否递增。某个剂量组中接受MEDI0382的受试者中有＞50%发生与试验药相关的中度、重度不良事件，或发生与试验药物有关的严重不良事件时，不再进行剂量递增。

三、安全性评估终点

1. 治疗期不良事件（一般）。
2. 导致剂量增加停止的不良事件。
3. 严重不良事件。
4. 生命体征。
5. 心电图。
6. 实验室检查。
7. 静脉血糖。

从受试者签署知情同意书到给药后第28天进行安全性监测。受试者给药后在研究中心进行评估和安全监测，给药后第3天出院，在第4、7和28天进行随访。主要终点是MEDI0382的安全性，通过治疗期不良事件发生情况进行评估。安全性评估内容还包括心电图、实验室检查、静脉血糖和生命体征等。

四、安全性评估结果

本研究在300μg剂量组时出现有临床意义的呕吐事件，未再进行剂量增加，而是调整到了150μg。6个剂量组的安全性数据见表6-4。

表6-4　安全性数据

	MEDI0382（每剂量组 $n=6$）						MEDI0382 汇总（$n=36$）	安慰剂 汇总（$n=12$）
	5μg	10μg	30μg	100μg	150μg	300μg		
心脏疾病	0	1 （16.7）	0	1 （16.7）	0	1 （16.7）	3 （8.3）	0
心律失常	0	0	0	1 （16.7）	0	0	1 （2.8）	0
房室传导阻滞，二度	0	1 （16.7）	0	0	0	0	1 （2.8）	0
室性期外收缩	0	0	0	0	0	1 （16.7）	1 （2.8）	0

	MEDI0382（每剂量组 $n=6$）						MEDI0382 汇总（$n=36$）	安慰剂 汇总（$n=12$）
	5μg	10μg	30μg	100μg	150μg	300μg		
胃肠紊乱疾病	0	1 (16.7)	0	1 (16.7)	5 (83.3)	5 (83.3)	12 (33.3)	1 (8.3)
腹胀	0	0	0	0	2 (33.3)	0	2 (5.6)	0
腹痛	0	1 (16.7)	0	0	0	0	1 (2.8)	0
腹泻	0	1 (16.7)	0	0	0	0	1 (2.8)	0
恶心	0	0	0	1 (16.7)	4 (66.7)	3 (50.0)	8 (22.2)	1 (8.3)
呕吐	0	0	0	1 (16.7)	4 (66.7)	5 (83.3)	10 (27.8)	0
一般疾病和用药部位的状况	0	0	1 (16.7)	0	0	1 (16.7)	2 (5.6)	0
用药部位侵蚀	0	0	1 (16.7)	0	0	0	1 (2.8)	0
设备相关损伤	0	0	0	0	0	1 (16.7)	1 (2.8)	0
免疫系统疾病	0	0	1 (16.7)	0	0	0	1 (2.8)	0
季节性过敏	0	0	1 (16.7)	0	0	0	1 (2.8)	0
感染和侵染	1 (16.7)	0	0	0	0	0	1 (2.8)	1 (8.3)
鼻咽炎	1 (16.7)	0	0	0	0	0	1 (2.8)	1 (8.3)
中毒	0	0	0	1 (16.7)	0	0	0	1 (2.8)
头晕	0	0	0	1 (16.7)	0	0	0	1 (2.8)
肌肉骨骼和结缔组织疾病	0	0	1 (16.7)	0	0	0	1 (2.8)	0
肌肉骨骼胸痛	0	0	1 (16.7)	0	0	0	1 (2.8)	0
神经系统疾病	1 (16.7)	1 (16.7)	1 (16.7)	1 (16.7)	2 (33.3)	1 (16.7)	7 (19.4)	0

续表

	MEDI0382（每剂量组 $n=6$）						MEDI0382 汇总（$n=36$）	安慰剂 汇总（$n=12$）
	5μg	10μg	30μg	100μg	150μg	300μg		
头晕	0	1 （16.7）	1 （16.7）	0	2 （33.3）	1 （16.7）	5 （13.9）	0
头痛	1 （16.7）	0	1 （16.7）	1 （16.7）	1 （16.7）	0	4 （11.1）	0
呼吸道、胸部和纵隔腔疾病	0	0	0	0	1 （16.7）	0	1 （2.8）	0
口咽痛	0	0	0	0	1 （16.7）	0	1 （2.8）	0

根据表格中的安全性数据，MEDI0382组治疗期不良事件的发生率高于安慰剂组，最后两个剂量组不良事件发生率也较高。大部分治疗期不良事件与研究药品有关，最常见的不良事件是呕吐和恶心。这些不良事件的开始时间和研究药品的 T_{max}（给药后 3～4h）接近，一般在给药后12h消失。研究中共有10名受试者发生40次呕吐，其中300μg剂量组的5名受试者发生了30次呕吐。

在严重程度上，所有不良事件都是1级或2级。10μg MEDI0382剂量组出现1例严重不良事件，但与研究药品无关。研究中未出现死亡事件和导致受试者脱落的不良事件，未出现肝功能异常，没有实验室检查和生命体征相关不良事件。300μg MEDI0382剂量组心率和收缩压出现升高的趋势，其他剂量组生命体征未出现相关趋势。

五、安全性评估结论

安全性数据和药代动力学数据支持MEDI0382在小于150μg时每日给药一次，可以进行下一阶段的临床研究。

（王晨静　蒋　鑫）

第七章

风湿免疫药物早期临床试验安全性评估

第一节 类风湿关节炎治疗药物的早期安全性评估

一、类风湿关节炎概述

类风湿关节炎（reumatoid athritis，RA）是一种以关节病变为主的慢性全身性自身免疫性疾病。RA主要侵犯外周关节，肺、心、神经、血液、眼等其他器官或组织亦可受累。RA主要的病理变化为滑膜细胞增生、炎症细胞浸润，血管翳形成并侵蚀软骨及骨组织，滑膜持续炎症导致关节结构的破坏、畸形和功能丧失等。主要临床表现为小关节滑膜所致的关节肿痛，继而软骨破坏、关节间隙变窄，晚期因严重骨质破坏、吸收出现关节僵直、畸形、功能障碍。

RA目前的诊断标准具体：关节内或周围晨僵，持续至少1h（≥6周）；至少同时有3个关节软组织肿胀或积液（≥6周）；腕、掌指、近端指间关节区中，至少有1个关节区肿胀（≥6周）；对称性关节肿胀（≥6周）；有皮下结节；血清类风湿因子阳性（滴度＞1：32）；X线片有骨质疏松和关节间隙狭窄表现。上述七项中，符合四项即可确诊。

传统分类方法将RA的治疗药物分为改善病程的抗风湿药和非甾体抗炎药两大类。对RA自然病程具有积极影响且更有效的治疗药物仍在不断探索中，某些具有良好前景的新治疗药物正在进行临床验证，尚未被以上两种治疗药物分类标准所涵盖。尽管RA患者在病程、严重程度及总体影响程度上的不同可能影响治疗策略与临床试验方案的设计，但RA治疗的目标始终是缓解症状、预防器质性损害、预防残疾，同时鼓励在制订临床试验方案时纳入与患者总体健康相关的生活质量评价指标。

二、国际指南相关介绍

针对RA的早期临床试验安全性评估，参考了美国药品审评和研究中心（CDER）发布的《类风湿性关节炎：研发治疗药品指导原则草案》及美国食品药品监督管理局（FDA）发布的《类风湿关节炎治疗药物临床研究指导原则》。

（一）《类风湿性关节炎：研发治疗药品指导原则草案》

本指导原则对治疗RA药物临床开发中剂量的选择及疗效和安全性评估等内容进行了阐述，旨在为RA新药的临床试验设计、实施和评价提供技术指导。但不涉及统计学分析或临床试验设计的一般问题及治疗幼年型特发性关节炎的药物开发。

（二）《类风湿关节炎治疗药物临床研究指导原则》

本指导原则由CEDR的医疗政策协调委员会（MPCC）类风湿性疾病工作组、生物制品审评和研究中心（CBER）及医疗器械和放射健康中心（CDRH）共同撰写，为目前RA治疗药物临床试验中可获取的、可供评价的临床相关总体治疗指标提供指导。

三、方案设计

（一）研究人群及病例选择

临床前毒性评价显示在拟应用剂量下无潜在致突变、免疫系统影响或其他严重影响的药物临床试验可以在健康志愿者中开展。但对于已经证明存在或可能存在显著不良影响的药物，则有必要选择适当的患者人群。目前推荐选择的患者在诊断和RA活动程度上均需满足美国风湿病学会（ACR）标准，且无其他严重合并症。疾病程度较轻的患者因考虑其与健康受试者的状态接近，有时不宜选择。同时，具有严重器质性损失的RA患者因伴有临床合并症，且通常对治疗反应不明显，因此也不宜被选择为初始试验受试者。

（二）临床试验设计

1.剂量及给药方案的选择　一般来说，早期Ⅰ期临床研究采用剂量逐步递增的方法给药，这样某一特定剂量下的安全性和耐受性可在其他受试者暴露于更高剂量之前确定。通常先进行单次给药研究，再进行多次给药研究。但是以上设计通常也会受到药物类型的影响。早期临床试验中剂量与给药方案的选择还应基于获益-风险评价，并有前期数据支持。当药物显示出可能对性腺功能有较长期的影响时，应选择近期无生育计划的受试者进行早期研究。很多拟用于RA治疗的药物可能会导致严重的剂量相关性不良反应（如机会性感染、恶性肿瘤等），而这些不良反应通常在短期的试验过程中很难被观察到，因此，摸索出能够产生疗效并且具有可接受的短期及长期安全性的适当用药剂量和给药方案尤为重要。剂量范围的设计应考虑以下几点。

（1）剂量范围探索应在试验初期开始，通常持续到药物安全性和有效性研究中。

（2）规模较小的早期临床研究剂量范围探索一般设置多个剂量及给药方案。

（3）基于药代动力学和相关药效学的考虑，应设置相对较宽的剂量范围。

（4）终点设置时应选择对变化较为敏感的指标，以便为剂量-效应研究提供更合理的参考依据。

（5）评价的时间节点应尽量选择在剂量应答曲线的陡峭部分进行。在到达治疗平台期前对终点指标进行评价可以更好地捕捉到剂量之间可能存在的差异。

2.伴随治疗　在RA治疗药物早期临床试验中，小剂量皮质激素和非甾体抗炎药（NSAID）通常作为伴随用药持续使用，而甲氨蝶呤及类似药物则因毒性难以与试验药毒性区分，在临床试验中应避免联合应用。目前，RA患者通常在早期治疗阶段即已开始使用甲氨蝶呤及其类似药物，故受试者招募可能存在困难，因此Ⅰ期试验后期阶段允许在以下情况中使用甲氨蝶呤及类似药物：①已从联合用药的相关动物模型中获得了试验药物无毒的可靠证据；②以显著低于试验用药单药应用时无不良反应的剂量开始试验，此种情况下试验用单药无不良反应剂量需由临床前试验或早期临床试验证明。

3.试验设计

（1）优效试验：试验药物与安慰剂对照组的标准两组设计是RA试验设计中最常见和最直接的设计类型。具有轻度疾病活动性的RA患者既往仅服用过NSAID，未接受过其他类型治疗时可入选安慰剂对照组，继续使用NSAID背景治疗；但使用NSAID单独治疗效果差的患者不适于入选至安慰剂对照组。其他不同治疗方法显示为部分缓解或治疗失败的患者，也作相同考虑。

（2）等效试验：通常用来证明试验药物与活性对照药物充分相似。使用预先定义的等效检验方法，设置置信水平为95%，使试验药物组与活性对照药物组的实际差异小于某个预先确定的量。

在未设置安慰剂组的等效试验中，需确保两种治疗同样有效，而非同样无效。很多被批准用于RA治疗的药物疗效非常有限，在与安慰剂比较时可能无法显示出疗效。当这些药物进行等效试验时，若不使用安慰剂对照组则可能缺乏可信度，因此，在等效试验设计中应选择疗效较高的参比药物。推荐在等效试验中设置安慰剂组或较低剂量组来观察治疗差异，若设置安慰剂组，则试验组和活性药物对照组的疗效在统计学上均需超过安慰剂组。

等效试验方案设计时，关于目标患者人群、给药方法及安全性和有效性评价，应采用与对照组相比无偏倚的方式进行，以确保公正。

（3）RA研究中的新试验设计方法：对于RA新治疗药物，一些新的试验设计方法可在某些情况下予以考虑，如"退出设计"。在此种设计中，试验中的两组患者均接受试验药物治疗，而后一组患者在盲态下退出治疗。比较两组患者的治疗结局，若患者停用试验药物后病情恶化则证明试验药物有效。退出设计的自然评估终点为从"停药到病情恶化的时间"，需在方案中明确定义，并应使用标准的时间-效应统计检验或进行两试验组结果比例的单纯比较。在两组患者均使用背景治疗的情况下可进行退出设计。

四、观察指标与安全性评估标准

安全性数据库的规模应达到ICH行业指导原则E1A《人群暴露程度：评估非危及生命性疾病长期治疗药物的临床安全性》的最低要求。但目前RA治疗药物临床试验的持续时间相对于安全性评估而言可能仍不充足，为了更好地了解研究药物的长期安全性、非常见及潜伏期较长的不良事件，如机会性感染和恶性肿瘤等，推荐拟用于RA长期治疗的新分子实体药物上市前的安全性数据库比ICH E1A所要求的规模更大，持续时间更长。安全性数据的评估应充分考虑药物类别、研究设计及目标患者人群等因素。

安全性观察的标准指标可参考ICH S5A（1994），同时其他安全性观察也有必要进行，如对细胞和体液免疫功能的影响或宿主防御功能影响的试验。对于给药后效应持续时间较长或可能具有延迟毒性的药物应设计适当的随访。例如，对用于去除或改良T细胞亚群功能的药物早期研究，应在治疗和随访期间详细评估其对细胞群体数量和功能状态及对其他相关药效学指标的短期和长期影响。

另外，在方案设计中建议加入个体患者不良事件的终止/退出规则，以及当观察到不良事件时试验停止或方案修订的规定。例如，在剂量探索试验中应明确定义剂量递增规则，还应规定若观察到可能的严重不良事件，还应在小于或等于可引起毒性的剂量下入组额外的受试者。

推荐基于药物本身及该类药物已知的和可预知的毒性，建立标准的毒性评级量表，应用于该药物的所有临床试验中。这样可以提高不良事件报告的一致性，对试验全过程的数据可进行更为准确的比较。

五、安全性评估报告与案例分析

以β-D-甘露糖醛酸在RA患者中的一项随机、对照临床试验为例。

（一）β-D-甘露糖醛酸介绍

β-D-甘露糖醛酸（M2000）是一种低分子量的海藻酸共聚单体，具有抗炎、免疫抑制等作用，在多发性硬化、肾病综合征及免疫复合物肾小球肾炎等多种实验模型中也取得了良好的治疗效果。前期研究结果显示M2000在RA实验模型中可极大地减少关节破坏程度，且与双氯芬酸钠、吡罗昔康和地塞米松相比具有更好的耐受性和生物相容性。

（二）研究方法

1.受试者纳入标准

（1）25～70岁成年男性/女性受试者。

（2）服用常规药物治疗且处于活动期的RA患者，需满足ACR/欧洲抗风湿病联盟（EULAR）2010年判定标准。

（3）非甾体抗炎药、抗风湿药、泼尼松龙和依那西普疗效不佳者。

（4）至少6处关节肿胀和6处关节疼痛。

（5）C反应蛋白（CRP）和红细胞沉降率（ESR）超出正常值上限。

（6）晨僵现象持续≥45min。

2.受试者排除标准

（1）肺结核阳性或肺纤维化。

（2）患有血管炎、恶性肿瘤或急慢性感染者。

3.试验方法　获取受试者知情同意后，按照1∶1的比例进行分层区组设计将筛选合格的受试者随机分为服用M2000的试验组和常规用药的对照组，试验组受试者每日餐后口服M2000胶囊2粒（500mg），持续12周，并分别于基线期、第4周及第12周回院随访。每次随访按照方案对受试者进行体格检查，评估生命体征、体重，采集受试者肘前静脉血进行血液学检查，包括血常规、血生化、电解质等，采集尿液及粪便进行尿常规及大便隐血检测。通过以上检查、医师问诊及受试者填写的自我报告问卷进行不良事件（AE）的评估。

（三）安全性评估终点

安全性终点如下：

（1）AE类型及发生率。

（2）严重不良事件（SAE）。

（3）感染。

（4）临床实验室指标（血常规、血生化等）的异常。

（四）安全性评估结果

M2000治疗组无受试者因AE退出试验，而常规用药对照组有2例（2/28，7.14%）受试者因AE退出试验。M2000试验组受试者在给予M2000治疗前，最常见的AE有胃反流（5/30，16.7%）、胃灼热（7/30，23.3%）、头痛（6/30，20%）、眩晕（4/30，13.3%）和恶心（2/30，6.7%）。在M2000治疗过程中及治疗后，有4名胃反流（4/30，13.3%）、6名胃灼热（6/30，20%）受试者及全部头痛、眩晕及恶心的受试者症状均恢复。而且大多数患者服用M2000后自述比用药前更加放松，自身情绪发生了令人满意的改善。结果显示，试验组受试者生化与尿液分析均未受到M2000任何治疗相关性影响。服用M2000的受试者在血红蛋白、红细胞计数、血细胞比容、红细胞平均容量、红细胞平均血红蛋白浓度、白细胞及血小板计数等方面在用药第4、12周得到逐步改善，并在研究期间恢复至各指标参考值范围内；所监测的血生化指标也逐渐接近正常值水平（表7-1）。

表7-1　12周随访期间不良事件发生情况

不良事件（AE）	M2000（$n=30$）	常规用药（$n=28$）
总体	3（10%）	16（57.1%）
药物相关AE	0	7（25%）
严重不良事件	0	0
因AE退出	0	2（7.1%）
常见AE		
便秘	0	2（7.1%）
腹泻	0	1（3.6%）
头痛	0	2（7.1%）
眩晕	0	1（3.6%）
胃反流	1（3.3%）	4（14.3%）
胃灼热	1（3.3%）	2（7.1%）
呕吐	0	1（3.6%）
消化不良	1（3.3%）	2（7.1%）
感染	0	1（3.6%）
鼻咽炎	0	0
ALT升高	0	0
AST升高	0	0
淋巴细胞计数降低	0	0
中性粒细胞计数升高	0	0

（五）安全性评估结论

与常规用药对照组相比，M2000安全耐受性良好，且对受试者以前服用其他药物产生的副作用具有改善效果。

（林萍萍　曹　玉）

第二节　系统性红斑狼疮治疗药物的早期安全性评估

一、系统性红斑狼疮及狼疮性肾炎概述

系统性红斑狼疮（systemic lupus erythematosus，SLE）是一种系统性自身免疫性疾病，以全身多系统多脏器受累、反复的复发与缓解、体内存在大量自身抗体为主要临床特点，如不及时治疗，会造成受累脏器的不可逆损害，最终导致患者死亡。目前尚无国际公认的SLE诊断标准和疾病活动度评估标准，《2020中国系统性红斑狼疮诊疗指南》推荐使用2012年国际狼疮研究临床协作组（SLICC）或2019年EULAR/ACR制定的SLE分类标准对疑似SLE者进行诊断（1B），建议选择SLE疾病活动指数（SLEDAI-2000）评分标准，并结合临床医师的综合判断进行疾病活动度评估（2C）；将疾病活动分为轻度活动（SLEDAI-2000≤6）、中度活动（SLEDAI-2000 7～12）和重度活动（SLEDAI-2000＞12）（2D）。

SLE的病因被认为是多因素的，与遗传、内分泌、感染、药物及环境等多种因素有关。SLE确切的发病机制尚未完全明确，但核心表现为自身免疫耐受破坏和自身抗体的出现，自身反应性B淋巴细胞被激活、产生大量自身抗体并形成导致组织损伤和器官损害的免疫复合物。其他多个因素包括T淋巴细胞、抗原呈递细胞、细胞因子、补体系统和细胞凋亡的相互作用，也被认为是重要因素。

SLE临床表现复杂多样，多数起病隐匿，开始仅累及1～2个系统，表现为轻度的关节炎、皮疹、隐匿性肾炎、血小板减少性紫癜等，部分患者长期稳定在亚临床状态或轻型狼疮，部分患者可由轻型突然变为重症狼疮，更多的则由轻型逐渐出现多系统损害，其自然病程多表现为病情的加重与缓解交替。SLE肾脏损害又称狼疮性肾炎（lupus nephritis，LN），是SLE最常见的重度全身表现，对预后影响很大，肾衰竭是SLE的主要死亡原因之一。LN的病理分型对于估计预后和治疗有指导意义，根据国际肾脏病学会/肾脏病理学会（ISN/RPS）2003年的分类标准，狼疮性肾炎分为6个类型：Ⅰ型为轻微系膜性狼疮性肾炎，Ⅱ型为系膜增生性狼疮性肾炎，Ⅲ型为局灶性狼疮性肾炎，Ⅳ型为弥漫性狼疮性肾炎，Ⅴ型为膜性狼疮性肾炎，Ⅵ型为终末期硬化性狼疮性肾炎。通常Ⅰ/Ⅱ型预后较好，Ⅳ/Ⅵ型预后较差。

SLE的治疗原则为早期、个体化治疗，最大限度地延缓疾病进展，减少器官损害，改善预后。SLE治疗的短期目标为控制疾病活动、改善临床症状，达到临床缓解或可能达到的最低疾病活动度；长期目标为预防和减少复发，减少药物不良反应，预防和控制疾病所致的器官损害，实现病情长期持续缓解，降低病死率，提高患者的生活质量。尽管近期改善的治疗方案和医疗已经降低了死亡率和发病率，但许多患者的疾病仍不能得

到完全的控制，以致脏器受累发展为终末期。常用的标准治疗方案如糖皮质激素、羟氯喹等并不针对炎症，并且会引起免疫抑制，导致发生机体脏器衰竭性副作用的风险上升。生物疗法最近也越来越多地被应用于SLE的治疗。

二、国际指南相关介绍

针对系统性红斑狼疮药物的早期临床试验安全性评价，参考了美国FDA发布的《系统性红斑狼疮药物临床研究指导原则》及欧洲药品管理局（EMA）颁布的《治疗系统性红斑狼疮和狼疮性肾炎药物的临床研究指南》。

（一）《系统性红斑狼疮药物临床研究指导原则》

本指导原则目的是为治疗SLE药物的研发提供行业指导原则，着重描述了狼疮疾病活动性的后果和检测，其中包括疾病活动性指数的使用、急性发作和器官特异性指数，并阐明了任何SLE新药研究涉及的试验设计问题、使用的替代终点及总体获益－风险评价。

指导原则不构成具有法律约束力的责任，应视为建议性文件。美国FDA指导原则中所使用的文字"应该"表示建议或推荐而不是要求。

（二）《治疗系统性红斑狼疮和狼疮性肾炎药物的临床研究指南》

本指导原则目的是指导治疗SLE药物的临床研究，其描述了患者特征、入选和排除标准，以及在招募期间应考虑到其他合并药物，以及可接受的研究终点及预防长期损害。对狼疮性肾炎及青少年狼疮相关临床研究所应考虑的入排标准及所要求的疗效指标也进行了讨论，并强调了对新的治疗药物开发过程中应考虑的临床安全性评估的特殊事项。本文件应与欧盟和ICH其他相关指南一同使用。

- E1：人群暴露程度：评估非危及生命性疾病长期治疗药物的临床安全性
- E4：药物注册所需的量效关系信息
- E5：接受国外临床试验数据的种族因素
- E7：特殊人群的研究：老年医学
- E9：临床试验的统计学原则
- E10：临床试验中对照组的选择和相关问题
- E11：用于儿科人群的医学产品的药物临床研究
- 非劣效性界值选择的指导原则（CHMP/EWP/2158/99）
- 验证性临床试验中有关缺失数据的指导原则（CPMP/EWP/1776/99）
- 人体药代动力学研究（EudraLex vol.3C C3A）
- 药物相互作用研究指南（PMP/EWP/560/95）
- 药代动力学在药物的儿科人群开发中的作用指南（EMEA/CHMP/EWP/147013/2004）
- 健康相关的生命质量（HRQoL）测量用于药物评估的法规指南（EMEA/CHMP/EWP/139391/2004）

三、方案设计

（一）研究人群

参加试验的患者需是基于普遍接受的分类标准（即修订版的ACR风湿分类或SLICC SLE分类标准）被确诊为SLE的患者。建议在整个临床开发过程中固定使用一个分类标准。考虑到SLE的疾病表现范围广泛并且患者群多样化，鼓励入组符合计划临床试验目的的宽谱患者群，除非该试验针对的是SLE的某一特定分类（如狼疮性肾炎）。

1.SLE　SLE患者应根据疾病的活动度和严重程度进行分类。为了证明疾病活动度明显下降，建议选择之前接受过治疗，但疾病活动度仍处于临床重要且足够水平的患者，至少为中重度活动性疾病的患者，其定义是基线SLEDAI＞6。应注意区别入组时的疾病活动度与患者在基线之前既存的疾病进程导致的损害及功能残疾水平。因此，应清楚如何测量疾病活动度与疾病的严重程度，所采集的原始数据应认真记录。除了入组时的疾病活动度以外，还应记录发作频率，如在入组前6～12个月有充分记录的发作次数。不同研究臂之间的患者特征和预后因素，包括基线疾病活动度、种族和背景治疗（如高于一定剂量的糖皮质激素）应确保平衡。如果任何基线因素本身会显著影响预后，应事先考虑根据这些因素进行分层。

2.狼疮性肾炎　评价肾脏结局的临床试验应包括有活动性狼疮性肾炎的患者。活动性狼疮性肾炎应该有尿蛋白-肌酐比值（UPCR）上升、出现尿沉渣和（或）肾功能显著下降等证据。临床（如肾炎性/肾病变性）症状应按照肾脏活检的病理学结果进行分类，区分肾小球和非肾小球病变，如狼疮性肾炎的分类中的增生性肾小球肾炎（ISN/RPS 2003 Ⅲ类或Ⅳ类）或膜性肾病（ISN/RPS 2003 Ⅴ类）；疾病活动度/慢性化指数，如根据"NIH活动度和慢性化指数"来定义。

（二）临床试验设计

与其他用于风湿性疾病药物的临床研究相比，用于SLE患者的新药研究原则上没有区别。

在设计SLE临床试验时，应仔细考虑选择能够准确评价产品临床效益的终点。虽然相对于疾病的其他重要方面而言，在临床试验中可以侧重于疾病的某个方面（如狼疮性肾炎），但采集疾病的其他方面信息也非常重要，以确保能够对总体获益-风险比进行合理评价。在SLE临床试验中，人口学和基线疾病特征，包括疾病持续时间、疾病表现、既往治疗和合并治疗（包括不直接针对SLE但用于改变器官损害程度的治疗，如治疗光敏性、血小板减少等的药物）都应该在研究开始时仔细记录，并在分析结果时纳入考虑。如果某些药物不允许使用，应规定一定的清洗期。如果招募的先决条件是终止使用某些药物，终止的原因如缺乏疗效、不耐受或不良反应，以及必需的清洗时间间隔必须在方案中清楚地定义并提供合理依据。

狼疮性肾炎活检样本的质量应该足以得出明确的诊断，理想情况下采样时间应尽可能接近试验治疗开始的时间，最好是在随机化之前6个月内。一名患者可能会同时出现多种类别的肾小球肾炎，包括重要的组织病理学变异，如额外的肾小管间质和血管受累，均应被记录并在分析结果时纳入考虑。

1.药代动力学   药物的药代动力学特性应根据相关指南进行全面研究，内容包括相互作用、特殊人群（老年人和儿童、肝肾功能受损患者）和特殊的质量方面（局部应用药物、蛋白和单克隆抗体）。

由于SLE累及多个系统，因此确定狼疮患者给药间隔可能存在一定的挑战性，且需入选有器官系统受累的受试者以便对器官特异性的建议需求进行评价。入选药代动力学研究的患者需代表预期接受药物治疗的人群，而由于女性代表SLE疾患的主要受累人群，建议在药代动力学研究中优先入选女性受试者。

2.剂量-反应研究   对于剂量-反应研究，必须考虑ICH E4指南"支持药物注册的量效关系信息"。推荐对多个剂量进行评估。如果探察针对特殊患者的特殊适应证，应根据相关患者的特性（即严重程度、器官受累）寻找不同剂量和治疗间隔。对于已在2种或2种以上的自身免疫性疾病中进行过研究的药物，如果有充分的依据，可将剂量发现外推至其他适应证。

建议采用安慰剂对照、随机、双盲、平行组设计。剂量发现研究的持续时间依赖于SLE患者的特征（如器官疾病表现的严重程度）、选择的终点及药物的作用机制。

3.相互作用   药物相互作用研究应按照现有指南进行，建议采用治疗SLE的常用药物进行药物相互作用的临床试验。评价与激素类避孕药物之间的潜在相互作用也较为重要。这些评价可以包括体外或者体内方法或二者的组合方法。

四、观察指标与安全性评估标准

安全性数据的分析应该特别关注与作用机制或该特定物质类别的已知风险有关的副作用。这些特定不良作用在终止药物治疗后仍可能会发生，应该在研究结束后的一段适当时期内继续评估和记录。

SLE是一种慢性疾病，大多数全身治疗药物需要被批准用于长期治疗或慢性重复用药。因此安全性评估应符合人用药委员会（CHMP）关于应用于长期治疗的安全性数据的标准要求。肾脏是SLE的一个重要靶器官，应充分监测新药对肾脏功能的潜在影响，或任何肾功能受损对药物消除的影响。由于SLE患者发生恶性肿瘤、感染和心血管事件的风险更高，需要进行特定监测。对与SLE相关的常见器官/系统的不良事件也应进行密切监测，获得长期随访数据。

（一）疾病活动性指数

SLE疾病活动性的临床检测是对疾病的特征性体征和症状及实验室参数进行评价。SLE疾病活动性指标（SLEDAI和SELENA-SLEDAI）、大不列颠狼疮评估组指数（BILAG）、SLE活动性检测（SLAM）及欧洲通用狼疮活动性检测（ECLAM），对疾病活动性变化敏感并且可以用于临床试验。

（二）急性发作

SLE的临床进程的特征表现是疾病在一定时期内稳定，然后疾病活动性急性发作。

在固定时间点检测疾病活动性的研究中，可能错过研究评价间期的急性发作。在一项研究中检测的平均急性发作率为每年0.6次。急性发作应该反映出疾病活动性的升高，而且应该与临床上增强或改变治疗的需要相关。主要急性发作的标准可能包括高剂量糖皮质激素治疗的开始、免疫抑制剂治疗的剂量改变、住院治疗或死亡。急性发作频率可能受性别、绝经状态、治疗和其他患者特征影响。建议预先对急性发作做出明确定义。

（三）损伤指数

SLE患者内脏器官系统遭受着不可逆性损伤，评定标准可参照SLICC/ACR损伤指数（ACRDI）量表。较高的SLICC/ACRDI评分能够预测死亡率的升高，而且肾脏和肺脏损伤与不良后果相关。

SLICC/ACRDI仅能检测已经存在至少6个月的变化情况，因此，仅有长期临床试验才能够采用该检测方法验证损伤进展率的下降。SLICC/ACRDI的有些内容是检测与现行治疗模式相关的毒性作用，如果新的治疗方法与该损伤指数未能监测的毒性相关，或在各研究组之间未能均衡使用对器官造成损害的伴随用药，在临床试验中采用SLICC/ACRDI作为后果检测就可能出现比较复杂的情况。

虽然可以将SLICC/ACRDI作为终点使用，但建议在启动临床试验之前事先与评审部门进行讨论。

（四）肾脏

狼疮性肾炎是研究最多的SLE器官特异性临床表现，可以通过尿沉淀物检测和肾脏功能检查对疾病活动性进行临床评价。肾脏功能检测包括发展到晚期的肾脏疾病（终末期肾病）及血清肌酐水平、肌酐清除率和碘酞酸盐清除率持续加倍。采用血清肌酐水平加倍标准是经过验证的最好方法，而且已经证明该指标能够可靠地预测长期肾脏后果，但该指标对代表具有临床显著意义的损伤早期体征的较小变化不敏感。

尿液分析结果的改变能够为肾脏炎症评价提供重要信息，存在细胞管型和血尿被视为狼疮性肾炎活动性水平的敏感指标。

（五）皮肤

皮肤是SLE疾病受累最多的器官，可以采用体表局部改变和皮肤活检等检查结果评价新治疗方法对红斑、硬结和脱皮等皮肤疾病的疗效。

（六）健康相关的生活质量和疲劳

建议在所有的SLE临床试验中对健康相关生活质量（HRQL）进行研究。可采用健康评定问卷（HAQ）、改良的HAQ（MHAQ）、关节炎影响测定量表（AIMS）、健康调查量表20（SF-20）和SF-36等多种普通检测方法，对健康相关的生活质量进行了评价。Krupp疲劳严重度评分量表（KFSS）可用于评价疲劳程度。

（七）血清学

血清学标志物在评价SLE疾病活动性中发挥重要作用，其中包括抗双链DNA（dsDNA）、补体水平和其他标志物的评价。

五、安全性评估报告与案例分析

以一项在患有系统性红斑狼疮（SLE）的中国受试者中评估GSK1550188的安全性、耐受性、药代动力学和药效学的单次给药研究（NCT02880852）为例，该研究评估了贝利木单抗（Belimumab，GSK1550188）在SLE患者中的安全性。

（一）贝利木单抗药物介绍

贝利木单抗是一种完全人源化的单克隆抗体，是一种B细胞刺激因子（BLyS）特异性抑制剂。BLyS在SLE患者中水平升高，SLE发病与BLyS过度表达有关。贝利木单抗直接减少初代B细胞和过渡B细胞的活化，并间接抑制IgD-CD27[+]记忆B细胞、浆母细胞和浆细胞的发育。

（二）研究方法

1.受试者纳入标准

（1）受试者同意参与本研究，并且签署知情同意书。

（2）受试者在筛选访视时至少18岁（包括18岁）。

（3）根据ACR标准临床诊断为SLE。

（4）给药前至少2个月内，未接受任何SLE药物治疗或正在接受稳定的SLE药物（单药或联合）治疗，如皮质类固醇（泼尼松或类似泼尼松的药物，最多40mg/d）；免疫抑制或免疫调节药物，包括甲氨蝶呤、硫唑嘌呤、来氟米特、麦考酚酯（包括吗替麦考酚酯、盐酸吗替麦考酚酯和麦考酚酯钠）、咪唑立宾、钙调神经蛋白抑制剂（如他克莫司、环孢素）、西罗莫司、口服环磷酰胺、巯嘌呤或沙利度胺；抗疟疾药（如羟氯喹、氯喹、奎纳克林）；非甾体抗炎药（NSAID）。

（5）受试者的抗核抗体（ANA）或抗dsDNA血清抗体检测呈阳性。

（6）受试者从试验用药物给药开始前1个月到试验用药物末次给药后16周无生育计划且能够采取有效适当的避孕措施，女性受试者不处于妊娠期或哺乳期且妊娠检查阴性。

（7）基于较短记录期内重复三次心电图测量的单次或平均QTc（QTcB或QTcF）＜450ms；或存在束支传导阻滞受试者的QTcB或QTcF＜480ms。

2.受试者排除标准

（1）B细胞治疗：在任何时间曾接受任何B细胞靶向治疗〔如利妥昔单抗、其他抗CD20药物、抗CD22药物（依帕珠单抗）、抗CD52药物（阿仑单抗）、B细胞刺激因子受体-抗体融合蛋白（TACI-Fc）或贝利木单抗〕。

（2）第0天前（给药日前）12个月内接受过试验用或非试验用生物制剂。

（3）第0天前6个月内接受过静脉注射免疫球蛋白（IVIG）、血浆置换、血液透析、静脉环磷酰胺或高剂量泼尼松及其类似物（＞60mg/d）。

（4）第0天前2个月内接受过试验用非生物制剂。

（5）受试者目前正在参与另一项临床研究或上市后研究，已暴露于或将暴露于试验用药物。

（6）筛选访视前6个月内存在重度狼疮性肾病（定义为蛋白尿＞6g/24h）。

（7）有肾移植病史。

（8）筛选访视前6个月内存在需要医学干预的活动性中枢神经系统（CNS）狼疮［包括癫痫发作、精神病、器质性脑综合征、脑血管意外（CVA）、运动神经病、血管炎］。

（9）存在感染且需要对急性或慢性感染进行治疗：目前在接受针对慢性感染（如结核、肺孢子虫、巨细胞病毒、单纯疱疹病毒、带状疱疹和非典型性分枝杆菌感染）的任何抑制性治疗；第0天前2个月内因感染住院治疗；第0天前2个月内使用肠外给药方式（静脉注射或肌内注射）接受抗生素（抗菌药、抗病毒药、抗真菌药或抗寄生虫药）治疗。

（10）受试者存在低丙球蛋白血症或IgA缺乏症（IgA＜10mg/dl）。

（11）存在对造影剂、人或鼠源性蛋白或单克隆抗体的非口服给药的过敏反应史。

（12）存在基础疾病：如未经治疗的高血压、贫血、癌症或感染性疾病），研究者认为可能混杂研究结果或置受试者于不适当的风险之中。

（13）计划进行手术、有其他疾病史或实验室检查异常或其他情况，导致受试者不适合参加本试验（研究者认为）。

（14）受试者在筛选时存在研究者认为有临床意义的12导联心电图异常。

（15）存在当前药物或酒精滥用或依赖的证据。

（16）AST和ALT≥2×正常值上限（ULN）；碱性磷酸酶和胆红素＞1.5×ULN（如果胆红素可以分开测定且直接胆红素＜35%，则胆红素＞1.5×ULN是可以接受的）。

（17）存在HIV检测阳性病史或筛选时HIV检测呈阳性。

（18）存在任何乙型肝炎病毒表面抗原（HBsAg）、抗乙型肝炎病毒核心抗体（HBcAb）或抗丙型肝炎病毒抗体（HCVAb）检测阳性病史或筛选访视时检测阳性。如果仅抗HBcAb结果呈阳性，则将进行HBV-DNA检测。如果HBV-DNA结果呈阴性，则该患者可以入组。

（19）实验室异常：根据方案毒性分级有3级或3级以上实验室指标异常，除外下列情况：由接受华法林治疗导致的稳定的3级凝血酶原时间（PT）延长；稳定的3/4级蛋白尿（或根据随机尿蛋白-肌酐比值测算尿蛋白≤6g/24h）；狼疮性肾炎引起的稳定的3级低白蛋白血症，并且与肝脏疾病或营养不良无关；稳定的3级中性粒细胞减少症或稳定的3级白细胞计数减少。

（20）有严重自杀风险的受试者，包括在过去6个月内曾有任何自杀行为或研究者认为存在明显自杀风险的受试者。

3.方案设计 给药前30d进行筛选，入组的受试者接受单剂量贝利木单抗10mg/kg静脉给药，静脉滴注时间1h以上，既往有过敏史或荨麻疹病史的患者可以在给药前预防性使用抗组胺药和对乙酰氨基酚；给药后第1、7、21、28、42、56、84天回访采集

PK/PD血浆标本并进行不良事件（AE）评估。

（三）安全性评估终点

安全性终点如下：
（1）不良事件。
（2）生命体征。
（3）12导联心电图。
（4）临床实验室安全性检验。

（四）安全性评估结果

贝利木单抗10mg/kg单次静脉给药在中国SLE患者中耐受性良好（表7-2）。共12例患者（60%）报道了19例次AE，其中大部分为轻度，2例患者有3例次中度AE。最常见的AE为上呼吸道感染（5例，26.34%）和高血糖（2例，10.54%），其他AE仅发生1例次。4例患者发生研究者认为与药物可能有关的AE——4例次上呼吸道感染（3例次轻度，1例次中度）和1例次轻度咽炎。1例患者发生中度上呼吸道感染并中度中性粒细胞减少症（不考虑与药物有关），被记录为SAE。此外，无其他SAE和死亡报告，且所有AE均在研究结束前恢复（表7-2）。

表7-2　中国SLE患者贝利木单抗10mg/kg单次静脉给药AE汇总

不良事件	发生次数（占比%）
上呼吸道感染	5（26.34）
高血糖	2（10.54）
贫血	1（5.26）
包皮阴茎头炎	1（5.26）
骨梗死	1（5.26）
瘀斑	1（5.26）
牙龈炎	1（5.26）
高血压	1（5.26）
低血钾	1（5.26）
中性粒细胞减少症	1（5.26）
骨关节炎	1（5.26）
口咽痛	1（5.26）
咽炎	1（5.26）
咳嗽咳痰	1（5.26）
总数	19（100%）

（五）安全性评估结论

贝利木单抗在中国SLE患者中安全性和耐受性良好，数据支持使用贝利木单抗治疗中国SLE患者。

（李　婷　曹　玉）

第八章

神经与精神类药物早期临床试验安全性评估

第一节 概　　述

2018年，全球神经精神系统相关疾病药物市场销售额达852.7亿美元，成为仅次于抗肿瘤和抗感染药物的全球第三大用药领域。神经精神类疾病目前尚无公认的分类标准，有学者提出神经精神类疾病可根据表现类型分为精神类、神经类和疼痛类三大类。精神类主要包括抑郁症、精神分裂症、焦虑症和双相障碍等；神经类主要包括阿尔茨海默病、帕金森病、癫痫等；疼痛类则主要包括偏头痛、癌痛和纤维肌痛等。据Evaluate Pharma数据所示，神经精神类药物的研发是我国药物研发热点之一，阿尔茨海默病、慢性/急性疼痛、帕金森病、精神分裂症和抑郁症治疗药物在2017年分别有589、447、239、161和124个在研产品。2005年美国FDA发布的药品安全性警告涉及药品14类约45种，其中包括21神经精神类药品，占总数的47%，其中抗抑郁药和抗焦虑药12种，抗精神病药2种，抗多动症药3种，镇痛药3种，治疗阿尔茨海默病药1种。神经精神类药物几乎占所有安全性警告药品的50%。由此可见，神经精神类药物在研发时即必须对其安全性进行重点考察。本章即对一些常见的神经精神类药物的临床安全性评估进行简单介绍。

一、精神类药物

精神病是指由大脑功能活动发生紊乱而导致认识、情感、意识和行为等精神活动不同程度障碍的疾病。精神类药物是指能够用于治疗精神疾病的药物。精神疾病的存在已有几千年的历史，但真正意义上的精神类药物的产生历史仅仅有70多年。在精神类药物产生之前，精神病患者或被不人道地对待，或缺乏有效治疗手段。20世纪50年代是精神类药物发展的革命性年代。1950年发现氯丙嗪有抗精神病作用，1958年发现丙米嗪具有抗抑郁作用，1949发现锂盐有抗躁狂作用，1957年第一个抗焦虑药氯氮䓬研发成功。这些药物的出现使精神科告别了缺医少药的年代，精神病患者的许多症状得到有效的控制或明显的改善，患者的生存质量和生活质量得到了明显的提高。其后在这些药物的基础上，许多新的抗精神病药、抗抑郁药、抗躁狂药和抗焦虑药陆续被开发出来，不断促进精神科临床治疗水平的提高。

精神类药物主要有抗精神病药、抗抑郁药、抗躁狂药和情绪稳定剂、抗焦虑药、抗双相障碍药。各类精神疾病常用药物见表8-1。

表8-1　精神疾病常用药物

疾病类型	常用药物
精神病	舒必利、奋乃静、氟哌啶醇、奥氮平、喹硫平、利培酮、阿立哌唑、齐拉西酮
抑郁症	多塞平、阿米替林、帕罗西汀、西酞普兰
躁狂症	碳酸锂、丙戊酸钠、卡马西平
双相障碍	碳酸锂、丙戊酸钠、拉莫三嗪、抗精神病药物（如奥氮平）
焦虑症	地西泮、阿普唑仑、氯硝西泮、劳拉西泮、丁螺环酮、坦度螺酮

二、神经类药物

神经病是由神经系统病变所致，以运动、感觉和反射障碍为主要临床症状。神经病主要包括阿尔茨海默病、帕金森病、癫痫等，各类神经病常用药物见表8-2。

表8-2　神经病常用药物

疾病类型	常用药物
阿尔茨海默病	多奈哌齐、利斯的明、石杉碱甲、美金刚
帕金森病	左旋多巴、卡比多巴、金刚烷胺、恩他卡朋、溴隐亭、苯海索
癫痫	巴比妥类、苯妥英钠、卡马西平、拉莫三嗪、丙戊酸钠、乙琥胺

三、疼痛类药物

疼痛类疾病使用的主要是各种镇痛药，镇痛药主要作用于中枢或外周神经系统，选择性抑制和缓解各种疼痛，减轻疼痛所致恐惧、紧张和不安的情绪。本章涉及的主要是治疗偏头痛药物的安全性评估。偏头痛常用的治疗药物包括非甾体抗炎药阿司匹林、布洛芬、双氯芬酸等，阿片类药物哌替啶等，麦角类药物，曲普坦类药物等。

四、神经精神类药物临床试验安全性评估现状

神经精神类药物对于缓解神经精神疾病患者症状、提高生活质量有着重要的意义，因此在临床研究中首先应关注一个药物是否能产生疗效即药物的有效性，其次便是药物的安全性，它与有效性研究具有同等的重要性。2014年美国安全用药研究所（Institute for Safe Medication Practices，ISMP）发布的一个报告中指出，在美国FDA MedWatch追踪系统报告的15个最常见的严重不良事件中，有6个处方与精神类药物有关。这些不良事件中有2/3是精神性不良事件，如攻击性或自杀意念。由此可见精神类药物的安全性应引起广泛的关注。但通过Shannon Hughes 2016年发表的关于精神类药物不良事件评估方法的文献可知，精神类药物的不良事件评估并未引起合理的重视。该文章从PubMed检索了1996～2004年和2009～2014年关于托莫西汀、度洛西汀和奥氮平的临床试验，提取了描述疗效和安全性评估的关键词，最后发现总体而言，描述疗效评估的

平均单词数从202个增加到309个，但描述安全性评估的单词数从83个减少到了63个。此外，他们还对这3种药物临床试验中不良事件评估的方法进行了统计，最终发现精神类药物安全性评估的试验方法仍然是一个欠发展的领域，需要引起临床工作者的重视。而就神经类药物及疼痛类药物而言，笔者在查阅文献的过程中也发现了与精神类药物基本相同的状况，各类文献对于药物安全性评估的介绍均较为简略。

五、国际相关指南

为促进神经精神类药物的研究和开发，国内外均发表了多项与神经精神类药物相关的研究指南，而涉及神经精神类药物早期临床试验安全性评估的主要指南见表8-3。

表8-3　神经精神类药物早期临床试验安全性评估国际相关指南

指导原则	发布机构	发布时间
（ICH）E1/E2/E3/E6/E9	ICH	——
IND安全性报告的安全性评估	美国FDA	2015年12月
精神分裂症治疗药物临床研发考虑要点（第三批）	EMA	1998年2月
抑郁治疗药物临床研究指导原则的相关说明（第三批）	EMA	2002年4月
广泛性焦虑症治疗药物临床研究指导原则（第三批）	EMA	2005年7月
双相障碍治疗和预防药物临床研究指南的相关说明（第三批）	EMA	2010年3月
抗癫痫药物临床研究指导原则（成人及儿童）	美国FDA	1997年2月
癫痫病治疗药物的临床研究指导原则（第三批）	EMA	2010年1月
帕金森病治疗药物临床研究指导原则	EMA	2012年6月
偏头痛治疗药物临床研究指导原则（第三批）	EMA	2007年1月

（李守凤　钟国平）

第二节　方案设计与观察指标

临床试验中，药物安全信息的收集、记录和评价主要由研究者团队完成，但申办者所撰写的研究方案和制订的实施细则是确保高质量信息收集和评价等工作的关键性因素，本节将逐一介绍几种常见的神经精神类药物临床研究中关于安全性评估的方案设计要点。

一、抗精神分裂症药物

（一）研究设计

原则上，需要设计为平行、双盲、随机、安慰剂对照的试验。通常还需要和足够剂量的标准药物进行比较，并说明所用剂量的合适性。最好在治疗前对已接受其他治疗的受试者进行一段使用安慰剂的清洗期，这样才能对精神分裂症（阴性）症状进行更好的评估和打分，以评价新药的不良事件。清洗期应当足够长，但不应导致症状的增加和加重。受试者开始治疗时的基线症状最好比较稳定，剔除对安慰剂有治疗反应的受试者时应当给予合理的解释。

样本量应该根据统计学原理确定。统计分析应当包括符合方案集（per protocol，PP）分析和意向性治疗（intention-to-treat，ITT）分析。多中心的试验应当特别注意处理相互不相关的变异可能的来源，还应当提前在研究中书面告知每位研究者，对于所用诊断标准和量表评分［疗效和（或）安全性评估量表］，其评价者信度（interrater reliability）Kappa值是多大，因为这是一种常见的变异来源。研究中应当详细记录既往用药史和伴随用药情况，有关联的药物应当被清洗掉。如认为适当，可以使用抢救药物。在精神分裂症的试验中，受试者的脱落是一个显著的问题，应尽可能减少其发生率，对每个脱落的原因和情况应详细进行记录。对受试者的随访应根据试验方案尽可能充分完全，即使是已经中断了治疗，也应当在停止治疗的时间点对受试者进行关键项目的检查。这些都有助于采用ITT策略的分析。虽然可能加强安慰剂的治疗效果，但应用标准化的心理治疗、心理教育、心理支持和心理咨询手段作为治疗的补充也是允许的，不过事先应当在试验方案中明确确定。研究中应当详细记录这些手段，也应当分析这些手段对治疗结果所产生的效应和影响。通常存在受试者不配合的问题，因此建议对依从性和药物滥用情况进行评估。

对于精神分裂症，无须为老年人群设计专门的试验，但应提供这一人群的有效剂量和安全性信息。由于精神分裂症不是幼儿的疾病，所以无须在幼儿中进行该适应证的专门研究，但需要评价在青少年中的有效性和安全性。

（二）研究人群

根据研究目的选择受试者。如果研究目的是证明药物对精神分裂症整体症状的治疗作用，通常建议选择初次发作或多次发作，处于急性发作期且目前未接受抗精神病药物治疗的患者。如果必须使用正在接受抗精神病药物治疗的患者，应设计足够时间的导入期对既往药物进行清洗。

如果研究目的是证明药物对精神分裂症某一种或几种症状群的治疗作用，应设计合理的入排标准，筛选符合研究目的的受试者。入排标准的考虑因素包括但不限于病史条件、病程条件、症状严重程度量表评分条件。如果采用加载试验设计，还应考虑基础治疗药物条件。建议采用国际疾病分类（International Classification of Disease，ICD）或精神疾病诊断与统计手册（The Diagnostic and Statistical Manual of Mental Disorders，DSM）诊断系统进行受试人群的筛选。建议采用基于ICD和DSM系统开发的、已被广泛验证的诊断性量表作为诊断标准化工具，如《DSM精神疾病用临床定式检查》（Structured Clinical Interview for DSM Disorders，SCID）或《简明国际神经精神访谈》（Mini-International Neuropsychiatric Interview，MINI）。

基于量表评分的严重程度筛选与研究目的相关。如果研究目的是证明药物对精神分裂症整体症状的治疗作用，通常，建议阳性与阴性症状量表（the positive and negative syndrome scale，PANSS）总分≥70分；临床总体印象量表-疾病严重程度（clinical global impressions scale-severity，CGI-S）评分≥4分。量表单项分的要求可根据研究目的，在试验方案中予以明确规定。如果研究目的是证明药物对精神分裂症某一种或几种症状群的治疗作用，应根据与研究目的的相关性确定量表中症状群评分标准。通常，建议PANSS量表中与研究目的相关或相关性强的关键条目的单项评分≥4分，必要时，与研究目的不相关或相关性弱的关键条目的单项评分≤3分。如果选择其他诊断系统、诊断标准化工具、基于量表评分的严重程度筛选标准等，应在试验方案中阐述依据。

（三）观察指标

安全性评估的观察指标主要包括：生命体征（心率、血压、心搏）、躯体检查（一般情况、呼吸、循环、神经、运动系统等）、不良事件（疾病、体征、症状）、实验室检查（包括生化和血液学指标），以及相关的量表。其中，应对不良反应量表进行标准化。就精神分裂症而言，目前国内使用率较高的量表为药物不良反应量表（TESS），而国外不良反应评估主要以锥体外系症状评估为主，通常使用Simpson-Angus锥体外系不良反应量表（SAS），且常和不自主运动评定量表（AIMS）、Barnes静坐不能评定量表（BARS）一起使用。

二、抗抑郁药物

（一）研究设计

原则上，要评价药品的效果，就必须进行平行、双盲、随机的安慰剂对照试验。一般情况下，还需要和足量的标准产品进行比较，研究设计中应当说明选用剂量和对照药的合理性。一般来说，为排除安慰剂有效的患者而设立安慰剂洗脱期并无助益，且可能妨碍试验结果的推广。当患者已使用抗抑郁药治疗时，洗脱期是必要的。应对排除安慰剂有效者的各种原因进行讨论。此外，应按临床标准（有效者）和生物统计学标准论证样本量大小的合理性。统计分析应当包括多个方面：如意向治疗人群分析、符合方案人群分析等。在试验方案中，应预先制订对脱落和缺失数据的处理方案，讨论对疗效估计不足或过高的风险（参见其他生物统计指南）。在患者评价方面，要对研究者进行适当培训。预先评估每位研究者量表评分的一致性（Kappa值），必要时还应记录研究期间各评分者之间的可靠性（Kappa值），可靠性分析包括诊断和用于评估疗效和（或）安全性的量表，根据具体情况而定。必须详细记录研究前用药和合并用药情况，相关用药必须进行洗脱，并应根据可能出现的情况提供补救药物。如果治疗开始时必须使用抗焦虑药或催眠药，应该按照用药情况进行分层，分析这些药物对疗效的影响。必须详细记录脱落情况、脱落原因及脱落时间；应记录经过筛查但未入组的患者的资料。

必要时，可将标准化的心理治疗、心理教育、心理支持或心理咨询作为辅助治疗，尽管这可能会增强安慰剂效应，但要预先在方案中做出规定。要详细记录，并且要分析这些辅助治疗对疗效的影响，认真评价潜在的中心效应。

（二）研究人群

建议采用DSM诊断系统进行受试人群的筛选。如果选择其他诊断系统，需提供选择依据。建议采用基于DSM系统开发的，已被广泛验证的诊断性量表作为诊断用筛选工具，如M.I.N.I.。建议选择中度及中度以上严重程度的抑郁症患者作为受试人群。此类患者具有较广泛的就医及服药人群代表性，符合我国临床医疗实践。同时，选择此类患者也可以避免试验中过度的安慰剂效应对药物安全有效性评价的影响。如果选择轻度抑郁症患者，需提供选择依据。基于量表评分的严重程度筛选，通常"中度及中度以上"的标准是汉密尔顿抑郁量表-17项版（hamilton rating scale for depression，HAMD-17）评分≥18分，蒙哥马利-艾森贝格抑郁评定量表（montgomery-asberg depression rating scale，MADRS）评分≥22分，临床总体印象量表（clinical global impressions scale，CGI）评分≥4分，量表单项分的要求可根据研究目的，在试验方案中予以明确规定。

如果研究目的是证明药物对精神分裂症某一种或几种症状群的治疗作用，应根据与研究目的的相关性确定量表中症状群评分标准。通常，建议PANSS量表中与研究目的相关或相关性强的关键条目的单项评分≥4分，必要时，与研究目的不相关或相关性弱的关键条目的单项评分≤3分。如果选择其他诊断系统、诊断标准化工具、基于量表评分的严重程度筛选标准等，应在试验方案中阐述依据。

（三）观察指标

安全性评价的观察指标主要包括：生命体征（心率、血压、脉搏）、躯体检查（一般情况、呼吸、循环、神经、运动系统等）、不良事件（疾病、体征、症状）、实验室检查（包括生化和血液学指标），以及相关的量表。就抗抑郁药物而言，常用的量表主要是药物不良反应量表及Asberg抗抑郁药不良反应量表（SERS）。

三、抗广泛性焦虑症药物

（一）研究设计

1.早期研究

（1）药效学研究：可进行多种试验，但没有人体广泛性焦虑症（generalized anxiety disorder，GAD）的特异模型。对认知、反应时间或对睡眠结构的研究，可能提供有关药物副作用的信息。

（2）药代动力学/相互作用研究：应进行通常的药代动力学研究，在剂量-反应研究中可对药物的血浆水平进行研究。此外，一般情况下，应按照药物相互作用研究指南的要求，对可能的药代动力学和药效学相互作用进行研究，对于后者，应研究药物与乙醇、药物与其他中枢神经系统活性药物的相互作用。

（3）剂量-反应研究：对照、平行、固定剂量研究，为尽可能建立临床有效剂量范围的最低剂量和最佳剂量，用至少3个剂量是必要的，一般情况下，加用一个安慰剂组和一个活性对照组是有益的。

2.治疗确证研究

（1）短期试验：原则上，为评价药品的短期（至少8周）作用，平行、双盲、随机安慰剂对照研究是必需的。另外，一般需要以适当剂量与一种标准药品进行比较，采用三组试验设计。应对给药剂量和对照药选择的合理性进行说明。对照的选择：如上所述，试验药品应与安慰剂和一种活性对照药进行比较，用三组或多组设计。活性对照药的选择应合理，应选择获准用于该适应证的化合物。根据试验药物药理学特征，对照药应从已证明对该适应证有疗效的其他化合物中选择。尽管安慰剂看起来有伦理问题，但由于安慰剂组的作用可能较高而且在不同的研究之间变异很大，所以，为明确显示新产品的作用，应用安慰剂是必要的。此外，应证明样本量大小的合理性，使用临床（主要指标有临床意义的改善制定药有效）和统计标准。统计分析应该包括各种不同的分析集，其中ITT分析是主要分析。应在试验方案中预先计划好脱落病例和缺失数据的处理措施。确定低估或高估疗效的危险性，可参考生物统计学指南。在试验方案中应预先对附加精神治疗、支持或劝导加以定义，应分析其对治疗结果的影响。正规的精神治疗可能会影响药物作用的大小，应予以排除（不应使用）。

（2）长期试验：除短期试验外，为证明药品在长期用药期间可以维持疗效，需要进行长期研究。证明药物维持作用的最佳设计是随机撤药研究。分析时应仔细考虑患者脱落（不是由疾病复发所致）引起的可能偏倚，并考虑与之相关的统计方法。必须在方案中对病情恶化或复发加以定义，应为有临床意义的症状加重，在一次或多次访视时用有效的等级量表进行评分。长期试验研究必须密切关注药物在长期试验中可能产生的不良作用，应在试验方案中明确随访的次数和频率等。

（二）研究人群

1.入选标准　应依据国际公认的分类系统对疾病进行分类，最好是最新版的DSM标准，也可用最新版的ICD标准。在药品的整个开发过程中应使用同一分类系统。单独使用严重等级量表是不够的，它不等于一种诊断。应该由一个富有经验的精神病医师做出诊断，并通过一次结构化面谈予以确定。应详细记录必要的描述性参数，如GAD的严重程度，以及详细的病史如病程、之前治疗的结果等。

另外，基于一种适当的严重程度量表，阈值分数可用作入选标准。对于剂量探索和关键性研究，选择均一性的研究人群最为理想。但是，由于GAD患者伴有其他精神病的发生率较高，研究人群的均一性是困难的（也可参见排除标准）。由于GAD患者几乎都是门诊患者，患者数据库的大部分数据应该来自门诊患者。

2.排除标准（下面提到排除标准应与共患疾病问题相联系）

（1）重性抑郁症患者或近期内有重性抑郁症病史的患者（在研究入选6个月内）。

（2）具有显著和（或）严重抑郁症状的患者（如不符合DSM-Ⅳ的重性抑郁症标准）。患者应有低的严重性分值，如汉密尔顿抑郁量表第一项（＜2分）。

（3）有其他焦虑症严重症状的患者。患者有严重妄想-强迫症症状（不符合DSM-Ⅳ标准）。患者有任何精神病病史或表现。

（4）双相障碍的患者。

（5）有明显或严重性格异常与智能障碍的患者。

（6）有慢性酒精滥用的患者，有药物滥用的患者或有药物滥用病史的患者（6个月内）。

（三）观察指标

安全性评估的观察指标主要包括：生命体征（心率、血压、脉搏）、躯体检查（一般情况、呼吸、循环、神经、运动系统等）、不良事件（疾病、体征、症状）、实验室检查（包括生化和血液学指标），以及相关的量表。其中，应对不良反应量表进行标准化。就广泛性焦虑症而言，较为常见的是药物不良反应量表。

四、抗双相障碍药物

（一）研究设计

通常，应采用随机、双盲、平行对照的研究设计。可以设定阳性药物和安慰剂作为对照来评价药物疗效。在临床试验中，安慰剂对照对疗效确证和安全性的评价均有无可替代的作用，但是针对该领域药物的研究，在试验中采用安慰剂作为长期治疗可能存在伦理学问题，所以，在考虑试验设计方案时，必须权衡利弊，寻求最佳设计方案。

推荐创新药的临床试验采用安慰剂和阳性药物三臂试验设计。通过这种方法既可以证实新药的疗效，又可以评价其相关的获益-风险，获得可靠而全面的结论。阳性对照通常指以公认有效的药物或方法作为对照。一般选用获得用于治疗目标适应证的上市药（推荐选用目前公认的安全有效药物，且最好选用原研药厂生产的药物）。试验药与阳性对照药物之间的比较需要在相同条件下进行，阳性对照药物使用的剂量、给药方案必须是该药最佳剂量和最佳方案（以上市说明书为准），否则会导致错误的结论。当试验方案中只设定阳性药物作为对照组时，需要充分考虑检验灵敏度的问题。

根据试验目的，阳性对照试验一般分为优效性试验、非劣效性试验和等效性试验。在进行非劣效或等效性试验时，如所选阳性对照药本身实际无效，则尽管试验结果表明试验药物与阳性对照药二者非劣效或等效，但此结果并不足以说明试验药物有效。所以，为保证试验设计的灵敏度，需要增加一个安慰剂对照以明确试验药物是否有效。如果能证明试验药物优效于一种已被充分确认的阳性对照药时，则可以采用试验药物与阳性药比较的两组对照试验设计。应尽可能采用双盲设计以避免人为的偏倚。如确实无法做到双盲，应有合理的解释，并有减少人为偏倚的措施。

样本量需要按照所采用的设计类型根据统计学原理进行计算。不同的设计类型计算样本量的方法也不同。在研究方案中应对样本量的计算方法予以说明，最好根据有效者例数进行估计。

（二）研究人群

建议采用国际疾病分类（ICD）或精神疾病诊断与统计手册（DSM）诊断系统进行受试人群的筛选。建议采用基于ICD和DSM系统开发的、已被广泛验证的诊断性量表作为诊断标准化工具，如《DSM精神疾病用临床定式检查》或《简明国际神经精神访谈》。

基于DSM-5诊断系统，存在双相Ⅰ型障碍和双相Ⅱ型障碍两种常见的双相障碍分型。双相Ⅰ型障碍是指至少包括一次躁狂发作，常伴有一次或多次抑郁发作。双相Ⅱ型障碍是指至少包括一次抑郁发作和一次轻躁狂发作，从未有过躁狂发作。在双相障碍治疗药物的确证性临床试验中，应根据研究目的选择受试者。如果研究目的是证明药物对双相障碍抑郁发作的治疗作用，可以选择双相Ⅰ型抑郁发作或双相Ⅱ型抑郁发作的患者。如果研究目的是证明药物对双相障碍躁狂发作的治疗作用，应选择双相Ⅰ型躁狂发作的患者。

基于量表评分的严重程度筛选与研究目的相关。如果研究目的是证明药物对双相障碍抑郁发作的治疗作用，通常建议汉密尔顿抑郁量表-17项版评分≥18分，或蒙哥马利-艾森贝格抑郁评定量表评分≥22分。如果研究目的是证明药物对双相障碍躁狂发作的治疗作用，通常建议Young躁狂量表（Young mania rating scale）评分≥20分。如果选择其他诊断系统、诊断标准化工具、基于量表评分的严重程度筛选标准等，应在试验方案中阐述依据。

（三）观察指标

安全性评估的观察指标主要包括：生命体征（心率、血压、脉搏）、躯体检查（一般情况、呼吸、循环、神经、运动系统等）、不良事件（疾病、体征、症状）、实验室检查（血常规、尿常规、ECG检查等），以及相关的量表。其中，应对不良反应量表应当进行标准化。就抗双相障碍药物而言，使用较多的量表为药物不良反应量表。

五、抗帕金森病药物

（一）研究设计

帕金森病的临床研究受以下因素的困扰：疾病的长病程和疾病的缓慢进展过程，疾病的变异性，症状和体征的种族差异，药物和其他合并治疗的时间所导致的一天中症状严重程度的循环变化，以及错误诊断、共患病和合并治疗等。帕金森病临床试验的设计决定于研究的目的，新药物是否作为左旋多巴的联合治疗，以及纳入的患者是早期患者还是进展期患者，要区别以下研究目标。

（1）在左旋多巴治疗之前，缓解早期患者的症状。

（2）缓解已经用左旋多巴治疗的患者的症状，这又可以分为以下亚组情况：①用左旋多巴不能有效控制运动症状的患者；②用左旋多巴治疗的患者出现剂量依赖的运动波动；③用左旋多巴治疗的患者出现非剂量依赖的运动波动。

（3）以减缓疾病进展为目标的治疗，分为以下两种情况：①治疗目标为延缓非剂量相关的运动波动；②神经保护治疗。

1.在左旋多巴治疗之前，缓解早期患者的症状　通过治疗延长生命、减缓帕金森病的进展、减缓发生耐受性的可能性，以此为治疗目标的临床研究，在早期患者仅进行3个月的研究过短。推荐进行至少6个月（不包括剂量滴定期）的双盲、安慰剂对照临床试验，以保证有效性，同时，安全性也得以保证。

随机、双盲、安慰剂对照的二臂或三臂临床试验优于没有安慰剂的二臂的比较研究。一般而言，运动症状是高度变异的和波动的，帕金森病的运动症状也不例外。症状轻微的早期患者尤其是这样。在早期帕金森病的临床试验中，使用安慰剂组可以区分真正的治疗效果和症状波动。疾病早期症状轻、疾病进展缓慢，使用安慰剂不构成伦理问题。在帕金森病早期，为了证明试验药物和已知标准治疗之间有相似的或更好的获益-风险比，应进行阳性药物对照临床试验。

2.缓解已使用左旋多巴治疗的帕金森病患者的症状　在进展期帕金森病患者中进行的临床试验，试验药物应该与左旋多巴联合应用。这些患者尽管在使用左旋多巴治疗，仍可能控制不好运动症状，或存在剂量依赖或非剂量依赖的运动波动。

（1）使用左旋多巴不能有效控制运动症状的患者：使用左旋多巴无波动症状的患者，在加用试验药物或者安慰剂之前，已有的左旋多巴治疗应该进行最优化，以便区分受试药物真正的疗效和亚最佳剂量左旋多巴的疗效。如果预期左旋多巴的剂量调整会比较频繁，可以对最佳剂量进行限定。如加用受试药物前80%的最佳剂量已经确定。加用受试药物后，左旋多巴剂量应保持稳定。终点应该是核心症状的改善，如运动症状和日常生活活动。

（2）使用左旋多巴治疗的患者出现剂量依赖运动波动：这种情况下治疗的目的是对抗那些随意的运动症状的发生，或是减少"关"时相发生的次数、时间和（或）密度。为了注册，需要证实药物的真正疗效。因此，必须使用安慰剂对照组（即左旋多巴＋安慰剂）。还需进行阳性对照试验，至少要证实在缓解进展期的帕金森病症状方面，受试药物与已知标准治疗药物有相似的获益-风险比。考虑到既需要安慰剂对照组，也需要阳性药物对照组，故推荐进行三臂的临床试验，包括受试药物组、标准治疗组和安慰剂组，所有组都以左旋多巴为基础治疗。

缓解帕金森病症状的对照临床试验应该至少进行3个月，且不包括滴定期。因为在帕金森病进展期，缓解症状的目标是治疗运动波动，主要有效性指标应该是"关"时相数目、时间和（或）密度的减少。还需确定伴有异动症的"开"时相和不伴有异动症的"开"时相增长的幅度。

左旋多巴剂量的减少作为主要有效性指标不合适，但是应该记录用量，以便从试验设计的角度有足够证据证实治疗效果不是由左旋多巴的剂量减少带来的。对有效者设定一个次要指标，以说明患者在开/关时相的时间上减少多少和增加多少是确实有帮助的。

（3）使用左旋多巴治疗的患者出现非剂量依赖运动波动：试验应该有安慰剂对照并至少进行3个月（不包括滴定期）。试验中使用的左旋多巴和其他相关药物应保持恒定。主要有效性指标应该建立在"关"时相基础上，然而对异动症在"开"时相的发生情况也应该进行评价。

帕金森病患者可能同时患有剂量依赖和非剂量依赖的运动波动。在这些病例，或许保持相关联合用药的恒定是不可能的。对于这些病例，对非剂量依赖运动波动的有效性只有在以下两种情况时才能成立：①不伴有剂量依赖的运动波动加重；②不伴有"关"时相总天数增加。

3.以减缓疾病进展为目标的治疗

（1）目标为推迟非剂量相关运动波动的治疗：当药物临床试验的目标为推迟运动并发症出现时，试验应该是长程的双盲、安慰剂对照、以左旋多巴为基础治疗的研究。预期的时间窗为出现后期运动并发症，这样的试验应持续数年。应区分剂量依赖和非剂量依赖的后期运动并发症。主要有效性指标应该是推迟运动并发症的时间，并在方案中注明。不推荐使用左旋多巴剂量的减少作为主要有效性指标，但仍有必要评价左旋多巴的剂量减少。

（2）神经保护治疗：当研究目标是神经保护和（或）抑制疾病进展时，需要进行长程的双盲、安慰剂对照、左旋多巴为基础治疗的临床试验。帕金森病的神经保护策略仍然处于试验阶段，对于这种研究的计划和实施还没有形成正式的意见，可能会发展为新的试验设计。这种试验设计应该考虑：试验目的不是症状治疗，因而主要终点应不同于其他试验设计。

（二）研究人群

研究人群的选择取决于研究的目标。在入选标准中应对疾病严重程度、功能损害/残障的严重程度、运动波动的严重程度等进行详细描述。帕金森病的严重程度分级可以使用 Hoehn-Yahr 分级量表评价，其他的量表也可以。使用的诊断标准应该在方案中写明，并经过申请注册公司的验证。在纳入和排除标准中，纳入的人群被清晰定义并与研究的目标一致。这些标准必须排除高度怀疑是其他帕金森综合征的患者。特别是在帕金森病的初期，可能诊断不确定，不能确定患者患的是帕金森病还是帕金森综合征。在有些病例，MRI 对于区分帕金森综合征和原发性帕金森病有用。在另外一些诊断不确定的病例，左旋多巴试验可能有所帮助，至少在鉴别对左旋多巴有反应者和无反应者时是有帮助的。只有那些明确对左旋多巴有反应的病例才能进入试验。如果可能，建议根据是否合并使用抗帕金森病药物进行随机分层。

（三）观察指标

安全性评价的观察指标主要包括药物不良事件/严重不良事件、生命体征、体检、实验室检查结果（心电图、血常规、血生化和尿检）等。

六、抗癫痫药物

（一）研究设计

1.加药试验 一个抗癫痫药物最初的评价程序包括确定其减少患者（这些患者尽管已经使用了合适的药物并且剂量足够，但仍然有发作）发作频率的有效性。

加药试验应该在以下情况下进行：只有一个或两个已经并正在使用的治疗药物，它们的剂量尽量保持恒定。潜在的相互作用应该加以考虑，包括作用的方向、合并治疗与试验药物及已有治疗药物之间的相互作用。如果试验药物抑制了已有治疗药物的代谢，并增加了它的血药浓度，试验药物疗效的最高点需要将合并治疗药物的血药浓度保持在适当的限度。然而，在维持治疗期间保持合并治疗药物绝对不变是不可能的，会有很多影响因素，如增加了不良事件等。有效性分析计划应该对此问题有考虑，对伴有和不伴有合并治疗药物剂量调整的患者进行进一步分析。而且，加药试验不可能对一个新化合物的抗癫痫效果进行完整的评价。合并使用的抗癫痫药物与试验药物之间的相互影响在加药试验中非常普遍（如药代动力学相互作用、药效学相互作用、增加的毒性效应）。因此，区分这种相互作用的变化引起的效应与药物的真实效应是非常困难的。安全性分析也是如此，区分不良事件是试验药物引起的，还是药物间影响了相互的代谢而带来的血浆药物浓度的变化引起的，还是增加的药物毒性引起的，是非常困难的。

因此，一旦新化合物与其他药物合并应用的药效得以确定，评价这个药物单独应用的疗效就非常重要，评价药物安全亦是如此。在加药试验的结果之上转换为单药治疗的临床试验，应该鼓励这种设计。

2.单药治疗试验　一般以下述方式进行。

（1）多药治疗的患者转变为单药治疗：这种试验是在那些进行着加药试验的患者中实施，这些患者随后逐渐停用合并治疗药物。这些设计获得了很好的临床实践，在这样的临床实践中医师们试图找到安全、耐受的剂量，并保持同等的癫痫发作控制水平。其不足表现为方法学上的困难，特别是难以判断潜在合并用药的停药效应。这种设计的有效性评价需要随机和对照试验。

（2）在新近诊断的患者中的单药治疗试验：因为这些患者中的约2/3能够使用标准治疗很好地控制病情，所以在实施这些试验之前，必须在加药试验中已经获得足够的该药的安全性和有效性数据。

除了这两种情况，在进行手术前评价的难治性部分性癫痫患者给予单药治疗可能产生一些短期有效性数据（一般不长于2周），这可能与长期临床使用无关。

（二）研究人群

应依照癫痫发作的国际分类，以及癫痫和癫痫综合征的国际分类对临床试验入选的患者进行分类。对于新诊断患者，应明确其癫痫发作类型、综合征类型及病因。如果研究人群在入选时包括无法分类的癫痫发作患者，建议对这些患者进行密切随访，如果后来可以对这些患者做出分类，应该确认这些患者的错误分类对转归没有影响。

试验的入选和排除标准应对人群做出明确定义且符合研究目的。研究方案中应说明诊断标准，并证明其合理性。此外，负责记录癫痫发作的人员（患者、亲属、研究者）必须明确识别所研究的癫痫发作类型。建议通过一定的培训项目来确保癫痫发作记录的可靠性。

（三）观察指标

安全性评价指标包括：①观察不良反应：兴奋、嗜睡、头痛、疲乏、共济失调等可能发生的不良反应等，并随时记录；②实验室指标：于入组前后检查血常规（血红蛋白、红细胞计数、白细胞计数和血小板计数）、尿常规、肝功能（ALT、AST、ALP）、肾功能（尿素氮、肌酐）和血糖变化；③心电图等。

七、镇静催眠类药物

（一）研究设计

1.Ⅰa期临床试验

（1）单次给药试验：接受研究药物之前，所有的受试者在一段时间内不能接受其他药物，以确保没有代谢的或症状的残留效应。如果先前服用了药物但半衰期比较短，可以设置只有几天时间的清洗期。

Ⅰa期临床试验的目的是在健康人群中评价催眠药的安全性和耐受性，同时对其镇静催眠效果进行观察。由于催眠药一般是在睡觉前单次给药，单次给药的评价可以提供与拟定临床剂量有关的数据，不必进行每日分次给药的研究。临床试验可以是开放的、单盲或双盲的，可以是安慰剂或阳性药物对照，可以是平衡组或非平衡组平行对照。

每个试验都应该遵循下述原则：①第一个受试者的初始剂量应该是最小的，并基于动物毒性研究，如以动物实验中的最大非毒性剂量作为初始剂量。②单剂量研究期间，在给予同一个或另一个受试者更高剂量之前，应在每一剂量服药的前后进行监测，以便确定哪一个剂量水平是安全的。③在同一个受试者重复给予同一剂量或更高剂量之前，应有足够的清洗期。这决定于动物和人体的药代动力学和药效学数据。④如果使用的是安慰剂对照设计，药物的残留效应对反应灵敏度、情绪变化、判断力、动作的协调性、反射的变化、反应时间、记忆等的影响，以及其他不良反应都应在初期研究中确定。

（2）多次给药的耐受性研究：初步确定的有效剂量可能是一个或多个，这些剂量再以从小到大的顺序逐渐增加剂量至最大，进行耐受性研究。服药时间为3～4周。

在研究中至少应该实施两个试验。每一个试验中使用一个小的健康志愿者组作为对照。这些研究应该是双盲、安慰剂对照、平衡的或不平衡的平行组对照。如果评价的固定剂量超过了两个，每一剂量均应进行相应研究。如同在单剂量试验中，药物对灵敏度、情绪变化、判断力、协调性、反射变化、反作用时间、记忆和其他不良反应的残留效应能够被确定。

完成了上述研究，还应该确定撤药效应。最好在患者不知道的情况下以安慰剂替代，时间为1～2周。

2. Ⅰb期和Ⅱ期临床试验

（1）短期临床试验：在Ⅰb期临床试验，可以进行几个非对照临床试验，以便使研究者能够探索新药所有可能的药理活性，并为双盲试验确定合适的剂量范围。必须牢记这些从早期开放试验取得的信息只能形成一些推测，这些推测必须在对照双盲试验中证实。开放试验可以是小样本量，然而，在不同研究者间应该有统一的临床评价方法和受试者入选标准，以方便结果的解释。

在Ⅱ期临床试验，受试药应该与安慰剂进行比较以建立它的有效性。其他的试验还应该包括一个阳性对照药组。应以单个患者为基础进行药物的包装和编盲，而不是以治疗组为基础。应避免使用其他精神活性药物和中枢神经系统抑制药物。如果使用了其他药物，应详细记录。

试验应该是随机、双盲、安慰剂对照、平行组试验，至少进行3个或多个连续的夜晚，样本量应足够。应在服用试验药物之前，至少有3个基线的夜晚试验组和对照组都服用安慰剂，服用试验药物的时间可以是连续3～5d。在每一个试验中应选择1～2个有效剂量组。根据剂量选择、结果可靠性的高低、不良反应的类型和严重程度来决定这个阶段是否需要3个以上试验。如果不良反应是与药效学相关的，进一步的研究应包括更低的剂量。

（2）慢性耐受性研究：通常这种类型的研究在Ⅰ期临床试验期间进行，是在早期有效性试验实施之前。然而，催眠药物有所不同，因为早期有效性研究只有几天时间，所以人体长期安全性研究可以推迟。可以在根据获得的短期安全性和有效性信息能够确定研究药物是有益的之后再进行。这些研究的目的是在更大样本量的受试者中进一步评价其安全性。

必须要有足够的研究项目，最好是有两个研究。研究应该是随机、双盲、安慰剂或阳性药物对照、平衡或非平衡平行组试验。鉴于这些研究的周期较长，最好使用失眠症患者而非健康人。同样，使失眠症患者长时间持续使用安慰剂是不可行的，应考虑使用阳性对照药。

治疗前的体检如同早期试验，应该进行安全性指标的检测，如血常规、肝肾功能和特殊指标等，以及脑电图、心电图、眼科检查、呼吸和心血管功能试验等检查。项目的确定应依据前期试验的提示。即使前期试验没有提示上述特殊检查的必要性，在两组中也应有适当比例的受试者进行上述检查。用药期间和停药后，都应以适当的间期重复上述检查，间期长短决定于药物的特性和先前的经验。研究应进行8～12周，试验应从最小有效剂量开始，逐步增加到最大耐受治疗剂量。试验末期，撤药以安慰剂替代2周。特别要观察癫痫发作或其他停药症状，连续观察的时间取决于药代动力学研究获得的数据。

（二）研究人群

Ⅰa期应选用健康志愿者。"健康"的标准是指基线时体格检查、实验室检查和其他临床检查正常。Ⅰb期和Ⅱa期研究可首先使用住院或门诊成年患者，可以是男性或无受孕可能的女性。样本应该尽量具有均一性，主要考虑年龄、性别、体重、治疗情况等几个方面。出于安全性的考虑，应对患者进行持续观察。在有效性研究中不能使用睡眠正常或较好的受试者。纳入晚Ⅰ期和早Ⅱ期临床试验的患者，不能有伴随用药和器质性疾病。因为这些情况可能干扰临床观察和实验室检查结果的解释。

（三）观察指标

安全性和（或）毒性通常以基线和重复的全面体格检查来评价，包括重要的症状评价和实验室检查评价（造血系统、肝脏、肾脏和心血管系统）。化验的种类、范围和频度将部分取决于药物的类型、可获得的临床前信息、进展信息和化合物可能的使用倾向。

八、抗偏头痛药物

（一）研究设计

1.偏头痛的早期临床试验

（1）药效学：偏头痛的药理学模型目前尚未建立。应当考察药物对5-羟色胺能系统的作用，以及在不同血管分布区和其他适用的生理系统的血管活性。早期安全性和药效研究应当优先排除患有其他类型头痛的患者，或能够区分入选的患者是偏头痛还是其他类型的头痛。尽管大多数患者首选口服用药，但是在急性偏头痛发作时，理论上口服用药不是理想的给药方式，因为胃部停留可以延缓药物吸收。尤其是严重的恶心或呕吐患者，可以尝试其他给药途径（注射、吸入、舌下、鼻内、经皮和直肠途径）。研究设计还应充分考虑在发作早期和发作之后的给药。

（2）剂量－反应研究：应进行设计良好的剂量探索研究，以确定在验证试验中使用的药物剂量。确定血药浓度是有帮助的。如果在临床试验中使用的剂量与临床推荐剂量不同，则需要提供证明材料。

（3）药代动力学：在偏头痛发作期间及发作之外的时间段，应当研究推荐给药途径的药代动力学参数。因为在发作之外的患者和健康志愿者中，其药代动力学参数可能存在差异。

2.急性偏头痛发作试验　在关键性试验中，应考察对单次偏头痛发作的有效性和治疗应答的一致性。因此，推荐在单次发作治疗的平行组研究中加入多次发作的治疗研究（"一致性试验"）。例如，在5次发作的1次采用安慰剂治疗，其余4次采用药物治疗。应当注意的是，头痛不是一种稳定的疼痛，而是逐步或有时迅速达到顶点，之后又自发缓解的疼痛。这就产生了何时给药（可以在早期或发作完全进展时）和结果评价的问题。另外，受试者的每次发作也会有所不同。急性治疗应当是随机、双盲和安慰剂的对照试验。在阳性对照研究中，应该进行3组试验进行组间验证，因为在偏头痛研究中安慰剂作用的差异较大。应当清楚地阐述选择阳性对照试验的原因。为了考察每个月中发作的特征和频率，推荐保留完整的3个月回顾病史或至少1个月的前瞻性基线指标（导入期）。在这一期间可以进行急性发作的治疗，应报告任一服用的药物。自发发作率的差异可能会很大。应对某一时间段内发作的治疗制订计划，例如，若在预先规定的时间内没有出现发作，应当将患者排除在外。发作治疗后的观察期，应至少为48h。试验方案应包括在2h以后使用急救药物。

3.偏头痛预防试验　一般情况下，受试者偏头痛的性质和较高的安慰剂效应都会使开放和单盲试验无效。但是，临床观察的结果会显示试验药是否对偏头痛具有预防作用。在随机、双盲、对照、平行组的预防试验中，试验药与安慰剂相比应显示出明显的优越性。如果可以的话，应在概念验证（Ⅱ期）试验中采用交叉研究。为了进行内在验证，应进行包括试验药、阳性药和安慰剂3个治疗组在内的平行组试验，因为在偏头痛预防治疗试验中安慰剂作用的变异性较大。推荐保留至少1个月的前瞻性基线指标（导入期）或完整的3个月回顾病史，以确定每个月中疾病发作的特征和频率。应当在导入期之后进行随机化。如果有剂量递增期的话，之后的治疗时间应至少持续3个月。在试验开始前3个月内，应当停止使用其他偏头痛预防药物。统计学应按照基线期发作率（如每4周＞3次或＜3次）进行分层。

在临床试验方案设计中，还涉及两个重要的问题。

1.对照药的选择　应建议根据研究目的、试验设计类别、评估指标等合理选择对照药。如果采用优效设计，对照药可以是阳性药或安慰剂。如果采用非劣效设计，对照药应包括阳性药和安慰剂，即三臂试验。在三臂试验中，安慰剂可以作为内部质量控制的标准，保证研究结果的可靠性。通常，阳性对照药建议选择药理学机制相似的药物。全新靶点/机制药物的试验，可以选择国内已上市的、临床应用广泛的、有循证证据的安全有效治疗药物作为阳性对照药。如有原研药品，建议将其作为首选。安慰剂对照的临床试验应严格执行试验方案规定的退出与终止程序，最大程度地降低受试者风险。必要时，可考虑在严密管理与监测的精神科病房内开展安慰剂对照的临床试验。

2.数据和安全监察　临床试验数据监查委员会（Data Monitoring Committee，DMC）也称为数据和安全监察委员会（DSMB；DSMC），由一组具备相关专业知识和经验的与试验无任何利益关系的专业人员组成，定期对试验数据进行分析评价。其职责如下：确保受试者的安全和利益；确保试验数据的完整性和可信性；及时、准确地将试验结果反馈给申办方。神经精神疾病患者通常属于弱势群体，为了保证受试者的权益，同时为了确保试验数据的完整性和可信性，建议在抗神经精神病药的临床试验中建立DMC。

（二）研究人群

诊断标准应当符合最新技术发展水平，如国际头痛协会（IHS）、国际头痛协会分类小组委员会、国际头痛分类的相关规定。如果纳入不符合上述标准的患者，需要证实其合理性。如果能够根据疼痛特征（单侧、搏动、活动加剧或中度到严重程度）、相关症状特征（如恶心、呕吐、对光和声音感到不适、视觉症状或其他先兆）或综合两者，与偏头痛进行区分，也可以将患有其他类型头痛的患者纳入试验。其他类型头痛的发生频率应限制在每个月6d以内。除非另有说明，成年研究组的患者年龄应高于18岁（儿童、青少年和老年组研究。男性和女性患者均可接受。应当针对儿童和青少年进行专门的研究。纳入研究的患者应至少有1年的偏头痛病史，并且具有完整的3个月病史病历。偏头痛发作年龄应当低于50岁。与年轻患者相比，50岁或更老患者的偏头痛发作很有可能是潜在疾病的结果，其症状可能像偏头痛。应当详细说明可接受的和不可接受的联合治疗。可能在药代动力学或药效动力学水平干扰试验的药物，应当被排除在外。临床试验需要广泛地招募志愿者，以反映上市后将会使用药物的人群。初期偏头痛试验可以在专家中心进行，但是后期研究应当包含初级护理或社区中的患者，并尽可能地降低入组标准。

1.急性偏头痛发作　一定水平的发作频率，如每个月1～6次，是入选标准所必须的。应当至少有48h的偏头痛发作间期。其他类型的头痛发作频率，不应当干扰对结果的评价。

2.月经性偏头痛患者　正在使用一种预防药物的患者，应当在入组前保持该治疗3个月不变。如果预防性治疗已经停止，入组时应当至少停药1个月，对于长半衰期化合物，停药时间应当更长。如果在研究人群中包括有或无预防治疗的患者，就应当相应地对研究人群进行分层。急救药物的使用应当是试验方案的一部分。

3.偏头痛的预防　为了验证偏头痛的预防作用，患者每月应至少发作2次，通常为每月2～6次。偏头痛的发作间期至少为48h。

（三）观察指标

按药物不良反应量表（TESS）评定药物不良反应，同时监测治疗前后血常规、肝肾功能、电解质、心电图等检查的变化以评估药物的安全性。

（李守凤　钟国平）

第三节 安全性评估标准

药物安全性评估标准主要基于药物不良事件（AE）、严重不良事件（SAE）、可疑的或非预期的严重不良反应（SUSAR）的发生情况。为了获得药物不良事件的完整信息，在方案设计阶段就要明确以下两点：①根据研究药物的理化性质、临床前研究数据判断可能出现的不良反应及需要特别关注的不良反应；②不良事件/严重不良事件的收集、记录及描述。

一、各类神经精神类药物需要特别关注的不良事件

对于神经精神类药物均应明确不良事件在试验期间与治疗持续时间、剂量、恢复时间、年龄和其他相关因素关系的特征，特别是导致退出试验的严重不良事件和各种不良事件。不良事件的分级应遵照精神类药物研究所用的标准。安全性监测除观察临床表现以外，还要辅助实验室检查和其他必要的检查（如心电图等），根据实际情况可采用相应的量表进行评分。

对临床试验过程中发生的所有不良事件，都应当做完整记录，对治疗期间的药物不良反应、脱落情况和死亡者分别进行分析。分别报告试验药物、安慰剂和阳性药物的不良事件发生率。对于意外用药过量或故意用药过量，应当提供与临床特点和治疗措施有关的各种资料。

（一）抗精神分裂症药物

应对所研究的治疗精神分裂症药物作用于特异性受体位点而可能产生的特征性不良事件进行专门研究，尤其应当注意与抗多巴胺、抗胆碱或拟胆碱、抗组胺、5-羟色胺、α-肾上腺素，以及谷氨酸或抗γ-氨基丁酸（GABA）相关的不良事件。

1.锥体外系症状（EPS） 对于多巴胺能药物，应报告锥体外系症状的发生率。另外，还应采用经过验证及专门设计的评分量表测量EPS的严重程度。应探索EPS的剂量-反应关系。在急性试验开始前的清洗期，应对迟发性的EPS进行评估，并与试验治疗所致的急性EPS相区分。任何声称所申报药物EPS发生率低于其他治疗的申请都需要有与至少一种阳性对照药的比较结果，并从临床和统计学意义两方面进行考虑。

迟发性运动障碍一般发生在治疗后期，典型和非典型抗精神病药物都曾有报道。在传统临床研发项目中无法避免试验药物导致迟发性运动障碍的可能性，因此即便没有报告迟发性运动障碍病例也应在说明书/产品特征综述（SPC）中说明有这种可能性。针对申请中涉及迟发性运动障碍特性的药物，必须有与阳性对照药的比较结果的支持。

2.精神类不良事件 在精神分裂症患者临床研究报告的AE中占有很大比例。这些事件不仅与疾病本身有关，也与研究药物有关。为探索不良反应加重疾病严重程度的风险，应将主要安全性指标设定为在治疗期间病情加重的患者比例。

在不良事件数据中，应采用经过验证的评分量表对药物引起的精神类不良反应（包括抑郁及焦虑）进行评估。

3.对认知功能的不良作用　应采用经过验证的评分量表监测药物对认知的不良影响，量表可以与疗效评价所用量表相同。还应研究药物对认知、反应时间、驾驶及镇静程度的影响。对青少年人群应从安全性和疗效两个角度研究有关记忆、学习、学校表现等具体问题。

4.自杀　应采用经过验证的评分量表评估试验药物导致自杀想法和行为的可能性（如使用InterSePT量表评估自杀观念，使用哥伦比亚自杀评估分类系统进行自杀综合评估）。应报告自杀事件发生率（从有自杀观念到自杀行为）并提供自杀患者自身陈述或其行为的相关信息。

5.代谢紊乱　应通过标准实验室检查评估药物对体重、糖代谢和脂代谢的影响。应与安慰剂和阳性对照药对比详细阐述试验药物的代谢特性。

6.抗精神病药恶性综合征（NMS）　所有抗精神病药物都曾报告NMS。因此应充分研究并报告可能存在的病例。一般在临床研发项目中不能排除试验药物导致NMS的可能性，因此即便没有报告NMS病例也应在说明书/SPC中说明此类药物有这种可能性。

7.血液学不良事件　特别注意中性粒细胞减少症、粒细胞缺乏症及再生障碍性贫血的发生情况。

8.内分泌不良事件　特别注意药物对性功能的影响、泌乳现象、男性乳房发育和体重增加的发生情况。需要监测与催乳素有关的神经-内分泌实验室指标。对青少年人群应特别注意并密切监测药物对生长和性成熟的影响。

9.心血管不良事件　已知此类精神分裂症药物具有心血管作用，因此需积极监测心脏不良事件。应观察直立性低血压或心律失常（包括晕厥、意识丧失等）不良事件，注意研究药物对QT/QTc间期延长的影响。如发现具有相关性，应提交报告。

（二）抗抑郁药物

根据药物对不同受体部位如5-羟色胺能受体、多巴胺能受体或去甲肾上腺素能受体的作用，或抗胆碱能作用、抗组胺作用，应特别注意评价所研究产品类药物特有的潜在不良反应。

1.反跳/撤药症状/依赖性　停止药物治疗，可能会发生反跳和（或）撤药症状。设计试验时应该考虑到这些问题，能够对这些现象进行研究。在一些短期临床试验和长期临床试验中，应突然中断治疗，并对患者进行适当时段的随访，在适当时间记录发生反跳和（或）撤药症状的情况。要探讨新的化合物是否会产生依赖性，有发生依赖性的可能时，必须进行动物实验。根据动物实验的结果，可能需要在人体进行进一步的研究。

2.精神病学不良反应　根据药物的种类及与不同受体的相互作用，必须研究对认知、反应时间和（或）驾驶的影响，以及镇静作用的程度。药品的特殊作用必须基于特殊研究结果。

3.血液学不良反应　要特别注意中性粒细胞减少症、粒细胞缺乏症和再生障碍性贫血的发生率。

4.心血管不良反应　应当研究心血管事件，如高血压、直立性低血压，以及药物对心脏的影响（如对QT间期的影响）。

5.性功能障碍　要特别注意对性功能和性欲的影响。

（三）抗广泛性焦虑症药物

1.反跳/撤药/依赖　当停止药物治疗时，可能发生反跳和（或）撤药现象。应对反跳和（或）撤药现象进行研究。在短期和长期研究设计中，停止治疗后应至少有一次随访，以评价撤药和反跳症状的发生情况。

对于新的候选化合物，至少有一项短期试验和一项长期试验设有一个短期的撤药期，以观察撤药症状。可在一项随机撤药试验中观察撤药症状，对试验药物治疗有效的患者突然停止治疗，对患者随访适当长的时间，以便发现可能的反跳和撤药症状。

对于新类别的化合物，有可能发生依赖性的指征时，需要在动物中进行依赖性研究。GAD的慢性特征增加了发生药物依赖的危险性。基于动物研究的结果，可能需要进行人体研究。

2.中枢神经系统（CNS）不良反应　根据研究药品的类别、药物与不同受体的可能相互作用，应研究药物对认知、反应时间和（或）驾驶车辆、镇静程度的影响。同样地，可能需要对精神方面的副作用（如抑郁、躁狂、情绪）进行监测。应严密监测自杀行为，应特别注意企图自杀及有自杀行为的患者。

3.血液学不良反应　应特别注意粒细胞缺乏症、再生障碍性贫血和血小板减少症。

4.心血管不良反应　如果药物属于与心血管作用有关的类别，或在研究中应用了有这种作用的活性对照药（如氯米帕明），则应特别注意心律失常和传导障碍，尤其是QT间期延长。

5.内分泌不良反应　应特别注意性功能障碍、性欲改变和体重增加。根据新药的药理特性，内分泌学参数的研究可能是必要的［如SIADH（抗利尿激素分泌失调综合征），催乳素分泌］。

（四）抗双相障碍药物

注意根据不同受体的活性特点（由研究者直接询问），对所研究药物潜在的不良反应进行评价。特别关注抗多巴胺能、抗胆碱能、抗组胺能、5-羟色胺能、α肾上腺素能、GABA系统介导的不良反应。在临床观察资料的基础上，辅助相关的实验室检查和心电图检查。在适宜时，可选用特定的评定量表。

1.锥体外系反应（EPS）　对药物引起的EPS，应采用经过验证及专门设计的评分量表评估其严重程度。应探索EPS的剂量-反应关系。

当需要确认任何一个锥体外系不良反应时，都需要通过与至少一个阳性对照药物进行对比研究得到证实。此类研究最好将试验药物设计为两个不同剂量组，其中至少一个（有效）剂量显示出有效，而不出现EPS。并从临床和统计学意义两方面进行考虑。另外，要说明对照药物和剂量选择的合理性。

迟发性运动障碍（TD）是一种通常出现在抗精神病药物治疗后期的不良反应。应当在药品说明书中说明发生这种不良反应的可能性。与其他类型的EPS相同，针对涉及迟发性运动障碍的药物需要有与阳性对照药的比较结果的支持。应说明治疗时间的合理性。

注意：在清洗期，应区分出之前已经存在的急性和（或）迟发性EPS。

2.恶性综合征　是值得特别关注的。所有抗精神病药物都曾报告抗精神病药恶性综合征（NMS）。因此应充分研究并报告可能存在的病例。一般在临床研发项目中不能排除试验药物导致NMS的可能性，因此即便没有报告NMS病例，也应在说明书中说明此类药物发生EPS的可能性。

3.精神方面不良事件　不仅与疾病本身有关，也与研究药物有关。应根据所研究的药品及与不同受体可能的相互作用，研究药物在精神方面的不良事件。应特别注意转相事件的发生。在不良事件数据中，应采用经过验证的评分量表对药物引起的精神方面不良反应进行评估。

4.对认知功能的不良作用　应采用经过验证的评分量表监测药物对认知的不良影响。还应研究药物对认知、反应时间、驾驶及镇静程度的影响。应在青少年人群中进行如记忆、学习、成绩等问题与疗效和安全性的关系等方面的研究。

5.自杀　应采用经过验证的评分量表评估试验药物导致自杀想法和行为的可能性（如使用InterSePT量表评估自杀观念，使用哥伦比亚自杀评估分类系统进行自杀综合评估）。应报告自杀事件发生率（从有自杀观念到自杀死亡），并对自杀患者的陈述或行为进行描述性总结。

6.心血管系统不良事件　应密切监察心血管系统不良事件。特别注意心律失常和直立性低血压，尤其是对QT间期延长的影响。

7.血液学不良事件　应特别注意粒细胞缺乏症、再生障碍性贫血及血小板减少症。

8.内分泌不良事件　应特别注意性功能障碍、泌乳、男性乳房发育和体重增加。根据新药的药理特性，有必要对神经内分泌相关指标（如催乳素）进行研究。对青少年人群，应特别关注并密切监测药物对生长发育和性成熟的影响。

9.代谢方面不良事件　应采用标准实验室检查定期测定试验药物对体重、糖代谢和脂代谢的影响。应充分描述试验药物的代谢特征，并与安慰剂和阳性对照药进行比较。

10.胃肠道不良事件　应特别注意恶心、呕吐、厌食、稀便或腹泻、便秘等。

11.泌尿系统不良事件　应特别注意尿频、口渴和肾功能障碍等。

12.反跳/撤药现象/依赖性　停止治疗时可能发生反跳和（或）撤药现象。设计试验应包括对这些现象的研究。在某些短期和长期临床试验中，治疗需要突然中断，应对患者进行适当时间的随访，而在其他试验中可能更适合逐渐中断治疗，这取决于药物的作用机制。应在适当时间对发生的反跳和（或）撤药现象进行评分。

研究新药发生药物依赖性的可能性或有可能发生药物依赖性的适应证时，需进行动物研究。根据动物研究的结果决定是否需要进行进一步的人体研究。

13.药物过量　提供有关意外服药过量或蓄意中毒临床特征和治疗措施方面可利用的信息。

14.其他不良事件　记录可能出现的其他不良事件，如意识模糊、癫痫发作、脱发、肝功能异常或高氨血症等。

（五）抗帕金森病药物

除常规检查外，应做一些特殊的检查，评价这一类药物特有的潜在的不良反应。例如，对麦角碱类多巴胺受体激动剂服用人群应进行常规胸部X线检查，以观察药物对肺的不良反应。

1. 神经病学不良事件　应特别注意神经性不良事件的发生率和恶化。对受试药物的撤药反应也应该进行系统检测。

2. 精神病学不良事件　应特别注意幻觉、抑郁、精神病和认知下降等与各种受体相互作用有关的不良事件。这方面应进行特殊研究。

3. 神经内分泌不良事件　推荐进行神经内分泌变化（如催乳素）的研究。

4. 心血管事件　关于药物对心血管系统的影响、直立性低血压的发生情况等，应进行研究。

（六）抗癫痫药物

1. 癫痫发作加重　人们逐渐意识到抗癫痫药物有时可能使癫痫加重，设计临床试验时应将这一可能性考虑在内。癫痫发作加重可能包括癫痫发作频率提高（通常是特定的癫痫发作类型，如失神或肌阵挛癫痫发作）或出现新的癫痫发作类型，应当尽量确定其原因。例如，在癫痫发作类型或综合征方面药物选择不当；病情自发性波动；有无用药过量所致中毒；调整了合并用药。无法做出解释的情况下，可以考虑是异常反应（指对某一癫痫发作类型通常有效的抗癫痫药物，在用药后却看似使病情加重）。应尽可能早地确定癫痫发作加重的可能性，以及相关的癫痫发作类型和（或）综合征，以明确药物的适当应用。

2. 中枢神经系统不良事件　应该特别关注中枢神经系统不良事件（如涉及认知、思维过程、记忆、嗜睡、情绪和行为反应、精神病或抑郁症状、自杀行为/观念、步态紊乱、语言、协调或眼球震颤）的发生和恶化。应通过短期药效学研究探讨对儿童认知功能的影响。

应该特别关注新药逐渐停药之后反跳性癫痫发作的发生和（或）行为变化。应该获得与潜在撤药和（或）反跳效应相关的数据。应在添加治疗/单药治疗研究中进行密切监测下的撤药评估，这一期间将试验药物和安慰剂撤药。为安慰剂和活性药研究组中将要停止治疗的受试者设定一个随机撤药阶段（采用快速和慢速逐渐停药方案）将具有非常重要的提示意义。

应对视觉功能（包括视野缺损）进行临床研究。如果预期这一领域会出现问题，有必要采用适当的眼科学方法对视觉功能进行系统性研究。

（七）镇静催眠类药物

1. 反跳/撤药症状/依赖性　停止药物治疗，可能会发生反跳和（或）撤药症状。设计试验时应该考虑到这些问题，能够对这些现象进行研究。在一些短期临床试验和长期临床试验中，应突然中断治疗，并对患者进行适当时段的随访，在适当时间记录发生反跳和（或）撤药症状的情况。

2.中枢神经系统不良反应　注意药物剂量过大所引起的神经系统反应，如嗜睡、步态不稳、瞳孔缩小等。

3.呼吸系统不良反应　注意呼吸抑制、血压下降、心律失常等不良反应。

4.肝肾功能　注意黄疸、肝炎等。

5.皮肤　巴比妥类药物可能导致出现皮肤损害、对该类药物过敏时可能出现各种形态的皮疹。

（八）抗偏头痛药物

应评价停药后停药反应的可能性。应评价患者耐受增强的程度。应特别注意药物过量所致头痛的发生，这类头痛在偏头痛药物治疗期间频繁用药后（根据药物的不同，每天或几乎每天使用）出现。

二、不良事件的收集、记录及描述

在不良事件和严重不良事件的收集与评价过程中，需要明确不良事件的名称、对事件进行描述、确定事件的起止时间、判断事件的严重程度及进行评价等。

（一）不良事件名称的确定

安全性分析的资料主要来源于受试者的主诉、症状、体征及实验室检查结果等。建议对不良事件采用统一的编码词典进行编码，如药事管理的监管活动医学词典（Medical Dictionary for Regulatory Activities，MedDRA）。

（二）不良事件的开始时间

不同研究方案对不良事件发生时间的界定可能不同。有的研究以不良事件的"疾病诊断时间"为准，但大多以"出现症状的时间"作为不良事件开始时间。从安全性评估的保守原则出发，以"出现症状的时间"作为开始时间更不易遗漏安全信息或低估安全隐患。根据以上原理，由不良事件进展为严重不良事件者，其严重不良事件的发生时间可以从不良事件发生时间开始计算，也有研究以不良事件升级为严重不良事件的日期开始作为严重不良事件的发生时间，时间判断的标准应当在方案中记录清楚。

（三）不良事件的随访

应依据不良事件的严重程度、诊疗常规和试验方案要求来确定随访频次，具体要求应符合所在医疗机构SOP的规定。

（四）不良事件的结束时间

应以不良事件痊愈、状态稳定、得到合理解释、受试者失访作为不良事件的结束时间。时间应尽量精确到年月日，如信息收集不全，也应具体到年月。

（五）不良事件的合并用药

在临床试验和随访期间，对于受试者出现与试验相关的不良事件，包括有临床意义的实验室异常时，研究者和临床试验机构应当保证受试者得到妥善的医疗处理，并将相关情况如实告知受试者。研究者意识到受试者存在合并疾病需要治疗时，应当告知受试者，并关注可能干扰临床试验结果或受试者安全的合并用药。用于治疗不良事件的合并用药应在原始病历中体现，药品的名称和使用情况需记录清楚（如起止时间、剂量、给药途径、用药频次），建议注明该合并用药是用于治疗某个特定的不良事件/严重不良事件；其他情况的合并用药，如临床常规诊疗辅助需要的，则用途记为"临床常规用"，以明确和区别。

（六）不良事件的严重程度

神经精神类用药物不良事件的严重程度应用该类药物相对应的分级标准。当不良事件的严重程度发生变化时应对其进行更新。

（七）不良事件的描述

记录和描述不良事件信息时至少应包括以下六要素：名称、起始时间、终止时间或结局、严重程度、相关性、合并用药。记录和描述严重不良事件应遵循如下原则。

1. 完整性　在原始病历描述中，应包括但不限于试验和患者的基本信息、试验药物使用情况、不良事件发生情况、针对不良事件采取的治疗措施、对试验药物采取的措施、不良事件的结局、因果关系判断及依据、合并用药等。

2. 一致性　在"严重不良事件报告表"中，除按表格要求填写外，鉴于隐私保护，不可出现受试者身份识别信息，其余内容应与原始病历记录保持一致。

3. 易读性　对于医学术语等，应尽量避免使用缩写，减少歧义。

（八）不良事件的因果关系判断

因果关系判断应由授权的临床医师完成，除做出是否与研究药物有因果关系的判断外，还需尽量说明判断的依据。因果关系判断有多种可用的方法，如Karch法、Lasagna法及Naranjo法，但并没有一个金标准。

（九）严重不良事件的处理原则

若在临床研究中出现了严重不良事件，按以下原则处理：①应保证受试者得到及时、适当的临床诊治。②积极收集相关资料，如医疗记录和检查结果，以便精确和及时填写"严重不良事件报告"，并向相关部门上报。③确保报告与原始记录、病例报告表（CRF）及其他试验记录一致。确保严重不良事件的起止日期和主要的事件描述与CRF和其他试验文件一致。合并用药的记录，如药品名称和使用（起止日期、剂量、途径、频次）的描述，也应是一致的。④即使信息可能不完整或不确定，也不要延迟提交报告，当获得更多信息时，可以随访报告的方式进行补充或修订，应持续收集和记录相关信息直到报告期结束。应严格根据我国GCP法规，在研究者获知的规定时间内进行严重不良事件的报告。

（李守凤　钟国平）

第四节　安全性报告及案例分析

一、安全性报告

（一）安全性报告相关指南

我国的药物安全性监测主要根据《药品临床试验管理规范》（GCP）、《药品注册管理办法》等法规进行，但其对安全性报告的规定比较笼统。2018年，我国CFDA发布《总局关于适用国际人用药品注册技术协调会二级指导原则的公告》，规定自2018年5月1日起，药物临床研究期间报告严重且非预期的药物不良反应需遵循ICH的《E2A：临床安全数据的管理：快速报告的定义和标准》及ICH的《M1：监管活动医学词典（MedDRA）》。2018年4月，CDE发布《药物临床试验期间安全性数据快速报告标准和程序》。2018年7月30日，CDE发布《E2B（R2）安全性消息处理和个例安全性报告技术规范》，概述了电子报告要点、安全性病例报告电子传输的数据质量原则等。2018年多个文件的发布，逐渐优化了安全性报告流程，明确了报告要求。国际上亦可参考美国FDA发布的《IND安全性报告的安全性评估》等。

（二）我国GCP对于安全性报告的要求

研究者的安全性报告应当符合以下要求：除试验方案或其他文件（如研究者手册）中规定不需立即报告的严重不良事件外，研究者应当立即向申办者书面报告所有严重不良事件，随后应当及时提供详尽、书面的随访报告。严重不良事件报告和随访报告应当注明受试者在临床试验中的鉴认代码，而不是受试者的真实姓名、公民身份号码和住址等信息。试验方案中规定的、对安全性评估重要的不良事件和实验室异常值，应当按照试验方案的要求和时限向申办者报告。

涉及死亡事件的报告，研究者应当向申办者和伦理委员会提供其他所需要的资料，如尸检报告和最终医学报告。

研究者收到申办者提供的临床试验的相关安全性信息后应当及时签收阅读，并考虑受试者的治疗，是否进行相应调整，必要时尽早与受试者沟通，并应当向伦理委员会报告由申办方提供的可疑且非预期严重不良反应。

（三）报告流程及方式

多年来，我国临床试验申办者通过传真提交SAE报告。快速报告标准程序中，要求申办者电子提交安全性报告。申办者在获悉SAE后，可通过两种方式提交电子报告至CDE：①网关（Gateway）；②可扩展标记语言（XML）文件。对于其他潜在严重安全性风险信息的快速报告，可通过电子邮件提交。

（四）电子报告要点

CDE负责接收、评价和处理中国药物研发过程中的可疑的或非预期的严重不良反应（SUSAR）。

CDE鼓励：①上市许可持有人（MAH）、申请人、干预性临床试验/非干预性研究申办者的可疑不良反应个例安全性报告的电子交换；②早期检测与人用药物相关的可能安全性信号；③持续监测和评价与所报告不良反应相关的潜在安全性问题；④决策过程（基于对药物不良反应情况的更广泛了解）。

（五）个例安全性报告电子传输的数据质量原则

符合加速报告标准的个例安全性报告（ICSR）相关医疗和管理数据应符合ICH E2A、ICH E2B（R2）、ICH M1和ICH M2标准，以电子传输方式向CDE进行报告。

对于发送者已有的完整个例信息，应采用ICH E2B（R2）的所有适用相关数据元素和术语，使用经完全结构化的格式填写的ICSR进行报告，必要时应重复。该规定适用于所有类型的ICSR，如病例初始报告、随访报告和后续标记为无效的报告。

与个例相关的任何支持信息，均应在ICSR中充分说明，并附发送者持有的参考文档［ICH E2B（R2）A.1.8.2："发送者持有文档清单"］，并可根据要求提供相应文档。

与其他发送者曾传输的相同病例相关的任何信息，应在"既往传输的其他病例标识符"（ICH E2B（R2）A.1.11）中提供。应遵照ICH E2B（R2）指导原则所述示例。该示例有助于检测和管理重复报告。

基于当前的不良反应报告规则和实践，可能发生个例重复，应予以检测和管理。

（六）ICH关于快速报告的标准

1.什么需要报告？

（1）严重的、非预期的不良事件：所有严重的非预期的不良反应都是快速报告的对象，这适用于自发来源或来自任何临床或流行病学研究的报告，与研究的设计或目的无关；也适用于未直接向申办者或制药企业报告的病例（如在监管机构生成不良反应登记信息时或在出版物中出现的）。报告的来源（研究、自发、其他）应详细说明。快速报告那些严重但属预期的反应，一般认为是不适当的。同时，临床研究中出现的那些严重事件如果与研究药物无关，不管事件是否属预期的，也不适合快速报告。同样，非严重不良反应，无论是否属预期的，也不需要快速报告。申办者或制药企业获得各种来源的严重的非预期的报告，如果符合快速报告最低标准，必须以快速报告的形式递交至相应的监管机构。对于临床研究的病例报告，应进行因果关系的评价。所有由报告的医务人员或由申办者判断与研究药物可能存在的因果关系，都可视为药物不良反应。基于报告的目的，已上市药品的不良事件报告（自发报告），通常暗示相关性。许多术语和评分用于描述药物与发生的不良事件因果关系的程度，如确定相关、肯定相关、很可能相关、可能相关或也许相关、无关。短语如"似乎相关""疑似相关"或"因果关系不能排除"，也用于描述因果关系。但目前并没有一个标准的国际命名法则。"合理的因果关系"一般指事实（证据）或论据提示存在因果关系。

（2）其他观察：除严重不良事件或反应的个例报告之外，仍有一些情况需尽快向监管机构通报；同时需对每种情况做出医学和科学的判断。一般而言，对于明显影响药物的获益-风险评估的信息，或导致考虑改变药物用法的信息，或影响总体药物研发实施的信息，都应快速报告。例如，对于已知的、严重的不良反应，其发生率增加且判断具有重要临床意义；对暴露人群有明显的危害，如在治疗危及生命疾病时药物缺乏疗效；在新近完成的动物实验中有重大安全性发现（如致癌性）。

2.报告时限

（1）致死或危及生命的非预期不良事件：临床研究中发生的致死或危及生命的非预期不良反应需要更快速报告。申办者应在首次获知后尽快报告，不能晚于7d，应尽快（通过电话、传真、书面等方式）通知监管机构，在随后的8d内递交信息尽可能完善的随访报告。报告应包括对该发现的重要性及意义的评价，包括有关同类或相似药品的先前经验的资料。

（2）所有其他严重的、非预期的不良事件：死亡和危及生命之外的其他非预期严重不良反应，假如符合快速报告要求，申办者应在首次获知后尽快报告，不能晚于15d。

（3）报告的最低要求：有关报告的最终的描述和评估可能在上述要求的报告时限内无法获得，尽管如此，出于监管的目的，只要满足以下最低标准就应在规定的时限内递交首次报告：可确认的患者；可疑的药物；明确的报告来源；不良事件或结局（可认定是严重和非预期、在临床研究中发生的、与用药有合理的可疑的因果关系）。应该积极获取随访信息并及时上报。

二、案例分析

（一）案例1——齐拉西酮和奥氮平合并无抽搐电休克对精神分裂症的疗效、安全性及代谢影响的对照研究

1.研究目的　齐拉西酮和利培酮是2种临床常用的且有效的抗精神病药物，该研究欲比较两种药物的临床疗效及安全性，以期为精神分裂症患者的药物治疗提供参考。

2.安全性评估的观察指标　观察2组不良反应的发生情况，如锥体外系反应、头痛头晕、体重改变、失眠焦虑等，同一患者或可并发多种不良反应。

3.安全性结果　齐拉西酮和利培酮治疗精神分裂症的不良反应总发生率分别为22.79%、48.64%，可见齐拉西酮不良反应较少，具体见表8-4。

表8-4　2组不良反应发生情况比较（%）

	n	锥体外系反应	头痛头晕	体重改变	失眠焦虑	其他	不良反应合计
对照组	74	18	13	9	7	5	52
研究组	74	3	11	1	4	3	22
χ^2		9.712	0.202	6.856	0.880	0.131	9.043
P		<0.05	>0.05	<0.05	>0.05	>0.05	<0.05

4.安全性结论　与利培酮相比，齐拉西酮治疗精神分裂症的安全性较好。

5.分析

（1）该文献对药物安全性评估的基本内容均有所提及，但是不够详细，较有效性评价来说，篇幅也少许多。

（2）对药物是否产生严重不良反应并未说明。

（3）对患者服用药物后的心理变化、是否有自杀意念等并未进行关注与描述。

（二）案例2——罗匹尼罗治疗帕金森病的多中心、随机、双盲、溴隐亭对照临床疗效和安全性评估

1.研究目的　评价罗匹尼罗片剂治疗帕金森病的疗效和安全性。

2.安全性评估的观察指标　主要包括药物不良反应和严重不良反应的监测和记录，以及生命体征、体检、实验室检查结果（心电图、血常规、血生化和尿检）。

3.安全性结果　本次试验过程中未发生严重不良事件。共出现89例不良事件，其中罗匹尼罗组出现44例，不良事件发生率为40.4%，溴隐亭组出现45例，不良事件发生率为40.2%，两组比较差异无统计学意义（$\chi^2 = 0.001$，$P = 0.977$）。共出现77例不良反应，其中罗匹尼罗组出现38例，不良反应发生率为34.9%，溴隐亭组出现39例，不良反应发生率为34.8%，两组比较差异均无统计学意义（$\chi^2 = 0.000$，$P = 0.995$）。

治疗过程中出现一次或多次不良事件病例，罗匹尼罗组为44例次，主要表现为直立性低血压（20.34%）、恶心（16.95%）、头晕（11.86%）、胃内不适（8.47%）、失眠（6.78%）、心悸（6.78%）、头痛（69%）、噩梦（1.69%）、流泪（1.69%）、食欲减退（1.69%）、胸闷胸痛（1.69%）、双下肢水肿（1.69%）、皮肤瘙痒（1.69%）、运动迟缓加重（1.69%）、摔倒（1.69%）、咬牙（1.69%）、嗜睡（1.67%）、视物模糊（1.69%）等。溴隐亭组为45例次，主要表现为食欲减退（26.23%）、恶心（24.59%）、头晕（19.67%）、直立性低血压（9.84%）、嗜睡（3.28%）、失眠（1.64%）、心悸（1.64%）、摔倒（1.67%）、视物模糊（1.64%）、耳鸣（1.64%）、乏力（1.64%）、口干（1.64%）、便秘（1.64%）、肝功能异常（1.649%）、幻觉（1.64%）等。试验结束后大多数不良事件已缓解或消失。

4.安全性结论　安全性分析结果表明，罗匹尼罗片剂耐受性较好，总体上罗匹尼罗安全性表现与溴隐亭相似，这些发现与国外研究一致。罗匹尼罗组有5%以上的患者出现以下不良反应：直立性低血压、恶心、头晕、胃内不适、失眠、心悸等。这与国外的罗匹尼罗临床研究中的不良反应一致。因此可以看出对照药和试验药均有良好的安全性和耐受性。

5.分析

（1）该文献对药物安全性评估的基本内容均有所提及，但亦不够详细，较有效性评价来说，篇幅亦较小。

（2）明确说明了未发生严重不良事件且同时报告了不良事件和不良反应的发生率。

（3）安全性结果的报告以文字形式说明过于冗杂，若以表格形式说明将更为清晰明了。

（4）对患者服用药物后的心理变化、是否有自杀意念等未进行关注与描述。

（三）案例三——头痛宁胶囊联合奥卡西平治疗难治性偏头痛的疗效与安全性观察

1.研究目的　探讨头痛宁胶囊联合奥卡西平治疗难治性偏头痛的疗效与安全性。

2.安全性评估的观察指标　按药物不良反应量表（TESS）评定药物不良反应，同时监测治疗前后血常规、肝肾功能、电解质、心电图等的变化。对每位受试者进行头痛社会宣教，受试前4周内嘱患者记录头痛发作频次、持续时间、疼痛程度，作为基线资料。记录每位患者治疗12周内头痛发作频率、持续时间、头痛程度、疼痛部位、可能的诱发因素、缓解情况及出现的不良反应，并于第4、8、12周末各评定一次。

3.安全性结果　两组均有头晕、嗜睡、恶心、乏力、皮疹等不良反应，治疗组发生率为29.6%，对照组发生率为29.2%，两组比较，差异无统计学意义（$P > 0.05$）。两组不良反应均轻微，未予以特殊处理。治疗后复查血尿常规、肝肾功能、血电解质、心电图，与治疗前无明显变化。

4.安全性结论　头痛宁胶囊联合奥卡西平治疗是安全的。

5.分析

（1）该文献对药物安全性评估的基本内容均有所提及，安全性评估的观察指标介绍较为清晰，但总的来说安全性评估方面的内容不够详细。

（2）较有效性评价来说，篇幅亦较小。

（3）未明确说明是否发生严重不良事件。

（4）对药物不良反应的发生情况描述不够具体。

通过以上3个案例及相关文献，不难发现临床研究似乎更关注药物有效性，对于安全性评价的内容介绍都较为粗略，所占篇幅较小，对患者的随访频次及发生不良反应后的处理等问题均很少提及，且对服用精神类药物后患者的心理状况等关注甚少。

（李守凤　钟国平）

第五节　抗阿尔茨海默病药物的早期安全性评价

一、痴呆及阿尔茨海默病概述

WHO定义痴呆为一种综合征，通常为慢性或进行性，认知功能的恶化超出了正常年龄所预期的程度，它影响记忆、思维、方向、理解力、计算、学习能力、语言和判断力。痴呆是全球老年人致残疾和有依赖性的主要原因之一。据WHO报道，在世界范围内约有5000万人患有痴呆症，其中近60%的人生活在中低收入国家。预计到2030年痴呆患者人数将达到8200万，到2050年将达到1.52亿。国际阿尔茨海默病协会（Alzheimer's Disease International，ADI）指出阿尔茨海默病（AD）是全球面临的重大健康挑战之一，AD的负担涉及许多社会方面，包括医疗系统的重大成本，以及家庭和亲属的社会困难。

引起痴呆的原因有多种，其中AD是最常见的痴呆类型，占病例的60%～80%。AD是一种原因未明的中枢神经系统退行性变性疾病，以渐进性记忆障碍及认知功能丧失伴日常生活能力下降和行为改变为特征，其发病率随年龄增长而增加，至今尚无有效治疗方法。

在美国，AD位列第六大死因，为65岁及以上老年人的第五大死亡病因。阿尔茨海默病协会（Alzheimer's Association，AA）在《2019年阿尔茨海默症事实和数据》（Alzheimer's Disease Facts and Figures Report）中指出：2019年有超过580万美国人患有阿尔茨海默病，在接下来的30年中，美国将会有1380万人可能患有阿尔茨海默病。2011年1月，美国总统奥巴马签署了《国家阿尔茨海默病项目法案》（NAPA），呼吁广泛增加阿尔茨海默病的研究，改善与AD相关的临床护理。2012年，美国政府通过国家行动方案制定了一项应对阿尔茨海默病的国家计划，目标是希望2025年彻底治愈或预防阿尔茨海默病。

在我国，随着老龄化进程的加剧，痴呆及认知功能障碍相关疾病已成为导致我国老年人功能障碍及医疗机构、养老机构的主要疾病之一。2019年发表在 Lancet Neurology 中的综述显示目前中国痴呆患病率与世界上大多数国家地区相似，60岁以上人群的总体患病率为5%～7%，其中60%为AD。全国每年因AD造成的花费高达1680亿美元，到2030年会增加几乎2倍，到2050年将增加10倍。在过去的十年中，我国政府和痴呆症相关组织实施了一系列计划，包括"十三五"规划来控制这种疾病，该系列计划的前几次迭代改善了痴呆患者获得医疗保健服务的状况。国家卫生健康委员会办公厅专门印发了《阿尔茨海默病预防与干预核心信息》。

二、目前的治疗药物现状及原因分析

尽管阿尔茨海默病的治疗缺口很大，但是目前有效的治疗药物匮乏，许多药物临床试验以失败告终，科学家们同时面临巨大的挑战和机遇。

自发现阿尔茨海默病的100多年来，全球用于临床治疗的药物只有5种，分别是1993年美国 Warner-Lambert 公司研发的他克林（tacrine，商品名Cognex，由于其副作用，目前较少使用）、1997年日本卫材制药（Eisai）研发的多奈哌齐（donepezil，商品名安理申）、2000年诺华研发的利斯的明（rivastigmine，又名卡巴拉汀，商品名Exelon，艾斯能）、2001年强生公司研发的加兰他敏（galantamine，商品名Reminyl，洛法新）、2003年艾尔建研发的美金刚（memantine，商品名易倍申）。美国FDA批准的5个药物如表8-5所示，还包括2013年批准的美金刚/多奈哌齐复方制剂（Namzaric，由固定剂量的美金刚和多奈哌齐组成）。目前我国已批准的AD一线治疗药物，除了前述的多奈哌齐、利斯的明、加兰他敏和美金刚以外，还于1994年批准了石杉碱甲（huperzine A，商品名哈伯因、双益平）上市，该药物是一种从石杉科千层塔中提取出的生物碱，具有胆碱酯酶抑制效果。此外，2019年国家药监局有条件地批准了治疗阿尔茨海默病新药——甘露特钠胶囊（GV-971）的上市申请。

目前已有的这些药物统称为症状改善药物，只能暂时、最低限度地改善患者记忆及进行日常行为的能力，但不能改变疾病的进程。近5年来研发管线发生了一些变化：从美国临床试验网（www.ClinicalTrials.gov）中可以看出目前有121种在研药物，其中29种处于36个Ⅲ期临床试验阶段，65种处于73个Ⅱ期临床试验阶段，27种处于27个Ⅰ期临床试验阶段；按照试验目的分为针对认知改善的12种，针对精神行为症状的12种，疾病修饰的97种。与2019年相比，2020年的研发计划在临床试验和治疗目标方面进行

表8-5　美国FDA批准的5款药物

药物	适应证	剂量	常见不良反应
多奈哌齐	轻、中、重度	每日1次，睡前服用	恶心、呕吐、腹泻、尿失禁、心动过缓、生动梦境、晕厥
加兰他敏	轻、中度	片剂：每日2次 控释胶囊：每日1次	恶心、呕吐、腹泻、头晕、厌食、体重下降、心动过缓、晕厥
利斯的明	轻、中、重度	胶囊：每日2次 贴剂：每日1次	胶囊：恶心、呕吐、腹泻、晕厥 贴剂：胃肠道不良反应率低、心动过缓、晕厥
美金刚	中、重度	每日1次	耐受性良好，可导致头晕、易激惹、失眠、幻觉、妄想
美金刚/多奈哌齐复合制剂	中、重度	每日1次，睡前服用	同美金刚及多奈哌齐的不良反应

了创新，更多地采用基于通路的靶向疗法，非淀粉样蛋白靶点逐渐受到重视，包括炎症、突触和神经元保护、血管因子、神经发生和表观遗传学干预措施等候选疗法。

过去20年来，AD治疗药物的开发过程一直受到晚期试验失败的困扰，失败的主要原因包括（但不限于）：基础研究缺乏重大突破，对于AD的发病机制并未明了；AD的复杂生物学过程很难归结为一个单一的靶标，有可能需要考虑多水平上的互作，多靶点策略；以往试验选择的多是临床诊断AD，属于AD连续病理生理过程的晚期阶段，无法从试验药物的作用机制中获益；生物标志物的使用可利于尽早的诊断、病程进展的预测、药物治疗效果的监测等。但是目前尽管生物标志物越来越多地被用于AD的药物开发中，但并没有统一的共识；缺乏足够敏感有效的结局指标。

可见为了开发治疗AD的有效药物、需要更早期的疾病人群、新的生物标志物、更为全面有效的结局和创新的试验设计。

三、国际指南相关介绍

AD临床试验具有特殊性，如AD表型复杂，缺乏敏感、特异的客观诊断依据；老年人群药物安全性要求高、存在多重用药情况；研究周期长，脱落率和死亡率较高等。这些特点应在试验设计、实施和结果分析时予以充分考虑。

针对AD的早期临床试验安全性评估，主要参考了美国FDA 2018年2月发布的《早期阿尔茨海默病：治疗药物研发指南》；2018年 EMA发布的《治疗阿尔茨海默病的药物临床研究指南》和2016年2月我国发布的《阿尔茨海默病创新药物临床试验中国专家共识》。

（一）美国FDA的《早期阿尔茨海默病：治疗药物研发指南》

美国FDA于2018年2月发布的《早期阿尔茨海默病：治疗药物研发指南》是修订了2013年2月发布的同名指南，该指南侧重于更新临床试验设计，定义了阿尔茨海默病的早期阶段，并将AD连续的病理生理学过程从概念上分为4个阶段，概述了每个阶段可接受的主要疗效终点。同时该指南指出临床上有意义的结论的证据来源，此外还提出使用时间-事件生存分析方法（在AD进展过程中发生临床意义事件的时间）将是早期AD有效性临床试验中可接受的评价方法。

（二）EMA的《治疗阿尔茨海默病的药物临床研究指南》

2018年EMA追随美国FDA的脚步，更新了AD的临床试验指南，指导、规范和监管抗AD新药的研发，确保临床试验的安全性、有效性，以及后期的药物说明书和生产等问题。新的指南鼓励新药在症状出现之前进行检测，采用可能的生物标志物将有助于预防与治疗疾病药物的开发。

（三）我国的《阿尔茨海默病创新药物临床试验中国专家共识》

2016年2月我国发布的《阿尔茨海默病创新药物临床试验中国专家共识》对临床试验的受试人群、有效性评价、安全性评估、质量管理、分期临床试验设计、统计分析进行了详细的描述。

四、方案设计

（一）研究人群

美国、欧盟和中国对于阿尔茨海默病的新药临床药理研究指导原则中，都要求根据疾病的严重程度和发展阶段，将临床药理研究分为改善症状治疗研究和疾病修饰治疗（延缓/阻止病程进展）研究，每一类研究都有相应的试验指导原则。生物标志物的使用有利于更为精确地进行研究人群的分层。

《阿尔茨海默病创新药物临床试验中国专家共识》建议根据试验药物的作用机制选择合适的受试人群。以改善AD临床症状为主的药物（如胆碱酯酶抑制剂），宜选择有临床症状的AD患者（如轻中度AD）为受试人群；以AD疾病修饰作用为主的试验药物（如抗Aβ或抗tau蛋白药物），可选择轻度认知损害（mild cognitive impairment，MCI）和（或）无症状的临床前AD人群为受试者。此外，考虑到部分AD患者已接受过多种药物治疗而效果不佳，还可将受试人群细分为初治AD及复治AD。

1.入组标准

（1）诊断标准：近年来AD诊断标准有较大革新。临床AD诊断可依据1984年美国国家神经病及语言障碍和卒中研究所——阿尔茨海默病及相关疾病协会（NINCDS-ADRDA）发布的首个国际公认的AD诊断标准，或遵循美国国立衰老研究所（National Institute of Aging，NIA）和阿尔茨海默病学会（Alzheimer's Association，AA）于2011年修订的阿尔茨海默病研究框架，即NIA-AA诊断标准。有条件进行AD分子影像检查和脑脊液检测时，可依据2011版NIA-AA或2014年国际工作组织（International Working Group，IWG）提出的IWG-2诊断标准进行AD诊断；当以早期AD为研究人群，目的为疾病修饰治疗时，建议参考2014版IWG-2诊断标准或2018年NIA-AA新版研究框架进行诊断。

NINCDS-ADRDA标准包括3个方面：①符合痴呆的标准，存在记忆和其他认知能力减退（排除意识障碍、谵妄等原因）；②痴呆的发生和病情进展符合AD的特征，隐匿起病，进行性加重；③排除其他原因引起的痴呆。

2011年NIA-AA在1984年版诊断标准基础上进行修订，发布了新的诊断标准。其最大亮点是将AD视为一个包括MCI在内的连续的疾病过程，并将生物标志纳入AD痴呆的诊断标准中，以便在研究中应用，增加了AD痴呆病理生理学诊断的特异性。

2014年的IWG-2标准为2007年IWG标准的修订版，该诊断标准不仅细化了AD的临床表型（包括临床前AD、AD所致轻度认知障碍、AD所致痴呆），强调临床前期AD（pre-clinical AD）的识别，而且将与AD病理生理机制相关的生物标志物（脑脊液Aβ、APOE基因型、MRI或淀粉样蛋白PET扫描等）作为辅助证据整合到诊断标准中，使其更适用于临床研究。

2018年1月，美国FDA推荐今后的阿尔茨海默病临床试验应用由同年NIA-AA提出的AD的ATN研究框架作为诊断标准（简称为ATN标准），这是近20年来AD的生物标志物组合指导AD临床早期干预标准化的重要突破。该框架基于AD潜在的神经病理改变过程，并不是基于临床症状，体现的是AD的生物学定义。它将生物标志物（影像学标志物和脑脊液）分为A组、T组与N组，A组为Aβ累积或相关的病理状态；T组为tau累积（神经纤维缠结）或相关的病理状态；N组为神经受累。只有A证据，没有T证据，则被称为"AD的病理改变"，同时有A和T证据，则定义为AD，这两个概念不是相互独立的，而是AD连续发展的早、晚期阶段，且这个定义是独立于临床证据而言的，详见表8-6。

表8-6　ATN研究框架

AT（N）状态	生物标志物分类
A-T-（N）-	AD生物标志物正常
A+T-（N）-	AD病理学改变
A+T＋（N）-	阿尔茨海默病
A+T＋（N）+	阿尔茨海默病
A+T-（N）+	AD病理学改变伴疑似非AD病理学改变（如伴海马硬化）
A-T＋（N）-	非AD病理学改变
A-T-（N）+	非AD病理学改变（如缺血性脑血管病、海马硬化）
A-T＋（N）+	非AD病理学改变（如原发性年龄相关的tau病理改变）

（2）排除标准

1）需排除其他原因所致的痴呆或认知功能障碍，如血管性痴呆、帕金森病痴呆、路易体痴呆、正常颅压脑积水、颅内占位、中枢神经系统感染（如艾滋病、梅毒等）、代谢性脑病等。

2）需排除伴随其他严重内科疾病的受试者，如严重的肝肾功能不全、心肺功能不全、血液系统疾病及恶性肿瘤等。

3）需排除已知既往对（同类）试验药物和（或）对照药物过敏的受试者。

4）对于涉及需要问询照料者内容的研究，如无照料者或照料者不能帮助受试者正确使用试验药物或照料者不能准确反馈病情变化配合完成随访问询的，均应予以排除。

5）脱落、退出、剔除、终止标准等基本原则与一般临床试验相似，可参照GCP原则，并根据试验药物的特点及临床试验不同阶段设定。

6）此外，服用认知功能障碍相关药物的，若不能避免，应在研究中为此类药物设定一个可接受的使用剂量，并在试验期间保持相对稳定水平。对接受认知康复训练等其他治疗手段的情况应予以说明。

2. 疾病严重程度判断

（1）基于认知衰退的疾病严重程度的评估：认知水平对疾病严重程度的影响主要采用MMSE量表评估，同时辅以临床痴呆评定量表（clinical dementia rating，CDR）或总体衰退量表（global deterioration scale，GDS）做出严重程度的判断。采用MMSE等评估工具时，对于不同教育背景的患者，评价其严重程度的分值设定可能不一样，临床试验对此应有详细说明并严格执行。

（2）基于生物标志物的严重程度评估：按照AT（N）分为三大类八小类（表8-6）。首先根据Aβ生物标志物确定个体是否属于阿尔茨海默连续体，再根据病理性tau生物标志物判断是否AD，神经变性或神经元损伤生物标志物和认知症状对于AD都是非特异性的，仅仅用于判断严重程度。AT（N）生物标志系统既不表示事件的特定顺序，也不表示因果关系。异常的生物标志物组越多，病理阶段越高级。

（3）《FDA早期AD药物研发指导原则》为了更好地进行临床试验设计和评价，根据临床特征和生物标志物选择及应用上的差异，将AD连续的病理生理学过程从概念上分为4个阶段。

1）第1阶段：特点是患者仅有AD特征性病理生理变化，而没有直接的临床影响。这些患者的病理生理学变化是通过不同的标志物检测手段发现的，同时不存在客观主诉、功能受损、灵敏的神经心理测试异常。

2）第2阶段：除有特征性的AD病理生理学改变外，存在轻微的可检出的灵敏的神经心理学检测异常，但不存在功能受损。细微功能损伤的出现标志着向第3阶段的过渡。

3）第3阶段：除了有AD特征性病理生理变化，存在轻度或较明显的灵敏的神经心理学测试异常外，还有轻度功能异常，但并未达到诊断痴呆的严重程度。

4）第4阶段：出现明显痴呆症状、功能受损，并根据其严重程度可进一步发展为轻度、中度、重度痴呆。

（二）用药时间和试验周期

试验周期取决于AD的疾病特点、药物的起效时间及评价指标。考虑到AD药物起效较慢，短期临床获益量表评估多不明显，建议适当延长观察时间，一般疗程为6～24个月。特殊情况下可以根据药物的特性及观察目的设计研究周期。例如，短期有效性评估（6～12个月），常用于Ⅱ期临床试验，或以改善AD临床症状为主的药物临床试验；中期有效性评估（12～24个月），常用于Ⅲ期临床试验，或用于以改善AD临床症状及对AD有疾病修饰作用的药物临床试验；长期有效性评估（24～80个月），常用于Ⅲ期或Ⅳ期临床试验，尤其是对AD有疾病修饰作用的药物临床试验。

（三）临床试验设计

1.临床药理学研究　在抗AD药物开发的早期阶段，重要的是建立可认为该药物具有治疗活性的药理机制。产品的主要药效学活性（如对受体/神经递质途径的活性、对淀粉样蛋白级联的活性、对tau聚集的活性、对神经炎症的活性等）的特征将影响后续的临床研究计划。健康志愿者服用产生的副作用和可能的药理活性替代标志可能会用于估计适当剂量范围。

应注意预期在临床实践中同时给予的试验药物，与其他抗痴呆药物和其他药物之间的药代动力学相互作用，具体参考EMA的《药物相互作用研究指南》。肝和（或）肾功能不全患者应适当进行测试药物的药代动力学研究。

此外，还要注意到AD研究的一些特殊问题，如老年人群的特殊特点、药代动力学药物的相互作用、药物通过血脑屏障及在脑内的靶标作用等。

2.探索性试验　抗AD领域的药物研发经历了严重的失败，有些情况下探索性试验不能提供"概念验证"作用，其后续的Ⅲ期临床试验通常未能得到证实，所以强烈推荐在Ⅲ期临床试验前进行针对特征患者群的探索性试验。

探索性试验可能具有以下目的：证明靶点作用，从临床和实验室角度评估短期不良反应，药代动力学特征的确定，最大耐受剂量的确定，PK/PD关系的确定，剂量-效应关系的确定，疗效初步评估，概念验证，确定能够从治疗中受益的患者子集以进行验证性试验。

探索性试验的持续时间取决于预期的可测量效应时间及用于评估的参数。

五、观察指标与安全性评估标准

（一）观察指标

1.针对FDA指南不同分期的患者采用不同的有效性评估指标

（1）对于第4～6阶段的AD患者，应从以下几个方面评估疗效。

1）通过客观测试（认知终点）衡量的认知。

2）日常生活（工具性）活动（功能终点）。

3）总体临床反应［总体评估（总体终点）反映］。

在轻度至中度AD患者中，以具有临床意义的认知终点为主；在重度AD患者中，认知功能的变化可能更难以量化，故功能终点和总体终点更适合作为主要终点，次要终点可包括健康相关的生活质量量表（health-related quality of life scale）和精神行为症状（behavioural and psychiatric symptom，BPSD）。如果BPSD是主要目标，则必须进行单独的试验。

（2）第3阶段患者的日常功能受到轻度损伤，需要证明药物对这些功能损伤可以产生明显有益的影响。可以使用综合评分（充分有意义的日常生活功能评价和认知功能评价）作为单一有效性评价指标；鼓励开发新的方法以综合评价由认知障碍引起的早期

AD的细微功能损伤；也可以分别对日常生活功能和认知功能进行独立评价：如果灵敏的神经心理学测试结果仅仅提示无临床意义的功能获益，则不能作为总体有效性证据；对于只有总体功能获益而无认知获益的药物，应评价独立的认知终点。

（3）第2阶段患者仅有灵敏的神经心理学测试可检测到的细微认知受损，而无功能损伤的依据，在有限的试验过程中，细微的认知受损通常难以确立其临床意义。此时可采取的措施之一是进行持续时间足够的研究，从而随着病程进展过渡至下一阶段而适用第3阶段的评价方法。此外，灵敏的神经心理学测试所获得的具有说服力的结果可能会为获批上市提供足够的支持依据：此类论据应基于以下因素：入组患者的诊断确切性，患者未来临床过程的确定性，观察到的敏感的神经心理学检查变化及特征性病理生理变化与认知和功能缺损的恶化之间存在明确相关性。这些具有说服力的结果是否可以作为支持完全批准或加速批准的依据需要具体问题具体对待，申请人应该在研发早期与药物监管机构详细讨论，且需要注意AD科学研究的进展也将影响这一过程。

（4）第1阶段的患者缺乏可检测的临床损伤，所以无法用临床获益作为评价标准；可以测试对AD特征性病理生理学变化的影响，如通过各种生物标志物的作用来证实，这种作为主要有效性标准的分析结果原则上可以作为加速审批的基础；通过多个生物标志物来测试治疗效果的模式将增加结果的说服力。目前没有足够可靠的证据表明观察到的对生物标志物的治疗效果可以合理地预测临床获益，但支持和鼓励在生物标志物方面的继续研究，并强调其在药物研发中的重要性；另外，可给予充分长的试验时间，以便患者过渡到第2阶段时可适用第2阶段的原则。

2. 经常使用的指标

（1）神经心理量表：目前，AD的疗效评价手段仍以量表评估为主，在AD药物临床试验中通常采用以下神经认知功能评定量表进行疗效评价。

1）疾病状态：简量心智量表（mini-mental state examination，MMSE）由于简单、易操作，具有良好的信度和效度，至今仍是临床评估AD严重程度的主要工具之一，主要用于有症状的AD疾病状态及严重程度的评估。蒙特卡罗认知评定量表（Montreal cognitive assessment，MOCA）强化了各项认知功能评估方法，记忆评价效果也优于MMSE。临床痴呆评定量表（clinical dementia rating，CDR）通过与患者及其家属交谈获得有效的信息，完成对痴呆患者认知功能和日常生活功能损害严重程度的临床分级，用于正常老年人群痴呆筛查的敏感度和特异度分别为95%和100%。全面衰退量表（global deterioration scale，GDS）内容涉及记忆（即刻记忆、近期记忆和远期记忆）、操作性日常生活能力、人格和情绪、日常生活能力、定向力。主要适用于有症状的AD患者。

其他疾病状态或临床症状评估量表，如AD行为病理症状量表（behavioral symptoms in Alzheimer disease，BEHAVE-AD）和神经精神问卷（neuropsychiatric inventory，NPI）。评定时应尽可能询问受试者本人及照料者相关的精神行为症状，并考虑伴随的躯体疾病或药物不良反应可能是导致痴呆精神行为的原因。

2）认知水平：阿尔茨海默病评定量表-认知分量表（Alzheimer disease assessment scale-cognitive，ADAS-cog）自1994年修订后，其信效度得到一致肯定，建议用于评估轻中度AD患者药物临床试验疗效，尽管ADAS-cog无明显的天花板效应，但存在缺乏对轻度认知功能障碍（mild cognitive impairment，MCI）及轻度AD敏感的延迟回忆、非言语项目等不足。

严重障碍量表（severe impairment battery，SIB）包括简单容易的问题和指令，可测定定向、记忆、语言、运用、注意、视知觉、结构、呼名回应和社会交往9个因子。主要用于对中晚期痴呆患者的各种认知能力和日常功能严重损害进行有效的评估。

其他认知水平评估工具有神经心理成套试验（neuropsychological test battery，NTB），其是一套综合的神经心理测试工具，能较全面细致地评估患者神经认知功能状况，对早期无明显临床症状的AD人群有较好的识别和（或）预测作用，但因费力、耗时，仅有少数的临床试验应用，临床试验中更多的是提取其中一部分测试项目用于AD患者认知评估。

临床试验中更多应用的单项神经心理测试项目，除了NTB中的各单项测试外，还有加州词汇学习测试、Buschke自发和线索提示回忆测试等，其对特定的认知功能损害敏感，但这些测试不完全适用于中国受试者。

3）日常生活能力：AD评估量表－日常生活能力量表（ADAS-ADL），由AD协作研究组（AD cooperative study，ADCS）调查编制，是AD患者日常生活能力评价的主要工具，评价患者日常生活能力时应综合患者本人和照料者的报告结果。

而对于轻度AD受试者，则推荐AD生活质量量表（quality of life scal-Alzheimer disease，QoL-AD）作为疗效评价的工具之一。

4）总体状况：ADAS-临床总体印象变化（ADAS-clinical global impression of change，ADAS-CGIC）由有专业培训和资质的临床医师根据患者状况进行全面客观的评价，与临床医师的临床经验有关，主观性较强，差异性较大，对药物作用的判断缺乏敏感性。

临床痴呆评定量表－总量表（sum of the boxes of the clinical dementia rating，CDR-SB）广泛应用于AD临床试验中，美国FDA推荐其可单独作为临床前期AD或MCI临床试验的评估手段。此外，CDR-SB由于组内变异性较小，可用于小样本临床试验的评估。

近年来，对抗AD药物临床疗效的量表评价还涉及痴呆资源利用（resource utilization in dementia lite，RUD-Lite）、匹兹堡睡眠质量指数（Pittsburgh sleep quality index）、看护者紧张指数（caregiver strain index，CSI）等，也为AD药物治疗提供了新的评价工具。

（2）生物标志物：指与疾病筛查、诊断、病情进展及预后有某种相关性，并具有敏感性和特异性的生物学、影像学指标。

1）生物标志物的作用：AD临床试验中的生物标志物可以用于确定诊断、受试人群分层、确定病程、药效学评价、预测对治疗的反应和安全性评估。目前尚无生物标志物在临床试验中应用的共识，需要根据药物研发的特定目标及特定阶段来正确使用生物标志物。

诊断生物标志物可确保准确诊断，并根据是否存在特定的病理生理状态对疾病进行分类。预后生物标志物指示疾病进程，可用于富集特征化人群（即研究对象的分层）以优化试验来发现药物作用在病例－对照组间的差异，并促进个体化治疗。预测性生物标志物有助于预测对治疗的反应。药效学生物标志物可提示在接受治疗干预的个体中是否发生了生物学反应，常用于Ⅱ期研究，并指导Ⅲ期药物的剂量或方案决定。

ATN研究框架，提供了一种诊断和监测AD的方法，并有助于指导药物开发的生物标志物的选择。"A"类生物标志物［淀粉样正电子发射断层扫描（PET），CSFAβ］支持AD的诊断；"A"和"T"（tau PET；CSFP-tau）生物标志物是药效生物标志物，可用于证明与Aβ或tau的靶标结合；"N"［磁共振成像（MRI），氟代脱氧葡萄糖（FDG）PET，CSF总tau］生物标志物是神经退行性疾病的药效学标志物，可以提供神经保护和疾病修饰的证据。"N"的其他标志物也在不断发展，如神经丝氨酸轻链（NfL）、突触变性的标志物神经颗粒蛋白等。ATN研究框架不仅用于诊断和分层研究群体，还为疾病修饰治疗的药物研发过程提供支持依据，公认的"N"的评估包括MRI脑萎缩、FDG PET低代谢、脑脊液总tau的增加。

生物标志物可用于安全性监测，最常用检测方法的包括肝功能检测、血常规检查、肌酶检测、心电监测。如一些BACE抑制剂、5-HT$_6$拮抗剂有肝毒性，西酞普兰用于AD时有延长QTc间期的风险等。脱靶不良事件也是需要关注的，如γ分泌酶药物研发中发现色素沉着不良、皮肤癌、认知功能下降等。此外，某些单克隆抗体会发生淀粉样蛋白相关的成像异常（amyloid-related imaging abnormalities，ARIA），在试验过程中通过MRI进行监测对于确保这些治疗的安全性至关重要。

2）目前常用的生物标志物主要来源于脑脊液、血液、影像学。

A.脑脊液生物标志物：脑脊液直接与脑细胞间隙相连，可以敏感地反映脑细胞的生化变化，是AD最理想的生物样本。核心的脑脊液生物标志物有Aβ1-42、Aβ1-42/Aβ1-40、T-tau、P-tau（P-tau181、Aβ1-42/P-tau）。此外，还有多种与轴突神经变性、突触丧失和神经胶质细胞活化相关的生物标志物也已被广泛研究。

B.血液生物标志物：相对于脑脊液而言，血液样本具有更高的安全性和可操作性，但目前尚无公认的可以用于AD诊断的血液学生物标志物。一些研究表明，在AD早期，血液中的β淀粉样蛋白多肽42（β-Amyloid-42，Aβ42）降低反映了脑淀粉样蛋白的沉积，血液中磷酸化-tau181蛋白（phosphorylation-tau protein 181，P-tau 181）升高可能分别反映了神经原纤维缠结。2020年阿尔茨海默病协会国际会议（International Conference of Alzheimer's Disease Association，AAIC）上有报告称，血液中磷酸化-tau181蛋白（phosphorylation-tau protein 217，p-tau 217）对于诊断AD以及监测病情变化具有较好的特异性和灵敏度。另有研究表明，血液中神经源性外泌体突触蛋白可以作为在认知障碍出现前5～7年预测阿尔茨海默病和轻度认知障碍的生物标志物。

C.影像学生物标志物：近年来，影像学显像和分析技术已成为AD研究中最有潜力的研究工具，如MRI和PET技术，可显示AD患者大脑结构、功能和分子病理水平上的特征性改变，成为理想的生物标志物来源。淀粉样蛋白PET一直是AD生物标志物研究中非常有用的工具，不仅可以用于判断疾病进展分期，而且还可以选择无症状阶段患者参与基于生物标志物的临床试验。FDG-PET上的脑葡萄糖低代谢是神经元损伤和神经变性的下游标志。tau静止状态功能磁共振成像可用于评价突触完整性和回路连接；任务激活的功能磁共振成像用于检查MCI和早期AD的功能变化；弥散张量成像（DTI）用于研究白质的微观结构特征；结构MRI提供了出色的解剖学细节，并且还提供了强烈的灰/白对比度。

（二）安全性评估

在临床试验过程中发生的所有不良事件必须得到充分记录，并对严重的不良事件、导致脱落的不良事件、严重不良事件进行单独分析。应特别注意评估试验药物类别所特有的潜在不良反应，具体取决于药物作用机制。识别出的不良事件的特征与治疗时间、所用剂量、恢复时间、不同年龄组别等的相关性。临床观察外还应进行适当的实验室检查和电生理记录（如心电图）。短期试验后建议至少随访6个月，可以积累有关药物的中/长期安全性的数据，并估计对症作用的最大持续时间。

1.神经系统不良事件　应特别注意神经系统不良事件的发生或加重，特别是脑血管事件、锥体外系症状、步态障碍、癫痫发作、脑病等。基于作用机制和靶标，要注意一些特殊的神经系统不良事件的风险，如β淀粉样蛋白片段的单克隆抗体治疗会导致ARIA，其程度和频率取决于产品活性、产品靶标、剂量和患者特征（APOε4状态或其他特征）。这些事件的临床意义尚待确定，因此在探索性试验中必须进行MRI监测以收集信息，作为判断需要风险管理计划（RMP）还是简单监测的依据。

2.精神病学不良事件　应根据试验药物的药理学作用靶点和机制来记录精神行为异常，需要特别关注幻觉、谵妄等的发生，以及意识不清、激越和攻击性行为等精神症状。根据作用机制和预期的治疗方案，需要考虑过量用药的风险和作用。应使用经过验证的评定量表［如InterSePT自杀思考量表、哥伦比亚自杀严重程度评定量表（C-SSRS）或其他经过验证的工具］系统地测量试验药物引发自杀念头和行为的可能性；应提供自杀事件的发生率（从产生自杀念头到实施自杀行为）；应评估任何与剂量、治疗时间和其他影响因素有关的影响；应提供患者自杀陈述或行为的叙述性摘要。

3.心血管不良事件　根据药物的药理学作用靶点和机制，需要监测药物对心血管系统的影响，如直立性低血压的发生、诱发心律失常的可能性或增加心肌梗死的风险等。

4.其他不良事件　根据药物的药理学作用靶点和机制、代谢途径，需要监测药物对消化道、肝功能、皮肤等的影响，如胆碱酯酶抑制剂引起的饱胀、恶心及对食欲的影响，贴剂引起局部皮肤的过敏、干燥，可能与免疫制剂相关的皮肤癌等。

5.长期安全性　总体临床经验应该包括大量有代表性的患者数据，应考虑到长期安全性在痴呆的不同亚型、不同年龄段可能有所不同。必须特别考虑处于疾病早期（临床前期，症状前患者）的人群，因为这些患者是在无症状的状态下接受长期治疗，一旦出现不良反应就是显而易见的；应长期监测对死亡率的影响，尤其是对无症状阶段的患者。

6.药物过量　对于任何药物过量，都应收集患者的详细临床资料，包括临床特点、治疗手段、转归等信息。

7.其他　关注受试者各器官生理功能对药物的耐受性，以及合并疾病、合并用药。应注意临床试验中药物相互作用导致的不良反应，应在试验设计和试验结果评价中有所体现。

六、安全性评估报告与案例分析

（一）aducanumab（BⅡB037）介绍

近年来，针对阿尔茨海默病（AD）的多项在研项目在后期临床开发阶段"折戟沉沙"，其中包括多个以β淀粉样蛋白为靶点的项目。因此，人们也对β淀粉样蛋白是否与AD患者的认知能力下降具有相关性产生了怀疑。2022年，卫材与渤健（Biogen）公司联合宣布，其β淀粉样蛋白抗体阿杜那单抗（aducanumab）在Ⅲ期临床试验中展现出积极的临床结果。该药如获批准上市，将成为第一个有潜力改变AD进程、减缓临床症状的治疗方法。

阿杜那单抗是一种完全人免疫球蛋白gamma 1（IgG1）单克隆抗体，对β淀粉样蛋白（Aβ）的原纤维形式具有选择性。下面就其Ⅰ期临床试验的研究方法及安全性评估做详细介绍，并简要介绍其Ⅲ期临床试验情况。

（二）研究方法

单剂量递增、随机、双盲、安慰剂对照的Ⅰ期多中心研究。

1.受试者纳入标准

（1）年龄55～85岁。

（2）必须能走动。

（3）必须具有符合以下条件的AD的临床诊断：①根据美国NINCDS-ADRDA的标准，诊断为可能AD；或根据（DSM-Ⅳ-TR）的标准，确定为AD痴呆。②必须具有14～26（含）分的MMSE评分。③受试者（或受试者的永久照料者）具有了解研究目的和风险的能力，并根据国家和地方受试者的隐私法规提供签名并注明日期的知情同意（或同意）书并授权使用受保护的健康信息（protected health information，PHI）。

2.受试者排除标准

（1）有除AD以外的任何可能导致受试者痴呆的原因或疾病（如药物使用、维生素B_{12}缺乏症、甲状腺功能异常、卒中或其他脑血管疾病、路易体痴呆、头部外伤等）。

（2）过去6个月内的病史或临床上明显的精神疾病（如重度抑郁症、精神分裂症或双相情感障碍）的证据。

（3）受试者当前住在疗养院。

（4）筛查前1个月内的献血（200ml或更多）。

（5）筛查前30d内（或5个半衰期，以较长者为准）参与任何其他药物、生物学、装置或临床研究或任何研究用药物或经批准可用于研究目的的治疗方法的治疗，和（或）参与任何其他临床试验研究涉及筛选前60d内（或5个半衰期，以较长者为准）的试验药物。

（6）进行脑部MRI的任何禁忌证，如起搏器、MRI不兼容的动脉瘤夹、人造心脏瓣膜或其他金属异物、幽闭恐惧症等。

3.试验方法

（1）将患者分为7个连续队列，每组8人，按6∶2随机接受试验药物（0.3mg/kg、

1mg/kg、3mg/kg、10mg/kg、20mg/kg、30mg/kg和60mg/kg）或匹配的安慰剂。对于最后一个队列，设计APOEε4携带者与非携带者的比率至少为1∶1，但由于该队列在5名患者入组后提前终止而未能实现（3名患者给予60mg/kg试验药物，2名患者给予安慰剂）。随机化由中央语音交互及网络交互响应系统执行。

（2）患者在研究的第1天接受单剂量，用生理盐水稀释后静脉内（IV）输注给药。

（3）在静脉输液过程中及输注结束后的12h内，使用Holter监测进行连续心脏监测。

在整个研究过程中，对所有不良事件和严重不良事件（SAE）均进行了监测和记录。

（4）在入院时和给药后第3天和第4天，以及第1、2、3、6、11和24周的8次随访中进行生命体征、体格检查、神经系统检查、临床化学、血液及尿液分析。

（5）在入院时，以及用药后第1周和第24周进行心电图检查（12导联心电图）。研究者将读取心电图，报告分为正常、异常-无不良事件或异常-有不良事件。

（6）第3、11和24周时进行MRI扫描（包括T_1、T_2、梯度回波等参数）；每个时间点由该试验中心的放射科医师通过中央读取器软件进行盲态阅片，主要评估ARIA-积液（ARIA-E）和（或）ARIA-出血（ARIA-H）情况。

在给药后第1天、第3周和第24周对患者用阿尔茨海默病评估量表-认知子量表（13项；ADAS-Cog 13）进行评估。

（7）在给药前，给药后10min之内、0.5h、1h、2h、4h、8h、12h、24h、48h和72h，以及第1、2、3、6、11和24周时收集血液样本，并定期进行生物标志物采样。

（8）给药后对患者进行24周的随访。

（9）在升级到下一个剂量水平之前，数据安全审查委员会在给药后21d内对当前队列中所有患者的无盲安全性数据进行审查；并且在升至最大剂量前，对所有先前队列中所有患者给药后11周内的数据进行审查。

（10）使用基于桥接溶液ELISA格式的筛选测定法在血清中测量抗药物抗体（ADA）。

（11）根据制造商的方案，使用合格的MULTI-SPOT人/啮齿类动物（4G8）Abeta Triplex超灵敏测定法在血浆中测量Aβ40和Aβ42。

（三）试验目标

这项研究的主要目标是评估轻度至中度AD参与者以单次静脉（i.v.）输注方式给药的一系列BⅡB037剂量的安全性和耐受性。

次要目标是评估单次给药后BⅡB037的药代动力学和免疫原性。

探索性目标是评估阿杜那单抗对潜在血浆生物标志物和认知的影响。

（四）统计方法及安全性评估终点

1.统计方法 对于所有分析，所有被分配安慰剂的患者均被视为一组。安全人群定义为所有随机接受研究治疗的患者。药代动力学分析人群还具有至少一个可测量的阿杜那单抗血清浓度。其他分析人群也至少收集了一个用于研究参数的给药后样品。

不良事件（AE）使用《管制活动医学词典》分类编码，并按治疗组、严重性和与试验药物的关系（根据研究者评估）进行汇总。使用非房室方法计算PK参数，并由治疗组提供汇总统计数据。治疗组列出了潜在生物标志物和测量值的摘要统计数据。

样本量并非基于统计考虑。

2.主要结局指标

（1）发生不良事件的人数，以安全性和耐受性为衡量标准（时间范围：6个月）。

（2）AE和严重不良事件（SAE）的发生率和性质，报告为AE或SAE的重要评估包括临床实验室评估和生命体征、体格检查和神经系统检查、12导联心电图及脑MRI发现（包括血管性水肿和事件性出血的发生）。

3.次要结局指标（时间范围：6个月）

（1）从时间0外推到无穷大的曲线下面积（$AUC_{0\sim\infty}$）。

（2）从时间0到最后可测量浓度的时间的曲线下面积（$AUC_{0\sim tlast}$）。

（3）BⅡB037的最大浓度（C_{max}）。

（4）达到C_{max}的时间（T_{max}）。

（5）消除半衰期（$t_{1/2}$）。

（6）清除率（CL）。

（7）血清中抗BⅡB037抗体的阳性率。

（五）安全性评估结果

所有入选患者均接受治疗，并纳入安全人群。在接受阿杜那单抗的39例患者中，有21例（54%）经历了AE，其中10例（26%）的AE与治疗有关（表8-7）。

从表8-7可以看出：

1.阿杜那单抗最常见的AE为头痛［8例（21%）］、腹泻［5例（13%）］和上呼吸道感染［4例（10%）］；在安慰剂组中，有2例患者（14%）报告了头痛，有1例患者（7%）报告了腹泻。

2.30mg/kg组耐受良好，没有AE或SAE。60mg/kg组报告了4例SAE（ARIA、头痛、不适和疼痛；每种1例），并且均与治疗相关。

3.最常见的与治疗有关的AE为头痛（30mg/kg和60mg/kg剂量组，分别为3例和2例患者）、ARIA（3例患者剂量均为60mg/kg）、以及腹泻和发热（60mg/kg剂量组各2例患者）。

4.没有因不良事件导致死亡、终止或退出。临床实验室检查结果、生命体征、体格检查和神经系统检查、心电图检查结果与预期一致或与轻中度AD的老年患者人群一致。没有心电图方面AE报告。

免疫原性分析人群包括所有入选患者。没有患者对与阿杜那单抗治疗有关的抗-阿杜那单抗抗体呈阳性。

（六）安全性评估结论及最新研究进展

本研究是阿杜那单抗在人体中首次研究。这项研究是在患有轻度至中度AD的患者中进行的，目的是表征单次递增剂量阿杜那单抗的初始安全性、耐受性和PK。

阿杜那单抗表现出可接受的安全性和耐受性。单剂量的阿杜那单抗最高达30mg/kg

表8-7　不良事件总结表

不良事件（AE）	安慰剂 (N＝14)	阿杜那单抗剂量（mg/kg）							
		0.3 (N＝6)	1 (N＝6)	3 (N＝6)	10 (N＝6)	20 (N＝6)	30 (N＝6)	60 (N＝6)	总数 (N＝39)
不良事件总结									
不良事件总数, n（%）	5（36）	1（17）	5（83）	2（33）	4（67）	1（17）	5（83）	3（100）	21（54）
中度AE, n（%）	2（14）	0	2（33）	1（17）	2（33）	0	1（17）	3（100）	9（23）
严重不良事件（SAE）, n（%）	0	0	0	0	0	0	0	3（100）	3（8）
因不良事件而退出, n（%）	0	0	0	0	0	0	0	0	0
治疗相关AE	2（14）	1（17）	1（17）	0	1（17）	1（17）	3（50）	3（100）	10（26）
常见不良事件									
头痛, n（%）	2（14）	0	2（33）	0	0	1（17）	3（50）	2（67）	8（21）
腹泻, n（%）	1（7）	0	0	0	1（7）	1（7）	1（7）	2（67）	5（13）
上呼吸道感染, n（%）	0	0	0	2（33）	0	0	1（7）	1（33）	4（10）

的耐受性良好，PK表现良好。在60mg/kg剂量组中观察到了剂量限制型一过性ARIA，导致该人群中的其他剂量试验终止，但后续的MRI随访显示这些事件已完全解决。增加剂量的阿杜那单抗（0.3～60mg/kg）不会改变其总体清除率，表明线性PK。在轻度至中度AD患者中未观察到与使用阿杜那单抗相关的安全问题。

这项研究的结果支持继续对阿杜那单抗进行后续临床试验。

此后进行的两项针对早期AD患者的EMERGE和ENGAGE临床试验，是为期18个月的多中心、随机、双盲、安慰剂对照、平行组Ⅲ期临床试验，目的是评估阿杜那单抗的疗效和安全性。

其中，EMERGE试验达到了预先指定的主要终点，在78周时，接受高剂量阿杜那单抗治疗的患者CDR-SB较基线水平显著改善（与安慰剂相比改善22%，$P = 0.01$）。此外，次要目标也有改善，接受阿杜那单抗的患者在认知和功能（如记忆力、定向力和语言）方面的下降明显减慢。患者的日常活动能力的下降也有所减缓。淀粉样斑沉积的影像学数据显示，在26周和78周时，低剂量和高剂量阿杜那单抗组的淀粉样斑的负荷降低。

ENGAGE试验没有达到主要终点，但是其一部分数据支持EMERGE试验的研究结果。基于此，2020年11月美国FDA外周和中枢神经系统药物咨询委员会（Peripheraland Central Nervous System Drugs Advisory Committee）否决了阿杜那单抗的批准。

2021年1月，FDA将其生物制品许可申请（Biologics License Application，BLA）的

审查期延长了3个月。渤健公司提交了额外的分析和临床数据，后续等待FDA最终的审查结果。

2021年初，礼来（Eli Lilly）公司靶向β淀粉样蛋白的单克隆抗体donanemab在一项Ⅱ期临床试验中达到主要临床终点，将评估早期AD患者认知能力和日常功能的综合指标的下降速度延缓了32%。这也为靶向β淀粉样蛋白的治疗重新燃起了希望。

（金江丽）

第六节　治疗急性缺血性脑卒中药物的早期安全性评估

一、急性脑卒中及概况

脑卒中（stroke）俗称"脑中风"，又称"脑血管意外"，凡因脑血管阻塞或破裂引起脑血流循环障碍、脑组织功能或结构损害的疾病都可以称为脑卒中，包括缺血性脑卒中和出血性脑卒中。2018年《柳叶刀》评估了195个国家25岁以上人群的终生脑卒中风险，研究比较了21个区域的脑卒中风险，其中东亚国家人群风险最高。中国人群的终身脑卒中风险高达39.3%，在同项比较中居于全球首位。《中国卒中报告2019（英文版）》提出我国脑卒中的死亡人数约占全球脑卒中死亡人数的1/3，中国脑卒中防治仍面临巨大挑战，防治力度亟待进一步加强。报告显示中国的脑血管病防治工作在取得初步成效的同时，更面临新的挑战：随着中国社会老龄化和城市化进程加速，脑血管病危险因素暴露更普遍，脑卒中疾病负担有暴发式增长的态势，并呈现出低收入群体快速增长、性别和地域差异明显及年轻化趋势。

脑卒中绝大多数为脑梗死（占比81.9%），其次为脑出血（占比14.9%）。根据《中国急性缺血性脑卒中诊治指南2018》，急性期一般指发病后2周内，轻型1周内，重型1个月内。对于急性缺血性脑卒中患者，采取积极、合理的治疗措施尤为重要。需根据发病时间、临床表现、病因，并结合患者全身状态实施个体化治疗。目前的治疗策略主要集中在3个方面：①再灌注治疗、神经保护治疗、康复治疗等以降低致残率为目的的方法；②降低死亡率方面，如急症处理，并发症控制等；③减少复发率方面，主要为危险因素的控制。

1. "改善脑血循环"的目的　尽快恢复缺血脑组织血液循环以避免产生神经元组织梗死的缺血级联反应，使梗死面积最小化，神经功能受损最小化。目前急性缺血性脑卒中Ⅰ和Ⅱ期临床试验的主要目的是在指定的治疗窗口内抢救和恢复缺血性半暗带，尽快再通。

（1）静脉溶栓：是目前最主要的恢复血流的措施之一，常用药物包括重组组织型纤溶酶原激活剂（rt-PA）、尿激酶和替奈普酶。rt-PA是迄今为止唯一被美国FDA批准用于治疗急性缺血性脑卒中的溶栓药物，但治疗的时间窗较短（3～4.5h），仅2%～5%的脑卒中病例可以接受rt-PA治疗，我国接受rt-PA治疗的患者不到1%。

（2）血管内介入治疗：包括血管内机械取栓、动脉溶栓、血管成形术等。近年此领域的努力方向包括：①扩大治疗时间窗口；②发展新型装置；③对不同类型的血栓进行个体化治疗；④多模式治疗的探索；⑤人工智能技术的应用。

2. 抗栓治疗　抗血小板治疗用于急性缺血性脑卒中的治疗和预防，降低动脉粥样硬化高危患者和脑卒中复发率。目前已经有大量证据并且广泛使用的抗血小板药物包括：阿司匹林、氯吡格雷、双嘧达莫、替格瑞洛；抗凝药物包括：华法林、达比加群酯、利伐沙班、阿哌沙班等。此外，降纤药物治疗亦是急性缺血性脑卒中患者的常用治疗药物之一，包括降纤酶、巴曲酶、蚓激酶等。

3. 神经保护剂　我国指南鼓励开展临床研究以寻找有利于改善脑侧支循环及神经保护的新药或新方法。神经保护剂的研发和临床转化一直是治疗领域内的关注热点。临床前研究已经发现了1000多种针对不同潜在靶点的有效神经保护剂，这些靶点包括兴奋性毒性、自由基损伤、免疫炎症、神经凋亡及钙内流等。目前，神经保护剂有2种使用办法：一种是在缺血性脑卒中发作早期使用，以潜在地延长静脉或动脉内的治疗时间窗；另一种是在部分或完全再灌注期间或之后使用，以减少再灌注的损伤，进而降低脑卒中患者在治疗后残疾的可能性。目前进行的神经保护剂治疗脑缺血卒中的临床试验超过200项，然而统计结果显示它们都不能显著促进患者脑功能的改善（www.clinicaltrials.gov）。但多种神经保护剂在临床试验中转化失败，其中原因可能如下：药物治疗时间窗的把控、药物在缺血脑组织区是否达到有效治疗浓度、脑缺血模型的局限性、患者与临床前研究对象间的差异、临床前研究与临床试验治疗效果评估差异、临床前和临床研究中的发表偏倚等。2008年卒中疗法学术行业圆桌会议（Stroke Therapy Academic Industry Roundtable，STAIR）对迄今耗资数百亿美元而基本均宣告无效的神经保护剂治疗进行了全面反思和分析后发现：①急性缺血性脑卒中试验在设计时的一个主要不确定因素是神经保护的最佳治疗时间窗。②动物实验的治疗靶点是缺血性半暗带，而临床试验则不同。③动物实验强调对灰质的保护，而临床试验通常入选的是各种损害的患者。④动物实验的效果评价主要依赖梗死灶大小，而临床试验主要是评价行为功能。⑤动物实验评价早期的结局，而临床试验需要长期的评价。⑥实验动物脑卒中模型都是同质的，而人类脑卒中存在多种多样的其他干扰因素。⑦结局评价指标的选择对临床试验的成败具有很大的影响。STAIR对临床前研究给出的建议包括：样本量计算；入选及排除标准；随机化；分组隐匿；说明统计分析中动物排除的理由；结果评价盲法；说明潜在的利益冲突和研究经费等，以确保临床试验良好的科学性。

总之，脑卒中的神经保护治疗还有很长的路要走，期待在不久的将来能有所突破。目前的研究正致力解决上述存在的问题。例如，以人体组织为基础的检测方法的发展和应用，有潜力用来预测人体的药物反应。药物临床前安全性测试方案主要依赖动物模型（包括啮齿类动物、犬和非人灵长类动物），其与人体临床试验真实情况之间有时缺乏直接联系，所以需要开发更准确预测药物安全性的工具来取代。此外，很多研究致力于优化神经保护剂临床试验的设计。不同的入组条件可能导致研究的结论不一致，如基线入组大面积梗死的患者有可能会稀释脑保护剂的治疗效果，所以如果能利用一些预测指标来更加精确地选择潜在获益的研究对象，就能更加灵敏地检测出治疗效果，从而促进神经保护药物的发展。针对不同损害机制的神经保护措施联合使用的鸡尾酒疗法可以协同神经保护作用，减少用药剂量，从而降低不良反应发生率，这有望成为今后神经保护剂的研究方向。

二、国内国际指南相关介绍

1.中华医学会神经病学分会于2018年发布的《中国急性脑卒中临床研究规范共识2018》 主要为脑卒中急性期治疗和预防相关的研究方法，包括常用研究设计（随机对照试验和观察性研究）、观察指标选择以及关键问题的处理等。主要聚焦临床研究设计与实施基本性和易混淆的问题，提供一个急性脑卒中临床研究方法的基本框架。主要限于针对脑卒中患者急性期、以医院（住院和门诊）为研究场所进行的研究，不包括基于社区的流行病学研究等。

2.《急性缺血性脑卒中治疗药物临床试验技术指导原则》（2018年第28号通告） 为指导和规范急性缺血性脑卒中治疗药物临床试验，国家食品药品监督管理总局2018年组织制定了本指导原则，旨在为治疗急性脑卒中的化学药物和治疗用生物制品临床试验的设计、实施和评价提供方法学指导，以期通过规范的临床试验评价药物的有效性和安全性，为临床治疗的选择提供证据支持。其主要适用于急性缺血性脑卒中，可以作为脑出血药物治疗临床试验的参考，但不讨论蛛网膜下腔出血的治疗或短暂性脑缺血发作的复发预防。

3.《中药新药治疗中风（脑卒中）临床试验指导原则（征求意见稿）-2012》 本指导原则主要阐述缺血性脑卒中临床试验的技术要求，主要为中药新药申办者和临床试验者提供参考，是中药新药治疗脑卒中临床试验方案与计划的设计、实施和总结中需要考虑的一般性原则。

4.基于临床试验的一般要求 包括相关法规的规定、《药物临床试验质量管理规范》及已发布的其他相关临床试验技术指导原则。

三、方案设计

（一）研究人群

1.诊断标准 应使用国际或国内公认的标准。急性缺血性脑卒中诊断标准：①急性起病；②局灶神经功能缺损（一侧面部或肢体无力或麻木、语言障碍等），少数为全面神经功能缺损；③影像学出现责任病灶或症状体征持续24h以上；④排除非血管性病因；⑤脑CT/MRI排除脑出血。

2.纳入标准 在符合诊断标准的患者中，根据研究目的确定合适的入组标准，纳入标准严格，精准性好，但影响入组速度及可机动性；反之则精准性较差。需要注意以下几个方面。

（1）年龄：18岁通常作为年龄的低限，年龄的高限应根据药物的可耐受性、药代动力学和药物代谢情况决定。避免年龄偏倚。

（2）脑卒中严重程度：通常采用美国国立卫生研究院卒中量表（National Institute of Health stroke scale，NIHSS）或斯堪的纳维亚卒中量表（scandinavian stroke scale，SSS）等评定脑卒中严重程度。脑卒中严重程度影响疗效评估，入选患者的严重程度要尽量一致。根据研究目的选择入选患者。

（3）脑卒中亚型：脑卒中亚型影响临床试验设计。缺血性脑卒中常用病因分型为

TOAST分型，共分为5个类型：①大动脉粥样硬化性脑卒中（LAA）；②心源性脑栓塞（CE）；③小动脉闭塞性脑卒中或腔隙性脑卒中（SAA）；④其他原因所致的缺血性脑卒中（SOE）；⑤不明原因的缺血性脑卒中（SUE）。

（4）开始治疗时间的选择：发病时间应从患者正常的最后时间开始计算。时间的确定需要具体问题具体分析，要有充分依据，不可盲目照搬文献数据，也不可随意拟定。例如，溶栓及神经保护治疗药物的特殊性是限制用药时间窗。限制时间窗有利于选择更可能获益的目标患者；缺点是适用人群有限，研究入组速度较慢。时间窗的选择应尽早，时间段尽量均一。对于静脉溶栓类药物，推荐选择发病4.5h以内的受试者；对于神经保护剂类药物等，推荐选择发病72h内的受试者。建议参照疾病的特点、病理生理机制既往临床研究的结论，按时间窗随机分层。可以进行新的时间窗探索，但应提供充分的支持性依据并明确告知受试者风险。

（5）合并症及合并用药情况：在入组时应详细说明或限定，如在没有溶栓或抗凝治疗时，未控制高血压的急性缺血性脑卒中患者需控制血压。

（6）其他注意事项：有的试验对女性有些特殊要求（外科绝育，绝经至少1年，未妊娠并通过血清妊娠试验证实，采用可靠的避孕方法）。

3.排除标准

（1）主要是排除可能导致结果偏倚、增加干预措施风险及影响疗效评价的混杂因素。例如，有心、肝、肺、肾等重要脏器功能障碍以致影响研究疗法的因素通常需要排除。

（2）由于试验药物不同，不同试验的排除标准有很大差异，要全面了解受试药物的作用特点，结合试验药物的作用机制、药理作用、不良反应等情况，制定科学、合理的排除标准，以最大限度地保障受试者的安全。例如，溶栓试验中需排除出血高风险的人群，包括近期外伤史、脑出血病史、CT发现脑出血迹象、近期外科手术、严重高血压、胃肠道或尿路出血、动脉穿刺、脑卒中开始时有癫痫发作、口服抗凝药物或注射肝素、胃溃疡病史、妊娠期和月经期等人群。

（二）用药时间和试验周期

1.应根据试验药物的具体作用机制及治疗的目的确定用药疗程，不同的药物给药疗程不同。

2.应根据试验目的及药物特点来确定脑卒中评定疗效的时间点，常见在1、3、6、12个月时进行随访评定，目前急性脑卒中临床试验以3个月时评定最多，有条件时随访6个月或12个月更好。

（三）临床试验设计

1.根据试验目的，如治疗、预防、疗效和（或）安全性评估，进行相应的试验设计

（1）原则上，脑卒中临床试验多采用随机、盲法、平行对照试验设计，如为溶栓药物，可以进行阳性对照的非劣效性试验设计，但若为神经保护剂等其他类药物，建议采用优效性试验设计。如进行新复方制剂或者联合用药的评价，也可以考虑进行析因设计，对每种药物单独治疗及联合治疗均进行研究。加载试验是在一种已有的治疗基础上

添加新的治疗。

（2）基线资料收集应包括对预后或疗效有影响作用的因素。

（3）标准治疗的可比性及患者权益的保护：急性缺血性脑卒中的治疗为综合治疗。在临床试验中，应本着科学、合理、伦理的原则，尽可能保证患者不会因参加试验而延误治疗或影响预后。根据拟研究药物的特征，应选择合适的人群作为受试者，在标准治疗的基础上给予试验药物或对照药物或安慰剂，观察药物疗效、安全性。为避免偏差，对于两个治疗组的所有患者，应保证早期医疗标准和康复治疗措施的标准化和具有可比性。在临床研究中，可能会影响治疗结果的所有特殊治疗应记录至90d（或最后一次评价点）。应进行与该人群常规应用的药品的相互作用研究。

2.早期临床试验　包括人体耐受性试验、药代动力学和药代动力学/药效学研究等，以进行初步的人体安全耐受性、药代动力学和药效学评价，为后续研究制订给药方案提供依据。研究的剂量范围应涵盖后续试验的给药方案，多次给药耐受性试验中给药的时间应足够长，以使药物及其活性代谢物的血浓度达稳态。

急性缺血性脑卒中药物的早期临床试验安全性评估重点包括以下方面。

（1）药代动力学：依据《化学药物临床药代动力学研究技术指导原则》等相关指导原则。进行充分的人体药代动力学研究，说明药物在体内吸收、分布、代谢、排泄过程及主要活性代谢产物的特征，并在条件允许的情况下，鼓励进行药物脑组织分布的研究。由于该类药物主要用于老年人，应考虑进行老年人的药代动力学研究，并探索影响人体药代动力学特征的内外在因素。如果药物主要代谢产物可能产生治疗或毒性作用，应对其药代动力学、药效作用及其作用效能进行研究。

（2）药物相互作用：参考《药物相互作用研究指导原则》。由于脑卒中患者通常合并其他慢性病如高血压、糖尿病、心脏病等，需要同时服用多种药物，故应开展充分的药物相互作用研究，包括试验药物关键代谢酶或转运体相关药物，以及与常用药物，如抗高血压药物、降糖药物、降脂药物、抗凝药物等之间的相互作用研究。

3.探索性试验　用于进行适用人群、给药途径、剂量范围、治疗的持续时间、脑卒中发作到开始治疗的时间、潜在研究终点等的探索，并进行药代动力学、药物相互作用及安全性观察。

对于脑卒中治疗的探索性试验，应采用随机、双盲、对照的设计，可以根据药物的作用特点、目标适应证人群和治疗目标等对设计类型、对照药物，疗效指标进行进一步的选择。因需要进行不同给药方案的探索，故应设置试验药物不同给药方案的同期对照。

脑卒中的临床治疗是长期的综合治疗，药物临床试验常需要在适当基础治疗的情况下进行，但应当尽量控制基础治疗对试验药物有效性和安全性评估的影响，并应该注意基础治疗与试验药物的临床定位和作用特点的相关性，避免使用与试验药物相似作用机制的药物。基础治疗的使用不当可能导致偏倚。为避免偏倚，对所有受试者应保证试验用药前、用药期间及用药后的访视期间所有基础治疗（包括药物治疗和康复措施）的标准化，并做到组间的一致性和可比性。同时，在多中心临床试验中还应注意各试验中心基础治疗和措施的一致性。

在探索性试验阶段的研究中，应尽可能选择一个灵敏而可靠的终点指标，以便通过尽可能少的受试者获得最大的机会发现药物的生物学效应。早期的探索性试验可以考虑采用2周时NIHSS评分作为终点指标；影像学指标包括梗死面积的变化，如磁共振弥散加权成像、脑血流分级（TICI分级）、经颅多普勒超声微栓子监测数目等。在使用影像学终点时，应采取标准操作规范，保证以同样的扫描参数完成影像学检查，应进行校正、组间校准。尽量采用中心化判读。功能结局的随访期限无须超过3个月，也可采用更短的期限。但使用替代终点（如影像学指标）应慎重考虑，需要经过充分验证，并具有良好的临床相关性。鼓励建立相应的疾病模型，通过仿真和模拟手段提高早期阶段的探索效率。

四、观察指标与安全性评估标准

1.疗效指标

（1）终点指标的选择取决于所研究的疾病、试验类型、试验目的、药物的机制及作用。有效性终点指标必须是明确的、可评估的、一致性高的、客观的和公认的。

（2）主要指标与次要指标选择

1）急性脑卒中确证性临床试验可用死亡或残疾为主要指标，用改良Rankin量表（modified rankin scale，mRS）将其进行二分类分析是最硬的指标，分界值可选0~2分为基本恢复或0~1分为完全恢复，或3~6分为死亡或残疾。Barthel指数（Barthel index，BI）等也可使用。探索性临床试验可以选择NIHSS评分、GCS评分、影像或血生化等中间替代指标作为主要指标，或mRS的全量表分段分析等，但不能轻易下肯定结论；若强调从患者角度出发的研究，可以选择生活质量指标等，注意中间替代指标和主观结局指标都应慎用。可根据需要选择其他指标为次要指标。

2）测定时间：确证性试验主要指标至少在3个月时测定，根据条件也可在6个月、12个月时测定。

3）尽可能采用盲法判断疗效。

2.安全性指标

对临床试验中发现的不良事件应当全面收集信息，并分析其与治疗剂量、用药持续时间、缓解时间、年龄和其他相关因素的关系。

（1）出血：临床试验中的主要安全性指标之一为出血，颅内出血和其他严重的出血并发症导致死亡率上升的风险增加。评估应包括所有类型的出血，详细分析每个出血的严重程度、出血部位等。尽可能采用合适的量表进行相应的评价，如GUSTO出血分级标准等。颅内出血又分为HT1和HT2，PH1和PH2，也可分为症状性颅内出血和无症状性颅内出血（如CT显示的出血量和出血发生率）。溶栓后症状性颅内出血应明确采用的定义，如NINDS标准、SITS-MOST标准、ECASS-Ⅱ标准等。

（2）其他潜在不良事件：包括脑水肿、癫痫发作、心脏传导障碍、心律失常、对凝血和纤维蛋白溶解的影响、低血压/高血压、体温过高、高血糖症、重度感染、深静脉血栓形成、肺栓塞和静脉血栓栓塞、呕吐、焦虑、幻觉、兴奋和肝肾功能损害等。

（3）死亡：应根据病因分类统计。

五、安全性评估报告与案例分析

干细胞是一类具有自我更新能力、高度未分化性和多向分化潜能的细胞，近年来干细胞研究成为生命科学研究中最活跃的领域之一,干细胞技术的发展为缺血性脑卒中治疗提供了一个新的方向。在大量的动物模型实验成功的基础上,多个国家开始进行临床转化研究。下文以PISCES研究(脑卒中干细胞试验研究)为例展开讲述。

CTX0E03是永生化的人类神经干细胞系,专为同种异体疗法(CTX-DP)开发。在大鼠中研究结果的有效性促进了首次人体临床试验的进行。在大鼠实验中,大脑中动脉闭塞性脑卒中后4周植入CTX-DP使大鼠的感觉运动功能呈剂量依赖性改善。PISCES研究是世界上第一个针对残疾脑卒中患者进行神经干细胞疗法的完全规范化的临床试验。该临床试验的目的是评估植入技术的安全性。

(一)研究方法

1.受试者纳入标准
- 男性。
- 60岁以上。
- 进入试验前的6个月至5年发生累及皮质下白质或基底节的单侧缺血性脑卒中。
- 偏瘫患者NIHSS评分得分最低为6分(手臂和腿部为2分或更高)。
- 神经系统症状稳定2个月以上。
- 修订Rankin评分为2~4分。
- 适合全身麻醉,神经外科手术。
- 具有同意临床试验的能力。
- 梗死灶直径至少1cm。

2.受试者排除标准
- 结构性脑血管病变需要手术或立体定位植入风险增加。
- 不稳定的疾病,预期生存时间<12个月。
- 任何会影响参与的医疗状况(如进行性神经系统疾病、精神疾病)。
- 30d内拟进行大手术。
- 以前的同种异体组织移植。
- MMSE评分<24分。
- 癫痫。
- 凝血功能障碍或不能中断的抗凝治疗。
- 使用兴奋剂、肉毒杆菌毒素、他莫昔芬。
- MRI禁忌证。

3.试验方法 该项开放标签、单中心、剂量递增研究(ClinicalTrials.gov,NCT01151124)得到了英国药品和保健产品监管局(MHRA)和国家研究伦理服务(NRES)[以前是基因治疗咨询委员会(GTAC)]的批准。共招募4组受试者,前3组各为3名男性受试者,通过立体定向同侧核壳注射,单剂量植入了200万、500万、1000万个细胞;最后一组2人接受2000万个细胞。随访超过2年,分别为第1天、第2天、第7天,第1、3、6、12、24个月,随访内容为临床和影像学数据;此外还需在第14、21天,第2、9、18个月进行电话随访。并设有独立的数据和安全监察委员会。

（二）安全性评估终点

评估包括神经系统损伤（NIHSS）、残疾（mRS）、改良的Ashworth量表、日常生活活动（Barthel指数）和健康相关的生活质量（健康指数量表，EQ-5D）。

每次访视均记录全身检查和生命体征。

血液分析包括同种抗体、血液计数、感染标志物、肾功能和肝功能。

免疫监测：患者未接受任何免疫抑制治疗。植入前排除同种抗体阳性的患者。获得静脉血用于分析针对CTX0E03预处理的Ⅰ类和Ⅱ类HLA抗体。

神经影像学：结构MRI以寻找出血、新梗死、炎症或肿瘤的证据。

（三）安全性评估结果

在该研究中接受治疗的11例患者中，没有任何一个与细胞相关或免疫学方面的不良事件报告。报告的不良事件仅与植入程序或患者的潜在医疗状况有关。与治疗前的基线表现相比，神经学状态和肢体功能得到了改善，且在随访过程中效果得到保持。在所有剂量组中，NIHSS评价均得到改善。

（四）安全性结论及新进展

单次脑内注射剂量达2000万个细胞经过24个月随访，未观察到与细胞相关的不良事件，24个月时神经功能得到改善。这项研究提供了关于立体定向脑内注射转基因人类神经干细胞系CTX0E03-DP在慢性缺血性脑卒中患者中的可行性、耐受性和与细胞相关的安全性的初步数据。

2014年开始的PISCES Ⅱ研究（NCT02117635）是一项多中心、开放标签、单臂、非对照设计的Ⅱ期临床试验，主要目的是确定在2000万个细胞剂量的CTX-DP治疗中是否有足够的可能性改善急性脑卒中患者受累臂的功能恢复，以证明随后进行较大样本的前瞻性对照研究的合理性。研究选择大脑中动脉（MCA）闭塞引起的上肢轻度瘫痪患者，评价缺血性脑卒中后2～3个月给予单剂量的脑内注射CTX-DP的安全性和有效性，并在12个月内进行随访。由独立的DSMB监督，DSMB将以预定的时间间隔裁定患者是否满足主要反应标准，以及根据安全性分析决定继续或修改研究的合理性。试验的主要终点指标是通过上肢动作研究量表（ARAT）评价治疗的有效性，次要终点是疗效和安全性。疗效指标包括Fugl-Meyer运动功能评分、美国国立卫生研究院卒中量表（National Institute of Health stroke scale，NIHSS）、Barthel指数（Barthel Index，BI）。安全性评估将通过治疗后一年内的7次随访监测患者总体身体状况和临床指标（生命体征、心电图、全血细胞计数、肝功能检查、血清尿素和电解质），免疫应答和用药相关不良事件的发生率。并终身随访肿瘤发生情况及存活情况。PISCES Ⅱ研究表明，CTX-DP治疗安全且耐受性良好。最常见的不良事件是短暂的，并且与外科手术有关，如头痛和恶心。

由于PISCES Ⅱ研究获得了积极的数据，美国FDA批准了该试验的申办方在美国针对脑卒中后残疾患者开展了一项随机、安慰剂对照的Ⅱb期临床试验。这项试验正在进行中，计划在美国多达40个中心招募约130例患者，但由于新型冠状病毒肺炎的相关限制，目前试验暂停，临床试验场所将保持开放，并且已经接受治疗的患者将根据临床试验方案随时间进行随访。PISCES Ⅲ（NCTO3629275）的目标人群是在治疗前6～24个月缺血性脑卒中后已经稳定的患者，患有中度至重度严重的功能障碍，需要其他人的帮助来开展日常生活或活动。在MCA缺血性脑卒中部位的同侧，通过立体定向纹状体内注射CTX-DP（2000万个细胞），这项试验将评估MCA缺血性脑卒中风引起的手臂轻瘫患者中2000万个细胞剂量脑内CTX-DP的安全性和有效性，计划随访12个月。尽管目前研究尚未得到最终结果，但干细胞治疗方兴未艾，将给脑卒中患者带来新的治疗希望。

（金江丽）

第九章

细胞治疗药物早期临床试验安全性评估

第一节　概　　述

近年来，随着细胞治疗和基因编辑等基础理论、技术手段和临床探索研究的不断发展，细胞治疗为一些严重及难治性疾病提供了新的治疗思路与方法。细胞治疗产品是指用于治疗人的疾病，来源、操作和临床试验过程符合伦理要求，按照药品管理相关法规进行研发和注册申报的人体来源的活细胞产品。

细胞治疗类产品技术发展迅速且产品差异性较大，产品安全、有效、治疗可控是常规的技术要求。2017年《细胞治疗产品研究与评价技术指导原则（试行）》（2017年第216号）出台，我国细胞治疗基本结束了由"第三类医疗技术"向"药品"监管的过渡期，细胞治疗行业的未来趋势是自动化和标准化，尽可能确保细胞治疗类产品的安全性和稳定性。

《细胞治疗产品研究与评价技术指导原则（试行）》由药品审评中心起草，提出了细胞治疗产品在药学研究、非临床研究和临床研究方面应遵循的一般原则和基本要求。本指导原则的发布旨在进一步规范细胞治疗产品的研发，提高其安全性、有效性和质量可控性水平，从而推动和促进我国细胞治疗领域的健康发展。

本指导原则主要适用于按照药品进行研发与注册申报的人体来源的活细胞产品。本指导原则不适用于其他部门已有明确管理规定和技术标准的细胞类制剂，包括输血用的血液成分，已有规定、未经体外处理的造血干细胞移植等；本指导原则也不适用于生殖相关细胞及由细胞组成的组织、器官类产品等。

鼓励申请人积极探索更加安全、成分更加明确的血清替代物用于后续的研究与生产。应尽量避免使用任何来源的血清，包括人血清，如必须使用，申请人应提供充分的研究资料，说明在细胞培养过程中使用人血清的必要性。细胞治疗产品中不得使用未经过安全性验证的血清。

需要进行体外基因修饰/改造的细胞治疗产品，可参考基因治疗产品相关的技术指导原则和文件。申请人应对基因修饰/改造物质材料的质量、安全性和生产工艺的稳定性进行充分的研究与评估，建立相应的检测标准，并进行放行检验。申报资料中应提供基因修饰/改造物质材料的设计、操作过程、生产工艺和质量控制等相关研究资料。由于基因修饰/改造用物质可能会伴随生产过程成为细胞治疗终产品的物质组成，因此应符合药品的生产质量管理规范。

细胞治疗产品的检测机制建议采用中间样品的质量检验和终产品放行检验相结合的方法。产品放行检测的项目和标准可以参考已上市品种，但是考虑到不同产品的原材料情况、生产工艺情况、过程控制和检测方法及方法的操作控制等方面的差异，还需申请人结合自身产品的实际情况制订符合产品特点的控制项目和标准。对于不能通过生产过程有效控制，但对于发挥临床疗效和安全性控制必需的重要项目等，应在检测放行中进行质控。

细胞治疗产品进行非临床研究时，所选择的动物对产品的生物反应与预期人体反应接近或相似。在进行正式非临床研究前，建议通过体外研究（如功能分析、免疫表型分型、形态学评价）和体内预试验确定所选动物种属与产品具有生物学相关性。

基于科学评价、减少重复研究、有利于患者的原则，可以不同程度接受非注册临床试验数据，用于支持药品在中国的注册上市及上市后安全有效性信息的更新。非注册临床试验数据的可接受程度取决于临床试验用样品与申报注册产品的一致性，临床研究数据的产生过程，数据的真实性、完整性、准确性和可溯源性，以及国家药品监督管理局对临床试验的核查结果等情况综合科学评价。

由于细胞治疗产品的特殊性，传统的Ⅰ、Ⅱ、Ⅲ期临床研究分期设计不能完全适用于细胞治疗产品开展临床研究。申请人可根据拟申请产品的具体特性自行拟定临床研究分期和研究设计，一般按研究进度可分为早期临床试验阶段和确证性临床试验阶段两部分。早期临床试验阶段的研究内容原则上应包括初步的安全性评估、药代动力学研究、初步的药效学研究和剂量探索研究。

由于细胞治疗产品的风险不确定性和给药方式复杂性，早期临床试验应充分考虑患者疾病的严重程度和疾病的不同阶段，以及现有治疗手段，选择不能从现有治疗手段中获益的受试者，并减少受试者可能承担的风险。

传统的药代动力学研究方法并不适合人的细胞治疗产品的药代动力学研究，因此其对于现阶段无法开展药代动力学研究的细胞治疗产品不是必需的。但对于作用机制未知的细胞治疗产品，明确其在人体内的过程对于了解掌握细胞治疗产品的有效性和安全性具有潜在的重要意义，因此在现有技术条件下，应尽可能开展细胞治疗产品体内过程研究，包括细胞的活力、增殖与分化能力、体内的分布/迁移和相关的生物学功能。

细胞治疗产品的剂量探索研究设计具有其特殊性。在安全剂量范围内探索获得最佳的有效剂量范围是剂量探索研究的主要目的，是否需要确定最大耐受剂量应根据细胞治疗产品的具体情况而定。早期临床试验的初始剂量设置可参考既往临床使用经验，首次人体临床试验应采用单次给药方式。在保证受试者安全的基础上，尽量减少受试者在无效剂量中的暴露。给药剂量增幅的设定应该综合考虑临床前数据中与剂量变化有关的风险和活性，以及现有的任何临床数据，可选择指导原则中提到的半对数递增方法，也可自主选择设定。应设定足够的给药间隔和随访时间，以观察急性和亚急性不良事件。

现阶段大多数细胞治疗产品的作用机制尚不完全清晰，因此细胞治疗产品的安全性监测应贯穿产品研发全过程。基于风险考虑，应在首例受试者安全性尽可能充分暴露后再逐例入组其他受试者。安全性监测的指标应根据产品特点、作用机制、研究人群、非临床研究结果和任何相关的临床经验进行选择，并着重对产品的特定预期安全性风险进行评估和监测。对于预期具有长期活性的产品，应对患者进行随访，以确定治疗产品的长期有效性并充分暴露产品相关的安全性问题。随访持续时间应能提供初步的有效性证据和该产品的活性持续时间，并应考虑该产品是否引起迟发型安全性问题等因素。由于部分细胞治疗产品的高风险性，为了更好地保护受试者，建议选择具有相应风险防控能力和经验的研究者和临床研究机构，并对参与临床试验的相关工作人员进行系统培训。

（李　欣　陶　野）

第二节　方案设计

一、受试者选择

在受试者选择时，除了需要考虑能否实现研究的科学目的，还应慎重评估受试者的预期风险与潜在获益。

在细胞治疗产品早期临床试验阶段应充分考虑患者疾病的严重程度、疾病的不同阶段及现有治疗手段，优先选择不能从现有治疗手段中获益的患者，并尽可能减小受试者可能承担的风险。

在受试者的选择中，还应关注，如果患者将来需要通过细胞、组织或器官移植治疗该病或其他疾病，异体细胞治疗产品诱导产生的抗体可能会影响移植的成功率。

受试者选择可能会影响临床试验的风险和获益，应尽可能减少风险、提高分析结果的能力，并增加个体受试者和社会的获益。对受试者可能带来的风险和获益应在知情同意书中给予充分表述。

二、临床试验设计

1.剂量探索研究　早期临床试验的目的之一是探索细胞治疗产品的有效剂量范围。如可能，还应确定最大耐受剂量。

应基于在产品的质量控制研究和临床前研究中所获得的结果来确定细胞治疗产品给药剂量，并充分考虑产品的生物学效力。

与小分子药物不同，细胞治疗产品的首次人体临床试验起始剂量一般难以从传统的非临床药代动力学和药效学中评估确定，但其既往临床使用经验（如有）可能有助于合理地确定临床起始剂量。很多细胞治疗产品会长期存在于受试者体内或作用时间持久，所以首次人体临床试验应采用单次给药方案，只有在初步了解产品的毒性和作用持续时间之后，才可考虑重复给药。

细胞治疗产品通常采用半对数递增（$10^{0.5}$倍）的方法来制订剂量递增方案。给药剂量增幅的设定应该考虑临床前数据中与剂量变化有关的风险和活性，以及现有的任何临床数据。同时应充分考虑细胞治疗产品特有的安全风险，设定足够的给药间隔和随访时间，以观察急性和亚急性不良事件。

尽管细胞治疗产品的给药剂量可能取决于患者的个体情况，但早期临床试验所提供的剂量探索研究的证据仍然是确证性临床试验中确定给药剂量的重要依据。

2.确证性临床试验　临床有效性的确证性试验应在目标适应证人群中开展，应有足够样本量、合理的对照并选择具有临床意义的终点指标。可以使用以往经过验证或普遍认可的指标作为替代终点，该替代终点应具有临床意义，并与治疗有效性相关。如果产品的有效性依赖于需要长期维持输入细胞的生物学活性，临床试验观察时间应按照该产品的预期生物学活性设计，并应提供长期的患者随访计划。

在细胞治疗产品的确证性临床试验及上市后阶段，除一般的症状记录和常规的临床检查外，还应注意一些重要生物学过程的改变，包括免疫应答、免疫原性、感染及恶性转化等。

3.细胞治疗产品特有性质的考虑　由于细胞治疗产品的药理学活性可能起效缓慢或延迟，因此无论受试者是否接受了整个治疗方案，都应该持续监测安全性和药理学活性。对于预期具有长期活性的产品，应对患者进行随访以确定治疗产品的长期有效性并充分暴露产品相关的安全性问题。随访持续时间应能提供初步的有效性证据和该产品的活性持续时间，并应考虑该产品是否引起迟发型安全性问题等因素。

基于风险考虑，建议开展重复给药产品的临床安全性研究。确定最大安全剂量时应该考虑重复给药的可能性。如果需对细胞治疗产品进行多次（重复）给药，临床方案设计时应考虑细胞治疗产品在体内的预期存活时间及相应的功能。在细胞治疗产品的临床试验中，不良反应的频率或严重程度存在相当大的不确定性，因此，临床试验方案内容应该包括停止标准、风险评估方案，并成立独立的数据和安全监察委员会。

（李　欣　陶　野）

第三节　观察指标与安全性评估标准

一、安全性评估一般性监测指标

细胞治疗产品的安全性监测应贯穿于产品研发全过程。早期试验中，其主要目的是评价安全性。基于风险考虑，应在首例受试者安全性尽可能充分暴露后再逐例入组其他受试者。

安全性评估的一般性监测通常包括症状记录和常规的临床检查，具体的监测项目取决于多种因素，如产品的性质和作用机制、研究人群、动物研究的结果和任何相关的临床经验。除了针对预期和非预期安全性问题的一般性项目检查和监测外，还可以针对细胞治疗产品的特定预期安全性问题进行评估，如急性或迟发性输注反应、细胞因子释放综合征、自身免疫反应、移植物失功或细胞治疗产品失活、移植物抗宿主反应、伴发恶性疾病、供体传染性疾病的传播、病毒重新激活等。

二、细胞治疗产品特定预期安全性问题评估

细胞治疗产品可能需要特定的长期研究来监测特定的安全性问题，包括失效。应对长期安全性问题，如感染、免疫原性/免疫抑制和恶性转化进行评估。需要有足够的随访时间以评估其安全性。

在现阶段，对于高风险的细胞治疗产品，使用患者的随访时间应足够长，甚至终身随访。随着对细胞治疗产品认识的增加，可延长或缩短随访间隔时间。根据细胞治疗产品的生物学特性，可能需要开展特定的流行病学研究。

三、风险管理

细胞治疗产品的风险很大程度上取决于细胞的来源、类型、性质、功能、生产工艺、非细胞成分、非目的细胞群体、全生产过程中的污染和（或）交叉污染的防控，以及具体治疗途径及用途等。不同细胞治疗产品的制备及使用过程可能会给患者带来不同程度的风险。

在评估产品的整体风险时，应考虑各种因素对产品风险的影响，如细胞的来源，细胞的操作程度，细胞的增殖、分化、迁移能力，细胞体外暴露于特定培养物质的时间、细胞培养时间、细胞存活情况和细胞代次，非细胞成分的毒性作用，物理性及化学性处理或基因修饰/改造对细胞特性的改变程度，细胞和生物活性分子或结构材料组成的组合产品，激活免疫应答的能力，免疫识别的交叉反应，使用方式及对受试者的预处理，类似产品的经验或相关临床数据的可用性等多方面因素。

细胞治疗产品中的细胞来源、获取和操作过程应当符合伦理。生产者应建立"知情与保密"管理体系，一方面让供者充分了解细胞的用途和使用情况，另一方面让供者的个人信息得到充分的保护。对于制备过程中不合格及临床试验剩余的细胞治疗产品或供体细胞，必须采用妥善、合法并符合伦理和生物环境安全性相关要求的方式处理。

细胞治疗产品的生产者应建立产品可追溯的管理体系，以确保产品从供者到受者全过程的可追溯性。需列出供者—产品—受者链，或自体产品—受者链，需规范和监控生产操作过程，严格防控不同供者样品（或不同批次样品）的混淆。

在制订风险管理方案时，应阐述常规药物警戒及产品的可追溯性。同时应考虑细胞治疗产品在给药、个体化制备、特殊处理（如有效期短暂）或辅助治疗中可能带来的疗效和安全性差异。作为风险管理的一部分，应制订规范可行的标准操作规程。细胞治疗产品可能需要特定的长期研究来监测特定的安全性问题，包括失效。应对长期安全性问题，如感染、免疫原性/免疫抑制和恶性转化进行评估。需要有足够的随访时间以评价其安全性。

（李　欣　陶　野）

第四节　安全性评估报告与案例分析

以"间充质干细胞输注对糖尿病周围神经病变的影响"临床研究为例。

一、间充质干细胞介绍

间充质干细胞是一种多能干细胞，分布于骨髓、骨骼肌、骨外膜和骨小梁中。它具有自我更新和多向分化能力，可分化为多种间质组织，如骨骼、软骨、脂肪、骨髓造血组织等。在本研究中，干细胞通过骨髓活检收集，培养1个月后，用于治疗。

二、研究方法

1.受试者纳入标准　1型、2型糖尿病患者，年龄18～45岁，经临床评估证实有糖尿病性周围神经病变并未接受治疗。

2.受试者排除标准　失代偿性心脏、肾脏或肝脏疾病；妊娠相关的内分泌疾病或自身免疫疾病，使用避孕药或类固醇治疗。

3.方案设计

（1）本研究为单臂、开放、干预性研究，旨在探讨间充质干细胞输注对糖尿病周围神经病变的影响。

（2）间充质干细胞的获得：用磷酸盐缓冲液和2ml EDTA（30ml骨髓＋5ml PBS/EDTA缓冲液）按6∶1的比例稀释，在无菌条件下用聚蔗糖（Ficoll）分离间充质干细胞，以1800转/分的转速离心20min后，然后将细胞种植于间充质干细胞培养基中，加入青霉素（100U/ml）、链霉素（10mg/ml）、0.5ml两性霉素B，及10ng/ml碱性成纤维细胞生长因子（b-FGF），并在37℃、5%CO_2条件下培养。在此条件下培养3周，每周换液一次。当细胞铺满培养瓶底面80%以上时，将间充质干细胞离心并置于10ml生理盐水中，静脉注射。

（3）试验流程

1）首先对受试者进行一般性评估，并评估糖尿病并发症尤其是糖尿病神经病变，包括完整的病史和检查（如疼痛、感觉丧失、溃疡、感觉水平等）。

2）通宵禁食后抽取静脉血，测血生化、血常规。

3）测量空腹血糖水平，及餐后2h血糖水平。

4）测量C肽、糖化血红蛋白（HbA1c）。

5）用ELISA法检测碱性成纤维细胞生长因子、血管内皮生长因子（VEGF）。

6）测量ALT、AST以评价肝功能。

7）测量血清肌酐以评价肾功能。

8）眼底检查。

9）神经传导检查。

10）患者入院后，第一次访视时，在局部麻醉下抽取约90ml骨髓，密切观察，以避免过敏反应（一旦发生，采取类固醇、抗过敏治疗），如无并发症，则出院。

三、安全性评估终点

安全性终点包括以下几个：

（1）干细胞输注基线（0d）、90d后空腹血糖和餐后2h血糖水平的变化（表9-1）。

表9-1　干细胞输注后血糖平均值

分组	干细胞输注后血糖平均值（±SD，mg/dl，10例）
空腹血糖（0d）	211.30（±61.92）
空腹血糖（90d后）	145.70（±37.56）
餐后2h血糖（0d）	291.50（±106.56）
餐后2h血糖（90d后）	190.30（±56.42）

（2）干细胞输注基线（0d）和90d后糖化血红蛋白水平的变化（表9-2）。

表9-2　干细胞输注后糖化血红蛋白平均值

分组	干细胞输注后糖化血红蛋白平均值（±SD，%，10例）
0d	9.12（3.42）
90d后	7.96（1.89）

（3）不良事件：10例均未发生。

（4）严重不良事件：10例均未发生。

（5）其他不良事件：10例均未发生。

四、安全性评估结果

本方案中的干细胞输注安全耐受性好，未发生不良事件。

五、安全性评估结论

干细胞输注用于治疗糖尿病周围神经病变，具有良好的安全耐受性。但由于本研究样本量小，有一定的局限性，建议扩大样本量后再做进一步观察。

（李　欣　陶　野）

第十章

抗感染药物早期临床试验安全性评估

第一节　概　　述

19世纪，工业革命如火如荼，"面包"和"牛奶"解决了人们的温饱问题，但感染导致的死亡率却居高不下。1910年，犹太科学家Paul Ehrlich发现化合物砷矾纳明可用于治疗梅毒，由此拉开了抗感染药物发展的序幕。自20世纪40年代青霉素诞生至20世纪70年代末，抗菌药物研发取得了巨大成功，已经成为临床不可或缺的有效治疗药物，其在感染性疾病治疗和预防中广为应用，大幅度地降低了感染性疾病的病死率，然而随着抗感染药物的滥用，更多具有耐药性的变异致病微生物被陆续发现，各类不良反应也随之暴露出来，这对抗感染药物的开发提出了新的挑战。

一、抗感染药物的概念分类与临床应用

（一）抗感染药物的概念与特点

抗感染药物是指具有杀灭或抑制各种病原微生物（病毒、衣原体、支原体、立克次体、细菌、螺旋体、真菌、蠕虫等）作用的药品，包括抗生素、合成抗菌药、抗真菌药、抗病毒药等。与其他类别药物不同的是，抗感染药物作用对象为病原体而非人体，而抗感染药物又会对机体产生安全性问题，具有独特的治疗学特点，使用各类抗感染药物治疗疾病的过程中，应注意机体、病原体和药物三者之间的相互关系（图10-1）。

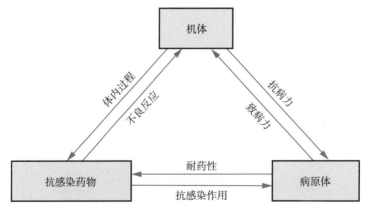

图10-1　机体、抗感染药物和病原体之间的关系

（二）抗感染药物的分类与代表药物

抗感染药物的种类有很多，包括β-内酰胺类抗生素、氨基糖苷类抗生素、大环内酯类抗生素及喹诺酮类抗菌药，常用抗病毒药物有利巴韦林、阿昔洛韦、更昔洛韦，抗真菌药物有克霉唑、酮康唑等，此外还有抗结核药物、抗寄生虫药物等。

1. 抗菌药（antibacterial agent）　指具有杀菌或抑菌活性、主要供全身应用（含口服、肌内注射、静脉注射、静脉滴注等）的各种抗生素，通常指直接来源于微生物的次级代谢产物及其化学修饰衍生物和各种全合成抗菌药。前者如β-内酰胺类、大环内酯类、氨基糖苷类、四环素类、糖（脂）肽类、利福霉素类等抗生素，后者如磺胺类药、喹诺酮类、恶唑烷酮类、硝基咪唑类、异烟肼等抗菌药。此外，尚包括本身没有或仅有微弱抗菌活性但能够显著增加其他抗菌药物活性的化合物，如β-内酰胺酶抑制剂等。

2. 抗真菌药（antifungal drug）　近10年来深部真菌感染呈增长趋势。治疗深部真菌感染的药物主要有多烯类（两性霉素B及其含脂制剂）、氟胞嘧啶、吡咯类、棘白菌素类。长期以来缺乏高效而安全的抗真菌药，近来已开发的某些品种在不同程度上降低了毒性和不良反应，对某些真菌增强了抗菌作用，如新一代三唑类、棘白菌素类抗真菌药。

3. 抗病毒药（antiviral drug）　根据其化学类型分为①核苷类似物：包括广谱抗病毒药物、抗艾滋病病毒药物和抗单纯疱疹病毒药物；②非核苷类似物：包括抗艾滋病病毒药物、抗流感病毒药，抗疱疹病毒药和抗乳头瘤病毒药，广谱抗病毒药；③生物抗病毒药：主要为天然及生物工程α干扰素、β干扰素、γ干扰素。常用的抗病毒药包括金刚烷胺、奥司他韦、利巴韦林、阿糖腺苷和干扰素等。

近10年来，由于艾滋病及其病原体（人类免疫缺陷病毒，HIV）的发现，抗病毒药物发展迅速，从分子生物学水平根据病毒增殖复制的不同环节，选择药物攻击的靶位，如病毒合成核酸和蛋白过程中的酶抑制剂、病毒吸附细胞、病毒基因组脱壳、子代病毒颗粒的装配或针对病毒独有的特性与复制中的薄弱环节，研制出不少对宿主细胞毒性相对较低的抗病毒药。但是抗病毒药通常对处于隐匿状态的病毒无效。临床治疗中由于病毒基因组的自然突变及药物的选择性压力常可出现耐药性毒株，其耐药机制目前尚未阐明。

抗病毒药的研发方向是力求确定病毒复制的专一酶，从而区分病毒和宿主细胞的功能。病毒复制的专一性可作为抗病毒药的理想目标，这类例子包括胸腺激酶（TK）、蛋白酶或针对特殊疱疹病毒的蛋白激酶。研制开发安全、有效、有高度选择性和廉价的抗病毒药是未来的发展目标。

4. 抗寄生虫药（antiparasitics drug）　可分为抗疟药、抗阿米巴病药、抗滴虫病药、抗血吸虫病药、抗丝虫病药和驱肠虫药等。代表药物包括氯喹、青蒿素、甲硝唑等。

（三）抗感染药物的临床应用

抗感染药物可用于由各种原因引起的病原微生物的局部或全身感染，可口服、肌内注射、静脉滴注。静脉滴注抗感染药物是临床上进行药物治疗的重要用药途径，因其起效快、生物利用度高、便于血药浓度控制等优点，倍受临床医生重视，并作为抢救危重患者的首选救治手段。

二、抗感染药物的安全性

抗感染药物为临床应用最为广泛的药品类别之一，其不良反应事件报告数量在我国多年以来一直居于首位，其安全性值得重点关注。2021年全国药物不良反应监测网络共收到抗感染药物不良反应/事件报告55.1万份，其中严重报告6.2万份，占11.2%。抗感染不良反应/事件报告占2021年总体报告的28.1%。

（一）涉及药品情况

2021年抗感染药物不良反应/事件报告数量排名前3位的药品类别分别是头孢菌素类、喹诺酮类、大环内酯类，严重不良反应/事件报告数量排名前3位的药品类别分别是头孢菌素类、喹诺酮类、抗结核病药。

2021年抗感染药物不良反应/事件报告中，注射剂占76.3%，口服制剂占19.8%，其他剂型占3.9%，注射剂比例偏高。严重不良反应/事件报告中，注射剂占78.6%，口服制剂占20.1%，其他剂型占1.3%。

（二）累及器官系统情况

2021年抗感染药不良反应/事件（AE）报告中，全身过敏性疾病及给药部位局部反应、免疫系统疾病、呼吸系统疾病的发生率均较高。口服制剂所导致的AE排名前5位的是胃肠系统疾病、皮肤及皮下组织类疾病、神经系统疾病、肝胆系统疾病、全身过敏性疾病及给药部位局部反应；注射剂所导致的AE排名前5位是皮肤及皮下组织类疾病、胃肠系统疾病、全身过敏性疾病及给药部位局部反应、神经系统疾病、免疫系统疾病。

抗感染药严重药品不良反应/事件（SAE）报告中，口服制剂所导致的SAE排名前4位的是皮肤及皮下组织类疾病、肝胆系统疾病、代谢及营养类疾病、胃肠系统疾病；注射剂所导致的SAE排名前4位的是皮肤及皮下组织类疾病、全身过敏性疾病及给药部位局部反应、免疫系统疾病、胃肠系统疾病。

（三）监测情况分析及安全风险提示

近年来，抗感染药物不良反应/事件报告占总体报告的比例呈现持续下降趋势，说明国家加强抗感染药物使用管理等措施取得一定实效，但其严重不良反应报告数量仍然很高，提示抗感染药物的用药风险仍需继续关注。

三、抗感染药物的早期临床试验

（一）早期临床试验的概念

近几年来，随着国家对新药研发的政策引导不断深入和企业对新药研发的投入力度逐步加大，我国的新药研发领域发展迅猛。在这样的新形势下，需要做的药物临床试验数量急剧增加，人们对临床试验的研究也更加重视，尤其是对早期临床试验研究的重视程度迅速加大。

目前国际上对药物早期临床试验定义的范畴已逐渐扩大，由过去的仅限于Ⅰ期临床试验，到现在已延伸至从0期临床试验、Ⅰ期临床试验、加强Ⅰ期试验到Ⅱa期试验的范畴。与此同时，新型生物药、大分子靶向性药物等新型药物的加入，显著改变了传统的给药途径，对传统的临床试验研究提出了新的挑战，特别是在试验设计方面，加入计算机辅助的适应性设计、定量药理学、生物标志物、微剂量的临床试验和核素标志药物试验设计等新的技术应用，使得Ⅰ期临床试验研究的内容和结果也随之发生了改变。可以预见在未来的几年中，Ⅰ期临床试验将是一个大Ⅰ期的概念，即早期临床试验，可以涵盖初步疗效评价的一部分内容，其重要性将有大幅度的提升，可以显著减少Ⅱ期临床试验的工作量，或直接进入Ⅲ期临床试验，从而极大地缩短临床试验的时间，为广大患者尽早用上疗效好的新药创造了可能。

（二）抗感染药物的临床试验

我国抗感染药物的临床试验应遵循药物研发的基本规律，遵循《药物临床试验质量管理规范》的相关要求，通过进行临床药理学研究（如耐受性、药代动力学、药物相互作用等）、探索性临床治疗研究（如探索目标适应证、给药途径、给药剂量范围、给药频次和疗程等）和确证性临床治疗研究，最终确认药物的安全性和有效性，并为药物注册、临床应用及说明书的撰写提供充分依据。

抗感染药物的临床试验不同于其他药物，在评价临床疗效的同时还需评价微生物学（细菌学、病毒学等）疗效，也包括对体内正常微生物环境的影响。同时也要注重药物在人体内的药代动力学过程，以及其对机体的不良作用，体现药物、人体和病原体之间的关系。

（李亚港　钟国平）

第二节　国际相关指南介绍

由于抗感染药物不直接对人体发挥预期治疗作用，而是通过杀死或抑制病原体起作用。因此，对于此类药物的临床评价存在诸多不同于一般药物评价的考虑，如需考虑宿主与微生物两方面的评价、微生物和宿主之间的复杂关系对结果评价的影响、耐药性问题等。为此，美国、欧盟、日本、中国等都相继颁布了抗感染药物临床试验或评价指导原则，为抗菌药物的研发提供科学的指导。本节将按照抗感染药物的作用对象与感染类型逐一介绍相关国际指南。

一、抗菌药物

（一）总指导原则

目前，国际上抗菌药物相关的总指导原则共有4部（表10-1）。

表10-1 抗菌药物评价的国际相关指南

相关指南	发布机构	发布时间
《抗菌药物临床评价指导原则》	MHLW	1998年8月
《细菌感染治疗药物评价指导原则》	EMA	2004年10月
《细菌感染的治疗药物的评估指南》	EMA	2011年11月
《抗菌药物临床试验技术指导原则》	CFDA	2015年4月

（二）呼吸系统感染药物

目前，对治疗呼吸系统细菌感染药物评价的国际相关指南共有14部（表10-2）。

表10-2 治疗呼吸系统细菌感染药物评价的国际相关指南

指导原则	发布机构	发布时间
《急性细菌性鼻窦炎抗菌药物临床研究指导原则》	FDA	1998年7月
《链球菌感染咽炎及扁桃体炎抗菌药物临床研究指导原则》	FDA	1998年7月
《医院获得性肺炎抗菌药物临床研究指导原则》	FDA	1998年7月
《伴慢性阻塞性肺病的慢性支气管炎患者急性细菌性恶化的抗菌药物临床研究指导原则》	FDA	2008年8月
《社区获得性细菌性肺炎抗菌药物临床研究指导原则》	FDA	2009年3月
《慢性阻塞性肺病患者中慢性支气管炎的急性细菌性加重：开发抗菌性治疗药物》	FDA	2012年9月
《急性细菌性鼻窦炎行业指南：开发治疗药物》	FDA	2013年10月
《肺结核：研发治疗药物》	FDA	2013年11月
《社区获得性细菌性肺炎的治疗药物开发》	FDA	2014年1月
《医院获得性细菌性肺炎和呼吸机相关性细菌性肺炎：研发治疗药物》	FDA	2014年5月
《炭疽：吸入性炭疽的预防药物进展》	FDA	2016年2月
《抗肺结核药物临床试验技术指导原则》	NMPA	2017年8月
《社区获得性细菌性肺炎抗菌药物临床试验技术指导原则》	NMPA	2020年10月
《医院获得性细菌性肺炎呼吸机相关细菌性肺炎抗菌药物临床试验技术指导原则》	NMPA	2020年12月

（三）泌尿系统感染药物

目前，治疗泌尿系统细菌感染药物评价的国际相关指南共有5部（表10-3）。

表10-3 治疗泌尿系统细菌感染药物评价的国际相关指南

指导原则	发布机构	发布时间
《单纯性尿路感染抗菌药物临床研究指导原则》	FDA	1998年7月
《复杂性尿路感染和肾盂肾炎抗菌药物临床研究指导原则》	FDA	1998年7月
《复杂性尿路感染：研发治疗药物》	FDA	2015年2月
《复杂性尿路感染抗菌药物临床试验技术指导原则》	NMPA	2020年12月
《单纯性尿路感染抗菌药物临床试验技术指导原则》	NMPA	2020年12月

（四）神经系统感染药物

目前，治疗神经系统细菌感染药物评价的国际相关指南共有2部（表10-4）。

表10-4　治疗神经系统细菌感染药物评价的国际相关指南

相关指南	发布机构	发布时间
《治疗急性细菌性脑膜炎抗菌药物研究指导原则》	FDA	1998年7月
《急性细菌性中耳炎抗菌药物临床研究指导原则》	FDA	2008年1月

（五）消化系统感染药物

目前，治疗消化系统细菌感染药物评价的国际相关指南共有4部（表10-5）。

表10-5　治疗消化系统细菌感染药物评价的国际相关指南

指导原则	发布机构	发布时间
《治疗齿龈炎药物临床研究指导原则》	FDA	2005年6月
《溃疡性结肠炎治疗药物研发的指导原则》	EMA	2008年1月
《复杂性腹腔内感染：研发治疗药物》	FDA	2015年2月
《复杂性腹腔感染抗菌药物临床实验技术指导原则》	NMPA	2021年2月

（六）生殖系统感染药物

目前，治疗生殖系统细菌感染药物评价的国际相关指南共有6部（表10-6）。

表10-6　治疗生殖系统细菌感染药物评价的国际相关指南

相关指南	发布机构	发布时间
《单纯性淋病抗菌药物临床研究指导原则》	FDA	1998年7月
《细菌性阴道病抗菌药物临床研究指导原则》	FDA	1998年7月
《急性或慢性细菌性前列腺炎抗菌药物临床研究指导原则》	FDA	1998年7月
《念珠菌感染性外阴阴道炎抗菌药物临床研究指导原则》	FDA	1998年7月
《非复杂性淋病：研发治疗药物》	FDA	2014年6月
《外阴阴道念珠菌病：治疗药物的研发》	FDA	2016年7月

（七）皮肤感染药物

目前，治疗皮肤细菌感染药物评价的国际相关指南共有3部（表10-7）。

表 10-7 治疗皮肤细菌感染药物评价的国际相关指南

指导原则	发布机构	发布时间
《单纯和复杂性皮肤感染抗菌药物临床研究指导原则》	FDA	1998年7月
《急性细菌性皮肤和皮肤结构感染：研发治疗药物》	FDA	2012年10月
《急性细菌性皮肤和皮肤结构感染：抗菌药物临床试验技术指导原则》	NMPA	2020年10月

（八）全身感染药物

目前，治疗全身细菌感染药物评价的国际相关指南共有2部（表10-8）。

表 10-8 治疗全身细菌感染药物评价的国际相关指南

相关指南	发布机构	发布时间
《导管相关性血行感染抗菌药物临床研究指导原则》	FDA	1999年10月
《败血症治疗药物的临床研究指导原则》	EMA	2006年11月

二、抗真菌药物

目前，治疗真菌感染药物评价的国际相关指南共有2部（表10-9）。

表 10-9 治疗真菌感染药物评价的国际相关指南

指导原则	发布机构	发布时间
《抗侵袭性真菌感染药物临床评价的考虑要点》	EMA	2003年5月
《注射用两性霉素B脂质体生物等效性研究技术指导原则》	NMPA	2022年11月

三、抗病毒药物

目前，治疗病毒感染药物评价的国际相关指南共有26部（表10-10）。

表 10-10 治疗病毒感染药物评价的国际相关指南

指导原则	发布机构	发布时间
《慢性乙型肝炎治疗药物的临床评价》	EMA	2006年2月
《HIV感染治疗药物临床开发指导原则》	EMA	2008年11月
《流感药物临床研究指导原则》	FDA	2009年2月
《慢性丙型肝炎的抗病毒药物临床评价指导原则》	EMA	2009年11月
《治疗慢性丙型肝炎药物的临床疗效评价》	EMA	2011年1月
《流感：开发治疗和（或）预防用药物》	FDA	2011年4月
《预防和（或）治疗流感药物临床研究指导原则》	NMPA	2012年5月

续表

指导原则	发布机构	发布时间
《含有干扰素β的类生物制剂产品》	EMA	2013年2月
《治疗艾滋病毒感染药物的临床开发》	EMA	2013年9月
《阴道灭毒剂：研发预防HIV感染的药物》	FDA	2014年11月
《人免疫缺陷病毒-1感染：开发抗逆转录病毒治疗药物》	FDA	2015年11月
《慢性丙型肝炎病毒感染：研发用于治疗的直接作用抗病毒药物》	FDA	2016年5月
《慢性乙型肝炎抗病毒治疗药物临床试验技术指导原则》	NMPA	2018年2月
《新型冠状病毒预防用疫苗临床评价指导原则（试行）》	NMPA	2020年8月
《新型冠状病毒预防用疫苗临床研究技术指导原则（试行）》	NMPA	2020年8月
《新型冠状病毒预防用mRNA疫苗药学研究技术指导原则（试行）》	NMPA	2020年8月
《抗肺结核药物临床试验技术指导原则》	NMPA	2020年12月
《恩替卡韦片生物等效性研究技术指导原则》	NMPA	2021年1月
《流行性感冒治疗和预防药物临床试验技术指导原则》	NMPA	2021年2月
《溶瘤病毒类药物临床试验设计指导原则（试行）》	NMPA	2021年2月
《抗HIV感染药物临床试验技术指导原则》	NMPA	2021年10月
《慢性丙型病毒性肝炎直接抗病毒药物临床试验技术指导原则》	NMPA	2022年1月
《抗狂犬病病毒单克隆抗体新药临床试验技术指导原则》	NMPA	2022年1月
《新型冠状病毒肺炎抗病毒新药临床试验技术指导原则（试行）》	NMPA	2022年2月
《人用狂犬病疫苗临床研究技术指导原则（试行）》	NMPA	2022年2月
《溶瘤病毒产品药学研究与评价技术指导原则（试行）》	NMPA	2023年2月

四、抗寄生虫药物

目前，治疗寄生虫感染药物评价的国际相关指南共有2部（表10-11）。

表10-11　治疗寄生虫感染药物评价的国际相关指南

相关指南	发布机构	发布时间
《预防和治疗疟疾的药物临床研究指导原则》	FDA	2007年6月
《头虱感染：局部治疗药物的研发》	FDA	2016年10月

（李亚港　钟国平）

第三节　安全性评估标准

2016年6月1日，CFDA发布了最新制定的《药物临床试验的生物统计学指导原则》，当日起执行。2016年7月29日CFDA发布了《药物临床试验数据管理与统计分析的计划和报告指导原则》，以加强临床试验数据管理，提高统计学专业审评的效率和质量。其中，针对药品安全性的分析内容主要包括不良事件、不良反应、严重不良事件和重要不良事件等。

一、安全性评估的主要内容

（一）不良事件

1.不良事件总结表。

2.不良事件发生的例数、例次的频率表、严重程度表、相关程度表。

3.不良反应发生的例数、例次的频率表、严重程度表。

4.不良事件清单、不良反应清单、导致脱落的不良事件清单、重要不良事件清单、严重不良事件清单。

5.不良事件率、不良反应率等的组间比较的P值或置信区间。

（二）生命体征、实验室检查数据

1.生命体征、实验室指标的描述性分析及比较。

2.治疗前后实验室指标临床意义变化的交叉表。

3.治疗前正常、治疗后异常及治疗前异常、治疗后加重的情况，以及清单。

4.绘制统计图描述各项生命体征的动态变化趋势。

5.绘制实验室检查指标治疗前、后数值的散点图。

（三）暴露情况

1.研究时间、治疗时间、终末剂量的统计描述与组间比较。

2.比较两组或多组的依从性。

二、不良事件的观察记录与评价

（一）指标异常的判定

对于实验室指标的异常，临床上通常将大于正常值上限的120%定义为具有临床意义（clinical significance，CS）的异常，而将大于正常值上限，但小于120%定义为无临床意义（none clinical significance，NCS）的异常。对于判定为具有临床意义的异常值，需要持续随访至指标正常或小于正常值上限的120%。

（二）严重程度的评价

采用药物不良反应CTCAE评价标准，对于表中未列出的不良事件，可参照下列标准。

1.轻度   不影响受试者的正常功能。

2.中度   一定程度上影响受试者的正常功能。

3.重度   明显影响受试者的正常功能。

（三）与药物相关性的评估

不良事件和不良反应的因果关系评分法见表10-12。

1.很可能相关（必须包括前三项）　这一类适用于那些被高度确认为与试验药物相关的不良事件。

（1）它符合合理的用药时间顺序。

（2）不能被当时受试者的已知临床疾患的症状体征、环境或毒性因素，或受试者接受治疗的其他方式来合理地解释。

（3）不良事件随着停药或减少剂量而消失或减轻（有一个重要的例外，当不良事件在停药时不消失，而药物相关性仍明确存在，如骨髓抑制、迟发的运动障碍）。

（4）符合已知的对可疑药物反应的形式。

（5）再用药后不良事件再次出现。

2.可能相关（必须包括前两项）　这一类适用于那些与试验药物的使用不太相关，又不能肯定地排除的不良事件。一个不良反应被认为属于"可能"，则包括下述几种情况。

（1）符合合理的用药时间顺序。

（2）可能产生于受试者的临床疾患、环境或毒性因素，或受试者接受治疗的其他方式。

（3）符合已知的对可疑药物反应的形式。

3.可能无关（必须包括前两项）　大体上，这一类适用于符合下列标准的不良事件。

（1）不良事件的发生时间不在药物作用时间内。

（2）不良事件可能与受试者的基础疾病、环境等其他因素有关。

（3）不符合已知的对可疑药物反应的形式。

（4）再用药时不良事件未再出现或加重。

4.无关　这一类适用于那些被判断为明显无疑地由其他因素（疾病、环境及其他）引起，而且不符合关于可能无关、可能相关或很可能相关所列出的药物关系的标准的不良事件。

表10-12　不良事件和不良反应的因果关系评分法

关系	肯定有关	很可能有关	可能有关	可能无关	无关
开始用药时间和不良事件出现的时间有无合理的先后关系	+	+	+	+	-
所怀疑的不良事件是否符合该药物已知的不良反应类型	+	+	+	-	-
所怀疑的不良事件是否可用合并用药的作用、患者的临床状态或其他疗法的影响来解释	-	-	±	±	+
停药或减量后，不良事件是否消失或减轻	+	+	±	±	-
再次接触可疑药品是否再次出现同样的反应	+	?	?	?	-

"+".肯定；"-".否定；"±".难以肯定或否定；"?".情况不明；不良反应是指肯定有关、很可能有关、可能有关的不良事件

三、安全性评估的方法

通常，临床安全性评估包括以下 4 个方面：①评价安全性数据的充分性，并指出数据的局限性，如相关剂量下的暴露程度是否充分等；②识别哪些是药物重要安全性问题的严重不良事件；③确定并评估与药物使用具有因果关系的常见（通常是属于非严重的）不良事件的发生率；④确定未解决的安全性问题，从而在批准上市前予以注意或应当在上市后进行评估，如缺乏高危人群的数据等。

此外，还需要确定的其他方面问题包括：确定预期会发生不良反应的因素，包括患者相关的因素（如年龄、性别、种族、人种、目标疾病、肾或肝功能异常、共存疾病、基因特征、代谢状态、环境等）和药物相关的因素（如剂量、血浆浓度、暴露持续时间、合并用药）。如果可能，确定避免发生不良反应的方法（如给药、监测）和在不良反应发作时可采取的治疗方法。对于待批准的药物，还需要对风险信息给予综合性评价，以支持在标签说明书中对风险信息的综述。临床安全性审评过程中还需要确认的两个问题：一是确认和评估临床试验/研究报告的不良事件重要性；二是申请人对安全性评估的充分性。

（一）安全性评估的充分性

审评应当从以下多个方面考虑新药的总体临床经验和临床安全性评估的充分性：暴露药物的受试者数量是否充分，包括不同人口统计学子集数量和具有相关风险因子的人群数量是否充分。暴露剂量和持续时间是否足以评估在预计适应证应用中的安全性。从临床试验中剔除的受试者是否限制了安全性评估的相关性（如糖尿病患者、75 岁以上患者、近期曾发生过心肌梗死的患者、肾功能或肝功能受损患者、正进行其他治疗的患者）。对剂量应答的探索：用药剂量和持续时间方面的经验。在暴露受试者中是否进行了全部或部分合适的检查？如对于人群暴露情况，需要提供所有 Ⅱ 期至 Ⅲ 期数据库中试验药、活性对照药和安慰剂的人–时间暴露数据。将剂量和持续时间信息结合起来提供受试者暴露的信息是一个有效的方法。提供各个剂量或各个持续时间的受试者暴露数量可采用平均值、中位值、最大值，采用直方图或其他图形显示。

1. 临床试验设计（如开放性、活性药物对照、安慰剂对照）是否足以回答关键性问题　同一药物分类中相似药物的潜在不良事件评价，如对于抗心律失常药作用，应评价其致心律失常的潜在影响。审评员应对申请人努力检测特殊不良事件的充分性加以讨论，这些不良事件通常会导致严重的安全性问题。

2. 是否进行了必需的且适当的动物实验，对临床前数据显示的问题是否进行了评估　如临床前数据显示试验药物会使心脏 QT 间期延长，需进行充分的动物实验，明确其机制及影响。

3. 对药物代谢方面是否进行了充分的检查　掌握药物如何代谢、转运和排泄的知识，这对预计排泄或代谢功能受损患者中的安全性问题和由药物与药物之间相互作用所导致的问题非常重要。

4. 是否按照现行指导原则进行了适当的药物相互作用研究　药物相互作用评估为现代药物开发项目中的一个重要组成部分，应同时评价药物作为相互作用底物（干扰或增强清除作用）和作为其他药物清除作用的诱导剂或抑制剂的作用。审评员应对申请人实施的体外和体内研究的充分性给予评论，包括负责清除药物的酶代谢途径和对这些途径的抑制作用，特别是细胞色素P450（CYP450）酶和转运蛋白（如P糖蛋白）；药物对CYP450酶和（或）转运蛋白的影响（抑制或诱导），药物对模型化合物药代动力学的影响；药物与药物相互作用的潜在重大安全性后果。

5.所提供数据的质量和完整性　在明确支持安全性评估的研究/临床试验和全部数据范围的基础上，评估现有临床经验是否可充分评价新药的安全性。并确定需要申请人说明的特殊关注问题。

（二）安全性评估的探索性分析

探索性分析指Ⅱ期和Ⅲ期临床试验是为了检验有效性终点而不是安全性终点进行统计学设计。因此，对于不良事件发生率，通常很难使用传统统计学的显著性水平进行评估。探索性分析（如子集分析）可以作为安全性评估中的一项基本方法，通过对不良事件发生率进行描述和对不良事件进行广泛筛选，有可能发现新药的常见不良反应特征，并鉴别出与使用药物有关的不常见且比较严重的不良反应。

1.不良反应发生率　通过汇总数据与单个研究/临床试验数据进行比较来评估和比较不良事件发生率。最好是将设计相似的临床试验获得的数据进行汇总，设计相似是指用药剂量、持续时间、对照选择、确证方法和人群等相似。汇总数据时，对于多个临床试验的不良事件和暴露人群数，通常分别进行简单相加，或可使用其他加权法。汇总数据可提供较大的数据库，进行药物与人口统计学或药物与疾病之间的相互作用分析。对于特殊不良事件，如果汇总数据中各研究/临床试验发生率之间存在重大差异，很可能导致汇总分析不具有意义。若将几个临床试验数据汇总后，得到低光毒性的结果，但对单个临床试验结果的审查中，却发现有一项用于门诊患者的临床试验出现了很强的光毒性，恰为最有临床意义的数据，因为它是唯一一项与预期使用条件相关的临床试验。

2.罕见不良事件　药物相关性评价是指对于相对常见不良事件，可比较临床试验药物组与安慰剂组（或其他对照组）之间不良事件的发生率。而对于罕见不良事件，预计在临床试验数据库中的发生率为零。因此，即使少数病例（有时甚至只有1例）在预期不会发生的情况下发生了危及生命的罕见事件，但仍然能够说明该药物具有严重的安全性问题。对死亡或因任何不良事件提前退出研究/临床试验的所有受试者病例，应进行严格审查，并对事件与药物的相关性进行讨论。此外，合理的替代指标可为判断提供一定的帮助。如在心电图中发生的显著QT间期延长可预测尖端扭转型室性心动过速事件；视野缺损可预测不可逆性周边视野损失。申请人提供的药物相关不良事件的分析，通常具有局限性。应当区分开审评与申请人的分析结果和结论，应避免直接从申报资料中剪切和粘贴资料放入审评文件中。

3.个例评估　个体病例审评包括4种情况：发生死亡、严重不良事件、因不良事件而退出研究，以及失访的受试者的个体病例。审评需要关注这些事件是否已被编码为正确的首选术语，事件是否存在除所申请药物以外的其他可能的解释。如果一个不良事件没有药物之外其他可能的原因，就要考虑可能与药物有关。药物再激发试验的结果是帮助进行药物与不良事件的因果关系分析的重要信息。

4.严重不良事件 严重不良事件的评估有两种情况，一是可明确被判定为治疗后果或至少是可能的治疗后果的不良事件，因为其在研究人群中是不常见的；二是不能轻易地归因于使用药物所导致的严重事件，因为这些事件即使在没有使用药物的情况下也可能发生，如老年人群中的心脏病、脑卒中的发生。

5.药理学信息 药理学资料或药理学相关药物的安全性信息可能会对识别重要的安全性问题提供一定的帮助。某一类药物的既往用药经验可能会导致重点关注某些特殊的实验室或临床异常，如他汀类降脂药引起的肌肉异常或肝异常。

6.特殊的安全性评估 当考虑某一个或某一类药物有特别的安全性担忧或可能具有特殊的安全性优势，可进行对照的安全性临床试验。

四、安全性的统计分析与报告

（一）统计分析方法

安全性分析的资料主要来源于受试者的主诉、症状、体征及实验室检查结果等，所有的安全性指标在分析中都需要高度重视，应考虑对不良事件采用统一的编码词典进行编码。对于安全性数据的分析，需说明所采用的统计学分析方法。

对不良事件的分析，应按事件发生的频数、频次和发生率描述，必要时进行组间发生率的比较。分析计划中需说明各种不良事件/反应的分类和汇总方式，以及所采用的具体不良事件编码词典名称及其版本号。

（二）安全性评估报告

安全性分析应按统计分析计划给出统计分析结果。需要分类汇总各种不良事件/反应，包括一般的和严重不良事件/反应、重要不良事件、导致脱落的不良事件/反应的发生率、严重程度及可能进行的组间比较。并列表描述每位受试者每项不良事件/不良反应发生的详细情况，包括不良事件/反应的类型、严重程度、发生和持续时间、结局，以及与试验药物、药物剂量的关系等。

对实验室指标的比较和评价，主要关注治疗前正常而治疗后异常的受试者，以及治疗前异常但在治疗后加重的受试者，需列表描述上述两种情况。生命体征、心电图、体格检查，以及其他安全性相关指标的分析与实验室检查指标的分析类似。必要时，进行实验室指标前后变化及组间比较。

五、安全性评估的结果

临床安全性审评结果包括安全性总结、主要安全性结果、支持性安全性结果、其他安全性考虑、附加的安全性问题、安全性结论等。

1.安全性总结 对安全性结果的综合讨论，包括主要重要安全性问题和关键问题。总结应当包含以下内容：对暴露充分性的讨论和重要安全性问题列表。

2.主要安全性结果 包括死亡、非致命性严重不良事件、退出和（或）停药、重要不良事件、指定提交的主要安全性问题。这些是法规要求的、相关指南关注的，和（或）可能对批准药物的能力具有显著影响或导致警告、注意事项或其他重大说明书改变的特殊重大安全性结果。此外，指定提交的主要安全性问题是指与药物有关的特殊安全性问题，如肝毒性/药物性肝损伤，其既不符合严重不良事件的法规定义，也不符合ICH的其他重要不良事件标准。

3.支持性安全性结果 包含常见不良事件、实验室检查结果、生命体征、心电图、特殊安全性研究/临床试验及免疫原性。例如，药物对QT间期影响的临床试验，就是特殊安全性研究/临床试验。

4.其他安全性考虑 临床审评应考虑到可能影响药物安全性特征的因素。通常包括不良事件的剂量依赖性、不良事件的时间依赖性、药物-人口统计学相互作用、药物-疾病相互作用和药物-药物相互作用。

5.附加的安全性问题 包括人体致癌性、人体生殖和妊娠数据、儿科用药和对生长发育影响的评价、药物过量、药物滥用潜力、撤药和反弹。

6.安全性结论 是对新药安全性信息充分性的总体评价，包括现有数据的局限性、是否需要补充信息或补充临床试验、是否需要特殊的风险控制措施等。

（李亚港　钟国平）

第四节 安全性评估报告与案例分析

一、安全性评估报告的结构与内容

ICH建议可从3个方面考虑安全性相关数据的分析。首先，应考察暴露程度（剂量、持续时间、患者数目）以确定在研究中安全性的评估程度。其次，应确定较常见的不良事件、实验室检查值变化等，采用合理的方式分类，与治疗组进行比较，并根据情况分析可能影响不良反应/事件出现频率的因素（如时间依赖性、与人口统计学特征的关系、与剂量或药物浓度的关系等）。最后，应确定严重不良事件和其他重要不良事件，通常通过对由于不良事件（无论是否与药物相关）而提前退出研究或死亡的患者进行密切检查。

ICH《临床安全性数据管理：快速报告的定义和标准》指南对严重不良事件的定义如下："严重不良事件"（经历）或反应是指在任何剂量水平下的不良医学事件，导致死亡、危及生命、需要住院或延长住院时间，导致持续或重大残疾/失能，或先天畸形/出生缺陷。

就本指南而言，"其他重大不良事件"是指显著的血液学和其他实验室检查异常，以及导致干预（包括退出药物治疗、降低剂量或重要的其他伴随治疗）的任何不良事件。

在下文中，三类分析和展示称为：①汇总数据，通常使用表格和图示在报告主体中提供；②个例患者数据列表；③特别关注事件的叙述声明。

在所有列表和分析中，应提供与试验药物和对照治疗相关的事件。

（一）暴露程度

应按照暴露患者数目、暴露持续时间和暴露剂量描述试验药品/研究性产品（包括阳性对照药物和安慰剂）的暴露程度。

1.持续时间　以中位值或平均值表示所有剂量的暴露持续时间，但描述满足特定暴露时间的患者数目也有所帮助。例如，1d或更短，2d至1周，1周以上至1个月，1～6个月等。同时也应按照年龄、性别、种族亚组及任何其他相关亚组，如疾病（如果显示超过1种）、疾病严重程度、并存疾病等，将暴露于试验药品/研究性产品不同时间的患者数量进行细分。

2.剂量　应提供所用剂量的平均值或中位值，以及处在特定日剂量暴露水平的患者数目；采用的日剂量水平可以是每位患者的最大剂量、每位患者暴露时间最长的剂量或平均日剂量。一般提供剂量-持续时间的复合信息通常是有用的，如特定时间（如至少1个月）内暴露于最常用剂量、最高剂量和最大推荐剂量等的患者数目。部分情况下，累积剂量可能比较适宜。提供的剂量可以是实际日剂量，或mg/kg，或mg/m^2（如适用）。不同剂量下暴露的患者数量应按年龄、性别、种族亚组及任何其他适宜亚组进行分类。

3.药物浓度　如可获得，药物浓度数据（如事件发生时的浓度、最大血浆浓度、曲线下面积）可有助于在个例患者中与不良事件或实验室检查变化相关联。

一般认为安全性分析中纳入了所有至少接受一次治疗给药的入选患者；如果不是，应提供解释说明。

（二）不良事件

1.不良事件概要　应简要描述研究中出现的总体不良事件，并在其后附以更详细的列表和分析。在这些列表和分析中，与试验药物和对照治疗相关的事件都应被列出。

2.不良事件的列出　应在汇总表内列出所有在研究治疗开始后发生的不良事件（包括可能与潜在疾病相关的事件或可能代表伴随疾病的事件，除非与监管机构预先达成协议，仅考虑与疾病相关的特定事件）。列表应包括生命体征的变化，以及任何视为严重不良事件的实验室结果变化或其他重要不良事件。

多数情况下，在"治疗中出现的急性体征和症状"（TESS；在基线未见及基线存在但加重的体征和症状）的此类表中确定也有所帮助。

列表应列出每例不良事件、各治疗组中发生事件的患者数目及发生率。如果治疗为周期性（如癌症化疗），也可单独列出各周期的结果。应按身体系统对不良事件进行分类。如果使用了规定的严重程度分类（如轻度、中度、重度），也可将各事件按此进行分类。列表也可将不良事件分为"视为至少与药物使用可能相关"和"视为不相关"的事件，或使用其他因果关系方案（如无关或可能、很可能或肯定相关）。即使使用了此类因果关系评估，列表也应纳入全部不良事件，无论是否视为与药物相关，包括认为代表并发疾病的事件。对研究或总体安全性数据库的后续分析有助于区分被视为或未被视为与药物相关的不良事件。因此，可在这些列表中分析和评估数据，确定每位患者和每例不良事件的对应关系很重要。此类列表示例见表10-13。

除这些完整列表外，应在报告正文中提供不含有患者标识编码的，对比治疗和对照组中相对常见不良事件（如治疗组中发生率至少为1%的事件）的额外汇总列表。

在列出不良事件时，需要列出研究者使用的原始术语，并尝试将相关事件分组（即可能代表相同现象的事件），以免掩盖真实的发生率。方法之一是采用标准不良反应/事件词典（表10-13）。

表10-13　ICH建议的不良事件列表示例（治疗组，$n=50$）

	轻度		中度		重度		合计		总计
	相关	无关	相关	无关	相关	无关	相关	无关	
身体系统A	6（12%）	2（4%）	3（6%）	1（2%）	3（6%）	1（2%）	12（24%）	4（8%）	
事件1	N11	N21	N31	N41	N51	N61			
	N12	N22	N32	N52					
	N13	N33	N53						
	N14								
	N15								
	N16								
事件2									

N.患者标识编码

　　3.不良事件分析　应利用研究报告中描述的不良事件发生率基本信息，比较治疗组和对照组之间的发生率。在该分析中结合事件严重程度分类和因果关系分类，可能有助于进行相对简单的治疗组间比较。此外，尽管通常最好在安全性的综合分析中进行比较，但如果研究规模和设计允许，应该分析可能与药物相关的更常见不良事件与剂量之间的关系、与mg/kg或mg/m² 给药剂量之间的关系、与给药方案之间的关系、与治疗持续时间之间的关系、与总剂量之间的关系、与人口统计学特征（如年龄、性别、种族）之间的关系、与其他基线特征如肾功能之间的关系、与疗效结局及药物浓度之间的关系。考察不良事件的发生时间和持续时间也有助于分析。研究结果或试验药品/研究性产品的药理学特征可能提示需要其他额外分析。

　　这并不意味着要将每一例不良事件纳入严格的统计学评估。数据的初次展示和分析可能表明其与人口统计学或其他基线特征不存在显著关系。如果研究规模较小且事件数目相对较少，只比较治疗组和对照组可能就足够了。

　　在某些情况下，生命表或类似分析所提供的信息可能比报告粗略的不良事件发生率更多。当治疗为周期性时，如抗癌化疗，单独分析每个治疗周期的结果也可能有助于判断。

　　4.各患者不良事件列表　应列出每名患者的全部不良事件，包括多次发生的相同事件，列出首选术语和各研究者使用的原始术语。列表应按研究者和治疗组列出，并应包括如下信息。

　　·患者标识码。

　　·年龄、种族、性别、体重（身高，如相关）。

　　·CRF的位置（如提供）。

　　·不良事件（首选术语，报告术语）。

· 不良事件的持续时间。

· 严重程度（如轻度、中度、重度）。

· 严重性（严重/不严重）。

· 采取措施（无、降低剂量、终止治疗、设定特殊治疗等）。

· 结局（如CIOMS格式）。

· 因果关系评估（如相关/不相关）。应在表内或其他地方描述如何确定因果关系。

· 起始日期或发现事件的临床访视日期。

· 不良事件的发生时间与试验药品/研究性产品最后一次给药（如适用）的时间关系。

· 事件发生时的研究治疗，或最近实施的研究治疗。

· 事件发生时试验药品/研究性产品剂量的绝对数（mg/kg或mg/m^2）。

· 药物浓度（如已知）。

· 试验药品/研究性产品治疗的持续时间。

· 研究期间的伴随治疗。

应在列表开端或最好在每页清楚地列出任何缩略语和编码释义。

（三）死亡、其他严重不良事件和其他重要不良事件

1. 死亡、其他严重不良事件和其他重要不良事件列表　应提供下列事件的列表，或针对下列事件提供上述各患者不良事件列表中所要求的相同信息。

（1）死亡：应列出各患者研究期间（包括治疗后随访期）的所有死亡，以及由研究期间开始的程序所致的死亡。

（2）其他严重不良事件：应列出所有严重不良事件（除死亡外，但包括时间上与死亡相关或死亡之前的严重不良事件）。列表应包括被视为严重不良事件的实验室检查异常、异常生命体征和异常体格观察结果。

（3）其他重要不良事件：应列出显著血液学和其他实验室检查异常（除符合严重定义的异常外），以及任何导致干预的事件，包括停止试验药品/研究性产品治疗、降低剂量或重要的其他伴随治疗，报告为严重不良事件的除外。

2. 死亡、其他严重不良事件和某些其他重要不良事件的叙述　应简要描述每例死亡事件、每例其他严重不良事件，以及其他经判断需特殊关注的重要不良事件（由于临床重要性）。根据这些事件的数量，可以将其放在报告正文中或汇总表中。可删减或简略描述与试验药品/研究性产品明确无关的事件。

通常，叙述中应描述下列内容：应简要描述每例死亡事件、每例其他严重不良事件，以及其他经判断需特殊关注的重要不良事件（由于临床重要性）。根据这些事件的数量，可以将其放在报告正文中或汇总表中，可删减或简略描述与试验药品/研究性产品明确无关的事件。此外，应纳入下列信息。

· 患者识别码。

· 患者的年龄和性别；患者的基本临床情况（如适用）。

· 治疗的疾病（如果所有患者相同，则不需要），疾病的持续时间（现有疾病）。

· 相关伴随/既往疾病，含发作/持续时间的详细信息。

·相关伴随/既往用药，含给药剂量的详细信息。

·给予的试验药品/研究性产品、药物剂量（如果患者间剂量不同）及给药时长。

3.死亡及其他严重不良事件的分析和讨论　为了明确试验药物的安全性，应对死亡及其他严重不良事件进行详细的分析，特别应关注非预期的不良反应。

（四）临床实验室评估

1.各患者的个例实验室测量值列表和各异常实验室值　应根据监管部门要求，以表格的形式列出所有安全性相关的实验室检查结果，一般格式如表10-14，每行代表受试者进行一次访视的实验室检查结果，每列应包括人口统计学数据、药物剂量数据和实验室检查结果。由于一个表内是无法列出所有检查结果的，故应进行符合逻辑的分组（如血液学检查、肝化学、电解质、尿液分析等），并应通过下划线、加括号、加粗等方式标出异常值。

表10-14　ICH建议的实验室测量值列表

患者	时间	年龄	性别	种族	体重	剂量	SGOT	SGPT	AP.....X
#1	T0	70	M	W	70kg	400mg	V1	V5	V9
	T1						V2	V6	V10
	T2						V3	V7	V11
	T3						V4	V8	V12
#2	T10	65	F	B	50kg	300mg	V13	V16	V19
	T21						V14	V17	V20
	T32						V15	V18	V21

V*n*.检查值

针对所有监管部门，应使用上述格式按患者列出全部异常实验室值。对于需特别关注的实验室异常（具有潜在临床重要性的异常实验室值），提供额外数据（如异常值前后的正常值和相关实验室检查的数值）也有所帮助。在一些情况下，最好通过进一步分析排除某些异常值。如一些检查（如尿酸或电解质）的单次、非重复、微小异常或一些检查（如转氨酶、碱性磷酸酶、BUN等）的偶尔偏低可能被视为临床无意义并排除。但是此类决定应当明确说明，而且提供的完整数值列表（或根据要求提供）并标注每一个异常值。

2.各实验室参数的评价　实验室检查值的必要评价必须在一定程度上根据观察到的结果来决定，但通常应提供下列分析。对于每一项分析，如适用且与研究规模一致，应将治疗组和对照组进行比较。此外，应提供每一项分析的正常实验室范围。

（1）随时间变化的实验室数值：对于研究过程中（如每次访视）每次测量的各项参数，应描述下列内容，平均值和中位值、数值范围，以及具有异常值的患者数量或某些特定程度的异常值（如正常上限值的2倍、上限值的5倍，应解释选择的理由）的患者数量。可使用图示。

（2）个例患者变化：应按治疗组提供个例患者的变化分析。可使用多种方法，如下所述。

1）"变化表"：这些表显示在基线和选定时间内具有偏低值、正常值或偏高值的患者数目。

2）在选定时间内，参数变化达到预先规定值的患者数目或比例列表。如对于BUN，变化超过10mg/dl应标注。对于此类参数，应提供一次或以上访视中变化低于或超过此数值的患者数目，通常根据基线BUN（正常或升高）单独对患者分组。这种展示方式与常规的变化表相比，可能的优势是可发现一定幅度的变化，即使最终数值无异常。

3）作图比较每位患者实验室测量结果的初始值和治疗期间的数值，将初始值设为点的横坐标，后续数值设为点的纵坐标。如果未发生变化，代表每位患者的点将位于45°线上。升高变化显示为45°线上方的点。由于这种展示方法通常仅显示单一治疗的单个时间点，对结果进行解释时需要治疗组和对照组的一系列时间序列图谱。另外，这种展示方式可显示基线值和最极端的治疗期间数值。此类展示方式易于发现离群值（标注离群值的患者标识码比较有用）。

（3）个例临床重要异常值：应讨论临床重要变化（由申请人定义）。如患者的实验室检查异常被视为严重不良事件或在某些情况下被视为其他重要不良事件，则应对上述每位患者进行描述。当使用毒性等级表（如WHO、NCI相关等级表）时，无论严重性如何，都应对严重的变化进行讨论。对于各项参数，应提供临床重要变化的分析，以及由于实验室检查而终止研究的摘要。应评估变化的显著性及与治疗之间的可能关系，如分析此类特征与剂量之间的关系、与药物浓度之间的关系、持续治疗后消失、阳性去激发试验、阳性再激发试验及伴随治疗的性质。

（五）生命体征、体格检查发现和其他安全性相关观察结果

应分析生命体征、体格检查发现和其他安全性相关观察结果，并采用与实验室检查值变化相似的方式列出。如果有证据显示药物作用，应确定任何剂量–效应、药物浓度–效应关系或与患者变量（如疾病、人口统计学、伴随治疗）的关系，并描述观察结果的临床相关性。应特别关注未按疗效变量评估的变化及视为不良事件的变化。

（六）安全性结论

应审核试验药品/研究性产品的总体安全性评估，特别注意导致剂量变化或需要伴随用药的事件、严重不良事件、导致退出及死亡的事件。应确定风险升高的所有患者或患者分组，特别注意数量较少的潜在弱势患者，如儿童、妊娠期妇女、体弱老年人、药物代谢和排泄方面存在明显异常的人群等。应描述安全性评估对药物的可能使用所产生的影响。

二、安全性统计分析结果模板

（一）安全性小结和结论

应对受试者的生命体征、用药情况、不良事件的发生情况、实验室检查结果、心电

图等进行总结与提炼。

（二）受试者用药与暴露的程度

描述受试者在研究期间的用药持续时间与暴露量，如果有必要，可以分性别、分阶段（如化疗周期）进行描述。表格参考格式见表10-15。

表10-15　受试者用药与暴露的程度

	指标	试验组	对照组	合计	统计量	P值
分类变量	类1					
	类2					
	合计					
连续变量	N（样本量）					
	平均数（SD）					
	中位数（Q_1，Q_3）					
	最小值，最大值					

（三）不良事件

分组描述不良事件/反应、严重不良事件/反应、导致脱落的不良事件/反应的发生例数与发生率。

根据严重程度、暴露剂量等因素，对不良反应进行分类。表格参考格式见下（表10-16～表10-19）。

表10-16　不良事件总结

	试验组			对照组			P值
	例次	例数	发生率	例次	例数	发生率	
不良事件							
不良反应							
严重不良事件							
严重不良反应							
重要不良事件							
导致脱落的不良事件							
导致脱落的不良反应							

表10-17 各系统不良事件发生情况

	试验组			对照组		
	例次	例数	发生率	例次	例数	发生率
合计						
SOC1						
PT1						
PT2						
SOC2						
...						

表10-18 各系统不同严重程度不良事件发生情况

	试验组									对照组								
	轻			中			重			轻			中			重		
	例次	例数	发生率	例次	例数	发生率	例次	例数	发生率	例次	例数	发生率	例次	例数	发生率	例次	例数	发生率
合计																		
SOC1																		
PT1																		
PT2																		
SOC2																		
...																		

表10-19 各系统不同暴露量不良反应发生情况

	试验组									对照组								
	暴露量1			暴露量2			...			暴露量1			暴露量2			...		
	例次	例数	发生率	例次	例数	发生率	例次	例数	发生率	例次	例数	发生率	例次	例数	发生率	例次	例数	发生率
合计																		
SOC1																		
PT1																		
PT2																		
SOC2																		
...																		

（四）临床实验室检查

采用前后交叉表的方式描述实验室检查结果，表格参考格式见表10-20。

表10-20　临床实验室检查前后交叉表

组别	治疗前	治疗后				合计
		正常	异常无临床意义	异常有临床意义	未查	
试验组	正常					
	异常无临床意义					
	异常有临床意义					
	未查					
	合计					
对照组	正常					
	异常无临床意义					
	异常有临床意义					
	未查					
	合计					

（五）心电图

心电图描述参考实验室检查，表格参考格式见表10-21。

表10-21　心电图检查前后交叉表

组别	治疗前	治疗后				合计
		正常	异常无临床意义	异常有临床意义	未查	
试验组	正常					
	异常无临床意义					
	异常有临床意义					
	未查					
	合计					
对照组	正常					
	异常无临床意义					
	异常有临床意义					
	未查					
	合计					

（六）其他安全性指标

包括生命体征、体格检查等。

三、案例分析

（一）案例1——一种具有抗菌作用的天然产物混合物用于皮肤感染的安全性评估

1.概述　从天然产物中寻找治疗疾病的药物是早期新药开发的主要手段，大多数的抗菌药物都来自于细菌的次生代谢产物，动物来源和植物来源的蜂蜜或食醋也具有一定的杀菌能力。Bald's eyesalve直译为"秃头眼药水"，其主要成分是洋葱、大蒜、葡萄酒和胆汁盐，在1000年前的中世纪中被《Bald's Leechbook》（巴德医书）记载表现出了一定的抗菌活性，甚至可杀灭耐甲氧西林金黄色葡萄球菌，效果远胜于现代常规抗生素，为耐药菌感染的治疗带来了新的希望。本研究是一项Bald's eyesalve用于皮肤感染的I期临床试验。

2.研究方法

（1）纳入排除标准：本研究共招募120名健康志愿者，男女不限，年龄18～79岁；受试者自我报告无糖尿病或严重的免疫相关疾病史（过敏性哮喘、湿疹、牛皮癣）；对药膏成分无过敏史并遵守研究方案。怀孕、用药部位处皮肤破损、因严重急性呼吸综合征2型冠状病毒引起的任何感染导致隔离、无法阅读英语和缺乏同意能力的成年人被排除在外。

（2）给药方案：将100μL Bald's eyesalve 液吸收于7.2cm×2.5cm凝胶基质中，贴于受试者上臂，并使用8.3cm×6cm更大面积的防水材料覆盖含药敷料，受试者佩戴48h后取下敷料。

3.观察指标　使用数据收集表记录48h内皮肤相关情况与其他不良事件。包括任何用药部位红肿迹象的二维数据、用药部位外周红肿蔓延情况、瘙痒、用药部位或外周不适与发热疼痛、皮肤损伤情况，以及其他任何疑似的不良反应。

4.安全性评价结果　共21例受试者（19.8%，21/106）发生了至少1次不良事件或不良反应，其中14例与药物相关，7例与药用辅料相关。

7例受试者发生1次与药物相关不良反应，分别包括轻度红肿（$n=2$）、轻度瘙痒（$n=3$）、轻度不适（$n=1$）和皮肤干燥（$n=1$）。1例受试者发生上臂瘙痒、红肿和红肿蔓延多种症状，但症状持续时间较短。1例受试者发生瘙痒、不适、发热和皮肤破损。所有的不良事件均为轻微和短暂的。

5.安全性结论　Bald's eyesalve疗法耐受性良好，并且在48h暴露期内应用于健康的人体皮肤时具有良好的安全性。在健康志愿者样本中没有严重的不良事件。研究结果表明，对Bald's eyesalve的进一步分子研究和试验是值得的。

（二）案例2——吸入性卷曲霉素干粉用于治疗耐药性结核病的安全性评估

1.概述　多药耐药结核病的治疗目前在世界范围内仍然充满挑战。多药耐药结核病的治疗中常使用的注射用卡那霉素、阿米卡星和卷曲霉素通常具有较大毒性，且患者依从性差，既往存在肾功能不全的患者也必须调整给药剂量。微粒给药技术的进步使卷曲霉素成为第一种可用于吸入和临床研究的微粒干粉抗结核药物。因此，本研究的目的是确定健康成人志愿者吸入干粉卷曲霉素的安全性、耐受性。

2. 研究方法

（1）纳入排除标准：本研究共招募健康受试者20名。纳入标准为年龄18～65岁；当前或近期（过去6个月内）无烟草使用史；目前无药物使用情况；肾脏、血液学和肝脏检查正常；第1秒用力呼气容积（FEV_1）、用力肺活量（FVC）和一氧化碳弥散量（DLCO）大于或等于基于年龄和身高的受试者预计值的95%置信区间下限。排除标准包括妊娠和目前正在哺乳；在研究用药前30d内服用卷曲霉素、氨基糖苷类或任何其他研究药物；或有卷曲霉素或氨基糖苷类抗生素不耐受史。其他排除标准包括研究用药前30d内使用处方药物（激素类避孕药除外），研究用药前7d内使用非处方药物，任何筛查检查或测试异常，或哮喘史。

（2）治疗方案：入组后，受试者被序贯分配至4个剂量递增组之一，分别为卷曲霉素25mg、75mg、150mg和300mg组，每组受试者5例。将受试胶囊（每粒含有25mg卷曲霉素和5 mg赋形剂l-亮氨酸，比例为80∶20）依次插入手持式吸入器，供自身给药。在手持式吸入器内穿刺胶囊以在吸入前释放药物。第1组（25mg剂量）患者自服1粒；第4组（300mg剂量）患者自服12粒。

3. 观察指标　使用肺功能测试设备进行基线和24h后（最终）肺功能测试。在给药后1、2、3、4、6、8、12、30和36h，手持肺活量计用于测量FEV_1，FVC，FEV_1/FVC。其他常规实验室检查。

4. 安全性评估结果　吸入卷曲霉素与临床或实验室参数的改变无关。吸入后肺功能指标没有变化。给药后肾功能同样没有变化。肝功能检查无异常；白细胞、红细胞或血小板计数；或任何病人的尿沉积物。给药后听力测量稳定。

本研究中未发生严重或重度不良事件。多名受试者出现轻/中度症状，最常见的症状为咳嗽，5名受试者出现。所有不良事件均为自限性。咳嗽发生于给药时开始，并在给药后5min内结束。受试者报告咳嗽为轻度/中度。

5. 安全性结论　该新型的吸入性卷曲霉素微粒干粉制剂安全性与耐受性良好。对于结核分枝杆菌，单次300mg剂量的血清药物浓度迅速达到最小抑制浓度以上，这表明吸入疗法有可能成为耐多药结核病治疗方案的新选择。

（三）案例3——国产大流行流感疫苗Ⅰ期临床试验的安全性评估

1. 概述　1997年，H5N1亚型高致病性禽流感病毒在中国香港首次跨越禽－人种间屏障，导致人感染和死亡全球暴发，引起公众极大恐慌。2003年以来，该毒株已被全球卫生机构认定为具有引发流感大流行的潜在能力。如果能迅速生产疫苗并有充分的数量供应，则可减少疾病大流行的发病率和死亡率。某省疾病预防控制中心于2007年9月至2008年3月，对流感疫苗在健康成人中进行了Ⅰ期临床试验。

2. 研究方法

（1）纳排标准：从2007年9月开始，在高邮市16～60岁常住健康人群中，按照自愿报名、知情同意、遵从入选和排除标准的原则进行志愿者筛选。筛选标准：近期无流感病毒感染史、无流感疫苗接种史及接种禁忌证，筛选合格志愿受试者132名。

（2）治疗方案：采用单中心、随机、双盲、安慰剂对照设计，设7.5μg、15.0μg、30.0μg 3个剂量的试验疫苗组和1个安慰剂对照组，每组33人，按0、21d免疫程序，随机接种已编盲疫苗，上臂三角肌肌内注射0.5ml。

3. 观察指标

（1）全身和局部不良反应观察：全身反应指标包括发热反应、变态反应、头痛、疲劳、乏力、恶心、呕吐、腹泻、肌痛、咳嗽等。局部反应指标包括疼痛、红、肿、硬结、瘙痒等，均为轻度或中度。

（2）一般生命体征检查：每针次疫苗接种前及接种24h后，对受试者进行一般生命体征（心率、血压、呼吸）检查，对疫苗安全性进行综合评估。

（3）血常规及肝肾功能检测：每针次疫苗接种前及接种后24h对受试者进行血常规及血生化检测，对疫苗安全性进行综合评估。

4. 安全性评估结果

（1）局部/全身不良反应：由于一个人可同时发生多种局部反应或全身反应，以人次计算。局部反应55人次，其中以疼痛发生率最高为31.82%（42/132），全身反应24人次，其中以疲倦乏力发生率最高为6.06%（8/132）。4个试验组中，30.0μg组反应最多（表10-22）。

（2）不良反应强度：各试验疫苗组不良反应以1级不良反应为主，发生不良反应的47人中，只发生局部反应者32人，发生全身反应者3人，同时发生全身与局部反应者12人，单纯局部不良反应占所有不良反应的68.09%。以例数为单位，各试验组与安慰剂对照组比较，差异均有统计学意义（$\chi^2 = 25.2825$，$P < 0.0001$）。3个剂量试验疫苗组之间比较，30.0μg组不良反应发生率最高，差异均有统计学意义（$\chi^2 = 6.1111$，$P = 0.0134$；$\chi^2 = 4.9272$，$P = 0.0264$）；所有不良反应均在7d内恢复（表10-23）。

表 10-22 大流行流感疫苗接种后局部和全身不良反应率比较（n，人次）

组别	局部反应												全身反应												合计	
	疼痛		硬结		红		肿		瘙痒		头痛		变态反应		乏力		发热		头晕		肌痛		腹泻			
	n	%	n	%	n	%	n	%	n	%	n	%	n	%	n	%	n	%	n	%	n	%	n	%	n	%
对照组	1	3.03	0	–	0	–	0	–	0	–	0	–	0	–	0	–	0	–	0	–	0	–	1	3.03	2	6.06
试验组 7.5μg	8	24.24	3	9.09	1	3.03	0	–	0	–	2	6.06	1	3.03	1	3.03	1	3.03	0	–	0	–	0	–	17	51.52
试验组 15μg	12	36.36	2	6.06	1	3.03	1	3.03	0	–	0	–	0	–	0	–	1	3.03	0	–	0	–	0	–	17	51.52
试验组 30μg	21	63.64	2	6.06	1	3.03	1	3.03	1	3.03	3	9.09	0	–	7	21.21	0	–	3	9.09	2	6.06	2	6.06	43	130.30
合计	42	31.82	7	5.30	3	2.27	2	1.52	1	0.76	5	4.55	1	0.76	8	6.06	2	1.52	3	2.27	2	1.52	3	1.52	79	59.85

表10-23　各试验组总体不良反应按严重程度的发生情况

组别（μg）		观察人数	1级不良反应		2级不良反应		3级及以上不良反应		总不良反应	
			n	%	n	%	n	%	n	%
对照组		33	1	3.03	1	3.03	0	0	2	6.06
试验疫苗	75	33	10	30.30	2	6.06	0	0	12	36.36
	15	33	11	33.33	1	3.03	0	0	12	36.36
	10	33	20	60.61	1	3.03	0	0	21	63.64
合计		132	42	31.82	5	3.79	0	0	47	35.61

（3）局部/全身不良反应严重程度：局部反应中，1级不良反应发生率为31.82%（42/132），其中局部1级不良反应占局部总反应的95.45%，3个剂量组与安慰剂对照组比较，差异均有统计学意义（$P < 0.05$）；全身2级不良反应发生率为2.27%（3/132），占全身总不良反应的20.00%（3/15），各试验组间差异无统计学意义（χ^2值＝精确概率，$P = 0.6163$）；未观察到3级及以上全身不良反应。

（4）不同针次、年龄不良反应比较：各组不良反应以1级为主，第1针高出第2针100.00%（38/19），以30.0μg组最高；2级不良反应第1针和第2针的发生率均为2.27%，各组间2级不良反应发生率差异无统计学意义；无3级及以上不良反应。各组人群按照16～30岁、31～40岁、41～50岁、51～60岁分组，经过精确概率法的统计分析，各组间差异无统计学意义（依次为$P = 0.3874$，$P = 0.4447$，$P = 0.9563$，$P = 0.4460$）。

（5）生命体征及血液检验：接种前当日及接种后24h监测呼吸、心率及血压，除7.5μg、15.0μg组每针免疫前后异常率差异有统计学意义外，其他各项指标差异均无统计学意义。接种前当日及接种后24h检测血常规、血生化（包括肝功能、肾功能），差异无统计学意义。

5.安全性结论　本研究仅对裂解疫苗的安全性进行了分析，所有受试者均对该疫苗耐受良好，无严重不良反应，大部分的局部和全身反应是温和的和短暂的，与文献报道相近。3个试验疫苗组与安慰剂对照组比较局部反应发生率差异有统计学意义，各试验组间的差异无统计学意义；观察到的30.0μg组反应最多，共发生43人次。第1针接种后发生的反应明显高于第2针，与前期的报道一致。

综上所述，大流行流感裂解疫苗有较好的安全性，3个剂量试验疫苗组不良反应发生率明显高于安慰剂对照组，其中30.0μg组高于其他组，但30.0μg组不良反应仍以局部1级不良反应为主，无3级及以上不良反应发生。

（李亚港　钟国平）

第十一章

其他药物早期临床试验安全性评估

第一节 概 述

在药物开发的早期阶段及监管效益风险评估的验证阶段，安全性数据的质量和信息是至关重要的。药物早期临床试验安全性评估对于药物评估上市、正确评估药物临床价值、保障患者用药安全具有至关重要的作用，除了一些常规治疗药物需要进行安全性评估外，对靶向药物、吸入治疗药物及中药等其他治疗药物也需要进行合理的安全性评估。

一、靶向药物治疗

（一）靶向药物治疗的概念与特点

靶向药物是指通过对药物的结构进行改造或通过体内的具有定向运送药物功能的载体系统等使有效成分能够到达特定位置、作用于特定靶点，对该位置中的目标细胞产生疗效，以减少对正常细胞和组织器官的毒副作用的药物。靶向药物治疗正是利用靶向药物可定向到达并作用于目标细胞（如肿瘤细胞等）的这一特点，以在更高安全性的前提下，更好地发挥药物疗效以治疗疾病。

靶向药物治疗具有以下特性：可将药物选择性地传输并释放于靶组织、靶器官或靶细胞，使靶区域药物浓度增大，降低其他非靶部位浓度以减少毒副作用。

（二）靶向药物的分类与代表药物

目前绝大部分靶向药物都是针对肿瘤治疗研发的，现简要介绍常见肿瘤中各类靶向药物的分类与代表药物。

1.肺癌 肺癌的治疗靶点主要有两类：一类是表皮生长因子受体（epidermal growth factor receptor，EGFR）；另一类是间变性淋巴瘤激酶（anaplastic lymphoma kinase，ALK）。针对这两种治疗靶点，分别开发了以吉非替尼和奥希替尼等为代表的靶向EGFR的药物，以及以赛立替尼和艾乐替尼等为代表的靶向ALK的药物。其中艾乐替尼和奥希替尼是2015年于美国上市的新品种。目前，在我国上市的品种有原研进口的吉非替尼、厄罗替尼和奥希替尼，以及我国自主研制的埃克替尼。其中奥希替尼是肺癌靶向的第3代靶向制剂，能透过血脑屏障，同时也能解决前面几代药物的耐药问题。美国FDA授予奥希替尼可作为一线治疗转移性EFGR突变阳性非小细胞肺癌患者"突破性疗法"称号。

2.乳腺癌　用于乳腺癌靶向治疗的药物以其作用靶点分类可分为：以人表皮生长因子受体2（human epidermal growth factor receptor 2，HER2）为靶点、以哺乳动物雷帕霉素靶蛋白（mammalian target of rapamycin，mTOR）为靶点、以血管内皮生长因子（vascular endothelial growth factor，VEGF）为靶点，以及CDK4/6激酶抑制剂。其代表药物分别为拉帕替尼、依维莫司、贝伐珠单抗，以及2015年上市的全球首个CDK4/6激酶抑制剂帕博西林。

3.肝癌　索拉非尼是第一个也是唯一的被多个国家批准可以用于治疗原发性肝癌的分子靶向药物，靶点主要为血管内皮细胞生长因子受体（vascular endothelial growth factor receptor，VEGFR）、血小板衍生生长因子受体（platelet-derived growth factor receptor，PDGFR）、c-KIT基因和RAF。

4.胃癌和胃肠道间质瘤　用于胃癌和胃肠道间质瘤靶向治疗的药物按其作用靶点分类可分为：以血管内皮生长因子2（vascular endothelial growth factor receptor 2，VEGFR2）为靶点，以KIT、PDGFRβ、RAF、RET、VEGFR1/2/3为靶点，以PDGFRα/β、KIT、FLT3、VEGFR1/2/3、RET为靶点，以及以KIT、PDGFR为靶点。其代表药物分别为雷莫芦单抗、瑞格非尼、舒尼替尼、伊马替尼。

5.肾癌　用于肾癌靶向治疗药物的作用靶点有PD-1、VEGFR1/2/3、PDGFRα/β、KIT、mTOR、MET、RET、FLT3、RAF。其代表药物及作用靶点总结见表11-1。

表11-1　用于肾癌靶向治疗的药物

药物通用名	作用靶点
纳武利尤单抗	PD-1
乐伐替尼	VEGFR2
替西罗莫司	mTOR
帕唑帕尼	VEGFR，PDGFR，KIT
索拉非尼	KIT，PDGFR，RAF，VEGFR
舒尼替尼	PDGFRα/β，VEGFR1/2/3，KIT，FLT3，RET
阿昔替尼	KIT，PDGFRβ，VEGFR1/2/3
卡博替尼	FLT3，KIT，MET，RET，VEGFR2

6.黑色素瘤　用于黑色素瘤靶向治疗的药物的作用靶点分为CTLA-4、PD-1、BRAF、MEK。分别作用于各靶点的代表药物为伊匹单抗、纳武利尤单抗、维罗非尼、曲美替尼。

7.淋巴瘤　用于淋巴瘤靶向治疗的药物的作用靶点分为BTK、CD20、CD30、HDAC、Proteasome、PD-1和PI3Kδ。分别作用于备靶点的代表药物为依布替尼、替伊莫单抗、本妥昔单抗、贝利司他、硼替佐米、纳武利尤单抗和口服激酶抑制剂。

8.白血病　用于白血病的代表药物及作用靶点总结见表11-2。

表11-2　用于白血病的靶向治疗药物

药物通用名	作用靶点
伊马替尼	KIT，PDGFR，ABL
尼洛替尼	ABL
普纳替尼	ABL，FGFR1-3，FLT3，VEGFR2
依鲁替尼	BTK
奥妥珠单抗	CD20
阿仑单抗	CD52
口服激酶抑制剂	PI3Kδ
双特异性抗体	CD19，CD3
ABT-199	BCL2

（三）靶向药物治疗的安全性

靶向药物可针对特定组织或细胞发挥疗效，因此相较于传统的细胞毒性药物安全性较高，但有的靶向药物的靶向能力仍不够准确，以至于在一些健康组织及细胞中也有药物分布，因此靶向药物治疗的安全性研究也是至关重要的。

靶向药物治疗常见的不良反应如下。

1. 胃肠道反应　胃肠道不良反应主要为腹泻，大多为轻中度。呕吐常见，常为轻中度，患者常伴食欲缺乏、口腔溃疡。严重者可出现脱水、恶心。

2. 皮肤毒性　皮疹、皮肤瘙痒为靶向药物常见的皮肤毒性，还可能表现为红斑、干燥等；中度皮肤反应可见脓疱性皮疹、多形性红斑等，偶见荨麻疹外周水肿、手足综合征等。

3. 肝肾毒性　厄洛替尼、吉非替尼、伊马替尼、舒尼替尼等多数靶向药物通过细胞色素通路在肝脏代谢，因此均有一定的肝脏毒性，主要表现为转氨酶升高、胆汁淤积和肝衰竭等。

4. 心血管毒性　靶向药物可能导致高血压、心动过速、心肌缺血、充血性心力衰竭等不良反应。其中，高血压是VEGF/VEGFR单克隆抗体最常见的不良反应，尤其是贝伐珠单抗，但多为中轻度。可能是由VEGF信号通路受到抑制所引起。VEGF可诱导NO释放，这与血管扩张有关。抑制VEGF通路还可能与降低毛细血管密度有关，可引起外周循环阻力增大，最终导致高血压。曲妥珠单抗诱导的心脏毒性可能与抑制HER2有关。HER2对于维持正常心功能及正常心肌细胞的发育起着重要的作用。曲妥珠单抗可通过激活蛋白介导的线粒体凋亡途径来抑制线粒体功能，而心肌细胞需要大量的腺苷三磷酸（ATP）来维持其收缩功能，线粒体功能受损，导致ATP合成不足而引起心肌细胞收缩功能障碍。

5. 凝血功能异常　凝血功能异常可能会导致出血、动静脉血栓、脑卒中等。研究认为，凝血功能异常与靶向药物抑制VEGFR有关。由于VEGF能维持血管内皮的完整性，其被抑制后可引起内皮细胞的凋亡，或导致促凝物质的暴露，促发凝血反应，进而导致血栓。同时，VEGF被抑制后，打破了抗凝平衡，血管内皮不能自主更新修复，血小板功能受到抑制，机体易于出血。

二、吸入治疗

（一）吸入治疗的概念与特点

吸入治疗是指药物经过特殊的给药装置，进入肺部发挥局部药理作用或经肺吸收到达全身发挥作用，达到预防、治疗或诊断等目的。吸入药物与普通制剂相比虽然其装置及药物发挥疗效的过程较为复杂，但其具有组织生理上的优势，即肺组织中具有丰富的毛细血管，药物可较为迅速地吸收进入全身且肺部给药不经肝肠循环，从而避免了口服药物的首过效应，可避免药物遭到破坏，有利于提高药物的生物利用度。

（二）吸入治疗药物的分类与代表药物

目前，吸入治疗药物的常用剂型主要有定量吸入气雾剂、吸入粉雾剂、喷雾剂、干粉吸入剂、吸入混悬液和水雾剂，其代表药物见表11-3。由于吸入药物的特殊性，不同的装置、粒径和抛射剂等会明显地影响药物在呼吸道不同部位的分布和吸收，相应也可能导致不同部位的毒性反应。吸入药物的临床前安全性评估不同于其他药物制剂，目前国内外对于吸入给药的安全性评估还没有总的统一的标准，临床前的安全性评估对于吸入药物的质量控制及临床安全性评估有着重要的参考意义，因此对于吸入药物的质量控制和安全性评估方法的研究显得尤为重要。

表 11-3　吸入治疗药物的分类与代表药物

分类	代表药物
定量吸入气雾剂	异丙托溴铵定量气雾剂，硫酸沙丁胺醇定量吸入气雾剂
吸入粉雾剂	沙丁胺醇吸入粉雾剂，噻托溴铵吸入粉雾剂
喷雾剂	糠酸莫米松鼻喷雾剂，丙酸氟替卡松喷雾剂
干粉吸入剂	布地奈德/福莫特罗干粉吸入剂
吸入混悬液	布地奈德混悬液
吸入水雾剂	左旋班布特罗吸入水雾剂，丙酸倍氯米松水雾剂

（三）吸入治疗的安全性

尽管吸入给药不经肝肠循环从而避免了口服药物的首过效应，可避免药物遭到破坏，且肺部毛细血管丰富有利于提高药物的生物利用度，解决了很多药物生物利用度低等难题，并且给药方式比注射给药方便，可提高患者用药依从性，为疾病的药物治疗提供了新的路径，但吸入给药仍有不可忽视的安全性问题，包括吸入粒子粒径、制剂中添加剂和脂质体等方面的影响，这些影响因素是吸入剂安全性评估中需要考虑的问题。

1.吸入粒子粒径大小的安全性　吸入粒子粒径的大小直接影响机体，尤其是肺部对其的免疫应答，是药品生产的重要参数，也是药物毒理学研究所要考虑到的一项指标。有证据表明吸入粒子的毒性与粒径大小有关，这是由粒子不同的表面积和溶解性造成的。直径＞10μm的微粒主要沉积在咽部，由于粒径太大以至于不能渗透沉积于肺气道与肺泡，直径5～10μm的微粒主要沉降在上呼吸道，直径1～5μm的微粒主要沉降在下呼吸道和肺内。而直径＜1μm的微粒（也有研究者认为＜0.5μm）吸入肺内后大部分又随气流呼出。粒子沉降得越深，就会花费更多的时间排出体外，不良反应发生的可能性也越大。

吸入肺部的药物主要是由巨噬细胞的吞噬作用完成清除的，直径在2～3μm的粒子最易被吞噬，但吞噬作用会释放大量的氧自由基，一方面可使生物膜上的不饱和脂肪酸发生脂质过氧化，破坏细胞正常的功能；另一方面可抑制某些蛋白的功能而对机体造成损害。所以粒子的大小不仅是吸入药物质量控制的重要内容，也是长期给药的安全性必须予以重视的问题。

2.制剂中添加剂的安全性　吸入药物的添加剂主要有抛射剂、助溶剂等，作为药品生产中的重要组成部分得到了越来越多的关注，其中的吸收促进剂和酶抑制剂能显著提高药物的生物利用度，但其对肺部都有一定的毒性作用。降钙素肺部给药时加入这类添加剂后产生局部毒性。吸入给药的胰岛素中添加的胆盐可以使药效提高，但临床发现对肺部有损伤作用（尤其是长期使用时），有研究认为是胆盐侵蚀肺泡表皮所致。

3.脂质体的安全性　脂质体主要由卵磷脂组成，而卵磷脂是肺泡表面活性剂的重要成分，因此通过脂质体进行肺内给药是现阶段的研究重点。研究表明，将药物包入脂质体，可降低药物对呼吸道黏膜纤毛的毒性，可减轻肺部给药后的局部刺激和肺损伤。但有研究表明气管内滴注阳离子脂质体可诱发剂量依赖的不良反应和肺部炎症反应；多价阳离子脂质体的肺部毒性最强，单价阳离子脂质体不良反应则相对较小；而中性和阴离子脂质体尚未发现肺部炎症反应。多价阳离子脂质体导致反应性氧中间物的释放是其肺毒性的主要机制。此外，载体的长期使用可能会使其在肺部聚集，而黏膜纤毛并不能及时清除这些载体。

三、中药治疗

（一）中药治疗的概念与特点

中药治疗是指使用中药复方制剂或中草药治疗疾病的一种方法，是疾病治疗的一种可行的辅助方案。中药复方是中医学防治疾病的主要形式，在医疗实践中具有独特的疗效优势，在中药复方中，证候类中药新药是中医药传承创新的重要载体。证候是对疾病某个阶段病因、病位及病理性质的高度概括，表现为一组有内在联系的症状和体征。证候类中药新药是指主治为证候的中药复方制剂，包括消除、改善或控制证候总体状态，以及相关临床症状、体征或疾病情况。随着国家相关政策的出台，证候类中药新药的研发开始蓬勃发展，各临床试验相继开展。就中药复方制剂注册分类，我国2007年版《药品注册管理办法》首次提出了"证候类中药新药"这一分类情形，即"主治为证候的中药复方制剂"。2008年国家食品药品监督管理局颁布的《中药注册管理补充规定》，对主治为证候的中药复方制剂注册要求做了进一步规定。

中医证候临床研究是最能体现中医特色与临床价值的研究。但长期以来，由于缺少权威证候诊断标准，疗效评价多源于主观评判，导致证候临床研究技术含量不高，可信度欠佳，无法为证候类新药上市提供支持。随着中医科技进展和大数据技术应用，突破证候类中药新药研发的技术瓶颈已经成为可能，证候类中药新药研究有望实现"看得见、听得懂、用得上"。

（二）中药治疗不良反应常见类型

一般不良反应以过敏反应、过敏性休克、心悸、皮疹等类型较为常见；严重不良反应主要涉及全身性损害、呼吸系统损害、皮肤及其附件损害等，包括过敏样反应、过敏性休克、寒战、发热、呼吸困难、胸闷、心悸、瘙痒、皮疹、恶心、呕吐等表现。

（三）中药治疗不良反应原因分析

1.成分复杂　中药饮片所包含成分包括生物碱、鞣质、木脂素、蛋白质、多肽及色素等，其中，蛋白质和鞣质属于致敏物质。另外，部分植物药中含有高致敏性的绿原酸，如金银花、鱼腥草及栀子等清热解毒中药注射剂。相关报道指出，双黄连注射液所致不良反应与其主要成分金银花中的绿原酸和异绿原酸密切相关，该成分具有较强抗菌、抗病毒活性，但也具有致敏作用，可诱发变态反应，是过敏反应的主要原因之一。在部分动物类药材中，如水牛角、蝮蛇及羚羊角等，含有大分子化合物和异性蛋白质等抗原性物质，也是导致过敏反应的常见原因之一。

2.组方特性及生产工艺差异　在我国现有的中药中，有50种以上属于复方制剂，部分组方所含中药高达数十种。由于中药组方化学成分复杂，配伍过程中还可能产生新的化合物和不溶性微粒，产生不良反应的概率更高。在不同厂家生产过程中，由于水平及工艺差距，所制造的中药质量也有差距。在生产时，为进一步提高澄明度、稳定性及有效成分的溶解度，会在组方基础上加入稳定剂、助溶剂、抗氧剂及局部疼痛减轻剂等，这些辅助成分的加入也会成为导致过敏反应的重要原因。

3.质量标准不一　现行中药质量标准多局限于对单一成分进行控制，部分中药甚至未被《中华人民共和国药典》收载，仅仅停留在省市级标准内。应增加对多种成分、致敏成分及有毒成分的控制，提高对重要标准的控制。

4.临床不合理使用　对中药注射剂总体报告排名前20位药品（占全年中药注射剂报告87.6%）的合并用药情况进行分析，其总体报告涉及合并用药占43.4%，严重报告涉及合并用药占56.5%，以上数据提示单独或联合其他药品使用中药均可出现不良事件，合并用药可能加大中药的安全风险。

5.其他　中药注射剂本身不稳定，在转运、储存过程中，极易因温度、光照或理化反应等而形成不溶性微粒，诱发不良反应。另外，在临床应用过程中，由于适应证、禁忌证相对缺乏，极易出现无指征用药、盲目用药或溶媒选用不当等问题。由于患者个体之间的差异，对过敏性体质患者而言，较易在使用中药制剂后发生不良反应。

（周沁蕾　钟国平）

第二节 国际相关指南介绍

一、靶向药物治疗

（一）总指导原则

目前，抗肿瘤药物的国际相关指南共有3部（表11-4）。

表11-4 抗肿瘤药物的国际相关指南

指导原则	发布机构	发布时间
《抗肿瘤药物临床试验技术指导原则》	CDE	2012年5月
《人体抗癌药物评价指南》	EMA	2017年9月
《批准癌症药物和生物制剂的临床试验终点》	FDA	2018年12月

1.《抗肿瘤药物临床试验技术指导原则》 该指导原则对抗肿瘤药物临床研究一般考虑进行阐述，重点阐述在不同临床研究阶段中需要重点考虑的问题，旨在为抗肿瘤药物临床研究的设计、实施和评价提供方法学指导。主要适用于抗肿瘤新化合物的临床研究，抗肿瘤生物制品也可参考部分内容，不适用于中药制剂。药物类别上主要针对细胞毒类抗肿瘤药物临床研究，由于非细胞毒类药物（如信号转导抑制剂、生物反应调节剂、激素类等）是目前新药开发的主要方向，该指导原则也对此类别药物临床研究的不同之处进行阐述。

2.《批准癌症药物和生物制剂的临床试验终点》 该指南中讨论的重点是用于治疗目前已有癌症的患者所使用的药物。临床试验终点有不同的目的：在常规肿瘤药物开发中，早期临床试验评估安全性并确定生物药物活性的证据，如肿瘤缩小。晚期疗效研究的终点通常评价一种药物是否具有临床益处，如延长生存期或改善症状。该指南讨论一般的监管要求，以及它们如何影响癌症药物批准的终点选择，并更详细地描述这些终点，并讨论它们是否可以在各种临床环境中作为疾病活动或临床效益的衡量。

3.《人体抗癌药物评价指南》 该指南内容包括对抗癌药物研发的药代动力学、生物标志物、探索性研究、临床Ⅲ期确证性研究及安全性研究等的指导。旨在为治疗恶性肿瘤的药物临床开发的所有有效阶段提供指导，包括耐药修饰剂或正常组织保护性化合物。除了常规目标（如定义合适的剂量和时间表）外，第6部分的探索性研究还强调了确定具有最佳获益-风险的目标人群的重要性。提供有关组合研究的指南，且讨论了作为单一疗法具有最小活性的药物组合，以及联合使用时的协同作用等。

（二）涉及安全性的指导原则

1.《抗肿瘤药物临床试验技术指导原则》 该指导原则中指出：Ⅰ期临床试验毒性

反应观察和评价中，不良反应性质和严重程度的评价标准遵照当时国际上通用的药物毒性反应标准（NCI的CTC）进行。尤其注意根据临床前研究结果及在同类药物中观察到的不良反应来增加特别项目检查。也要特别注意临床前研究中未出现的毒性。给药部位的局部毒性要做特别记录，根据CTC标准对不良事件进行分级，判断不良事件与试验药物的相关性，毒性的可逆程度，与剂量、疗程的关系。

不良事件的评价不仅包括试验用药，还应包括毒性影响因素的评价，如器官功能失调、联合用药等。这些影响因素还要在Ⅱ/Ⅲ期临床试验中进一步说明。

如果试验过程中发生死亡病例，应提供详细的个案报告。要特别明确死亡原因及其与研究用药的关系，如有可能，需进行尸检并提供报告。

Ⅱ期临床试验安全性观察和评价：安全性观察内容除了一般常规项目之外，应重点关注Ⅰ期临床试验和非临床试验观察到的毒性及少见毒性。此外，还应参考同类药物的特点进行必要和特殊的考察。应关注毒性与剂量的关系及停药后毒性的缓解情况。应注意考察在可耐受或可恢复毒性的剂量条件下取得疗效的可能性。总结药物的毒性反应类型、发生率、严重程度、发生时间及持续时间、是否可逆、与剂量和疗程的关系、临床后果及处理方法等，提出根据毒性反应进行剂量调整的原则，作为Ⅲ期临床试验中需关注的重点。

2.《人体抗癌药物评价指南》 该指南中指出药物不良反应（ADR）的概念包含因果关系的含义。在临床试验中，应始终收集不良事件（AE）的信息，无论是否与药物有因果关系，并按严重程度分级。因果关系评估后，一些AE将被确定为ADR。有关ADR或AE的确切定义，请参阅ICH E2A《临床安全数据管理指南》。此外，治疗突发型AE（TEAE）是指在基线（治疗前）不存在的AE或在治疗期间严重程度增加的AE。（参见ICH E9指南）。目前肿瘤中AE的标准分级体系是NCI CTCAE毒性标准。耐受性也可以通过患者报告的结果进一步得到解决。通常将药物的耐受性定义为患者可接受的不良反应程度。ADR通常会在大部分治疗时间内影响患者的生活质量或日常生活活动。在肿瘤学中，这些反应通常包括腹泻、黏膜炎、皮疹和神经病。这类反应可能会妨碍按预期剂量和时间表递送药物的可能性。剂量调整和停药率等结果通常会提供有关耐受性的重要信息。相对于罕见的严重或危及生命的ADR，ADR影响耐受性的重要性因疾病情况而异。在开发计划的规划中需要考虑这一点。如果与良好的耐受性相结合，在治疗中不常见的严重甚至致命的ADR可以被认为是可接受的风险，虽然这种安全性不适合早期新辅助试验。

在肿瘤学中，由于潜在的疾病症状重叠及抗癌疗法的毒性，通常难以评估与研究药物相关的不良事件的因果关系，非随机研究设计可能会进一步强调该问题。这对理解抗癌产品的安全性构成了特殊的挑战。此外，在第1～2个治疗周期中某些不良药物反应最为明显，随后出现耐受性并不少见。另外，还存在累积毒性，这主要是针对那些需要长期治疗的患者。在这种情况下，仅累积的ADR发生率不足以描述产品的安全性。当前药物治疗的主要类别包括细胞毒素、靶向药物和免疫调节剂。这些药理和生物学实体的不同给药方案和作用方式以不同方式影响毒性和耐受性，在规划安全性数据的收集、分析和报告时必须考虑这些因素。常规的细胞毒性药物通常每隔1周或更长时间服用一次，其特征是主要的急性但短暂的毒性，然后在下一个治疗周期之前恢复。相反，靶向药物和免疫调节剂通常连续或每天使用，引起不同的毒性表现，包括延迟的毒性或者或多或少恒定的毒性。对于某些产品，耐受性可能是主要问题，而对于另一些产品，它可能是威胁生命的不良反应。对这两种类型的毒性都应该进行全面的研究。来自这些主要类别的药物经常同时使用，进一步增加了安全性收集和分析的复杂性和需求。此外，还有一些先进的疗法，如重组病毒疗法和细胞疗法，在研究计划和报告时必须考虑它们的特殊安全性。

二、吸入治疗

相关指导原则或文件

目前，吸入治疗相关的指导原则共有4部（表11-5）。

表11-5　吸入治疗的相关指导原则

指导原则	发布机构	发布时间
《建立短效 β_2 激动剂计量吸入器（MDI）的等效性或相对效力的安全性和有效性的指南》	HC	1999年2月
《用于治疗变应性鼻炎的类固醇鼻腔产品的安全性和有效性的最终指导文件数据要求》	HC	2011年9月
《布地奈德福莫特罗粉吸入剂临床建立短效 β_2 激动剂计量吸入器（MDI）的等效性或相对效力的安全性和有效性的指南》	FDA	2016年7月
《经口吸入制剂仿制药药学和人体生物等效性研究指导原则（征求意见稿）》	CDE	2019年8月

1.《经口吸入制剂仿制药药学和人体生物等效性研究指导原则（征求意见稿）》　该指导原则根据经口吸入制剂的特殊性，提出在仿制药开发时进行药学和人体生物等效性研究的方法，旨在为经口吸入制剂仿制药的研发提供技术指导。该指南对药学评价（即体外评价）和人体内评价方法进行介绍，指南中指出在对制剂进行人体内PK及PD研究时均应考察药物的安全性。

2.《布地奈德福莫特罗粉吸入剂临床建立短效 β_2 激动剂计量吸入器（MDI）的等效性或相对效力的安全性和有效性的指南》　该指南对信必可都保吸入气雾剂的临床研究进行了完整的介绍，包括对其安全性的评估。文章还通过各种药物个例分析总结了激素类吸入产品的安全性问题，以及一些常见的不良反应，包括上呼吸道感染、咽炎、头痛、鼻炎及口咽痛等，未见死亡等严重不良事件的发生，未发生非预期的不良事件，在临床化学、血液学、心电图和下丘脑–垂体–肾上腺轴评估等安全措施中，也没有发现显著或意外的异常模式。

3.《建立短效 β_2 激动剂计量吸入器（MDI）的等效性或相对效力的安全性和有效性的指南》　本指南推荐进行两种不同类型的药效学研究，且试验药物和对照药物均具有相似给药系统。还应有试验药物和对照药物急性不良事件的剂量反应比较，试验产品不应比参考产品产生更大的副作用。

4.《用于治疗变应性鼻炎的类固醇鼻腔产品的安全性和有效性的最终指导文件数据

要求》 本指南旨在适用于所有涉及治疗等效性论证的呈文,以提供用于治疗变应性鼻炎的一种新的类固醇鼻腔产品安全性和有效性的关键证据。本指南适用的案例:支持后续进口产品与加拿大参考产品等价的治疗等效性研究、过渡性研究,即将上市的配方不同于在关键临床试验中使用的配方、支持重大的上市后变更和产品线扩展的研究。适用于只含有一种有效成分的类固醇鼻用产品,不适用于复合产品。

三、中药治疗

总指导原则

目前,证候类中药治疗的国际相关指南共有3部(表11-6)。

表11-6   证候类中药治疗的国际相关指南

相关指南	发布机构	发布时间
《中药新药用于痴呆的临床研究技术指导原则》	CDE	2018年1月
《证候类中药新药临床研究一般考虑》	CDE	2018年6月
《中药药源性肝损伤临床评价技术指导原则》	CDE	2018年6月

1.《证候类中药新药临床研究一般考虑》 该指南系统地介绍了证候类中药的概念、处方来源、基本要求及临床定位:证候类中药新药临床应定位于消除、改善或控制具有内在关联性一组疾病的主要临床症状、体征等;也可定位于通过证候的改善达到治疗症状、体征或疾病等。该指南还系统地规定了证候类中药新药临床研究的基本类型及设计方法等。

2.《中药新药用于痴呆的临床研究技术指导原则》 该指南总结了中药新药用于阿尔茨海默病临床试验的要点:提到临床试验设计应明确说明试验的目的。痴呆临床试验的主要目标应包括:①改善症状;②延缓、阻止或逆转疾病进程;③预防。目前批准的药物均为改善症状的治疗,包括认知症状、功能症状和精神行为症状。介绍了临床试验中包括诊断标准、受试者选择、临床试验设计和给药方法、疗效比较与效应分析,以及安全性评估等关键要点。

3.《中药药源性肝损伤临床评价技术指导原则》 该指南主要介绍中药肝损伤的概念、风险因素、信号、流行病学概况、临床诊断与分型、风险防控等。中药药源性肝损伤的相关风险信号如下。

(1)临床症状及体征:药源性肝损伤临床表现轻重不一,部分患者可无明显的临床不适。常见的临床表现包括乏力、食欲减退、恶心、厌油、小便深黄或褐、上腹部胀痛、肝区不适等,有时可伴发热、皮疹,病情严重者可有凝血功能障碍(如柏油样便),甚至昏迷等表现;病情轻者可无明显体征,病情严重者可出现皮肤及巩膜黄染、面色晦暗、肝掌、腹水征、腹壁静脉曲张等。

(2)主要生化指标:药源性肝损伤相关的主要指标有反映肝细胞损伤的ALT和AST,有反映胆管损伤的ALP和γ-谷氨酰转肽酶(GGT),有反映肝脏功能障碍的血清总胆红素（TBIL）、白蛋白、胆碱酯酶、凝血酶原时间（PT）、凝血酶原活动度（PTA）及国际标准化比值（INR）等。

（3）肝组织病理表现：包括肝细胞变性坏死、炎细胞浸润、纤维组织增生、胆管损伤和血管病变等非特异性病理改变。菊三七、欧洲千里光（*Senecio vulgaris L.*）等引起的药源性肝损伤表现出相对特异的肝组织病理特征，可导致肝窦阻塞综合征（HSOS）/肝小静脉闭塞病（HVOD），典型病理表现为以肝小叶Ⅲ区为主的肝窦扩张、充血、血栓；肝细胞肿胀、坏死、肝板萎缩；肝内小静脉内膜下纤维增生，管壁增厚，管腔狭窄。

（4）影像学改变：B超、CT或MRI等影像学检查可作为药源性肝损伤风险信号收集的辅助手段。急性肝损伤患者肝脏B超多无明显改变或仅有轻度肿大，急性肝衰竭患者可出现肝脏体积缩小。慢性患者可有肝硬化、脾大与门静脉高压等影像学表现。CT/MRI对于菊三七等引起的HSOS/HVOD有较大诊断价值，可见肝大、腹水等。增强的门脉期可见地图状改变，肝静脉显示不清。肝脏瞬时弹性成像检查可反映肝脏硬度改变。

（5）生物标志物：目前尚未有公认的可用于药源性肝损伤鉴别诊断的生物标志物，但特异性生物标志物的筛选和开发是药源性肝损伤临床评价值得期待和鼓励的。研究较多且有一定价值的生物标志物如下：细胞角蛋白18（CK-18）、高迁移率族蛋白B1（HMGB1）、微小核糖核酸122（miR-122）、谷氨酸脱氢酶（GLDH）、肾损伤分子1（KIM-1）及集落刺激因子1（CSF-1）等。对乙酰氨基酚（APAP）-半胱氨酸加合物（APAPA）对APAP引起的肝损伤具有特异性，可用于掺杂有APAP的中药复方制剂肝毒性成分的鉴别，但临床检测不便，目前仅限研究应用。

（周沁蕾　钟国平）

第三节　方案设计与观察指标

一、靶向药物治疗

（一）总论-安全性评估一般要求

从方案设计的角度来看，重要的是要考虑研究设计如何影响对安全信息的获取。一般建议包括以下内容：在随机组之间计划的临床治疗时间表不同的试验中，研究设计应以最小化差异监测为目标，可通过电话访问。单臂研究的安全性评估面临特殊挑战，因为缺乏比较数据阻碍了因果关系评估。例如，对于血液学产品而言，许多最常见的AE是作为潜在的血液学恶性肿瘤的症状（如骨髓抑制、感染和出血）而发生的事件。

（二）Ⅰ期临床试验安全性评估设计

抗肿瘤药物Ⅰ期临床试验安全性评估设计符合单剂量试验设计的一般原则：影响试验设计的基本假设是，以毒性作为一个可接受的终点以寻找合适的剂量。因此，主要目标是确定剂量限制性毒性和用于进一步试验的剂量。虽然达到这个目标通常是直接的（尽管患者间PK的变异性可能很大），但确定合理的剂量时间表以进行进一步研究通常更加复杂。初始给药剂量可以使用固定剂量或人体表面积（body surface area，BSA）比例给药。BSA定量给药通常可减少患者间暴露差异的观点缺乏科学依据，可能分别导致BSA高和低的患者过度暴露和暴露不足。可以预期，通过使用实际PK数据进行建模和仿真，可以探索BSA或重量对于暴露变异性的重要性。

1.主要目标　应确定最大耐受剂量（maximum tolerated dose，MTD）、剂量限制性毒性（dose limiting toxicity，DLT）和推荐的Ⅱ期剂量，以制订明确的给药时间表和给药方式。应根据与剂量和时间表的关系来表征常见的副作用和毒性靶器官；应确定严重性、持续时间和可逆性；PK的初步表征，包括剂量和时间依赖性；PK/PD与靶作用和不良作用及通过不同给药途径的体内暴露情况。

2.剂量递增　在毒性最小的情况下，或偶尔在毒性不明显的情况下，为了减少暴露于非活性剂量的患者人数，可能需要增加患者的剂量。

如果非临床数据提供无累积毒性的证据，则在DLT评估期结束后提供，这可能是可以接受的。如果毒性是可以接受的，则患者可以在毒性消退后再次接触。

3.毒性评估　评估不良反应的最低要求包括症状评估、体格检查、心电图、血液和尿液实验室分析，以及适当的放射学评估。

不良反应性质和严重程度的评价标准遵照当时国际上通用的药物毒性反应标准（NCI的CTC）进行。尤其注意根据临床前研究结果及在同类药物中观察到的不良反应来增加特别项目检查。也要特别注意临床前研究中未出现的毒性。给药部位的局部毒性要做特别记录，根据CTC对不良事件反应进行分级，判断不良事件与试验药物的相关性、毒性的可逆程度，以及与剂量、疗程的关系。

不良事件的评价不仅包括试验用药，还应包括毒性影响因素的评价，如器官功能失调、联合用药等。这些影响因素还要在Ⅱ/Ⅲ期临床试验中进一步说明。

如果试验过程中发生死亡病例，应提供详细的个案报告。要特别明确死亡原因及其与研究用药的关系，如有可能，需进行尸检并提供报告。应酌情探讨影响毒性的因素（器官功能障碍、伴随疗法）。这些因素应在Ⅱ/Ⅲ期试验中进一步阐明。

但是在毒性评估设计中可预见的与药理学相关的不良反应更为多样，应在研究设计中加以考虑。如对于免疫检查点抑制剂，可以预见自身免疫或免疫相关反应；对于抗血管生成化合物，可能会发生血管事件、高血压和蛋白尿等。

4.观察指标　包括症状评估、体格检查、心电图、血液和尿液实验室分析、适当的放射学、毒性反应标准及器官功能障碍等评估指标。

（三）Ⅱ期临床试验安全性评估设计

Ⅱ期试验可能采用多种研究设计，早期研究应提供治疗活性和耐受性的初步证据。鼓励纳入随机对照组，特别是如果预计只有一次验证性关键试验。

1.主要目标

（1）进一步描述了剂量和时间表的依赖性，即安全性和活动性。

（2）进一步描述药物的副作用。

2.给药剂量与给药时间

（1）应提供指导，概述与观察到的毒性严重程度相关的剂量减少。

（2）在适当的情况下，可纳入概述低毒性剂量递增的指导。

（3）应单独考虑对高危患者的研究（如对目标器官毒性的高风险或试验化合物的代谢或排泄机制受损）。

（4）应记录任何累积毒性的证据，并根据总剂量进行估计。这应根据目标器官或功能进行具体研究。

3.毒性评估　安全性观察内容除了一般常规项目之外，应重点关注Ⅰ期临床试验和非临床试验观察到的毒性及少见毒性。此外，还应参考同类药物的特点进行必要和特殊的考察。应关注毒性与剂量的关系及停药后毒性的缓解情况。应注意考察在可耐受或可恢复毒性的剂量条件下取得疗效的可能性。

4.观察指标　毒性反应类型、发生率、严重程度、发生时间及持续时间、是否可逆、与剂量和疗程的关系、临床后果等，还应提出根据毒性反应进行剂量调整的原则，作为Ⅲ期临床试验中需关注的重点。

二、吸入治疗

（一）方案设计

目前关于吸入治疗安全性评估的方法无相关指南规定，文献中显示研究者在进行吸入制剂安全性评估时，一般在药动学及药效学研究时，进行药物全身暴露量评估及不良反应监测等来判断药物的安全性。如Srichana等在进行布地奈德干粉吸入器和加压计量吸入器的研究时评估哮喘症状的严重程度、不良事件发生频率、短效吸入支气管扩张剂使用频率及对尿皮质醇水平的测量，以判断药物的安全性。

（二）观察指标

主要观察指标为药物的全身暴露量、不良反应的发生类型、严重程度及发生率。对于急慢性毒性试验，有必要在支气管肺泡灌洗液、血液及其他检测指标中选择更好的生物标志物，其可随着药效的作用而发生相应的变化，可用于检测药效的作用水平。支气管肺泡灌洗液中的细胞因子和细胞浸润等检验指标在早期、急性和重复剂量研究过程中可以测量到，这些检测结果适用于评价药物相对于一些其他化合物或已知毒性物质的毒性差别。肺功能是一个安全药效检测指标，并在早期研究中可评估呼吸道刺激性、药物对肺表面活性物的影响或严重肺功能损伤（可通过呼吸模式及肺张力判断）等。

三、中药治疗

（一）方案设计

中药的临床试验的设计及实施均需要方法学的指导，协请中医学、临床医学、药学、伦理学、统计学等专家共同参与方案的设计和论证，最终方案需经临床和方法学专家的充分论证与优化后决定。良好的研究基于良好的设计，在设计中药新药的临床试验时，应围绕不同研究目的，具体研究问题，选择合适的研究方法，从而得到质量相对较高的临床证据。如针对干预措施的效力评价，随机对照试验是更为适合的研究方法；针对干预措施在临床复杂情况下的实际效果，观察性设计与实效性随机对照试验则是更为适合的研究证据；评价临床中多种干预措施的合并效果及相互作用，传统的随机对照试验方法并不能得到很可靠的结论，真实世界研究因为纳入了更广泛的人群，将得到更加全面准确的数据反馈。

1.对照药选择　《中药注册管理补充规定》第十九条明确规定"临床试验需要根据试验目的、科学合理性、可行性等原则选择对照药物。安慰剂的选择应符合伦理学要求，阳性对照药物的选择应有充分的临床证据"。中药新药的对照药宜首选安慰剂，可以真实反映药物的绝对疗效及安全性，最终对临床试验数据的获益-风险情况进行评估，评价其是否具有上市价值。而对于主治为证候的中药新药，可能涉及多种西医疾病，应根据纳入疾病情况，采取随机分层的方式，保证组间基线可比，防止影响药物的疗效评价。如若采用阳性对照药物，该阳性对照药物的有效性须经安慰剂对照确证，最终可获得与已上市公认有效药物的有效性和安全性对比研究资料。

2.纳入标准　纳入标准的制订应考虑到临床试验目的及实施过程，包括应符合相关诊断标准的规定，对入选前患者的相关病情、病程等的规定。试验设计者可根据试验的需要选择合理的纳入标准。另外，受试者自愿参加试验并签署知情同意书，应作为纳入标准之一。

3.排除标准　应排除影响证候诊断和证候疗效判断的其他因素，包括对诊断和预后有影响的症状；纳入西医疾病时应注意把握证候与西医治疗之间的关系；应纳入基础治疗和证候表现基本稳定的患者，对基础治疗处于调整期的患者不宜纳入试验；应特别注意从受试者安全的角度考虑加以排除：改善症状可能导致掩盖病情进展；某些人群服药后会发生有严重后果的疾病；已有资料表明受试药物处方中含有可以加速疾病进程的成分。

4.试验设计　探索性研究可以根据试验目的采用多种试验设计。

确证性研究应遵循随机、对照、重复的原则，并采取盲法。原则上采用双盲。同时，应估算样本量。

应首选安慰剂对照。如果已有针对该证候的上市中成药，可选择其中具有临床治疗优势的中成药作对照，且该药获得公认。

应确保安慰剂在剂型、外观、气味、味道、质感等特征上与试验药物相似，或使临床研究参与者难以区别试验药与安慰剂。

阳性对照及剂型不一致的，应采用双盲双模拟设计。

采用加载设计时，注意基础治疗的一致性，其中包括规定允许基础用药的条件，允许用药的种类、使用的剂量、方法、时间等。

临床研究如果涉及多个西医疾病，应考虑所涉及疾病的情况，采用随机分层，以保证组间基线具有可比性，以免影响药物的疗效评价。

疗程设计及评价时点：疗程需要根据疾病演变规律、药物临床定位、临床试验目的及既往用药经验来进行设计。若疗程设计明显短于临床实际起效疗程，则会出现临床疗效不明显、毒性暴露不全等问题。例如，中风不同证型之间疾病的严重程度及预后存在明显的异质性，这决定了在中风不同证候的新药临床试验中，疗程及评价时点不应当采用同一种标准及方法。再如，考虑到神经功能缺损后的恢复时间较长，为了解药物对于神经功能损害修复的影响，应当适当增加随访次数及随访时间，完善临床试验疗程设计的合理性及科学性。

（二）观察指标

对于临床试验安全性指标的选择，包括所有发生的不良反应（症状和体征）、一般体格检查（生命体征、体重等）、实验室检查（血常规、心肝肾功能等）、目标适应证相关联的系统检查等。应通过与安慰剂组或阳性药的比较，说明这些指标与受试药物的关系。应注意证候的变化情况，或涉及疾病的变化情况，及时评估可能存在的用药风险。中药制剂对肝脏及肾脏有一定的影响，因此在进行中药制剂安全性评估时，应时刻观察相关指标，如肝损伤相关的主要生化指标有反映肝细胞损伤的 ALT 和 AST，有反映胆管损伤的 ALP 和 GGT，有反映肝脏功能障碍的血清 TBIL、白蛋白、胆碱酯酶、PT、PTA 及 INR 等，这些指标均应考虑在试验设计中加入安全性评估范围。对长期用药者需要进行多次安全性检测，而不是仅治疗前后各检测 1 次。并且，还需要对实验室检测指标的异常值进行复查及随访。临床试验中需要及时、完整、规范地记录合并治疗，这有助于不良事件与药物因果关系的判断，最终对新药临床安全性进行客观评价。

（周沁蕾　钟国平）

第四节　安全性评估报告

一、靶向药物治疗

（一）以提高安全性作为研究目的

在靶向药物治疗研究中，为解决可能产生的安全性问题，在开发计划中的任何一步都应考虑进行安全性评估，且应具体说明在此方案下安全性如何能够得到有效的提高。研究计划和研究数据分析中均应考虑各种不良事件的发生率。不应仅集中于一种毒性作用，除了可以预期在临床上得到改善的特定项目（如神经病）以外，结局指标还应提供有关总体毒性和耐受性的信息。

（二）安全资料的收集、分析和上报

应描述所有毒性，包括累积毒性。不应从收集的数据中排除疾病相关事件，因为即使该选择基于合理的假设，也可能会妨碍不良事件与药物之间的关系评估。如果以治愈为目标，则长期随访毒性至关重要。晚期毒性通常在治疗后数年发生，包括第二原发性恶性肿瘤和某些器官毒性（如中枢神经系统疾病、心血管疾病）。晚期毒性发生的患者数量可能随时间增加，因此药物获得许可后，继续进行药物安全性评估也是至关重

要的。

所有药物的上市前申请都应提供给药3个月、6个月和1年的不良事件发生率。如果治疗时间明显缩短或延长，则应考虑其他时间点（如1个月或5年）。此外，需重点报告导致试验中断或终止的不良事件。

1.不良事件按发生的时间分析　除了根据累积频率按毒性等级对不良事件进行标准报告外，还需要补充测量来全面了解某一特定抗癌药物的安全性。了解某些AE的发病率和严重程度随治疗时间的变化是很重要的。

对于关键事件，即影响耐受性的常见事件，治疗周期的安全性往往很重要。如短期内疲劳或腹泻3级可能不会在很大程度上影响耐受性，而长期疲劳或腹泻2级可能是获益－风险平衡的主要问题，因此可能需要进行具体分析。通常应考虑每个时间段或每个治疗周期的发病率和患病率、事件发生时间和事件持续时间（包括分级）。患者报告的结果也可以用于评估。

对AE的时间调整分析，如不同截止日期的发病率或每100个患者每年的不良事件率，也可以通过不良事件发生的模式与时间关系适当地加以证明。事件的发生率很少是恒定的，因此排除了对原始事件发生率的正式统计比较（这将需要指数分布的假设），当观察时间在不同研究部门之间有重要差异时，这种描述性总结通常有助于评估。此外，所选AE的Kaplan-Meier分析，考虑到事件审查，可能是有用的。然而，并不是所有的AE都需要如此详细地报告。如选择标准可以包括导致停药、剂量减少或中断的事件、严重不良事件，以及可能影响耐受性或获益－风险平衡的事件。

2.不良事件按剂量减少的发生及其他情况分析　方案设计中剂量的减少在多大程度上导致不良事件发生率的减少，这对获益－风险评估很重要。了解AE和药物暴露之间的关系可能很重要。此外，考虑剂量调整的纵向PK/PD数据可能会提供进一步的见解。

有时可能需要对ADR的后果进行其他表征，如与中性粒细胞减少症相关的感染的严重程度和类型，住院率和病程，以及包括康复和死亡率的结局。在接受更深入的细胞毒性/免疫抑制治疗的患者中，应监测可能或已证实的感染的频率和类型（病毒、细菌、真菌）。对于已知或怀疑会引起长期免疫缺陷的化合物，应考虑在治疗结束后进行长达一年的监测。对于诸如检查点抑制剂之类的免疫调节剂，了解和监测与免疫相关的不良事件（如腹泻/结肠炎、皮疹、黏膜炎、肝毒性、垂体炎、肺炎和其他内分泌病）的潜在发生非常重要。

3.不良事件的因果关系评估分析　因果关系评估是安全性评估的关键步骤。需注意的是，不应用与药物不相关的AE影响药物的安全性信息。

这在一定程度上是因为在执行用于首次销售许可批准的关键研究时，对产品真正安全特性的了解会受到限制。因此，与批准药物的研究相比，研究人员对与研究药物有关的不良事件相关性的评估可能更容易出错，尤其是对于那些与疾病症状重叠或在患者人群中预期的事件而言，更是如此。对于前面这些情况，与研究药物的相关性可能会被低估。在其他情况下，调查人员可能会高估相关性。因此，尽管调查者对因果关系的评估通常可以提供有用的临床见解，但全因果关系的AE频率有望被视为对预先了解的偏见最少的措施。

如果随机研究组之间没有足够大且无可争辩的AE频率差异来作为得出ADR结论的依据，则发起人的因果关系评估必须包括医学-药理学评估。在缺乏明确的已知药理机制的情况下，应考虑使因果关系合理的因素。如果研究人员认为（可能）与不良事件相关，但所包含的信息太有限，以至于发起人和监管机构无法对因果关系进行二次评估，则应尽一切努力获取更多数据。如果仍然缺乏数据，则在发生足够的情况之前，不应给ADR下定论。肿瘤药物经常联合使用，不论设计如何，可能无法定义与各个药物有关的因果关系。这些尝试不应掩盖主要目标，即不应掩盖定义与研究方案相关的不良事件的因果关系。

（三）实验室检查异常

虽然报告为AE的实验室异常可能被解释为研究者认为与临床相关的异常，但临床试验中对实验室值的公开分析被认为是更可靠的措施。两种类型的数据都可以提供有价值的信息，但是应考虑实验室AE的研究者报告中存在偏倚的风险，纵向分析（包括剂量调整的影响）和随时间变化的分析可能很有价值。

还应考虑可能影响紧急实验室异常因果关系评估的基线因素，并可能需要额外的分析来评估因果关系。如如果研究人群中有很大比例的患者有基线肝转移，那么肝酶升高的总频率不太可能是由药物引起的。在这些情况下，可以对有混杂因素和没有混杂因素的患者进行额外的单独分析。

（四）在安全评估中使用病例报告的结果

病例报告的结果可能是评估抗癌产品安全性、耐受性的补充工具，包括评估减量剂量对ADR的影响。

（五）特殊人群和药物基因组学的安全性报告

建议对样本提前进行采集，以便在适当的情况下就安全性问题进行药物基因组学评估。如上所述，应从完整的研究计划中总结特殊人群的安全性。

1.儿童人群　对于儿童人群的研究，不良事件应包括任何观察到的对器官成熟、生长和发育（包括生育能力）的影响的报告。其中一些长期研究需要在授权后进行进一步的跟踪，而非临床研究可以为销售授权时的获益-风险评估提供重要的信息来源。

在儿童研究中评估的其他重要问题可能如下：与成人相比，或在不同的儿童年龄组之间，毒性概况和（或）其影响是否不同。在比较大小显著不同的数据集（如成人与儿童）时，应考虑到明显的差异。虽然数据比较是安全评价的基础，但在（部分）儿童人群难以获得数据时，建模和模拟可能提供补充信息。

2.老年患者和其他危险因素　如果预期老年或虚弱患者是目标人群的一部分，那么研究应以包括这些患者为目标。应报告这些亚组的安全概况。

同样地，如果预期在获得批准后使用该药物进行治疗，则应尽可能将具有表现不佳或脑转移等危险因素的患者包括在内，以便在这些亚组中产生与药物信息相关的安全数据。然而，就疗效和安全性而言，它们可能被排除在主要分析人群之外。

二、吸入治疗

暂无吸入治疗安全性报告针对性的指南，相关报告应按照国内外或方案中关于安全性报告的规定进行。下文介绍FDA关于IND安全性报告的要求，以期提供一定参考。

（一）安全性报告概述

规定要求申办方提交严重的、非预期的可疑不良反应。其确定了单一、少数的严重非预期的不良事件必须作为严重的、非预期的可疑不良反应进行报告的情况。一些示例包括血管性水肿、肝损伤、史-约综合征、肌腱断裂、粒细胞缺乏症及急性肝功能衰竭。然而，大多数严重的不良事件将不容易解释为单一事件。可疑的不良反应被定义为存在合理的可能性将其视为药物引起的不良事件。

申办方应不间断地实施安全性评估。该评价应包括对其整个安全数据库的定期审查和分析，及时更新研究者手册、方案及新安全性信息的知情同意书。此外，如果有必要，申办方应按照要求采取行动，以消除对受试者可能造成的重大风险。

（二）安全性评估目标

1. 预期的严重不良事件　安全性监测系统方法的一个重要组成部分为前瞻性地识别预期的严重不良事件。从IND安全性报告的目的出发，预期的严重不良事件是指申办方可预见的、在接受研究的一般患者群体及接受研究的某种疾病患者或两者兼有时不依赖于研究药物的暴露，而以一定频率发生的严重不良事件。预期的严重不良事件的示例包括以下几个。

- 在研究条件下基础疾病或症状的已知后果。
- 在研究条件下不太可能与基础疾病或症状有关的研究人群中的常见事件。
- 已知因作为背景治疗方案组成部分的给药而发生的事件。

除了可在整个研究人群中识别出的预期的严重不良事件外，一些严重不良事件在研究人群的子集（如预定义的老年人群、来自特定地理区域的受试者）中也是可预期的。如在以年龄为18～75岁的受试者人群为对象的试验中，申办方可以确定65岁以上受试者中发生的脑卒中是预期的严重不良事件，将不作为个体事件进行报告。相反，在未包含在经确定的子集中的受试者（如一名30岁的受试者）中发生的脑卒中，如果申办方确定事件为规定中的严重的非预期可疑不良反应，则可按照个体病例进行报告。

在决定将哪些严重不良事件确定为预期的事件时，考虑因素的示例包括以下几点：①研究人群的特点；②疾病的自然进展；③背景事件发生率；④背景药物治疗方案；⑤合并症；⑥类似人群的既往经验。申办方应将确定的预期的严重不良事件限定为个体发生情况无法解释、需要整体分析的事件。如果数据汇总分析表明，与对照组相比，事件在药物治疗组中的发生更频繁，则安全性评估委员会应在研究药物的开发过程中以合适的时间间隔对确定的预期的事件进行监测。

2. 安全性数据的数据汇总分析　如果有证据表明药物与不良事件之间存在因果关系，如在临床试验中观察到的特定事件数据汇总分析表明，这些不良事件在药物治疗组中发生更频繁时，须在安全性报告中对这些严重的非预期可疑不良反应进行报告。此外，还需对既往公认的、发生率具有统计学意义的严重不良反应进行报告。

安全性数据汇总分析的实施，建议采取合理的措施以维持整体研究盲态的前提下，定期对各治疗组之间不良事件、严重不良事件的发生率进行揭盲比较，此种方法能够更迅速地识别出重要的安全性信息。

如前所述，当某一特定的严重不良事件在所有治疗组中的整体发生率显著高于预测发生率时，一些申请人会采用替代方法，对各治疗组之间的事件发生率实施揭盲比较（针对在安全性监测计划中被预先规定为预期的严重不良事件或是方案或研究者手册中列出的既往公认的严重不良反应的严重不良事件）。然而，鉴于在任何特定人群中预测发生率的不确定性和确定所有事件预测发生率的巨大挑战，首选的方法为定期实施揭盲比较。为采用替代方法，申办方应在安全性监测计划中预先规定预期的严重不良事件及方案或研究者手册中列出的既往公认的严重不良反应的预测发生率，并应提供确定观察到的发生率超过预测发生率且提示事件与药物之间存在因果关系的指南。申办方应使用所有可获得的数据，包括安慰剂数据库、类别信息、历史数据、文献、外部流行病学数据库及特定疾病登记，以此来估计预期的严重不良事件的预测发生率。既往公认为研究药物引起的严重不良反应的预测发生率应以该研究药物的既往经验为依据。

大多数无法解释为个体或少数事件的严重不良事件，通常为预期的或既往公认的严重不良反应的严重不良事件。然而，可能会观察到未在安全性监测计划中规定的但又无法解释为单一事件的非预期严重不良事件，这就要求对其进行评价，以确定是否必须按照要求将这些事件报告为严重的非预期可疑不良反应。

首要的数据汇总分析应为来自已完成及正在进行试验的严重不良事件的合并分析，但为确定各研究之间研究结果的一致性和与受试者特点有关的差异，单个研究的检测通常会受到关注。供数据汇总分析的大多数患者数据将来自对照试验，一般包括安慰剂和阳性对照试验（假定阳性对照不引起关注的不良事件）。定期的数据汇总分析的频率应该预先确定，并视多种因素而定，其中包括：①研究药物的经验；②所研究的疾病；③受试者人群；④入组率及数据采集率。

标准化编码的重要性。对严重不良事件赋以准确的标准化编码，可实现对事件的分析，并可使检测到重要的安全性信息的可能性达到最大。作为申办方，应迅速审查所有获得的药物安全性相关信息的责任的组成内容，申办方应对研究者提交的严重不良事件进行审查，并核实事件的准确性和严重性。申办方应记录下其对研究者使用的术语所做的任何变更。FDA建议，申办方应确保将每名研究者记录的严重不良事件的字面术语编码为标准的、编码约定或词典中规定的首选术语，以能够对使用不同的字面语言报告的类似事件进行合理的分组。关于编码的更多讨论，参见FDA的《上市前风险评估》指南。

3.揭盲的安全性数据　提交给FDA及所有参与研究者的安全性报告应是揭盲的。应考虑两种不同的情况。

第一种情况，如安全性报告规定所提示的那样，一些严重的非预期不良事件可被解释为单一的或少数的不良事件。在这些事件中，所接受治疗的知识对于解释这些事件是必不可少的，可能也是受试者的医疗管理所必需的，并可能提供正在实施的试验中所潜藏的关于研究药物的关键的安全性信息（如监测、知情同意）。这对于安全性报告的目的，即"了解严重的非预期不良事件是否在接受药物治疗或接受安慰剂治疗的受试者中发生"也是十分重要的。FDA不认为对单一或少数严重的非预期可疑不良事件病例揭盲将损害研究的完整性，部分原因是根据在安全性报告中提交严重的非预期可疑不良反应所必须满足的特定标准，在安全性评估委员会之外的揭盲应该是不常出现的。此外，由于经历此类事件的受试者通常会在事件发生时退出研究，已在完全盲态下采集其大部分数据，因此这些单一的和少数严重的非预期不良事件的揭盲应该不会损害研究的完整性。

第二种情况是只能通过检测治疗组与对照组中事件的发生率，确定某一特定的严重不良事件是否在药物治疗组中发生更频繁，或某一特定的既往公认的严重不良反应发生率是否出现了具有临床意义的升高，从而对不良事件做出解释。对于无法解释为个体病例的这些事件，通过适当的控制措施来限制解盲，应该对研究的完整性存有最小程度的担忧，因为只有评价严重不良事件所需的数据才需要揭盲。而且，访问数据库、由此为DMC监测临床试验中的研究终点（在揭盲方面最令人担忧的事件）而准备材料已有很长的历史；为准备供安全性评估委员会审查的材料而开展的相似过程，应该不会对研究的完整性构成风险。

虽然在严重不良事件个体病例中，适当的医疗护理可能需要揭盲，但FDA仍建议参与研究实施或分析的人员（如临床医师、统计学家、首席医学官、临床研究助理）对整体数据保持盲态。

4.IND安全性报告的报告阈值　IND安全性报告应重点考虑以下2种情况：①在临床试验中观察到的特定事件的数据汇总分析表明，这些事件在药物治疗组中的发生更频繁；②观察到严重的可疑不良反应的发生率高于方案或研究者手册中所列的发生率，确定其出现了具有临床意义的升高。

做出判断时要考虑的因素包括以下几点：①试验组与对照组之间发生频率差异的大小；②多项试验中的一致升高；③支持研究结果的临床前证据；④剂量反应证据；⑤合理的作用机制；⑥已知的同类效应；⑦其他相关不良事件的发生。

通常情况下，研究终点指的是申办方进行测定的用于评价有效性的结局。申办方必须依照方案向FDA报告研究终点，并且正常情况下，不会以安全性报告的形式报告研究终点，除非事件为严重的非预期不良事件且有证据表明药物与事件之间存在因果关系。如旨在比较接受药物治疗或安慰剂的受试者中全因死亡率的试验，通常不会在安全性报告中将死亡作为个体病例进行报告。另外，在此类试验中，如果死亡作为与药物初始暴露同期发生的过敏性反应的结果，或作为致命性肝坏死的结果，则必须在安全性报告中将死亡作为个体病例进行报告，因为在此类情况下，证据将表明药物与事件之间存在因果关系。应利用DMC而非安全性评估委员会（如有必要），对终点信息进行采集、跟踪及监测。

三、中药治疗

关于中药治疗安全性报告暂无针对性的指南，报告要求应按照国内外或方案中关于安全性报告的规定进行。

（周沁蕾　钟国平）

第五节　安全性评估案例分析

一、靶向药物治疗

（一）案例1——阿帕替尼的安全性评估

1.研究目的　探讨阿帕替尼对胃癌根治术辅助化疗后患者维持治疗的效果及安全性。

2.方法　所有患者都在术后4周开始进行辅助化疗，一般采用卡培他滨联合奥沙利铂8周期后，单药口服阿帕替尼500mg维持治疗，1次/天，餐后30min口服，每28天为1个周期，服用4个周期。当治疗过程中出现与阿帕替尼相关的3度或3级以上的不良反应时，可暂停或减量。术后每3个月进行一次复查，包括血常规，肝、肾功能，肿瘤标志物，影像学检查，必要时行胃镜检查并记录，生存期定义为辅助化疗开始至患者死亡的时间，无病生存期定义为根治术后辅助化疗开始至复发、转移时间。化疗相关不良反应按NCI CTC3.0版标准分为0～4级。观察患者疗效及安全性。

3.结果

（1）临床治疗效果：20例患者最长随访时间1年10个月，最短随访时间1年，平均随访1年5个月，其中3例患者在使用阿帕替尼的过程中疾病进展，3例在服用结束后发生疾病进展，14例至今未出现疾病进展，中位无病生存为7.6个月，肝转移3例（15%），腹膜转移2例（10%），1年复发率15%（3/20）。

（2）药物不良反应：20例患者接受阿帕替尼维持治疗后主要不良反应有高血压、手足综合征、蛋白尿、骨髓抑制，见表11-7。2例因发生3级不良反应而减少阿帕替尼剂量后继续治疗。不良反应均可逆，经过对症处理或调整药物剂量、停药后均可恢复，所有患者无药物相关性死亡发生。

表11-7　20例患者阿帕替尼维持治疗后不良反应情况

不良反应	不良反应分级				发生率（%）
	1级	2级	3级	4级	
高血压	4	2	1	0	35
手足综合征	3	1	1	0	25
蛋白尿	2	1	0	0	15
骨髓抑制	2	0	0	0	10
其他	2	1	0	0	15

4.结论　胃癌根治术后辅助化疗结束进行阿帕替尼单药维持疗效确切同时安全性良好。

（二）案例2——甲磺酸阿帕替尼治疗的安全性评估

1.入组标准

（1）年龄：大于等于18岁，性别不限。

（2）局部晚期或转移性分化型甲状腺癌（乳头状，滤泡状，Hurthle细胞及低分化癌），至少有1个经治疗的可测量病灶，CT扫描长径≥10mm，符合实体瘤疗效评价标准1.1（实体瘤疗效评价标准1.1，RECIST 1.1）的要求，包括：完全缓解（完全响应）、部分缓解（部分响应，PR）、病情稳定（SD）、疾病控制率（DCR）和客观缓解率（客观反应率，ORR）等。

（3）在入选之前14个月内出现疾病进展（必须使用RECIST 1.1作为疾病进展的评估依据）。

（4）在放射性碘治疗中完全丧失摄碘能力。

（5）患者12个月内接受单次放射碘治疗（≥3.7GBq）且靶病病灶疾病进展。

（6）患者每两次重复碘治疗时间间隔＜12个月，剂量≥3.7GBq，至少有1次碘治疗后超过12个月疾病进展。

（7）渐进接受胰岛素碘治疗剂量≥22.2GBq（≥600mCi）。

2.排除标准

（1）6个月内使用过VEGFR-TKI小分子药物，如凡德他尼（vandetanib）、卡巴唑替尼（cabozantinib）、乐伐替尼（lenvatinib）、舒尼替尼（sunitinib）和索拉非尼（sorafenib）等治疗的患者。

（2）高血压，经降压药物治疗无法达到正常范围者（收缩压＞140mmHg，舒张压＞90mmHg），处于≥Ⅱ级的冠心病，心律失常（包括QTc间期延长，男性＞450ms，女性＞470ms）及心功能不全。

（3）具有代谢系统出血风险的患者不可进入组，包括以下几种情况：①有活动性消化性溃疡病灶，而且粪隐血（＋＋）；②3个月内有黑粪、呕血病史者。

（4）凝血功能异常（INR＞1.5×ULN，APTT＞1.5×ULN），具有出血风险者。

（5）既往接受化疗，抗甲状腺癌治疗（允许使用低剂量化疗进行放射增敏）或沙利度胺及其衍生物治疗。

（6）妊娠期或哺乳期妇女。

3.治疗方案　阿帕替尼750mg，每天1次，口服。每4周定义为1个治疗周期。每个治疗周期允许停药不超过2次。允许下调1次剂量至500mg，但患者必须持续调整直至病情进展或不能耐受药物引起的不良事件。

4.安全性评估结果　所有发生的AE均为1～3级，未出现与药物有关的4级AE及严重不良事件。最常见的AE为手足皮肤反应（hand-foot skin reaction，HFSR），共出现9人次。其他AE主要为高血压、蛋白尿、中性粒细胞减少、低钙血症、咽喉疼痛、吞咽困难和腹泻等，共出现17人次。

二、吸入治疗

（一）案例1——沙美特罗和丙酸氟替卡松干粉吸入剂的安全性评估

1.入组标准

（1）年龄为18～65周岁，BMI为18～35kg/m²。

（2）研究者通过病史、体格检查、实验室常规检查和心脏监测判定为健康。

（3）获得了受试者的书面知情同意。

2.排除标准

（1）当前诊断或有肝病病史。

（2）过去6个月经常饮酒（男性每周平均摄入＞21U，女性每周摄入＞14U，1U＝360ml啤酒或45ml酒精量为40%的烈酒或150ml葡萄酒）。

（3）吸烟史≥10包/年。

（4）除对乙酰氨基酚（＜2g/d）外，受试者被要求在第一次服药后7d内避免使用处方药或非处方药，直到研究结束。

3.研究设计　本研究设计是一项开放标签、随机、两处理、四交叉（重复设计）研究。目的是比较沙美特罗合并丙酸氟替卡松两种制剂的全身暴露及安全性情况。在每个治疗期间，受试者应接受7剂研究治疗药物，即每天两次共服药3.5d的服药顺序，以达到丙酸氟替卡松和沙美特罗的稳态浓度。每个剂量由一次吸入组成。第1天的第一个剂量在现场给药，接下来的4个剂量在家里自行给药。然后将受试者于第3天晚上在研究中心进行第6剂的给药，并在第4天留在研究中心中进行第7剂的给药，然后在给药后12h进行药代动力学采样。每次治疗至少间隔3d，根据丙酸氟替卡松的消除半衰期为6～8h，沙美特罗的消除半衰期为5～6h，至少3d的洗脱期（5～7个半衰期）是足够的。所有受试者均接受了培训，并在临床中接受剂量监测的同时还需要被监测操作方法，以确保操作方法的正确性。

在每个治疗周期的第1天和第4天，在服药前和服药后10min进行生命体征（心率、血压）和12导联心电图测量。由于沙美特罗的心血管作用是最相关的药效学参数，在沙美特罗达峰时间（给药后5～10min）的治疗效果最佳。在筛查和随访时进行常规血液学、生物化学和尿液分析测试，并在整个研究过程中和随访7～10d期间监测不良事件。严重不良事件定义为导致死亡或威胁生命、导致住院、残疾或先天性异常或与肝损伤和肝功能受损相关的不良事件。

4.安全性评估结果　27位（75%）受试者报告了服药后发生的不良事件，两制剂不良事件发生率相似。头痛是最常报告的不良事件（67%）。没有严重不良事件的报道。服药后任何受试者都没有临床上有意义的异常实验室值、生命体征或心电图结果。

（二）案例2——布地奈德/富马酸福莫特罗二水合物固定剂量组合吸入剂的安全性评估

1.入组标准　研究人群包括健康的男性和女性受试者（年龄为18～55岁），体重＞50kg，身体质量指数（body mass index，BMI）为18.5～32.0kg/m²。通过全面的病史和体格检查、心电图、生命体征及临床实验室评估确认健康。

2.排除标准 具有临床上显著医学状况（研究者认为）的受试者，包括症状性前列腺肥大、膀胱颈阻塞、尿潴留和未充分治疗的青光眼，或有心电图异常史的受试者，均被排除在研究之外。有吸烟史（筛查3个月以内）或与研究药物有关的疾病（筛查1年以内）的受试者。在开始研究治疗前的28d内或5个半衰期（以较长者为准）内，禁止在筛选期或使用任何处方药或非处方药治疗后的3个月内使用含尼古丁的产品。妊娠期和哺乳期的女性被排除在研究之外，并且所有有生育能力的受试者或有生育能力的伴侣的受试者在研究期间均应使用适当的避孕措施。不能正确使用MDI的受试者（包括协调致动与吸入的受试者）也被排除在外。

3.试验设计 在健康成人受试者体内进行的单中心Ⅰ期、单剂量、随机、双盲、三周期、三交叉设计研究。在开始研究之前批准了方案和知情同意书。在进行任何方案特定的筛查程序之前，所有受试者均提供了书面知情同意书。

受试者需要在给药前约30min和给药后30min佩戴外科口罩，以防止交叉污染。在每个治疗期间，受试者在给药前一天到诊所报到，并在所有预定评估完成后给药当天出院。每个住院治疗期间由7～14d的洗脱期分开。在第一次采血前，给药前60min，受试者需要禁食至少4h。治疗期间的膳食都应进行标准化。对透明液体的摄入没有限制；然而，在整个研究过程中，受试者都不能食用葡萄柚或葡萄柚汁，并且在每次研究访问前和访问期间至少6h内不得食用含有黄原酸的食品和饮料（如咖啡、茶、巧克力和可乐）。

通过AE报告和体格检查，生命体征（包括血压、心率、呼吸频率和体温），临床实验室测试（包括血液学、生物化学和尿液分析）及心电图检查进行安全性评估。在筛查时，入院当天及每个治疗日给药后最多12h进行临床评估。由研究者确定所有AE和研究药物的关系和严重性。

4.安全性评估结果 24名受试者（33.3%）在研究期间报告了总共32例次治疗性突发AE（TEAE）。其中18名受试者（25%）报告的22例次TEAE与研究药物相关。所有与药物相关的TEAE均为轻度；没有严重的AE，也没有TEAE导致早期退出研究。在研究过程中，没有观察到临床实验室结果、生命体征或心电图随时间的变化或治疗方法之间的差异。血液学和临床指标的平均值一般在正常范围内。两名受试者在使用药物后出现低钾血症，该事件在没有治疗的情况下于同一天解决。

三、中药治疗

案例——疏肝健脾益肾中药联合化疗治疗肝郁型转移性三阴性乳腺癌患者疗效及安全性研究

1.入组标准

（1）术后病理诊断为乳腺癌，且免疫组化显示雌激素受体（ER）、孕激素受体（PR）、原癌基因人类表皮生长因子受体2（HER2）均阴性。

（2）中医辨证存在肝郁证。

（3）肿瘤出现内脏转移。

（4）功能状态（PS）评分0～2分，预计生存期6个月以上。

（5）既往蒽环类药物辅助化疗。

（6）化疗前骨髓和肝肾储备功能正常。

（7）年龄18～75岁。

（8）患者及其家属知情同意。

2.排除标准

（1）只有骨转移灶，无其他内脏转移者。

（2）出现脑转移者。

（3）手术及辅助放化疗结束后不足3个月出现转移者。

（4）不同意或无法按期进行化疗后影像学检查评价疗效者。

（5）化疗不足2个周期因非医疗相关原因退出者。

（6）服用中药有不良反应者。

3.治疗方案　分组采用随机数字表法将患者分成两组，对照组40例，采用化疗，年龄（50.7±2.1）岁；治疗组39例，采用疏肝健脾益肾中药联合化疗，年龄（51.2±2.3）岁。两组年龄比较，差异无统计学意义（$t = 2.25$，$P = 0.138$）。两组PS评分、转移脏器、转移灶数量构成及是否绝经比较，差异均无统计学意义。

紫杉醇135～175mg/m^2（化疗过程中出现Ⅲ度异常骨髓抑制者改用135mg/m^2）静脉滴注（第1天）；吉西他滨1000mg/m^2，静脉滴注，（第1天和第8天），21d为1个周期。

紫杉醇用药前进行标准的抗过敏处理：地塞米松15mg，分别于用药前12h、6h口服，化疗前30min应用苯海拉明50mg肌内注射、西咪替丁400mg静脉注射，化疗前后30min分别予以托烷司琼5mg静脉滴注止吐，化疗期间出现Ⅱ度以上白细胞计数降低常规使用粒细胞集落刺激因子（G-CSF）升白治疗。治疗组化疗前3d开始口服中药，化疗开始第1～3天暂停口服中药，第4天开始口服至第14天。以后每个周期服用中药同第1个周期。

中药组成：柴胡15g，当归15g，白芍15g，白术15g，茯苓15g，生姜15g，薄荷6g，炙甘草9g，穿山甲10g，红参12g，鸡内金15g，熟地黄30g，山茱萸15g，山药15g，鹿角胶20g，黄芪30g，煎煮后分2次饭后30min口服。患者最多接受6个周期的化疗。入组前均签署化疗知情同意书，肿瘤进展（PD）或患者拒绝及出现不可接受的毒副作用时终止试验。治疗方案通过医院伦理委员会批准。

评价标准：每个周期开始前行常规体格检查及血常规、血生化检查。第1次化疗前对所有可测量病灶均行CT、MRI、骨扫描等检查，记录病灶大小的基线值，以后每2个周期后对基线病灶行影像学复查，评价疗效，对化疗临床获益者初次评价后每隔4周重新进行影像学评价1次，对于未到影像学复查时间但患者出现相关临床症状，怀疑病情进展者，尽快行相关影像学检查评价。

疗效评价按2009年欧洲RECIST标准分为完全缓解（CR）、部分缓解（PR）、稳定（SD）、PD。毒副作用参照NCI CTCAEv3.0标准。无进展生存期（PFS）指从首次化疗开始至发现疾病出现进展或患者死亡。截尾数据：规定的随访时间内，由于失访、非肿瘤性死亡、肿瘤未进展、退出研究等没有出现结果事件者称为截尾。

4.安全性评估结果　毒副作用：主要毒副作用为骨髓抑制（粒细胞计数及血小板计

数降低）及消化道毒副作用（恶心及呕吐）。试验组及对照组患者骨髓抑制发生程度比较，差异无统计学意义（$Z = 0.672$，$P = 0.501$），试验组及对照组患者消化道毒副作用发生程度比较，差异有统计学意义（$Z = 1.995$，$P = 0.046$）。

（周沁蕾　钟国平）

第十二章

儿童药物早期临床试验仿真模型预测安全性评估

第一节 儿童药物临床试验概述

儿科药物的使用是目前社会广泛关注的问题。促进儿童合理用药，对于防治儿童疾病、提升儿童健康水平具有重要意义。由于儿童处于生长发育过程中，不同年龄儿童对药物的处置能力不同，药物的疗效和安全性也与成人有所不同。然而在临床实践中我们会经常发现药品说明书中儿童适应证、使用剂量、有效性和安全性数据严重缺失。即使是常用于儿童的药物，也很少在儿童中试验过。据统计，儿童使用的药物中，70%没有儿童有效性和安全性数据。超说明书用药被视为患者安全问题，与药物不良反应风险增加有关。儿童用药不良反应发生率是成人的2倍，新生儿更高达成人的4倍。此外，药物治疗效果也难以保证。究其原因是儿科药物临床试验难以开展，儿童数据难以获得，伦理问题和实践困难使儿童药物临床试验面临很大的挑战，导致其在新药报批、科学研究中缺席。临床试验是评价药物安全性和有效性，以及产生循证医学证据的黄金标准。然而，截至2019年，中国开展的临床试验在美国临床试验网（www.Clinical Trial.gov）和中国临床试验注册中心上注册的共有34 574项，其中涉及儿童的仅占9.74%。美国儿童临床试验在www.Clinical Trial.gov注册的高达24 488项，而拥有3亿儿童的中国仅有2526项。我国儿科药物试验明显存在很大的滞后性，想要"破局"，势必面临巨大的挑战。

由于没有在儿童患者中获得的疗效和安全性数据，儿童患者所用剂量多是根据成年人的剂量按体重或者体表面积以简单的线性比例来调整。这既没有考虑儿童，特别是婴幼儿未成熟器官（如肝脏、肾脏）对药物代谢动力学的影响，也没有考虑儿童组织器官尚未发育完全而可能存在对药物敏感性的差异。决定儿童药物效应的因素不仅多元而且复杂，儿童用药的安全性资料常需要通过临床试验方能获得。

儿科患者开展药物临床试验存在特有的伦理问题。虽然，现阶段在伦理上已从不接受儿童作为药物试验受试者转变为在儿童患者中使用未经儿童临床试验的药物是不符合伦理的，但是在健康新生儿或儿童中进行药物研究仍被认为不符合道德原则，只能在有必要进行临床试验的患病儿童中开展药物临床试验。此外，安慰剂的使用也存在伦理风险。儿科药物临床试验方法学的实践也极具挑战性，主要包括首次人体临床试验剂量的确定、血液样本的收集困难、微量样本药物分析及数据分析技术的高要求等。在儿童尤其是新生儿中有采样次数和采血量的限制，依赖密集采样的传统的药代动力学方法在儿童中显然不适用。儿童个体之间生长发育存在显著差异，难以通过大规模确证性临床试验获得患儿的研究数据，支持其用于每个特定年龄阶段的安全性和有效性。因此，采用新技术和建立新方法，减少不必要的儿科人群药物临床试验，有利于儿科人群的痛苦最小化。

面对儿童临床试验的困境，现在较为先进的做法是将建模与仿真应用于儿童临床试验，在药物临床使用前进行前瞻性研究，预测不同年龄儿童的最佳剂量方案。最大程度地利用已有数据，尽可能减少儿科人群药物临床试验受试者数量，通过数据外推来完善和丰富儿科人群用药信息，指导临床用药，保证患儿用药安全有效。尤其是在根据最优设计理论确定临床试验最佳样本量、采用建模所得先验信息确定最适采样时间点、利用贝叶斯原理处理稀疏数据等方面，已有成功案例。

2017年和2020年，国家药品监督管理部门分别发布了《成人用药数据外推至儿科人群的技术指导原则》和《真实世界证据支持儿童药物研发与审评的技术指导原则》，这是儿童药物开发的巨大机遇。真实世界数据结合科学的数据外推技术与理念，可以提供新药报批和应用的药物剂量、有效性和安全性数据。另外，2019年日本发表的《新药研发中群体药代动力学/药效学研究的一般考虑》强调了群体药代动力学/药效学研究，以及基于此之上的量效关系研究已成为新药研发与监管的工具和重要组成部分。因此，结合真实世界数据，通过数据外推和群体药代动力学/药效学的研究，利用成熟的试验方法和关键技术进行优化设计，将有助于提升儿童临床试验的科学性和可行性，推动儿科药物的研发进程和合理使用。

儿童临床试验仿真模型的建立与应用，可以整合儿童微量样本药物分析技术、发育定量药理模型技术，进行药代动力学、有效性和安全性的真实世界数据外推，形成了可推广、可落地的儿科药物临床试验的优化设计体系。此外，还应通过优化儿科药物临床试验设计，将儿科药物试验落地，并进一步与临床治疗、药物报批紧密连接，实现有效的成果转化。

（郝国祥 赵 维）

第二节 儿童药物早期临床试验仿真模型的数据来源与策略

数据外推是充分利用已有数据（如成人数据、真实世界证据），通过科学的研究方法，将已知人群的研究信息和结论扩展到未知人群（目标人群），从而减少在未知人群中开展不必要的研究。目前外推的方法已广泛应用于药物开发领域，如体外试验或动物实验数据外推至人体试验，以确定人体首次剂量及预测有效剂量；健康志愿者药代动力学数据外推至患者人群；相同机制药物或类似机制药物之间药效学数据外推等。

一、成人用药数据外推至儿科人群

对于在儿童中开展的药物临床试验，首次人体临床试验剂量是面临的主要难题之一。在药物开发试验中，首次人体临床试验剂量的正确选择可以极大地减少或避免毒副反应的发生。由于儿童的特殊性，首次人体临床试验剂量不允许像成人一样通过Ⅰ期临床试验中的"剂量爬坡"试验来确定。血药浓度是连接成人和儿童药物治疗的基础，儿童的药代动力学研究大都是在成人的药代动力学研究完成之后，应该充分地利用成人的相关信息和有用的临床前数据。

成人用药数据外推至儿科人群包括建立外推假设、设计外推计划、实施外推分析，制订降低不确定性及风险策略等主要要素。外推假设、外推计划和外推分析是一个序贯且循环往复的过程，这个过程贯穿儿科人群药物开发的整个生命周期，包括上市前和上市后阶段。

（一）建立外推假设

整合已知数据，评价已知人群与目标人群的相似性和差异点，借助建模模拟的方法，明确提出外推假设，获得预测指标。"已知数据"的来源包括体外试验、动物实验、流行病学研究、诊断研究、药代动力学和药效学研究、临床试验、临床观察性研究、类似药物研究、文献等。

"相似性"评估包括疾病相似性（病因、病理生理、临床表现、病程特征等）、人体内药物代谢及作用相似性（药代动力学、药效学、药理作用机制等）、药物暴露量和药物效应关系、临床有效性和安全性评估指标相似性及标准一致性等。通常，预测人群间的相似度越高和预测准确度越高时，外推的可能性越大，所需额外研究数据的必要性越低。相反，如果预测人群间的相似度越低或难以预测，或预测准确度的影响因素越多或影响因素较难明确时，外推的可能性越小，所需额外研究数据的必要性越大。

根据外推假设中已知数据在已知人群与目标人群的相似程度，外推模式分为以下三种。①"完全外推"模式：目标人群与已知人群间具有高度相似性，并且假设（预测）具高度准确性。②"部分外推"模式：目标人群与已知人群间具一定相似性，和（或）假设（预测）具一定不确定性。③"不进行外推"模式：目标人群与已知人群间不具相似性，和（或）假设（预测）具有高度不准确性。

（二）设计及实施外推计划

基于外推假设，制订目标人群研究计划，包括哪些数据可直接通过外推获得，哪些需通过设计简化的临床试验或完整系统的临床试验获得。

解释在目标人群中获得的有限数据，验证外推假设，确证/验证已知人群和目标人群相似性。如假设未被验证，修改完善建模模拟，调整更新外推假设和外推计划，再行外推分析；有必要时再收集数据或可以有数据分段使用的考虑。

应充分评价数据外推的可靠性，明确不确定性和风险，提出减低不确定性和风险的策略。若基于目标人群的验证性数据有限，可能难以在上市前解释这些不确定性和风险，则需要制订上市后研究计划。

（三）建模模拟

建模模拟（modeling and simulation，M&S）是一种数据分析方法，用于汇总数据，描述一致人群的体征并量化评估人群间差异，为后续研究决策提供预测手段，而不能完全替代儿科人群药物临床试验。通过建模模拟选择最利于信息获取的试验人群、确定样本量、预测给药剂量等。建模模拟的条件复杂，需考虑与目标适应证、目标人群、试验药物相关的各个因素。

需要注意的是，鉴于现有知识理论的不足，对于人体生长发育不同阶段的差异无法做到精确判断，会给建模模拟带来困难。在外推假设时需要充分考虑到知识局限性和不确定性对建模模拟数据结果的影响并予以分析。

（四）基本原则和要求

使用成人用药数据外推至儿科人群时，需判定儿童与成人在疾病进程、药物治疗效果、药代动力学/药效学关系之间的相似程度，以及是否有已知与药物疗效相关的生物指标或替代指标，研究计划可以由简单的药代动力学桥接到全面的药效和安全性试验。符合药代动力学桥接的条件包括：①儿童患者和成人患者的病因、病程和药物治疗结果相似；②儿科患者的血药浓度－临床效应关系和成人患者类似，如果血药浓度和临床效应之间的关系尚不明确，可考虑利用血药浓度－生物指标的关系来代替，较为理想的生物指标如血压、血脂、病毒量等；③参照成人的已知安全与有效的血药浓度来决定在儿童中达到相同浓度时所需要的剂量。美国FDA构建了儿科人群临床研究设计与外推决策流程图（图12-1），供参考。

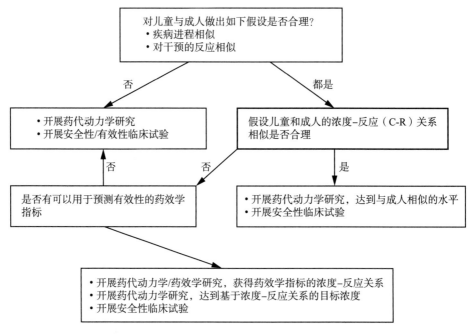

图12-1 儿科人群研究设计与外推决策流程图

摘自2017年国家药品监督管理部门发布的《成人用药数据外推至儿科人群的技术指导原则》

在我国，将药品的成人数据外推至儿科人群时，需已有相关药品的中国成人数据，同时会根据是否在国外已获批儿科人群适应证、是否已有国内外儿科人群应用的参考文献（或其他支持性数据），分情况开展外推。

二、真实世界证据支持儿童药物临床试验

（一）真实世界证据概述

随机对照试验（randomized controlled trial，RCT）是评价药物安全性和有效性的金标准。但随机对照试验有其局限性：一是RCT的研究结论外推于临床实际应用时面临挑战，如严苛的入排标准使得试验人群不能充分代表目标人群，所采用的标准干预与临床实践不完全一致，有限的样本量和较短的随访时间导致对罕见不良事件探测不足等；二是对于某些疾病领域，传统RCT难以实施，如某些缺乏有效治疗措施的罕见病和危

及生命的重大疾病；三是传统 RCT 或需高昂的时间成本。

过去，传统临床试验和相关的试验证据被用于新药的研发和评审，真实世界研究则用于新药上市以后的有效性和安全性研究。2016 年 12 月 7 日，美国国会通过了《21 世纪治愈法案》（*21st Century Cures Act*）。该法案的颁布对美国乃至世界的生物医药和健康医学领域的发展产生了深远的影响。因为它提出了一个目标，利用"真实世界证据"（real world evidence，RWE）加速药品和医疗器械的审批。真实世界证据目前还没有公认的定义。在《21 世纪治愈法案》中，"真实世界证据"被明确定义为："从随机对照试验以外的其他来源获取的关于用药方式、药物潜在获益或者安全性方面的数据"。美国 FDA 官员随后在《新英格兰医学杂志》上发表了一篇题为"真实世界证据——它是什么以及它能告诉我们什么？"的文章，对真实世界证据的数据来源给出了具体的说明："它是指来自典型临床试验以外的其他类型的医疗保健信息"。

《21 世纪治愈法案》明确规定了真实世界证据在药物评审中的两个用途：①用来支持已获批的药物进行扩大其适应证的批准；②用来支持或满足已获批的临床试验的相关需求。这条规定意味着美国 FDA 首次明确认可真实世界证据在药物评审中的作用。当然，真实世界证据并非要去取代传统的临床试验证据在药物评审中的地位，而是提供一种新的补充证据。因此，在药物研发和监管领域如何利用真实世界证据评价药物的有效性和安全性，已成为全球相关监管机构、制药工业界和学术界共同关注且具有挑战性的问题。我国系统性开展使用真实世界证据支持药物监管决策的工作尚处于起步阶段，国家药品监督管理局于 2020 年 1 月发布了《真实世界证据支持药物研发与审评的指导原则（试行）》。

真实世界数据（real world data，RWD）是否适用于回答临床所关注的科学问题，所生成的真实世界证据能否或如何起到充分的支撑作用，涉及诸多亟待商榷和解决的问题。真实世界研究是指针对预设的临床问题，在真实世界环境下收集与研究对象健康有关的数据（真实世界数据）或基于这些数据衍生的汇总数据，通过分析，获得药物的使用情况及潜在获益－风险的临床证据（真实世界证据）的研究过程如图 12-2 所示。

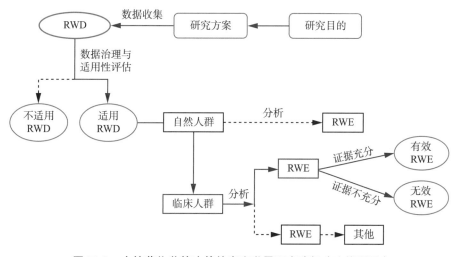

图 12-2　支持药物监管决策的真实世界研究路径（实线所示）

摘自 2020 年国家药品监督管理局发布的《真实世界证据支持药物研发与审评的指导原则（试行）》

在儿童临床试验领域，传统的随机对照临床试验难以提供充分信息时，真实世界证据可以作为辅助，为儿童临床合理用药证据提供支撑，国家药品监督管理局于2020年5月发布了《真实世界证据支持儿童药物研发与审评的技术指导原则（征求意见稿）》。

（二）真实世界证据在儿童药物研发中的应用

在儿童药物研发中，真实世界研究的具体应用范围包括①提供安全性证据：此类是真实世界证据在儿童药物研发中最常见的应用模式，可以观察儿童长期用药的安全性。②支持用药方案优化：扩展或缩窄适用人群（如向低龄儿童扩展）、优化给药剂量或频次（如根据体重细化剂量）、完善或修改给药操作或流程（如与不同类型果汁、果酱等同服）等，可用于扩充药物临床获益人群，完善医师处方及患者用药方案，支持药品说明书信息的更新。③长期临床获益的评价。④提供剂量依据或验证剂量合理性：通过真实世界证据，包括回顾性的医疗数据分析和前瞻性的处方数据采集等，所提供的儿童剂量依据可以支持其说明书中相应内容的撰写。另外，借助儿科外推（pediatric extrapolation）方法获得儿童给药方案时，也可以根据已有成人数据对儿童剂量和安全性外推的可靠性，采用上市后真实世界证据，以进一步验证儿童患者用药剂量的合理性。⑤其他：还可以获得儿童使用药物的卫生经济学指标、生活质量指标等。

真实世界研究与传统临床试验互为补充，互为支撑。在儿童药物研发中，开展真实世界研究或开展传统临床试验通常都具备一定的合理性和可行性，最终选择哪种或兼而有之，取决于对具体疾病特征、目标治疗人群特点、药物性质、试验条件等的深入了解与整体把握。应以确保满足药物安全有效性的评价要求为基本原则，尽可能节约儿童研究资源，兼顾数据质量与研究效率。

（郝国祥　赵　维）

第三节　儿童药物早期临床试验仿真模型的建立

一、群体药代动力学

药代动力学研究对了解药物的体内性质、了解用药安全性和有效性、制订给药方案，发挥着至关重要的作用，其基本方法已经渗入诸多学科领域中，推动着各个学科的发展。然而，传统药代动力学研究存在较多的局限性，包括：①经典药代动力学研究采用全程采血的个体全息法，通常采取11～14个样本点，涵盖整个药物处置（吸收、分布、代谢和排泄）的过程。严格的时间和频繁的取血点对于特殊病人群体，如儿童、老年人及重症患者，是非常困难的。②以个体为单位，通过计算平均值和标准偏差得到最终的药代动力学参数，忽视了个体间差异和个体内差异，结果存在一定的偏差。③对不同种属、人群无法做出外推和预测，对协变量及潜在影响因素无法做出动态分析和预测。④对多中心研究集合分析能力较差，无法完成复杂体系中的药效学和药动学相互关系的研究。

为了能够确定代表特定群体的药代动力学特征，描述各个受试者的个体间差异及研究相关因素对药代动力学的影响，群体药代动力学（population pharmacokinetics，PPK）的概念和方法逐渐为人们所知。群体药代动力学是将经典药物动力学基本原理与统计学方法相结合的一门学科，探究、描述和预测药物在特定群体中的药物代谢动力学、药效学及生物标志物－效应关系的行为特征的一门科学。群体药代动力学属于定量药理学和临床药理学范畴的新方向、新发展。

（一）群体药代动力学基本原理

群体药代动力学是药代动力学的群体水平，一个群体中的所有个体数据被同时评估，使用非线性混合效应模型研究。"非线性"是指因变量（如浓度）与模型参数和独立变量非线性相关的事实。"混合效应"是指参数化：在个体之间不变的参数被称为"固定效应"，个体之间变化的参数称为"随机效应"。开发群体药代动力学模型有5个主要方面：①数据；②结构模型；③统计模型；④协变量模型；⑤建模软件。结构模型描述了群体内典型的浓度时间过程。统计模型说明了群体内浓度的"不可解释"（随机）变异性（如受试者之间、场合之间、残差等）。协变量模型解释由受试者特征（协变量）预测的变异性。非线性混合效应建模软件将数据和模型结合在一起，实现了一种估计方法，用于查找描述数据的结构，统计协变量模型的参数。

大多数群体药代动力学模型评估的主要目标是发现群体的群体药代动力学参数和变异来源。其他目标包括通过识别目标群体中协变量的预测，将观察到的浓度与施用的剂量相关联。大多数模型通过最小化目标函数值（OFV）来共享参数估计的概念，通常使用最大似然估计。为方便起见，OFV表示为负的似然度对数的两倍，是单个数字，提供了模型预测（给定一组参数值）匹配数据的紧密程度（最大似然＝最小OFV＝最佳拟合度）。在群体模型中，似然度的计算比"只具有固定效应的模型"更复杂。当拟合群体数据时，每个受试者的预测浓度取决于每个受试者的参数和群体参数之间的差异，以及每对观察值和预测值之间的差异。需要根据固定效应和随机效应的影响来计算边界的似然度。

（二）群体药代动力学的研究方法

原始的群体药代动力学研究方法较为单一，而伴随着研究复杂程度的提升和研究思路的发展，越来越多的研究工具被开发出来，最常用的有DAS、WINOLIN、NONMEM软件等。目前最常用的群体药代动力学研究是Heiner和Beal等提出的利用NONMEM软件对群体药代动力学进行建模进而分析优化的方法（即非线性混合效应模型法），是基于人群的药物模型建模的主要分析框架，已成为实施这些方法的金标准，群体药代动力学模型建立的分析步骤见图12-3。

群体药代动力学对样本数据的限制低，不同时期不同场合的样本数据均可以纳入；适用于富集的样本数据分析，同时也适用于稀疏样本的数据分析。群体药代动力学可以更好地描述某一群体中药物的药代动力学特点，为临床试验关于药代动力学/药效学关系的研究提供帮助，实现数据外推，根据协变量影响因素对优化给药剂量提供帮助。

目前，群体药代动力学分析已被广泛地应用于临床研究。安全性和有效性是临床药物治疗的主要目标，而对于一些治疗窗比较窄，易发生不良反应，以及需要长期服用的药物，需要群体药代动力学分析提供更好的用药支持。同时，对于一些特殊人群，如老年人、新生儿、肾衰竭患者，群体药代动力学研究尤为重要。群体药代动力学研究可以快速得到患者个体的相关药代动力学参数，只需根据患者自身的生理信息（如年龄、体重、种族等）和生化信息（如肝功能、肾功能指标等），以及服药后的 1 ~ 2 个血药浓度测定值，应用在相对应的药物和人群的群体药代动力学程序，便可以得到患者个体的药代动力学基本参数（如清除率和表观分布容积等），根据基本药代动力学参数可以得到药效学指标相关的数据（如药时曲线下面积、谷浓度等），进而可以对患者临床用药情况进行评估和衡量，适当调整个体剂量或给药间隔，为临床试验的初始剂量设定提供有力的支持（图12-3）。

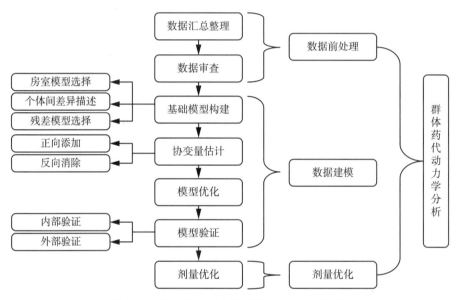

图12-3 群体药代动力学模型建立的分析步骤

二、基于生理学的药代动力学模型

基于生理学的药代动力学模型（physiologically based PK model，PBPK）构建在解剖生理学信息与药物的理化性质两类信息上。解剖生理学信息包括器官组织的大小、心排血量和血流灌注、呼吸频率等。药物的理化性质包括药物的组织与血浆的分隔系数、膜通透性、蛋白和组织结合率，以及各种清除途径的数据等。

PBPK 模型在儿科药物研发中可以预估首次儿科人体的剂量选择，根据成人的 PK 引入年龄和其他因素预测生长发育对儿童 PK 的影响；实时评估药代动力学与安全性的关系；根据人群的人口统计学参数的变异来估计儿童群体 PK 的个体间差异等。PBPK 建模具有依据年龄进行数据外推的能力，将是儿科药物开发中的有力工具。

（郝国祥　赵　维）

第四节　儿童药物早期临床试验仿真模型的应用

一、数据外推研究

（一）万古霉素在新生儿败血症治疗中的临床试验及应用

万古霉素是一种糖肽类抗生素，是治疗严重革兰氏阳性感染使用最广泛的窄谱抗生素之一，并且是由耐甲氧西林金黄色葡萄球菌感染导致的新生儿败血症的首选药物。在临床使用中的最大难点是治疗窗窄，而且药代动力学个体差异大。在万古霉素新生儿败血症适应证临床试验中，利用非线性混合效应模型技术（nonlinear mixed effects model，NONMEM）对临床医疗真实世界数据（8个国家，1631名新生儿患者）和动物体内药代动力学-药效学数据分析，进行了目前为止最大的新生儿真实世界数据外推研究，豁免了新生儿剂量爬坡研究与有效性双盲对照试验。在万古霉素的临床批件中，欧洲药品管理局（European Medicines Agency，EMA）同意在外推研究的基础上，仅需进行新生儿药代动力学验证性临床试验，即可获批万古霉素的新生儿适应证和规格，明显加快了总体临床试验进程。

研究发现各治疗中心万古霉素的现有给药方案在不同患儿体内的浓度相差可以达到10倍以上。而且，万古霉素体内浓度与其肾毒性的发生风险呈正相关。体内浓度过低则会导致抗感染治疗的失败。应用现有的给药方案，20%左右的患儿会出现肾毒性，体内达到目标血药浓度的患者比例只有41%。

通过临床试验优化万古霉素在新生儿败血症治疗中的给药方案，补充在新生儿群体中的有效性和安全性数据，得到了基于模型的个性化治疗方案，开发了万古霉素新生儿个体化给药软件（计算器），将其反馈于临床，并在临床实践中对该治疗方案的有效性和安全性进行了评估。在2012～2014年，通过群体药代动力学研究开发的万古霉素剂量计算器已被用于3个新生儿重症监护病房的常规临床护理中，医师只需输入患儿的年龄、体重和肌酐值，以及最低抑菌浓度的阈值，该患儿的个体化剂量就会自动计算出来。以第一次治疗药物监测时万古霉素浓度达到治疗窗15～25mg/L为疗效指标对该剂量方案的有效性进行评价，同时监测肾毒性以评估其安全性。结果190名使用万古霉素剂量计算器进行个性化治疗的新生儿，没有发生1例万古霉素所致的肾毒性病例，患儿体内达到目标血药浓度的比例由41%提高到72%，成功地完成了"临床试验"到"临床实践"的成果转化。

（二）布洛芬用于儿科患者解热和镇痛治疗

布洛芬注射液是非甾体类解热镇痛药物，通过仿制境外上市的原研药开发。该注射剂首先批准用于中国成人，在上市一段时间之后，申请通过豁免中国儿童临床研究的方式增加原研药已批准的儿童适应证。通过成熟的外推建模技术，利用原研药的儿童临床研究为数据基础，模拟出我国儿童的使用剂量，提供了支持我国儿童的用药方案证据。依据《成人用药数据外推在儿科人群药物临床试验及相关信息使用的技术指导原则》建议，最终通过实施上市前的临床研究豁免，获得了儿童适应证的批准。该品种被要求上市后进行真实世界研究，以验证剂量合理性（包括儿童群体药代动力学研究、有效性和安全性观察研究）。

综上，基于群体药代动力学/药效学模型的真实世界数据外推和剂量预估允许在不同群体或物种之间进行药代动力学参数的预测，极大程度上规避了儿童早期临床试验的风险，加速了儿科药物的发展。

二、儿科药代动力学研究

儿童临床试验落地很重要的一步就是开展儿童药代动力学试验，也是获得儿科真实世界数据的重要来源之一。对于儿童这一特殊群体，药代动力学临床试验成功开展的前提是必须要解决血液样本的收集、微量样本药物分析及数据分析的难题。

由于伦理学的限制，无法对儿童患者按照设定好的采样方案采集血液样本，而一些极端状态下的患者，如极低体重早产儿，因为采血量＜3%循环血量的限制，更是难以采集到足够的血液样本，所以临床试验取样的次数、样本体积、取样时间都不能得到充分保证。针对儿童药代动力学研究采血困难的问题，有研究提出并验证了随机采血法在新生儿药代动力学研究中的科学性和适用性。随机采血即利用临床检查，如生化检查、血气分析等剩余的血液，进行药物浓度的测定，不专门采集研究用血，其与传统采血法在药代动力学参数计算方面并没有显著差别。实验室到床旁的样本收集标准化操作规程显著降低了受试儿童的痛苦，在多项儿童临床研究中得以推广。与此同时，由于儿童临床样本体积小，建立儿童常用药物微量样本分析方法极为重要。稀疏的样本给数据分析提出了更高的要求，可采用发育定量药理学模型技术，将儿童连续变化的生长发育水平对药物体内处置的影响进行定量数据分析。

以阿奇霉素为例进行介绍。阿奇霉素是一种大环内酯类抗生素，可抑制对肺炎支原体、肺炎链球菌和肺炎衣原体等多种社区获得性肺炎（CAP）病原体，常用于儿科患者CAP的经验性治疗。然而，由于缺乏药代动力学、有效性和安全性数据，阿奇霉素治疗儿童社区获得性肺炎属于超说明书用药。因此开展了研究者发起的群体药代动力学多中心研究，通过定量药理学模型技术得到了阿奇霉素在CAP患者中的优化剂量方案。对于肝功能正常的患者，给予15mg/kg的负荷剂量和10mg/kg的维持剂量；而对于肝功能异常（ALT＞40）的患者，以上剂量要减少15%。该基于群体药代动力学/药效学模型的剂量方案将进一步在临床进行验证并评估其有效性和安全性。

（郝国祥 赵 维）

第五节 总结与展望

儿童药物临床试验相对成人研究存在很强的滞后性，改善这一现状面临很多挑战。通过整合机会采血法、儿童微量样本药物分析技术、发育定量药理模型形成的儿科药物临床试验的优化设计体系，切实解决了临床试验实践开展中的伦理、采血、样本测定和数据分析等难题，可推广，可落地。定量药理学尤其是群体药代动力学和药效学的成熟与发展提供了儿童药物研究的科学基础和技术保证，为指导儿童合理用药提供了试验依据。利用儿童药代动力学、有效性和安全性的数据外推和剂量预估技术，最大程度减少儿科人群药物临床试验的风险，丰富和完善儿科人群用药信息，提升儿童合理用药水平。

通过数据外推、药代动力学研究，加速新药研发进程，提升儿童合理用药水平，为儿童药物临床试验优化设计的思路和可行性，也更加坚定了在儿童群体中开展临床研究可以改变临床治疗方案、改善临床治疗结局和推动儿科药物发展的信心。数据外推、药代动力学将助力儿童临床试验落地，推动儿科药物的发展！

（郝国祥　赵　维）

第十三章

临床试验与急救

第一节　药物临床试验与急救

药物临床试验与不良事件

（一）药物临床试验中常见的不良事件总结

药物临床试验是指任何在人体（患者或健康受试者）进行的药物的系统性研究，用以证实或发现试验药物的临床药理和（或）其他药效学方面的作用、不良反应、吸收、分布、代谢和排泄。

药物临床试验一般分为Ⅰ、Ⅱ、Ⅲ、Ⅳ期，为了更好地控制新药研发过程中的临床风险，使更多的有效化合物能够尽快上市，FDA在2006年发布了探索性新药（IND）研究指导原则，也就是临床Ⅰ期前研究，即0期临床试验。0期临床试验是指在完成活性化合物临床前试验后，但还未正式进入临床试验之前，允许研究者使用微剂量在少量人群中进行药物试验以收集必要的有关药物安全及药物代谢动力学的试验数据，它包括药理学相关剂量研究和微剂量研究。

不同的药物类型，不同的临床试验类型，可能会出现不同的不良事件。据本临床试验中心的多年经验，总结大分子药物临床试验常见不良事件主要包括输液反应（支气管扩张、荨麻疹、低血压、发热、疼痛、恶心、呕吐、多脏器衰竭）、过敏反应或变态反应、感染风险（结核病、脑膜炎）、心血管不良反应（不同程度高血压、动脉缺血性疾病（急性心肌梗死、脑卒中）]、出血性疾病、左心室功能缺失、急性血小板减少症、狼疮等自身免疫性疾病、银屑病、脱髓鞘病（自身免疫方面）、免疫源性反应、肾损伤等。其中，大分子单克隆抗体有特异性识别作用靶点的能力，具有药效精确可控、副作用小的优点。单克隆抗体类药物作为一种新型的生物技术药物具有特定的免疫原性。如果除去本身特定的靶器官，人体正常组织细胞中存在相同或相似的抗原决定簇，单克隆抗体类药物则可能会与非靶器官外的其他组织或细胞结合，从而产生严重的副作用。因此单克隆抗体类药物的免疫交叉反应在药物临床前的安全性评估中非常重要。

小分子药物多以口服为主，常见不良事件主要包括过敏反应、QT间期延长、癫痫、输液反应、直立性低血压、窦性心动过缓等。

除此之外，临床试验过程中，受试者还可能发生晕厥、癫痫、失眠、焦虑、意外伤害、食物中毒、上呼吸道感染、横纹肌溶解、基础疾病复发或加重、停药后戒断综合征等。

就抗肿瘤药物来讲，按大分子药物和小分子药物，列举如下常见不良反应，以供参考（表13-1，表13-2）。

表13-1　抗肿瘤小分子药物常见不良反应

系统疾病	药物	适应证	不良反应
呼吸系统	吉非替尼	*EGFR*基因具有敏感突变的局部晚期或转移性非小细胞肺癌	皮肤反应、腹泻、间质性肺炎、肝毒性、眼部疾病
	厄罗替尼	脑转移＋*EGFR*基因突变＋NSCLC	同上
	埃克替尼	*EGFR*基因突变＋NSCLC	Ⅰ度、Ⅱ度皮疹和腹泻，间质性肺炎
	阿法替尼	*EGFR*基因突变＋NSCLC＋既往未接受EGFR酪氨酸激酶抑制剂治疗	腹泻、皮肤相关不良反应、间质性肺炎
	达克替尼	*EGFR19/21*基因突变＋NSCLC	腹泻、皮疹、甲沟炎、口腔黏膜炎、皮肤干燥、间质性肺炎
	奥希替尼	同上	皮肤反应、腹泻、间质性肺炎
	克唑替尼	间变性淋巴瘤激酶（ALK）阳性的局部晚期或转移性NSCLC	肝功能、视觉异常
	阿来替尼	ALK＋NSCLC	肝功能异常、肌痛、间质性肺炎、心动过缓
	赛睿替尼	克唑替尼无效不耐受的ALK阳性＋NSCLC	胃肠道不良反应、肝毒性、间质性肺炎、心律失常、高血糖
	依维莫司	无法手术切除、局部晚期或转移性、分化良好的、进展期非功能性胃肠道或肺源神经内分泌肿瘤（成人）	免疫抑制、过敏、呼吸困难、面部潮红、胸痛、血管性水肿、口腔炎
消化系统	索拉非尼	治疗无法手术或远处转移的肝细胞癌	腹泻、乏力、脱发、感染、手足皮肤反应、皮疹
	瑞戈非尼	肝细胞癌、胃肠间质瘤、化疗后转移性直肠癌	手足皮肤反应、肝功能异常、高血压、疼痛、乏力、腹泻、食欲下降、重度肝功能损伤、出血、胃肠道穿孔及感染、血栓、栓塞
	仑伐替尼	未接受过全身系统治疗的不可切除的肝细胞癌	高血压、疲乏、腹泻、食欲下降、体重降低、关节痛/肌痛、腹痛、掌跖红肿综合征、蛋白尿、出血、发音困难、甲状腺功能减退、恶心、肝衰竭、脑出血、呼吸衰竭
	阿帕替尼	化疗进展或复发的晚期胃腺癌或胃食管结合部腺癌	血压升高、蛋白尿、手足皮肤反应、出血、心脏毒性、肝脏毒性、QT间期延长
	伊马替尼	手术不能切除或发生转移的胃肠间质瘤	体液潴留、恶心、腹泻、皮疹、中性粒细胞减少、血小板减少、贫血、疼痛性肌痉挛、肝功能损伤
	舒尼替尼	伊马替尼的胃肠间质瘤、不可切除、转移性高分化胰腺神经内分泌瘤	白细胞减少、腹泻、乏力、手足综合征、肝毒性、左心室功能障碍、QT间期延长、出血、高血压、甲状腺功能不全
	依维莫司	进展期胰腺神经内分泌瘤，无法手术切除、局部晚期或转移性、分化良好的胃肠道或肺源性神经内分泌瘤	过敏反应、口腔炎、皮疹、疲劳、腹泻、感染、恶心、食欲下降、贫血、味觉异常、周围水肿、高血糖和头痛

系统疾病	药物	适应证	不良反应
	呋喹替尼	转移性直肠癌	高血压、蛋白尿、手足皮肤反应、发声困难、出血、转氨酶升高、甲状腺功能异常、腹痛/腹部不适、口腔黏膜炎、疲乏/乏力、腹泻、感染、血胆红素升高、食欲下降
血液肿瘤	伊马替尼	Ph染色体阳性（Ph＋）慢性髓细胞性白血病、急性淋巴细胞白血病、嗜酸性细胞白血病、骨髓增生异常综合征	中性粒细胞减少、血小板减少、贫血、头痛、消化不良、水肿、体重增加、恶心、呕吐、肌肉痉挛、肌肉骨骼瘤、腹泻、皮疹、疲劳和腹痛
	达沙替尼	慢性粒细胞白血病（CML）的急粒变和急淋变	中性粒细胞减少、血小板减少、贫血、胸腔积液、头痛、腹泻、疲劳、肺动脉高压
	尼洛替尼	Ph＋CML慢性期或者加速期	中性粒细胞减少、血小板减少、贫血、食欲减退、皮疹、肌肉关节痛、肝肾损伤
	伊布替尼	套细胞淋巴瘤（MCL）、慢性淋巴细胞白血病（CLL）、小淋巴细胞淋巴瘤（SLL）	腹泻、出血、疲乏、骨骼肌肉疼痛、恶心、上呼吸道感染、咳嗽和皮疹。骨髓抑制、感染性肺炎
	西达本胺	复发或难治外周T细胞淋巴瘤	骨髓抑制、乏力发热、胃肠道反应、腹泻、恶心呕吐；代谢及营养系统不良反应：食欲下降、低钾血症和低钙血症；头晕、皮疹、QT间期延长
	硼替佐米	复发MCL、初治和复发性难治性多发性骨髓瘤	神经系统症状、肠梗阻、病毒激活、骨髓抑制、急性肺损伤、急性胰腺炎
	来那度胺	初治及复发难治性多发性骨髓瘤	血细胞减少、皮疹
	沙利度胺	瘤型麻风病	三度房室传导阻滞、致畸、心率减慢、皮疹、便秘、周围神经病变、嗜睡及深静脉血栓
	伊沙佐米	多发性骨髓瘤	骨髓抑制、腹泻、便秘、周围水肿、周围神经病变
	芦可替尼	中高危原发性骨髓纤维化	骨髓抑制
泌尿系统	依维莫司	舒尼替尼或索拉非尼治疗失败的晚期肾细胞癌	口腔炎、非感染性肺炎
	索拉非尼	转移性肾癌	腹泻、乏力、脱发、感染、手足皮肤反应、皮疹
	舒尼替尼	转移性肾癌	骨髓抑制
	阿西替尼	晚期肾细胞癌	
	培唑帕尼	晚期肾细胞癌	肝细胞损伤、高血压
乳腺癌	拉帕替尼	晚期或转移性乳腺癌	腹泻、皮疹、心脏毒性、左室射血分数（LVEF）降低、肝功能损伤
	吡咯替尼	复发性或转移性乳腺癌	腹泻
	哌柏西利	晚期或转移性乳腺癌	骨髓抑制

续表

系统疾病	药物	适应证	不良反应
皮肤及软组织	伊马替尼	不能切除或转移性KIT突变的恶性黑色素瘤	水肿、乏力、食欲减退、皮疹、粒细胞减少
	维莫非尼	BRAF600突变阳性的不可切除或转移性黑色素瘤	皮疹、光敏反应
	依维莫司	巨细胞星形细胞瘤、结节性硬化症相关的肾血管平滑肌脂肪瘤	口腔炎、间质性肺炎、肌酐升高、血糖和血脂异常
头颈部肿瘤	索拉非尼	复发或转移的进展性的甲状腺癌	腹泻、乏力、脱发、感染、手足皮肤反应、皮疹
生殖系统	奥拉帕利	铂敏感的复发性上皮性卵巢癌、输卵管癌或原发性腹膜癌	骨髓抑制、恶心呕吐、腹泻、上感、疲乏、食欲下降、关节痛、肌痛、味觉障碍和头痛

NSCLC.非小细胞肺癌

表13-2 抗肿瘤大分子药物常见不良反应

系统药物	药物名称	适应证	常见不良反应
呼吸系统	贝伐珠单抗	非鳞状细胞NSCLC	胃肠道反应、出血、动脉血栓、肺栓塞、高血压（脑病）、可逆性后部脑病综合征、肾病综合征
	重组人血管内皮抑制素	Ⅲ/Ⅳ期的NSCLC	心脏毒性、皮肤过敏反应、心律失常、心功能下降、出血、过敏反应
	纳武利尤单抗	NSCLC二线用药	免疫相关性不良反应
	帕博利珠单抗	EGFR基因突变阴性和ALK阴性生物转移性非鳞状NSCLC	免疫相关性不良反应
消化系统	曲妥珠单抗	HER2阳性的转移性胃腺癌、胃食管交界腺癌	LVEF下降、充血性心力衰竭、输液反应、肺部反应
	西妥昔单抗	EGFR\RAS基因野生型的转移性结直肠癌	皮肤毒性反应、痤疮、皮疹，输液反应90%以突发性气道梗阻、荨麻疹和低血压为特征，肝肾损伤
	贝伐珠单抗	转移性直肠癌	胃肠道严重不良反应（穿孔、瘘形成、腹腔脓肿）、输液反应、出血、严重动脉血栓、高血压危象或高血压脑病、可逆性后部白质脑病综合征、肾病综合征
	利妥昔单抗	有治疗指征的滤泡性非霍奇金淋巴瘤、CD20阳性的弥漫大B细胞非霍奇金淋巴瘤	首次输注相关反应：恶心、瘙痒、发热、风疹、皮疹、畏寒、寒战、喷嚏、血管神经性水肿、咽喉刺激、咳嗽和支气管痉挛、低血压或高血压
	信迪利单抗	复发或难治型经典型霍奇金淋巴瘤的治疗	免疫相关性不良反应，发热、甲状腺功能减退、体重增加、肺炎、皮疹、贫血、咳嗽、输液反应、呼吸道感染、感染性肺炎、免疫相关性肺炎
	卡瑞利珠单抗	复发或难治型经典型霍奇金淋巴瘤的治疗	皮肤反应性毛细血管增生症、发热、甲状腺功能减退、上呼吸道感染、贫血、输液相关反应、咳嗽、口腔反应性毛细血管增生症、鼻咽炎、瘙痒症、淋巴细胞计数降低、白细胞计数降低、中性粒细胞计数降低、γ-谷氨酰转移酶升高、带状疱疹、肺炎

续表

系统药物	药物名称	适应证	常见不良反应
乳腺癌	帕博利珠单抗	晚期肾透明细胞癌	免疫相关性不良反应
	纳武利尤单抗	中高危晚期肾细胞癌	免疫相关性不良反应
	曲妥珠单抗	复发转移性乳腺癌	心肌损伤
	帕妥珠单抗	乳腺癌辅助治疗、复发转移性乳腺癌	左心室功能不全
	帕博利珠单抗	不可切除或转移性黑色素瘤	疲劳、瘙痒、腹泻和皮疹、免疫相关性不良反应波及多个器官
	特瑞普利单抗	全身系统治疗失败的不可切除或转移性黑色素瘤	贫血、肝酶升高、乏力、皮疹、发热、血促甲状腺激素升高、白细胞计数降低、咳嗽、瘙痒、甲状腺功能减退、食欲下降、血糖升高、血胆红素升高
头颈部肿瘤	尼妥珠单抗	与放疗联合治疗EGFR基因阳性表达的Ⅲ～Ⅳ期鼻咽癌	皮肤反应及腹泻

（二）药物临床试验出现不良事件的原因分析

1.药物方面的原因

（1）药理作用：很多药物在应用一段时间后，由于其药理作用，可导致一些不良反应。如长期大量使用糖皮质激素能使毛细血管变性出血，以致皮肤、黏膜出现瘀点、瘀斑，同时出现类肾上腺皮质功能亢进症。

（2）药物的杂质：药物生产中可能混入微量高分子杂质，亦常渗入赋形剂等，如胶囊的染料常会引起固定性皮疹。青霉素过敏反应是由制品中含微量青霉素烯酸、青霉素噻唑酸及青霉素聚合物等物质引起的。

（3）药物的污染：由于生产或保管不当，使药物污染，常可引起严重事件。

（4）药物的剂量：用药剂量过大可发生中毒，甚至死亡。

（5）剂型的影响：同一药物剂型不同。由于制造工艺和用药方法的不同，通常影响药物的吸收与血药浓度，或生物利用度有所不同，可能会引起不良事件。

（6）药物的质量问题：同一组成的药物，可因厂家不同、制剂技术差别、杂质的除去率不同，而影响其不良事件的发生率。

2.机体方面的原因

（1）种族差别：不同人种之间对药的感受也有相当的差别。抗凝药、抗血小板药物在不同人种中应用时的出血风险可能会不同，因此用药剂量也需要调整。解热消炎剂布洛芬在英国则多出现损伤，而在日本则比较少见等。

（2）性别：在药物性皮炎中，男性发病者多于女性，其比率约为3：2。西咪替丁可引起男性乳房发育。保泰松和氯霉素导致的粒细胞缺乏症，女性的发病率比男性高3倍，氯霉素引起的再生障碍性贫血女性发病率则为男性的2倍。

（3）年龄：老年人、少年、儿童对药物的反应与成年人不同。如青霉素，成年人的半衰期为0.55h，而老年人则为1h。老年人由于血浆蛋白浓度减少，与药物的结合能力也降低，如苯妥英钠与血浆蛋白的结合率，老年人较45岁以下的人低26%。小儿对中枢抑制药，以及影响水盐代谢、酸碱平衡的药物均较敏感。一般来说，幼儿较成人易发生不良事件的原因如下：药物代谢速度较成人慢、肾排泄较差、作用点上药物作用的感受性较高且易通过血脑屏障等。

（4）个体差异：不同个体对同一剂量的相同药物有不同反应，这是正常的"生物学差异"现象。如巴比妥类药物在一般催眠剂量时，对大多数人可产生催眠作用，但对个别人不但不催眠，甚至可引起焦躁不安、不能入睡。吗啡也有类似情况，对个别人不表现抑制作用，而是兴奋作用。

（5）病理状态：病理状态能影响机体各种功能，因而也能影响药物作用。如腹泻时，口服药的吸收差，作用小。肝肾功能减退时，可以显著加强许多药物的作用，甚至引起中毒。

（6）营养状态：饮食不平衡亦可影响药物的作用，如异烟肼引起的神经损伤，当处于维生素B_6缺乏状态时，则较正常情况更严重。

（7）心理状态：部分受试者在新的环境下可能会出现焦虑不安的情况，或对整个试验流程知晓不充分，在对试验配合度不高的情况下，可能会出现一些生理性反应。

3.给药方法的影响

（1）用药途径：给药途径，关系到药的吸收、分布，也影响药物发挥作用的快慢强弱及持续时间。如静脉给药直接进入血液循环，立即发生效应，较易发生不良事件，口服刺激性药物可引起恶心、呕吐等。

（2）用药持续时间：长期多次用药易发生不良事件，容易发生蓄积作用而中毒。

（3）药物相互作用：由于药物的作用机制不同，应用多种药物可能会出现药物相互作用，不良事件的发生率亦随之增高。

（4）其他：许多因素可增加不良事件的发生，如患有某种疾病、妊娠、基因多态性等。

（方莹莹　王兴河）

第二节　首次人体临床试验设计与风险控制

首次临床人体试验（first-in-human clinical trial，FIH）是创新药物研发过程中的重要环节，以健康受试者或拟研究适应证患者为受试对象，对新药用于人体的耐受性、安全性、药代动力学、药效学进行初步探索。

风险（risk）指的是药物临床试验和药品上市后临床应用过程中确定或可能会给受试者或患者带来的治疗风险，不涉及生产过程中质量可控性相关风险。

质量源于设计，首次人体临床试验设计中的风险控制需要注意以下几点。

1.种属差异　临床前研究因为首次应用在人体身上，虽然临床前的体外研究及动物实验研究在一定程度上证明了新药的安全性，但由于存在种属间差异，在致畸性、致癌性、生殖毒性等方面均可能存在风险，尤其是在某些方面，即使是敏感性种属也会出现一些差异。

2.剂量探索　单多次剂量爬坡试验的剂量推算方法不同，起始剂量不同，同时因为试验力求探索到最大耐受剂量，应用人体的剂量较大，所以可能会出现不良事件。

3.药物种类　不同药物因不同的药理学机制而毒性不同，一般来讲，抗肿瘤药物较非抗肿瘤药物的毒性大。

4.试验对象　当临床试验对象为适应证对象（如肿瘤患者、老年人或幼儿等）时，因存在基础疾病多、自身调节能力差、合并用药多等情况，出现风险的概率较大。

5.给药途径　给药途径不同，出现不良事件的情况不同，一般来讲，静脉用药的不良事件通常高于口服用药。

6.药物相互作用　由于早期临床试验无法深入探索新药的作用机制，创新药应用于人体后是否会和其他药物出现相互作用，从而引起一些不适表现不得而知。

（方莹莹　王兴河）

第三节　临床试验的风险识别和风险评估

一、临床试验中不良事件与急危重症的区别与联系

急危重症是很难定义的概念，包含范围较广泛，包含内、外、妇产、儿、神经、眼、耳、鼻、口腔、皮肤、急性中毒等各个学科、各个系统的急性危重疾病，通常表现为患者所患疾病是某种紧急、濒危的病症，应当尽早进行医学处理，否则可能对患者身心产生重度伤害或导致死亡。

危重症是指病情严重、多变并且有威胁生命的危急情况存在的临床征象。

根据国内最新版GCP，不良事件是指临床试验受试者接受试验用药品后出现的所有不良医学事件，可表现为症状/体征、疾病或实验室检查异常，但不一定与试验用药品有因果关系。

不良事件包括症状、体征、疾病或实验室检查异常，强调的是接受试验用药品后的时间关系。不良事件包含出现的症状、体征或实验室检查异常或疾病，基本上包含所有疾病的情况。急危重症属于不良事件的小分支，但是，对于试验对象是适应证患者的临床试验，不良事件不包括疗效评估的结局，但疗效评估结局（如死亡等）可能属于急危重症。

严重不良事件是试验过程中发生的需住院治疗、延长住院时间、伤残、影响工作能力、危及生命或死亡、导致先天畸形等的事件。严重不良事件不一定均属于急危重症，急危重症也不一定都是严重不良事件（表13-3）。

表13-3 不良事件分级与急危重症分诊的区别

分级	NCI CTCAE V5.0（通用版）	急危重症分诊	分级
1级	轻度；无症状或轻微；仅为临床或诊断所见；无须治疗	急须心肺复苏或生命垂危患者（fatal patient）：要刻不容缓地立即抢救；第一优先	Ⅰ级 红色
2级	中度；需要较小、局部或非侵入性治疗；与年龄相当的工具性日常生活活动受限	有致命危险的危重患者（critical patient）：应在5～10min接受病情评估和急救措施	Ⅱ级 红色
3级	严重或具有重要医学意义但不会立即危及生命；导致住院或延长住院时间；致残；自理性日常生活活动受限	暂无生命危险的急症患者（acute patient）：应在30min内经急诊检查后，给予急诊处理	Ⅲ级 黄色
4级	危及生命；需紧急治疗	普通急诊患者（emergency patient）：可在30min至1h内给予急诊处理	Ⅳ级 绿色
5级	与AE相关的死亡	非急诊患者（non-emergency patient）：可根据当时急诊抢救情况适当延时给予诊治	Ⅴ级

二、如何快速区分临床试验中不良事件的轻重缓急

要点——生命"七征"：主要观察指标（T、P、R、BP、C、S、B）通过对生命"七征"的重点体格检查，来快速识别患者是否属于急危重症。其中，体温（T）、呼吸（R）、脉搏（P）、血压（BP）、意识（C）等生命体征之所以重要，是因为这些指标在正常范围内就表明患者没有生命危险，但也根据临床症状，视具体情况而定。

1.体温（T） 体温38.5℃对年轻人可能不会有什么影响，但对80岁老年人、接受化学治疗的癌症患者就是危险征象。

2.脉搏（P） 过快、过慢均意味着患病。但对老年人、训练有素的运动员、甲状腺功能减退和腺垂体功能低下者，即使伴有很严重的感染或大量失血，心率也不会很敏感地加快，很可能在"正常"范围内。

3.呼吸（R） 过快、过慢均是气道受阻或气不够用的征象。当一位哮喘发作患者来医院就诊时，呼吸14次/分，同时伴有意识不清，虽然其呼吸次数正常，但也可能是因为呼吸肌疲劳伴CO_2潴留，十分危险，需要进行气管插管。

4.血压（BP） 刚到急诊科的外科患者，血压可能在正常范围内，这是因为受伤后交感神经兴奋、加压素分泌增加、机体出现代偿，如不加以重视或及时复查，被"正常"的假象所蒙蔽，很可能使患者发生休克致死。

5.意识（C） 对于年轻女性，若与人吵架之后突然昏迷，扒开双眼睑见眼球上翻、躲避，手足抽搐，则可判定为癔症。患者若被发现一人独处时昏迷，检查见瞳孔放大、呼吸减慢，即应该考虑吸毒或服用中枢抑制性药物。

6.动脉血氧饱和度（S） 该指标被认为是第六大生命体征，如其他指标正常，仅SaO_2降低，除特殊因素的干扰外（涂指甲油），一定要认真查明原因。

7.床旁快速检测措施（B） 如血气分析、心肌梗死三项、二聚体等。

三、危重症患者的评估与稳定

对于危重症患者的评估与病情稳定流程，可参考图 13-1 及表 13-4。

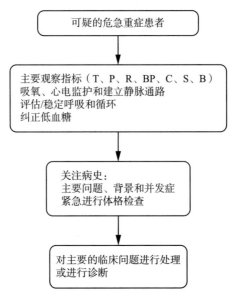

图 13-1   危重症患者的评估与病情稳定流程

表 13-4   使用早期预警评分（EWS）识别潜在的危重症患者

评分	3	2	1	0	1	2	3
R（次/分）	-	＜8	8～11	12～20	21～25	26～30	＞30
SaO$_2$（%）	＜85	86～89	90～94	＞95	-	-	-
P（次/分）	-	＜40	41～50	51～100	101～110	111～130	＞130
SBP（mmHg）	＜70	71～80	81～100	101～179	180～199	200～220	＞220
T（℃）	-	＜35	35.1～36.5	36.6～37.2	＞37.2		
神经系统状态	-	-	新出现的意识不清	清醒	对声音有反应	对疼痛有反应	无反应

评分≥3 预示存在潜在的危重疾病，需要立即进行评估。此评分仅作为指导，还没有得到充分的证实

（一）评估呼吸

- 意识水平、精神状态和讲话。
- 呼吸频率和节律。
- 脉氧饱和度。
- 胸廓扩张的深度和对称性。
- 辅助呼吸肌是否参与呼吸。
- 分泌物量。

- 气管位置。
- 胸腔积液的体征。
- 气胸的体征（局部/广泛的哮鸣音/爆裂音）。

（二）呼吸衰竭处理［氧合和（或）通气受损］的一般原则

- 维持患者气道。
- 按需提高吸入氧气浓度以达到动脉氧饱和度＞90%（在慢性阻塞性肺疾病急性发作期＞88%）。
- 诊断和治疗潜在的病因和诱因。
- 让患者坐起。
- 清除分泌物：鼓励咳嗽、理疗、吸引。
- 如果存在大量的胸腔积液，进行引流。
- 如果存在气胸，进行引流。
- 保持适合的心排血量：治疗低血压和心力衰竭。
- 考虑通气支持。

（三）评估循环

- 意识水平和精神状态。
- 心率。
- 心电监护显示的心律。
- 血压。
- 皮肤的颜色、温度和出汗情况。
- 毛细血管再充盈时间：挤压指腹并将其维持在心脏平面，压5s后松开：毛细血管再充盈时间＞2s为异常。
- 颈静脉压。
- 听诊：额外心音、杂音或心包摩擦音。
- 主要脉搏：是否存在及双侧对称？
- 是否存在肺水肿和（或）外周水肿的体征？
- 测量心脏的中心静脉压，评估每搏输出量、心排血量、总耗氧量。

（四）循环衰竭处理的一般原则

- 稳定气道和呼吸：维持动脉血氧饱和度＞90%。
- 纠正主要的心律失常。
- 液体复苏以纠正血容量过低（如急性失血或严重的脓毒症）。
- 考虑/排除张力性气胸和心脏压塞。
- 在出现肺水肿或虽然进行了液体复苏但仍存在难治性低血压时，应用正性肌力的血管加压药物。
- 诊断和治疗潜在的病因。
- 纠正主要的代谢异常（如电解质紊乱和血糖异常）。

（五）低血糖的处理

1.如果患者嗜睡或正在抽搐（有时候这些可能出现于轻度低血糖，特别是年轻的糖尿病患者）：①深静脉给予50%的葡萄糖溶液50ml；②外周静脉注射50%葡萄糖40ml，此外5%葡萄糖250ml，30min内静脉滴注完毕；③胰高血糖素1mg，静脉注射/肌内注射/皮下注射；④3种方法后，在5min和30min后再次复查血糖。

2.确定并治疗病因。

3.如果低血糖复发或可能复发（如肝病、脓毒症、磺酰脲类药物过量）：①开始经中心静脉或外周大静脉以12h 1L的速度输注10%葡萄糖溶液；②调整速度，以维持血糖水平在5 ~ 10mmol/L；③在治疗磺酰脲类药物使用过量后，维持葡萄糖溶液的输注（24h）。

4.如果低血糖对输注10%葡萄糖溶液治疗反应不佳：①经中心静脉静脉滴注20%的葡萄糖溶液；②如果病因是故意过量使用胰岛素，考虑注射部位的局部切除。

（方莹莹　王兴河）

第四节　临床试验与急救处理

一、以症状为导向的急救处理路径

受试者的症状是相似的，患者不会主诉心脏病发作、脑卒中、肺炎等，相反，他们会表述胸痛、虚弱、呼吸困难等症状。所以需要重点关注急救常见的症状和体征。

当受试者出现一系列症状时，首先要考虑与药物的时间关系，是否有相关性，其次再结合受试者既往和现患疾病进行诊断和鉴别诊断，这和急诊思维有所不同。

（一）急性胸痛

急性胸痛的处理流程可参考图13-2。

1.急性胸部疼痛的重点评估

（1）胸痛的起始和特点

- 胸痛突然发生，通常是撕裂样，可能是主动脉夹层。
- 胸痛在呕吐之后发生可能是食管破裂。
- 胸痛沿主动脉或其主要分支放射（如放射到颈部、耳、背部或腹部）可能是主动脉夹层，如果是非特殊性疼痛，且只放射到背部，可能是心肌梗死、食管疾病或肌肉骨骼性疾病。
- 肋膜炎性疼痛可能是胸壁疾病、胸膜肺性疾病（包括气胸、肺炎和肺梗死）或心包疾病。

（2）背景

- 既往有急性冠脉综合征引起的类似疼痛。
- 已知有冠脉疾病或有冠脉疾病的危险因素。
- 既往有静脉血栓性栓塞症或血栓性栓塞的危险因素。

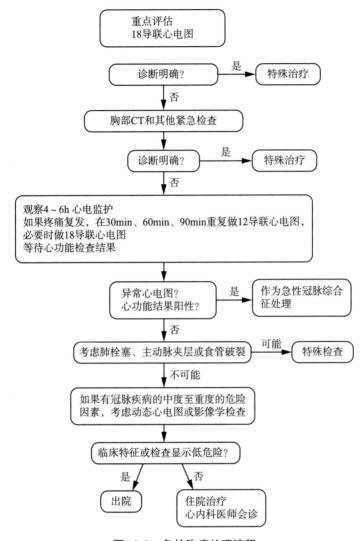

图 13-2　急性胸痛处理流程

- 有主动脉夹层的危险因素（高血压、马方综合征或妊娠）。

（3）体格检查

- 双侧手臂的血压（异常为两侧收缩压相差 15 ~ 20mmHg）、主动脉搏动的表现和对称性（如果异常，考虑主动脉夹层）。
- 颈静脉压（如果颈静脉压升高，考虑肺栓塞或心脏压塞）。
- 杂音（如果听到主动脉反流的早期舒张期杂音，可排除主动脉夹层）。
- 心包摩擦音或胸膜摩擦音。
- 有气胸、肺炎或胸腔积液的体征。
- 胸壁或脊椎的触痛。
- 颈部的皮下气肿（在气胸或食管破裂时可能出现）。

2.急性胸痛的病因　急性胸痛的常见及不常见病因见表 13-5。

表 13-5　急性胸痛的常见及不常见病因

病因	常见	不常见
冠脉疾病	急性冠脉综合征	心动过速引起的心绞痛
其他心血管疾病	肺栓塞	主动脉夹层 主动脉血肿 心包炎
食管疾病	胃食管反流 食管动力性疾病	感染性食管炎 食管破裂 食管癌
肺或胸膜疾病	肺炎 胸膜炎	气胸 纵隔积气
肌肉骨骼疾病	疼痛出现在肋软骨 胸骨连接处 肋骨骨折 疼痛出现在肋间或肩胛部的肌肉	胸椎的压缩骨折
其他	恐慌发作	胆管疾病 急性胰腺炎 消化道溃疡穿孔 带状疱疹

3.急性胸痛的紧急调查

- 心电图，如果疼痛持续，在30min、60min、90min重复做12导联心电图。
- 胸部CT（如果有少量胸腔积液，考虑肺栓塞、主动脉夹层或食管破裂）。
- 动脉血气分析。
- 心肌标志物，在1h、4h，根据症状和结果决定是否留观复查。
- 血常规。
- 生化全项。
- BNP，必要时完善心脏超声。
- 二聚体。

（二）急性腹痛

1.急性腹痛的重点评估

（1）病史

- 时间：疼痛何时开始，以及是怎样的疼痛（持续的还是间断的？）。腹腔疼痛（由于炎症或感染）被局部化（除非有弥漫性腹膜炎），持续性，并伴有腹部压痛。
- 部位性质：疼痛的部位是否固定，从发生疼痛开始有过部位的转移吗？（弥漫性疼痛常见于内脏穿孔，如胃十二指肠溃疡、小肠穿孔等，也可见于其他感染源造成的弥漫性腹膜炎，如接受腹膜透析的患者发生自发性细菌性腹膜炎）。肠道、胆道、胰腺引起的内脏痛，腹部局部情况会很差。
- 程度：如为局限性腹膜炎引起的疼痛，多见于憩室炎、胆囊炎、阑尾炎、脓肿形成等。

- 伴随呕吐：呕吐出现的时间及其和疼痛的关系。
- 手术史：手术后的患者应考虑到是否出现了吻合口破裂，尤其是污染的和原本开放的伤口。
- 外伤史：外伤性穿孔时应怀疑有穿透性损伤，如有钝伤造成重大损伤，或脊柱、肋骨、骨盆骨折。

（2）体格检查

- 关键检查：压痛、反跳痛等。
- 腹胀？
- 以前的腹部手术切口？如果是新近的切口，了解清楚做的是哪种手术；以前的手术切口的粘连可导致肠梗阻。
- 腹部柔软：局部的或者广泛的？
- 可触及的脏器或肿块？如有肿块，则确定肿块的部位、质地、大小、移动度等。
- 心血管系统：心动过速，低血压？
- 呼吸：由于腹部夹板导致呼吸急促或呼吸困难？
- 肾脏：少尿（＜200ml/d），逐渐恶化的代谢性酸中毒或乳酸中毒？

2. 急性腹痛紧急检查

- 血常规。
- 生化全项。
- 凝血试验。
- 血清淀粉酶、脂肪酶（胰腺炎、溃疡穿孔、肠缺血和严重脓毒症）。
- 如果血压低或血氧饱和度＜90%（会出现酸中毒弥漫性腹膜炎，发生肠系膜梗死及重症胰腺炎），可以检测动脉血气分析。
- 如果发热或可疑性腹膜炎，可以做血培养。
- 尿液测试，镜检和培养。
- 考虑检测血和尿β-hCG。
- 如果年龄＞60岁或既往有心脏病史或出现了不明原因的上腹部疼痛，行心电图检查。
- 胸部CT用以寻找提示穿孔的膈下游离气体，以及出现了下叶肺炎的依据。
- 腹部CT/腹部B超：急性阑尾炎、急性胆囊（管）炎、输尿管结石、肠梗阻、缺血性肠病等。
- 如不能确诊，做腹部增强CT检查等。

3. 急性腹痛的定位　急性腹痛的定位方法见表13-6。

4. 急性腹痛进行手术的指征

- 患者心血管不稳定和可能有活动性出血，治疗出血的同时应给予快速的外科干预。
- 怀疑感染的患者，一旦发现优先考虑进行腹腔镜手术。

（三）一过性意识丧失

一过性意识丧失的处理流程可参考图13-3。

表13-6　急性腹痛的定位

腹痛部位	病变脏器
全腹痛	广泛性腹膜炎、肠系膜动脉栓塞、肠梗阻、腹主动脉夹层破裂、肠过敏综合征
左上腹痛	左侧胸膜炎、肺炎、脾梗死
中上腹痛	急性胃炎、消化性溃疡、胆结石发作、急性阑尾炎早期、胃癌、缺血性心脏病、胰腺炎、胰腺癌
右上腹痛	胆结石发作、十二指肠溃疡、急性胆管炎、急性肝炎、右侧胸膜炎、肺炎、肝癌破裂
中腹部痛	急性肠炎、急性阑尾炎早期、肠梗阻
左下腹痛	大肠炎、左侧大肠憩室炎、左侧输尿管结石、大肠癌、缺血性肠炎、溃疡性肠炎
右下腹痛	急性阑尾炎早期、右侧大肠憩室炎、右侧输尿管结石、肠系膜淋巴结炎、回肠疾病肠炎（克罗恩病）
下腹部痛	子宫附件炎、卵巢肿瘤、卵巢扭转、异位妊娠破裂、膀胱炎、尿潴留

1.发生一过性意识丧失后进行重点评估

（1）背景

- 既往任何类似的发作。
- 之前重大的头外伤史（伴有颅骨骨折或意识丧失）。
- 产伤，童年时热惊厥，脑膜炎或脑炎。
- 癫痫的家族史。
- 与室性心律失常相关的心脏疾病（之前有心肌梗死、肥厚型或扩张型心肌病、心力衰竭）。
- 用药史，酒精或药物滥用。
- 睡眠剥夺。

（2）发作之前

- 前驱症状：是否有心血管（头晕、心悸、胸痛）或局灶性神经系统症状（先兆），或其他不典型的症状（呼吸困难、视物模糊、耳鸣、面色苍白、大汗、呕血和黑粪等）。
- 环境，如锻炼、站立、坐或躺、入睡。
- 诱因，如咳嗽，排尿，转头，领结太紧。

（3）发作时

- 在开始时是否有任何局灶性神经系统特征：头或眼睛持续偏向一侧或单侧的肢体抽搐？
- 是否会哭（可能出现在抽搐的强直阶段）。
- 意识丧失的持续时间及舌咬伤、尿失禁或抽搐的相关损伤。
- 面色改变（苍白常见于晕厥，不常见于抽搐）。
- 异常脉搏（必须由可信的见证人来进行评估）。
- 持续时间。

（4）发作后

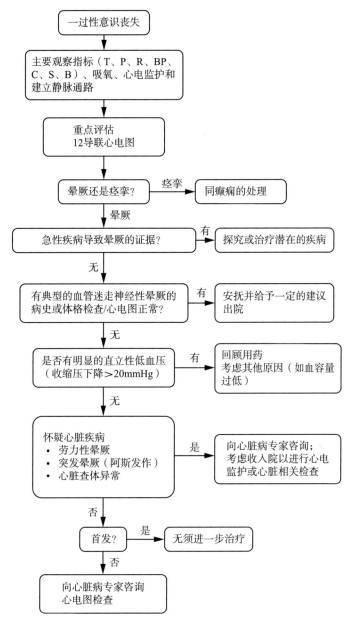

图13-3 一过性意识丧失的处理流程

- 立刻好转。
- 部分老年人在数秒至数分不等的时间内可处于意识不清、健忘状态，甚至呕吐和大小便失禁。
- 少数患者摔倒后身体受伤，尤以同步损伤较多见。

（5）体格检查

- 意识水平和精神状态（确认患者的定向力完整）。
- 脉搏、血压、呼吸频率、动脉血氧饱和度、体温。
- 测量坐位或卧位收缩压，2min后站立（下降＞20mmHg为异常，注意是否出现症状）。

- 动脉搏动（检查主要脉搏是否存在不对称或杂音）。
- 颈静脉压力（如果增高，考虑肺栓塞、肺动脉高压或心脏压塞）。
- 心脏杂音（主动脉瓣狭窄和肥厚型心肌病可能引起劳力性晕厥；心房黏液瘤可能引起二尖瓣狭窄）。
- 颈部活动度（是否是颈部的活动诱导了晕厥前的症状？是否存在颈强直？）
- 存在局灶性神经系统体征：至少要检查视野、四肢肌力、腱反射、足底反射；以及眼底（是否有出血或视盘水肿）。

2.晕厥的病因　晕厥的病因见表13-7。

表13-7　晕厥的病因

常见	不常见或罕见
心血管系统	
血管迷走神经性晕厥	主动脉瓣狭窄
境遇性晕厥	肺栓塞
药物所致的直立性低血压	颈动脉窦过敏
心律失常	肺动脉高压
	主动脉夹层
	急性心肌梗死
	肥厚型心肌病
	心房黏液瘤
	其他原因所致的直立性低血压
	心脏压塞
神经系统	
癫痫	蛛网膜下腔出血
	锁骨下动脉盗血综合征
	椎基底动脉短暂性脑缺血发作
	偏头痛
其他	
	快速出血（如曲张静脉出血）
	低血糖
	换气过度（呼吸性碱中毒、癔症）

（四）跌倒和下肢无力

跌倒及下肢无力的处理流程可参考图13-4、图13-5。

1.跌倒后患者的重点评估

（1）病史

- 跌倒时患者所处的环境（如地点、时间和目击者）。
- 跌倒前患者的症状（如晕厥前期/晕厥期、心悸）。

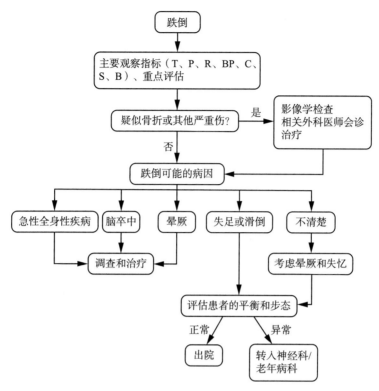

图 13-4　跌倒的处理流程

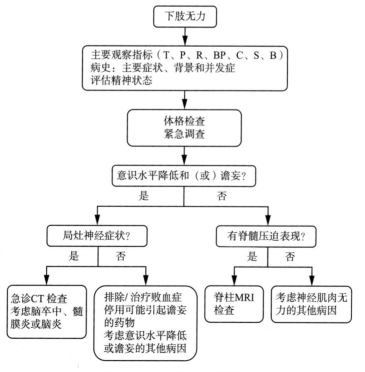

图 13-5　下肢无力的处理流程

- 存在的损伤。
- 易发因素（如痴呆、有脑卒中病史、帕金森病、下肢关节疾病或脚部疾病）。
- 有跌倒病史（在多长时间之前）。
- 有晕厥病史。
- 平时活动不受限。
- 用助步器。
- 如果在家里跌倒，有诱发因素（询问家人或负责照料的人），如光暗？
- 日常服用的药物（如镇静剂、催眠药、抗抑郁药、抗高血压药或服用多种药）。
- 饮酒史。
- 在家居住或住在疗养院？

（2）体格检查

- 主要观察指标和系统体格检查。
- 存在的损伤（检查头部外伤、骨折、关节脱位或软组织肿胀）。
- 评估精神状态（如对老年人进行的小型的精神状态测验）。
- 如果患者没有急性疾病和损伤的表现，用"起来和走"试验检查神经、肌肉和骨骼的疾病：让坐在椅子上的患者在没有手臂的协助下站立起来，走几步然后走回来；这个过程有无困难或不稳定。

2.紧急检查

- 生化全项。
- 血常规。
- 凝血功能，如果怀疑肝脏疾病。
- 血培养，如果体温＜36.0℃或＞38.0℃。
- 尿常规。
- 心电图。
- 胸部CT。
- 动脉血气分析，如果动脉血氧饱和度＜92%或新出现的胸部体征。
- 脑CT，如果：①谵妄状态出现在摔倒或头部外伤后；②出现了新的局灶性神经系统体征；③出现视盘水肿或其他颅内压增高的证据。

（五）出血性症状

1.咯血

（1）咯血的处理流程：可参考图13-6。

（2）咯血的病因：咯血的常见病因见表13-8。

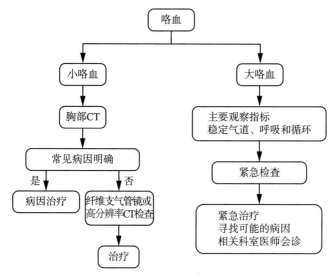

图 13-6　咯血的处理流程

表 13-8　咯血的病因

病因	特　　点
支气管扩张	大量脓血痰，慢性病程，既往咯血持续几个月或几年
支气管癌	持续黏液样血痰，体重减轻
肺结核	脓血痰，体重减轻，低热
急性支气管炎	含血的黏液脓性痰
肺炎	铁锈色痰，急性病程伴发热、气短，肺实变体征
肺脓肿	含血脓性痰，发热，胸膜痛
肺梗死	肉眼血，与痰不混合，胸膜痛伴气短，深静脉血栓高危
肺水肿	含血泡沫样痰，重度呼吸困难，与心脏疾病相关
肺挫伤	肺部外伤
药物性原因	出血倾向，持续咳嗽后咯血，其他部位出血

（3）咯血的检查

1）大咯血

- 血常规。
- 凝血筛查。
- 交叉配血＋血型。
- 生化全项。
- 动脉血气检测。
- 病情平稳，行胸部 CT 或床旁胸部 X 线检查。

2）进一步检查

- 支气管镜。
- 行心脏彩超寻找肺高压及其证据。
- 支气管造影明确出血部位，必要时栓塞处理。

（4）大咯血的处理（24h内咯血量＞500ml或1次＞100ml）

- 有窒息或失血过多的死亡风险。
- 将患者头放低（如已知出血部位，将患侧放低），给予高浓度氧疗（用鼻导管3～6L/min）。
- 可行气管插管以便清理呼吸道，确保通气。
- 取血液行交叉配血及其他检查。
- 开放静脉，恢复循环血量，调整凝血功能。
- 向胸外科医师寻求进一步处理意见（注意区分咯血、呕血和鼻咽腔出血）。

2.以头痛和（或）昏迷首发的蛛网膜下腔出血

（1）处理流程：以头痛和（或）昏迷首发的蛛网膜下腔出血的处理流程可参考图13-7。

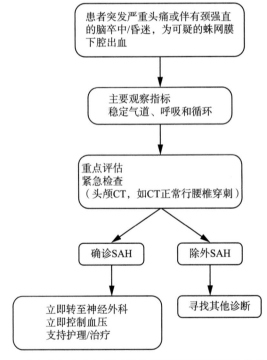

图13-7　以头痛和（或）昏迷首发的蛛网膜下腔出血的处理流程

SAH.蛛网膜下腔出血

（2）蛛网膜下腔出血的原因

1）常见原因

- Willis环的囊状动脉瘤破裂（占75%）。
- 脑动静脉畸形出血。

- 原发性脑出血的血肿破入蛛网膜下腔。
- 未知原因（如脑血管造影正常且没有其他明确的原因；占20%）。

2）少见原因

- 出血倾向。
- 颅内肿瘤出血，尤其是转移性黑色素瘤。
- 创伤（老年人枕骨骨折最常见）。
- 脑动脉炎症（如血管炎、真菌性动脉瘤）。
- 镰状细胞病。
- 脊髓血管病变。
- 可卡因中毒。

3）自发性（非创伤性）SAH的危险因素

- 高血压（包括恶性高血压）。
- 糖尿病。
- 吸烟。
- 高脂血症。
- 滥用药物，特别是可卡因和西地那非（伟哥）。
- 家族史（高达20%）。
- 女性＞男性，黑种人（非洲裔加勒比人）＞白种人。
- 马方综合征相关，Ehlers-Danlos综合征，Klinefelter综合征。
- 多囊肾和主动脉囊状（浆性）动脉瘤缩窄约占85%（多发生于血管交界处，动脉瘤越大，破裂风险越高）。

4）其他原因

- 非动脉瘤性中脑周围出血。
- 动脉夹层。
- 脑或硬脑膜动静脉畸形。
- 霉菌性动脉瘤。
- 脊髓血管病变。

（3）蛛网膜下腔出血的重点评估

1）病史

- 头痛的发作：突发，初发即最重，剧烈的头痛（通常在枕部，患者感觉好像被从后面击打）。
- 头痛的严重程度：通常是"一生中最重的"或非常严重。
- 定性特征：第一次这种强度的头痛，不同于患者之前的头痛（任何严重的头痛都该被疑诊，特别是平常无头痛的患者，一些患者也描述几天前轻微的头痛）。
- 伴随症状：短暂意识丧失，复视，局灶性神经症状。

2）既往史

- 吸烟史。
- 高血压。
- 酗酒史（特别是近期大量饮酒后）。

- 个人或家族的蛛网膜下腔出血史。
- 颅内动脉瘤危险因素：多囊肾，肌纤维发育不良，镰状细胞病，α_1抗胰蛋白酶缺乏。

3）体征

- 视网膜或眼底出血（视网膜弧线以下，以及边界直线以上的出血）。
- 颈强直。
- 局灶神经系统表现。
- 低热。

4）其他表现

- 呼吸：潮式呼吸，呼吸急促，呼吸缓慢（低通气是晚期表现）。
- 有时可能会发生神经源性肺水肿。
- 心血管改变：心动过速和（或）高血压（高血压伴心动过缓是晚期或临终前表现）。
- 心电图改变：可能出现缺血性改变。

5）神经系统表现和症状可能还包括

- 假性脑膜炎：恶心呕吐，畏光，颈强直。
- 意识淡漠或丧失。
- 癫痫发作。
- 局灶性神经体征。
- 可能出现颅内压升高。

（注意：有这些特征的患者有很高的颅内动脉瘤风险，即使CT或腰椎穿刺阴性，也要征求神经科医师的建议和意见。）

（4）蛛网膜下腔出血患者分级：见表13-9。

表13-9　蛛网膜下腔出血的病因

分级	格拉斯哥昏迷指数评分（GCS）	Hunt和Hess标准
1	15	没有局灶障碍，无症状或轻度头痛/颈强直
2	13～14	没有局灶障碍，中度至重度头痛，颈强直，脑神经麻痹
3	13～14	昏睡、嗜睡或轻度局灶障碍
4	7～12	有或没有局灶障碍，昏迷，中度至重度偏瘫，早期去大脑强直
5	3～6	有或没有局灶障碍，深昏迷，去大脑强直，垂死貌

（5）蛛网膜下腔出血紧急检查

1）头颅CT

- 蛛网膜下腔内有血液。
- 可以显示颅内血肿。

2）如头颅CT正常，行腰椎穿刺

- 初始压升高。

- 血性脑脊液（CSF），连续采集3～4瓶CSF，并按采集由先到后的顺序做红细胞计数，观察红细胞是否减少。
- 上清液变黄（通常在出血后12h至2周；如可能，离心CSF并通过分光光度法检测上清液；如不能，在白色背景下与一个注水的对照管比较）。
- 必须测量压力、脑脊液中的蛋白和糖。
- 应检测CSF以排除脑膜炎。

3）其他检查

- 血常规。
- 凝血功能。
- 生化全项（低血镁常见）。
- 心电图。
- 胸部X线。
- 动脉血气分析，以除外低氧和高碳酸血症。
- 尿常规和电解质（可能出现盐耗）。

（注意：如果患者的CSF检查可疑蛛网膜下腔出血，脑血管造影可排除颅内动脉瘤，征求神经内科或神经外科医师的意见。）

（6）蛛网膜下腔出血之后的监护和支持护理

- 患者收入一体化救治单元（Integrated Treatment Unit，ITU）或重症康复病房（High Dependency Unit，HDU）。
- 在安静且相对黑暗的环境中护理。
- 持续而规律地监测神经系统状态的任何改变；任何恶化都可能需要复查CT。
- 最初每小时2～4次监测意识水平（格拉斯哥昏迷评分），瞳孔，呼吸频率，动脉血氧饱和度，心率，血压，体温，液体平衡和血糖。
- 如有必要，可予镇痛，如每6小时口服对乙酰氨基酚1g和（或）每4小时口服可待因30～60mg。如焦虑可加苯二氮䓬类药物。给予通便药防止便秘。
- 确保足够液体入量以防止低血容量；最初每日静脉滴注3L普通盐水。至少每隔一日检测电解质和肌酐。
- 如意识水平下降，放置鼻饲管喂食。
- 使用医用弹力袜以减少深静脉血栓（deep venous thrombosis，DVT）的风险。
- 抗高血压治疗未证实能防止再出血，而且可能导致脑缺血。最新指南建议监测血压，保持收缩压＞160mmHg和平均动脉压＞90mmHg（Ⅰ级推荐，C级证据），如果给予足量镇痛药后而高血压仍持续且严重（收缩压＞200mmHg，舒张压＞110mmHg），可予谨慎治疗。如初始口服美托洛尔每12小时25mg，应与神经外科专家组讨论。
- 尽早送至神经科/神经外科中心。
  - ·信息应包括头痛发作的时间，年龄，并发症，GCS评分和神经功能缺损。
  - ·转至神经外科中心是为了更有效地治疗并改善预后。
- 可能采取外科或介入治疗，可切除或套扎动脉瘤。

二、急救技术

心肺复苏术

我国每年有超过50万人死于心源性猝死，院外心肺复苏（cardial pulmonary resuscitation，CPR）成功率不足2%。院外心肺复苏成功率低的原因可能如下：尽管近年有所进展，但仍有不到40%的成人接受由非专业人员启动的心肺复苏，仅有不足12%的成人在医护急救人员达到之前接受了自动体外除颤器（automated external defibrillator，AED）急救。

1. 心肺复苏流程关键

（1）基础生命支持

- 启动应急反应系统（emergemy medical service，EMS）。
- 高质量心肺复苏。
- 正确、及时、有效除颤。

（2）高级生命支持

- 高级气道管理。
- 氧供。
- 开放静脉通路。
- 监测心率（律）和相应处理。
- 寻找并纠正可逆因素。

（3）成人基本生命支持（basic life support，BLS） C：胸外按压；A：开放气道；B：人工呼吸；D:（自动）电除颤。

BLS流程要点

1）对意识状态的判断

- 注意周围环境有无危险（排除危险因素）。
- 如有意识，摆放安全体位于安全环境，并呼救。
- 若患者完全无意识且没有呼吸或不能正常呼吸（仅仅是喘息）。
- 施救者：轻拍重唤。患者体位：去枕平卧，坚硬平坦。

2）颈动脉位置定位：同时检查脉搏和呼吸，时间6～9s。

3）启动应急反应系统（EMS）

- 何事：如"有患者心搏呼吸骤停，需要抢救。"
- 抢救地点。
- 请求援助者的姓名。
- 联系方式。
- 同时快速寻找自动体外除颤器（AED）。

4）开始心肺复苏：将直接实施按压的手掌置于患者胸骨的下半部，两乳头连线与胸骨交界处。

心肺复苏要点：确保有效按压。

- 肘关节伸直，上肢呈一条直线，双肩正对双手。

- 保证每次按压的方向与胸骨垂直。
- 按压幅度 5 ～ 6cm。
- 按压频率 100 ～ 120 次/分。
- 按压与放松比例为 1∶1，充分回弹。
- 每 2 分钟轮换一次按压员，如感觉疲劳可提前轮换。
- 尽量减少胸外按压过程的中断。

5）人工呼吸要点

- 人工呼吸时间：每次吹气持续 1s 以上。
- 预防胃胀气及反流。
- 确保患者胸廓起伏。
- 频率：无人工气道时，30∶2 按压/通气比例；有人工气道时，10 次/分。
- 避免过度通气，500 ～ 600ml（6 ～ 7ml/kg）。

6）按压/通气比例

- 按压通气比例为 30∶2。
- 单人或双人心肺复苏均如此。
- 人工呼吸时暂停胸外按压（单人院外，徒手复苏）。
- 人工呼吸时不暂停胸外按压（有人工气道）。
- 小儿或婴儿复苏按压/通气比例：单人时为 30∶2；双人时为 15∶2。

7）再评价：行 5 个按压/通气周期后评价颈动脉搏动、自主呼吸恢复、口唇、面部及甲床转红润。

8）及早除颤：最新指南更新的要求如下。

- 建议非专业人员对可能的心搏骤停患者实施心肺复苏，因为如果患者未处于心搏骤停状态，这样做对患者造成伤害的风险也较低。
- 在可行的情况下，使用动脉血压或 $ETCO_2$ 等生理参数来监测和优化心肺复苏质量可能是合理的做法。
- 尚未确定双重连续除颤对顽固性可电击心律的有用性。
- 关于给药时间，对于不可电击心律的心搏骤停，尽早给予肾上腺素是合理的。

关于给药时间，对于可电击心律的心搏骤停，在最初数次除颤尝试失败后给予肾上腺素是合理的。

（2）儿童心肺复苏指南更新要点

- 有脉搏但呼吸动力缺乏或不足的婴儿和儿童，通气 20 ～ 30 次/分。
- 高级生命支持呼吸频率 20 ～ 30 次/分。
- 选择有套囊气管插管（endo tracheal tube，ETT），充气压力 < 20 ～ 25cmH₂O。
- 插管期间不建议环状软骨加压。
- 开始胸外按压后 5min 给予肾上腺素。
- 进行有创血压监测评估心肺复苏质量：SBP > 25/30mmHg。

（3）成人与儿童心肺复苏比较：成人与儿童心肺复苏的区别见表 13-10。

表13-10 成人与儿童心肺复苏的区别

		成人	儿童
按压深度		5～6cm	≥1/3胸部前后径
按压-通气比率		30:2	15:2
高级气道通气频率		8～10次/分	20～30次/分
除颤能量		非同步双向200J	第一次2J/kg 第二次4J/kg 后续≥4J/kg 最高剂量为10J/kg （成人剂量）
药物治疗	肾上腺素（1mg/ml）	每3～5分钟1mg	0.01mg/kg（0.1mg/ml浓度下为0.1ml/kg） 最大剂量为1mg 气管内用药0.1mg/kg
	胺碘酮（150mg/3ml）	300mg静脉注射	5mg/kg，最多应用3次
	利多卡因（0.2mg/10ml）	首剂1～1.5mg/kg 第2剂0.5～0.75mg/kg	1mg/kg

2.洗胃术

（1）适应证：清除胃内各种毒物，治疗完全或不完全幽门梗阻。急慢性胃扩张。为某些手术做术前准备。

（2）禁忌证：腐蚀性胃炎（腐入强酸或强碱）。食管或胃底静脉曲张。食管、贲门狭窄或梗阻。严重心肺疾病、消化性溃疡或胃癌患者慎用。

（3）目的

1）清除毒物，凡吞服有毒药物的早期，急需清除胃内毒物或刺激物，以减少吸收中毒。

2）减轻胃黏膜水肿，防止急性胃扩张。

3）术前准备。

（4）准备工作：详细询问病史，明确是否有禁忌证。器械准备：洗胃液准备，温水，高锰酸钾，强氧化剂，碳酸氢钠。用于有机磷中毒，不能用于敌百虫中毒。

（5）分类：人工洗胃法、自动洗胃机器洗胃法。

（6）注意事项

1）插管时动作轻快，切勿损伤食物黏膜或误入气管。当中毒物质不明时，应抽胃内容物送检。洗胃液选择温开水或等渗盐水，待毒物性质明确后再用对抗剂洗胃。

2）记录灌洗液名称及液量，洗出液的颜色和气味，患者目前情况，并及时送检标本。

3）洗胃过程中要随时观察患者的血压、心率及呼吸的变化，如患者感到腹痛，洗出血性灌洗液或出现休克现象时，应立即停止操作，并通知医师，进行处理。

4）注意观察灌入液与排出液是否相等，灌入量明显多于排出量时可引起急性胃扩张。如有需要，可经胃管注入泻药或者其他药物，然后拔出胃管。

5）机制：通过吸氧提高动脉血氧分压和动脉血氧饱和度，增加动脉血氧含量，纠正各种缺氧状态，促进组织的新陈代谢，维持机体生命活动。

6）适应证：低氧血症，$PaO_2 < 60mmHg$（Ⅰ型呼吸衰竭）。

7）血氧正常的吸氧：心功能降低、急性心肌梗死、贫血、CO中毒、氰化物中毒、严重创伤及麻醉后恢复。在这些情况下，对于判断是否需要氧疗及氧疗效果评估，PaO_2并不是恰当的指标。

3.吸氧术

（1）双侧鼻导管法：撕开鼻导管装置，先接上氧气瓶或者墙壁氧源，给氧流量2L/min左右（低流量），再连接患者，根据病情需要适当调大氧流量，吸氧浓度的计算公式为21＋4×氧流量（%）。

（2）面罩给氧法：此种面罩无呼吸活瓣装置，患者呼出的CO_2不能排除，而与吸入的氧气混合，因此吸入氧气中CO_2的浓度越来越高。

（3）重复呼吸式：使用带呼吸活瓣的面罩，不形成重复呼吸，氧流量6～8L/min，吸入氧浓度60%～90%，适用于高浓度氧的患者，但患者常有不适感，只适合短期使用。

（方莹莹　王兴河）

缩略词中英文对照表

缩写	英文全称	中文
ABECB-COPD	Acute Bacterial Exacerbations of Chronic Bronchitis in Patients with Chronic Obstructive Pulmonary Disease	伴有慢性阻塞性肺疾病的慢性支气管炎患者急性细菌性恶化
ABOM	Acute Bacterial Otitis Media	急性细菌性中耳炎
ABS	Acute Bacterial Sinusitis	急性细菌性鼻窦炎
ABSSSI	Acute Bacterial Skin and Skin Structure Infections	急性细菌性皮肤和皮肤结构感染
ACS	Acute Coronary Syndrome	急性冠状动脉综合征
ADHF	Acute Decompensated Heart Failure	急性失代偿性心力衰竭
ADR	Adverse Reactions to Drug	药品不良反应
AE	Adverse Event	不良事件
AHF	Acute Heart Failure	急性心力衰竭
AIDS	Acquired Immune Deficiency Syndrome	获得性免疫缺陷综合征
AIMS	Abnormal Involuntary Movement Scale	不自主运动评定量表
ALK	Anaplastic Lymphoma Kinase	间变性淋巴瘤激酶
ALP	Alkaline Phosphatase	碱性磷酸酶
ALT	Alanine Transaminase	谷丙转氨酶
AST	Aspartate Aminotransferase	谷草转氨酶
ATP	Adenosine Triphosphate	腺苷三磷酸
BARS	Barnes Akathisia Rating Scale	Barnes静坐不能评定量表
BMI	Body Mass Index	体量指数
BNP	Natriuretic Peptide	脑钠肽
BSA	Body Surface Area	人体表面积
BUN	Blood Urea Nitrogen	血尿素氮
CABP	Community-Acquired Pneumonia	社区获得性细菌性肺炎
CBC	Complete Blood Count	全血细胞计数
CBER	Center for Biologics Evaluation	生物制剂审评和研究中心
CDE	Center for Drug Evaluation	药物审评中心
CDER	Center for Drug Evaluation and Research	药品审评与研究中心
CDRH	Center for Devices and Radiological Health	医疗器械和放射健康中心
CGI-S	Clinical Global Impressions Scale-Severity	临床总体印象量表-疾病严重程度
CHC	Chronic Hepatitis C	慢性丙型肝炎
CHF	Chronic Congestive Heart Failure	慢性充血性心力衰竭
CHMP	Committees for Human Medicinal Products	欧盟人用药委员会

缩写	英文全称	中文
CI	Cardiac Index	心脏指数
cIAI	complicated Intra-Abdominal Infection	腹腔内感染
CIOMS	Council for International Organizations of Medical Sciences	国际医学科学组织理事会
CK	Creatine Kinase	肌酸肌酶
CNS	Central Nervous System	中枢神经系统
CO	Cardiac Output	心排血量
COPD	Chronic Obstructive Pulmonary Disease	慢性阻塞性肺疾病
C-QTc	Concentration-QTc	基于风险浓度 -QTc 研究
Cr	Creatinine	血肌酐
CRF	Case Report Form	病例报告表
CS	Clinical Significance	具有临床意义
CSR	Individual Case Safety Report	个例安全性报告
CT	Computed Tomography	计算机断层扫描
CTC	Common Toxicity Criteria	常见毒性反应标准
CTCAE	Common Terminology Criteria for Adverse Events	常见不良事件评价标准
cTn	cardiac Troponin	心肌肌钙蛋白
cUTI	complicated Urinary Tract Infection	复杂性尿路感染
DAA	Direct acting Antivirus Agent	直接作用的抗病毒药物
DLT	Dose Limiting Toxicity	剂量限制性毒性
DMC	Data Monitoring Committee	临床试验数据监查委员会
DPI	Dry Powder Inhaler	干粉吸入器
DSM	The Diagnostic and Statistical Manual of Mental Disorders	精神疾病诊断与统计手册
DSPTP	Division of Special Pathogens and Transplant Products	特殊病原体及移植产品部
ECG	Electrocardiogram	心电图
EGFR	Epidermal Growth Factor Receptor	表皮生长因子受体
EMA	European Medicines Agency	欧洲药品管理局
EPS	Effects of Extrapyramidal System	锥体外系症状
ESC	European Society of Cardiology	欧洲心脏病学会
ETR	End of Treatment Response	治疗末应答
FDA	U.S.Food and Drug Administration	美国食品药品监督管理局
GABA	g-Aminobutyric Acid	γ- 氨基丁酸
GAD	Generalized Anxiety Disorder	广泛焦虑症
GCP	Good Clinical Practice	药物临床试验质量管理规范
GFR	Glomerular Filtration Rate	肾小球滤过率

续表

缩写	英文全称	中文
GI	Gastrointestinal	胃肠道
Hb	Hemoglobin	血红蛋白
HBsAg	Hepatitis B surface Antigen	乙型肝炎病毒表面抗原
HBV	Hepatitis B Virus	乙型肝炎病毒
HC	Health Canada	加拿大卫生部
HCC	HepatoCellular Carcinoma	肝细胞肝癌
HCV	Hepatitis C Virus	丙型肝炎病毒
HAMD	Hamilton Rating Scale for Depression	汉密尔顿抑郁量表
HEC	Hydroxyethyl Cellulose	羟乙基纤维素
HER2	Human Epidermal Growth Factor Receptor 2	人表皮生长因子受体-2
HFA	Heart Failure Association	心力衰竭协会
HfpEF	Heart Failure with normal Ejection Fraction	射血分数正常的心力衰竭
HIV	Human Immunodeficiency Virus	人类免疫缺陷病毒
HR	Hazard Ratio	风险比
HTA	Host-Targeting Antivirals	靶向抗病毒药物
IBT	Immune-Based Therapy	免疫治疗
ICD	International Classification of Diseases	国际疾病分类
ICH	International Council on Harmonization	人用药品注册技术要求国际协调会
ICH E14 Q&As（R3）	E14 Implementation Working Group Questions & Answers（R3）	E14实施工作组问答部分（R3）
IDSA	The Industrial Designers Society of America	美国传染病学会
IFN	Interferon	干扰素
IHS	International Headache society	国际头痛协会
IND	Investigational New Drug	新药临床研究
INR	International Normalized Ratio	国际标准化比值
IQ-CSRC	the Consortium for Innovation and Quality in Pharmaceutical Development and the Cardiac Safety Research Consortiu	药物开发创新和质量-心脏安全研究联盟
ITT	Intention-To-Treat	意向性治疗
IV	Intravenous injection	静脉给药
LDL	Low Density Lipoprotein	低密度脂蛋白
LME	Linear Mixed Effect	混合效应线性模型
LVEDD	Left Ventricular End-Diastolic Dimension	左心室舒张末期内径
LVEF	Left Ventricular Ejection Fraction	左室射血分数
M.I.N.I.	Mini-international Neuropsychiatric Interview	简明国际神经精神访谈

续表

缩写	英文全称	中文
MAD	Multiple Ascending Dose	多剂量递增试验
MADRS	Montgomery-Asberg Depression Rating Scale	蒙哥马利-艾森贝格抑郁评定量表
MAH	Marketing Authorization Holder	上市许可持有人
MDI	Metered Dose Inhaler	定量吸入器
MedDRA	Medical Dictionary for Regulatory Activities	药事管理的标准医学术语集
MHLW	Ministry of Health，Labour and Welfare	日本厚生劳动省
MRI	Magnetic Resonance Imaging	磁共振成像
MTD	Maximum Tolerated Dose	最大耐受剂量
mTOR	Mammalian Target of Rapamycin	雷帕霉素靶蛋白
MUGA	Multiple Gated（image）Acquisition（analysis）	多门电路（影像）探测（分析）
NCI	National Cancer Institute	美国国立癌症研究所
NCS	None Clinical Significance	无临床意义
NMPA	National Medical Products Administration	国家药品监督管理局
NMS	Neuroleptic Malignant Syndrome	抗精神病药恶性综合征
NP	Natriuretic Peptide family	利尿钠肽家族
NT-proBNP	N-terminal Pro-brain Natriuretic Peptide	氨基端脑钠肽原
OBT	Optimised background treatment	开放性优化背景治疗方案
OCD	Obsessive-Compulsive Disorder	强迫症
OSE	Office of Surveillance and Epidemiology	监督和流行病学办公室
PANSS	The Positive and Negative Syndrome Scale	阳性与阴性症状量表
PCSK9	proprotein convertase subtilisin/kexin type 9	蛋白转化酶枯草杆菌素9
PCWP	Pulmonary Capillary Wedge Pressure	肺毛细血管楔压
PD	Pharmacodynamics	药效学
PDGFR	Platelet-Derived Growth Factor Receptor	血小板衍生生长因子受体
PEG	Polyethylene Glycol	聚乙二醇
PK	Pharmacokinetics	药代动力学
PLT	Platelet	血小板
PP	Per Protocol	符合方案集
PT	Prothrombin Time	凝血酶原时间
PTA	Prothrombin Time Activity	凝血酶原活动度
PVR	Pulmonary Vascular Resistance	肺循环血管阻力
RBF	Renal Blood Flow	肾血流量
S7A	Safety Pharmacology Studies For Human Pharmaceuticals	人用药品安全药理学试验指导原则

缩写	英文全称	中文
S7B	The Non-Clinical Evaluation of the Potential for Delayed Ventricular Repolarization（QT Interval Prolongation）by Human Pharmaceuticals	人用药品延迟心室复极化（QT间期延长）潜在作用的非临床评价指导原则
SAD	Single Ascending Dose	单次给药剂量递增
SAE	Secure Adverse Eventt	严重不良事件
SAS	Simpson and Angus Extrapyramidal Symptom Rating Scale	Simpson-Angus锥体外系不良反应量表
SERS	Rating Scale for Side Effects	Asberg抗抑郁药不良反应量表
SIADH	Syndrome of Inappropriate Antidiuretic Hormone Secretion	抗利尿激素分泌失调综合征
SOC	Standard Of Care	标准疗法
SOP	Standard Operation Practice	标准操作规程
STI	Sexually Transmitted Infection	性传播感染
SUSAR	Suspected Unexpected Serious Adverse Reaction	可疑的或非预期的严重不良反应
SVR	Systemic Vascular Resistance	体循环血管阻力
TD	Tardive Dyskinesia	迟发性运动障碍
TdP	Torsades de Pointes or torsade de pointes	致尖端扭转型室性心动过速
TESS	Treatment Emergent Symptom Scale	药物不良反应量表
TQT	Thorough QT study	QT/QTc的全面研究
UC	Ulcerative Colitis	溃疡性结肠炎
VEGF	Vascular Endothelial Growth Factor	血管内皮生长因子
VEGFR	Vascular Endothelial Growth Factor Receptor	血管内皮细胞生长因子受体
VEGFR2	Vascular Endothelial Growth Factor Receptor 2	血管内皮生长因子2
VVC	Vulvovaginal Candidiasis	外阴阴道念珠菌病
WBC	White Blood Cell	白细胞
WHO	World Health Organization	世界卫生组织

参 考 文 献

艾一玖，王伟，葛星瑶，等，2016. 中低剂量米托蒽醌治疗急性白血病的临床观察. 吉林医药学院学报，37（3）：206-207.

白洁，2019. 关于加入ICH后对中国医药行业影响及其应对策略浅析. 中国药物经济学，14（3）：111-120.

蔡倩，徐峥，杨莉萍，等，2013. 药源性肺间质纤维化常见病因及其防治. 药品评价，（24）：41-44.

曹烨，万邦喜，2018. 药物临床试验安全评价·广东共识（2018）. 今日药学，28（6）：361-368.

曾玲，潘霞云，2018. 药物临床试验机构质控中不良事件记录存在问题分析. 中国药物警戒，15（11）：693-695.

曾缘缘，杨巨飞，许静，2018. 急性淋巴细胞白血病患儿严重神经系统不良反应1例的药学监护. 儿科药学杂志，24（12）：35-38.

陈华芳，张璐，黄小小，2016. 研究者伦理意识对药物临床试验中受试者保护作用的探讨. 中国临床药理学与治疗学，21（2）：165-172.

陈怀红，2016. 阿尔茨海默病创新药物临床试验中国专家共识解读. 中华老年病研究电子杂志，3（1）：12-14.

陈锦，陈秀敏，2016. 植入式输液港相关感染危险因素分析及护理对策. 福建医药杂志，38（2）：153-155.

单巍，丛杭青，2011. 临床试验的受试者权益问题初探. 医学与哲学（人文社会医学版），32（1）：17-19.

董月清，2007. 白血病化疗药物不良反应的观察及护理. 中国民族医药杂志，13（5）：78.

杜光，赵杰，卜书红，等，2019. 雾化吸入疗法合理用药专家共识（2019年版）. 医药导报，38（2）：135-146.

杜小莉，朱珠，傅强，等，2001. 沙丁胺醇气雾剂在健康受试者体内的药代动力学及生物利用度研究. 药学学报，36（8）：616-620.

冯贻东，冯汉林，2020. 抗高血压药物研发进展. 中国现代药物应用，14（4）：230-234.

皋文君，刘砚燕，袁长蓉，2012. 国际肿瘤化疗药物不良反应评价系统——通用不良反应术语标准4.0版. 肿瘤，32（2）：142-144.

高建超，黄云虹，王洪航，等，2019. CAR-T细胞治疗淋巴造血系统恶性肿瘤临床试验设计相关问题的考虑. 中国肿瘤生物治疗杂志，26（8）：833-836.

高荣，李萌，宋福鱼，等，2019. 抗肿瘤药临床试验特点及数据核查的常见问题讨论. 中国临床药理学杂志，35（22）：2943-2947.

葛慧青，孙兵，王波，等，2020. 重症患者气道廓清技术专家共识. 中华重症医学电子杂志（网络版），6（3）：272-282.

谷旭放，仲伟琴，王保和，2016. Ⅰ期临床试验受试者招募过程中的伦理问题. 中国医学伦理学，29（5）：801-803.

关宁波，2019. 急性心力衰竭药物治疗的进展研究. 中国医药指南，17（8）：22-23.

广东省药学会，2018. 药物临床试验安全评价·广东共识（2018）. 今日药学，28（6）：361-368.

郭京川，李海燕，2012. 创新药的心脏安全性评价与全面QT研究. 中国药学杂志，47（15）：1185-1188.

郭韶洁，赵秀丽，周辉，2013. 临床试验中不良事件管理的问题及探讨. 上海：中国药理学会药物临床试验专业委员会首届学术研讨会.

韩艳霞，2018. 吡柔比星治疗难治及复发性恶性血液病的临床效果和不良反应. 中国医药，13（7）：1052-1055.

贺佳，2017. 临床试验中药物安全性的统计学考虑. 世界科学技术-中医药现代化，19（7）：1089-1096.

侯媛媛，2017. 齐拉西酮和利培酮治疗精神分裂症的临床疗效及安全性分析. 现代中西医结合杂志，26（3）：277-279.

胡蓓，2017. 临床药理学在创新药研发中的最新进展. 世界科学技术-中医药现代化，19（7）：1113-1117.

华尉利，王涛，2015. 新药注册申请临床安全性审评的基本逻辑. 中国临床药理学杂志，31（21）：2175-2178.

黄珍，童洪飞，陈敏，等，2015. 急性淋巴细胞白血病患儿CYP3A5基因多态性对柔红霉素代谢和不良反应的研究. 中国临床药理学杂志，31（6）：443-446.

吉萍，李海燕，2014. 临床研究的伦理规范. 中华肾病研究电子杂志，3（1）：10-13.

家食品药品监督管理局药品审评中心，2012. 中药新药治疗中风（脑卒中）临床试验指导原则（征求意见稿）.

贾晶莹，胡朝英，刘烨，等，2015. 从研究者角度谈Ⅰ期临床试验健康受试者的管理和权益保护. 中国新药与临床杂志，34（2）：99-101.

贾守薇，刘韬，黄红兵，2014. 分子靶向抗肿瘤药物的不良反应及其处理对策. 肿瘤药学，（1）：2-9.

江春艳，杨国斌，郑均，等，2011. 浅谈药物临床试验中的伦理问题. 中国医学伦理学，24（6）：781-782.

蒋东波，李满连，2019. 左乙拉西坦治疗癫痫的临床疗效及其安全性. 临床合理用药杂志，12（12）：25-26.

《抗菌药物临床试验技术指导原则》写作组，2014. 抗菌药物临床试验技术指导原则. 中国临床药理学杂志，30（9）：844-856.

孔颖，李宁，卢杨，等，2019. 肺吸入制剂的药代动力学评价手段研究进展. 中国临床药理学与治疗学，24（5）：595-600.

蓝明，刘兵，许锋，等，2018. 经桡动脉左心室心内膜心肌活检在心肌病诊断中的初步应用. 中国心血管杂志，23（3）：213-218.

李爱敏，田丽，张红，等，2016. 肿瘤科药物临床试验实施中常见的伦理问题分析与对策探讨. 中国医学伦理学，29（2）：308-310.

李栋，周誉，张学辉，等，2021. 经口吸入制剂仿制药的药代动力学研究一般考虑. 中国临床药理学杂志，37（7）：934-936.

李惠萍，王思勤，周建英，等，2015. 国产吡非尼酮治疗特发性肺纤维化Ⅱ期临床研究. 中国呼吸与危重监护杂志，14（3）：229-235.

李江帆，薛薇，胡欣，等，2018. 法国BIA10-2474临床试验事件对我国研究者的启示. 中国药物警戒，15（2）：94-97.

李俊，2013. 临床药理学. 5版. 北京：人民卫生出版社.

李楠，刘畅，刘洪斌，2020. 肺部药物递送系统在肺部感染治疗领域的现状和进展. 药学研究，39（11）：659-665.

李睿，王淑阁，刘静，等，2017. Ⅰ期临床试验中健康受试者保护的若干问题探讨. 中药新药与临床药理，28（1）：117-120.

李姗，魏晶，许燕，等，2012. 美国FDA右丙氧芬撤市决策及特点分析. 中国药物警戒，9（3）：

152-155.

李淑华，陈海波，王振福，等，2013. 罗匹尼罗治疗帕金森病的多中心、随机、双盲、溴隐亭对照临床疗效和安全性评价. 中华医学杂志，93（25）：1952-1957.

李婷，刘淑芹，柳艳平，等，2019. 规范生物等效性试验中受试者管理提高临床试验质量的措施. 中国医院药学杂志，39（15）：1582-1585.

李翔，黄欣欣，周亮，等，2013. 厄洛替尼的临床不良反应与治疗对策. 实用药物与临床，2：137-139.

李雪梅，李娅杰，2009. 新药临床试验伦理审查过程中受试者权益保护的探析. 中国医学伦理学，22（3）：84-85，94.

李燕，2019. 介入护士在经皮心内膜心肌活检术中的护理配合. 当代护士（上旬刊），26（10）：163-164.

李银娟，范荣霞，王兴河，2020. 吸入制剂人体药动学研究中关于给药的探讨. 中国医院药学杂志，40（9）：1051-1053.

李银娟，王进，范荣霞，等，2019. 吸入性药物一致性评价中有关药代动力学研究的探讨. 中国临床药理学杂志，35（20）：2636-2638.

李忠芳，吴健鸿，陈汇，等，2019. 创新药吡非尼酮胶囊在中国健康人体耐受性和安全性研究. 中国医院药学杂志，39（8）：786-790.

连敏，田海军，曹俊娜，等，2020. 吡非尼酮治疗特发性肺纤维化疗效的系统评价. 临床内科杂志，37（7）：489-493.

梁茹，李亮，孟繁岳，等，2009. 国产大流行流感疫苗Ⅰ期临床试验安全性评价. 中国公共卫生，25（9）：1073-1075.

廖艺，韦宁，盘红梅，2015. 罗格列酮治疗2型糖尿病对心脏安全性的临床观察. 临床合理用药杂志，8（35）：36-37.

林曼，马璟，2011. 抗人CD28抗体（TNG1412）临床前安全评价分析. 上海：首届中国药物毒理学年会（2011年）暨国际药物非临床安全性评价研究论坛.

林岩松，王宸，李慧，等，2016. 甲磺酸阿帕替尼治疗进展性碘难治性甲状腺癌的短期疗效及安全性初步报告. 中国癌症杂志，26（9）：721-726.

刘承勇，2007. 碘131（^{131}I）肿瘤细胞核人鼠嵌合单抗注射液治疗恶性脑胶质瘤Ⅱ期临床试验的研究报告. 广州：南方医科大学.

刘广文，杨海森，2020. 授权在生物等效性试验中的作用和效果分析. 中国保健营养，30（3）：394.

刘欢，张钟艺，杨悦，2018. 新药临床试验中安全性报告管理济南：2018年中国药学会药事管理专业委员会年会暨学术研讨会.

刘丽萍，陈玮琪，段婉莹，等，2019. 中国脑血管病临床管理指南—缺血性脑血管病临床管理. 中国卒中杂志，14（7）：709-726.

刘龙，漆璐，王进，等，2019. 抗肿瘤药物临床试验中不良事件规范化判断的探讨. 中国临床药理学杂志，35（4）：396-398.

刘美，田心，2018.《药物安全药理学研究技术指导原则》和《药物QT间期延长潜在作用非临床研究技术指导原则》与ICH S7A/S7B的对比研究及实施建议. 现代药物与临床，33（10）：2745-2748.

刘敏，2011. ICU应用微量注射泵存在的问题与护理对策. 中国民康医学，23（6）：723-724.

刘倩，南楠，马玲云，等，2019. 浅析以体外结合试验作为评价指标的仿制药生物等效性评价方法. 药物评价研究，42（12）：2377-2381.

刘霜敏，2018. 中国加入ICH促进企业药物警戒体系与世界接轨. 中国食品药品监管，（10）：77-78.

刘爽，魏君，2016. 药物临床试验中不良事件管理规范化探讨. 黑龙江医学，40（11）：1051-1052.

刘滔，2012. 顺铂节拍化疗联合放疗治疗ⅢⅥa/Ⅵb期鼻咽癌顺铂剂量与疗效、耐受性研究. 泸州：西南医科大学.

刘玉秀，姚晨，陈峰，等，2004. 随机对照临床试验的安全性评价. 中华男科学，（1）：74-79.

芦殿荣，2009. "十一五"国家科技支撑计划白血病课题设计特点与质控管理体会. 北京：北京中医药大学.

陆道培，1992. 白血病治疗学. 北京：科学出版社.

马广立，许羚，陈锐，等，2019. 新药研发中群体药动力学/药效学研究的一般考虑. 中国临床药理学与治疗学，24（11）：1201-1220.

马璟，2018. 中美注册申报中药理、毒理学资料要求的差异. 苏州：同写意论坛第76期：新药中美双报法规把控与申报实践.

毛璐，王楠，2012. 特非那定的心脏毒性与国内外应用概况. 中国药物警戒，9（6）：347-350.

孟文静，张继博，李淑芬，等，2018. 曲妥珠单抗治疗185例HER2阳性乳腺癌患者的心脏安全性评价. 肿瘤防治研究，45（2）：86-90.

莫霞，2015. 精神分裂症临床研究疗效及安全性评估量表使用情况分析. 广州：暨南大学.

尼晓丽，李亚南，张婕，2019. 大剂量甲氨蝶呤治疗儿童急性淋巴细胞白血病的疗效和毒副作用. 临床医学，12：80-82.

宁恺佳，王雯丽，谢芝丽，等，2017. 161例注射用环磷酰胺不良反应/事件报告分析. 中国药业，26（17）：74-77.

农慧亮，钟慧，刘曦，等，2020. 药物Ⅰ期临床研究病房管理探讨. 广东药科大学学报，36（3）：403-407.

彭琳，2010. 失眠症治疗中催眠镇静类药物的不良反应. 首都医药，17（24）：34-35.

漆璐，王瑜，王兴河，2019. 抗肿瘤药物临床试验中风险评估与应对措施的探讨. 中国临床药理学杂志，（10）：1058-1060.

邱建丽，2011. 心内膜心肌活检者的围手术期护理. 中华现代护理杂志，17（6）：676-677.

权修权，朴惠顺，康琳，等，2015. 抗肿瘤靶向药物研究现状. 中国药理学通报，31（5）：610-614.

全婷，曾代文，杨友松，等，2015. 临床试验伦理委员会初始审查中的主要问题. 中国医学伦理学，28（1）：47-49.

阮姝楠，吴旭东，2019. 医院生物等效性试验过程中方案偏离的分析与改进. 安徽医药，23（11）：2316-2319.

邵蓉，陶田甜，2014. 美国肿瘤药物开发过程中的0期临床试验. 中国新药杂志，23（17）：1973-1979.

施路宁，高志勋，沈阳，2011. 阿糖胞苷治疗白血病的不良反应及防治. 中国医学工程，（7）：170-172.

石远凯，何小慧，郏博，2014. 抗肿瘤新药临床试验的安全性评价. 中国新药杂志，3（23）：313-316.

宋书元，1991. 新药临床前药理毒理研究与临床试验的关系. 中国临床药理杂志，7（2）：80-84.

苏华芳，俞康，2007. 吉西他滨治疗恶性血液病研究进展. 国际肿瘤学杂志，34（2）：144-146.

苏晶，刘亚利，2019. 高变异药物生物等效性试验方案设计的探讨. 中国新药杂志，28（22）：2693-2697.

孙充兵，2017. 阿帕替尼用于进展期胃癌根治术辅助化疗后患者维持治疗的疗效及安全性研究. 中国现代药物应用，11（2）：125-127.

孙小璐，张天华，刘凯，2016. 利奈唑胺治疗耐药性肺结核病的临床疗效及安全性分析. 中国医药导刊，18（8）：800-801.

孙忠实，朱珠，徐凤华，2006．对FDA2005年治疗神经精神疾病药物安全性警告的概述_孙忠实．药物不良反应杂志，8（5）：358-363．

田超，2016．HER家族在乳腺癌靶向治疗中的研究进展．药品评价，13（18）：26-31．

万妮，陈斌，李合，等，2021．肺部吸入给药系统的研究进展．中国新药杂志，30（15）：1386-1395．

万文丽，田磊，克晓燕，2013．PET-CT在霍奇金淋巴瘤中的应用：第54届美国血液学会年会报道．白血病．淋巴瘤，22（7）：387-388．

王彩虹，2008．创新药物临床试验方案设计中安全性问题的考量．北京：第五届全国临床毒理学术会议2008药物警戒与临床用药安全专题研讨会．

王晨静，柳艳平，时萍，等，2019．生物等效性试验方案中伦理审查和项目执行所关注的问题及案例分析．中国临床药理学杂志，35（18）：2161-2164．

王春华，胡晓，杨翠翠，等，2019．Ⅰ期临床试验中不良事件的因果关系评价．药物不良反应杂志，21（1）：30-35．

王大壮，2017．药物临床试验中受试者合法权益保护机制研究．黑龙江医学，41（11）：1120-1122．

王海学，陈晓媛，钱思源，等，2009．抗肿瘤新药临床试验和上市的非临床安全性评价要点．中国临床药理学杂志，2（25）：184-187．

王华庆，姜文奇，石远凯，等，2017．长春碱类药物治疗恶性淋巴瘤中国专家共识．中国肿瘤临床，44（5）：193-198．

王吉耀，廖二元，黄从新，等，2005．内科学（八年制）．北京：人民卫生出版社．

王佳楠，钱雪，李见明，2018．药物临床试验数据核查工作及常见问题分析．中国新药杂志，27（11）：1273-1276．

王瑾，汶柯，范贞，2015．药物临床试验中受试者风险管理及基本权益保护．中国新药与临床杂志，34（10）：748-753．

王进，陈刚，孔小轶，等，2015．在中国男性健康受试者中单次静脉输注极低剂量注射用替莫唑胺的零期临床研究．中国抗癌协会/首都医科大学．北京：2015首都国际癌症论文集：134-135．

王晶，刘宏伟，蔡林芮，等，2018．临床试验中妊娠事件的预防与处理．中国医学伦理学，31（2）：220-223．

王凯旋，2008．超声内镜引导下放射性^{125}I粒子腹腔神经丛照射治疗晚期胰腺癌疼痛的实验与临床研究．上海：第二军医大学．

王庭槐，2018．生理学．9版．北京：人民卫生出版社．

王伟，孙世轩，蒲画华，等，2016．药物Ⅰ期临床试验中受试者权益保护的思考．医药导报，35（S1）：180-182．

王卫敏，孙慧，谢新生，等，2012．氟达拉滨治疗慢性淋巴细胞白血病临床研究．中国实验血液学杂志，20（1）：70-72．

王兴河，2018．药物早期临床试验．北京：北京科学技术出版社：5-9．

王兴河，漆璐，李天佐，2017．早期临床试验中风险评估与受试者权益保护的探讨．中国临床药理学杂志，33（23）：2474-2478，．

王秀云，刘明亮，2005．吉米沙星的安全性评价．国外医药（抗生素分册），（6）：14-20，29．

王艳，李璠，曹江，2019．甲氨蝶呤治疗急性淋巴细胞性白血病期间不良反应的特征及影响因素分析．实用癌症杂志，10：1611-1614．

王泽娟，刘晓娜，刘晨，等，2015．抗肿瘤药物的零期/Ⅰ期临床试验中保证静脉给药剂量精准的质量控制设计效果．中国抗癌协会．北京：2015首都国际癌症论坛论文集：91-92．

王泽娟，刘晓娜，刘晨，等，2018．基于风险的精细化控制静脉给药剂量的管理在零期临床试验中的应用. 中国新药杂志, 27（19）: 2286-2290.

王志光, 林丽珠, 2015. 疏肝健脾益肾中药联合化疗治疗肝郁型转移性三阴性乳腺癌患者疗效及安全性研究. 中国全科医学, 18（6）: 620-624.

王忠尧, 康新立, 2012. 单核苷酸多态性与舒尼替尼一线治疗进展期肾细胞癌患者的疗效、不良反应的相关性分析: 一个多中心、观察、前瞻性研究（译文）. 药品评价, 9（30）: 36-43.

魏春敏, 王水强, 王涛, 2017. 创新药物首次人体试验风险评估的相关考虑, 中国临床药理杂志, 33（1）: 90-94.

魏春敏, 王水强, 杨进波, 2016. 药代动力学在创新药物首次人体试验起始剂量计算中的意义. 中国临床药理杂志, 32（24）: 2341-2344.

魏敏吉, 王水强, 赵彩芸, 等, 2014. Ⅰ期新药临床试验中安全性数据规范化分析探讨. 中国临床药理学杂志, 30（10）: 966-969.

温影, 2015. 四平市某医院126例初诊白血病病例分析. 长春: 吉林大学.

翁琳琳, 唐黎明, 陈桂良, 2013. 吸入给药制剂的质量控制及其安全性研究进展. 药物分析杂志, 33（5）: 724-729.

吴佳竹, 徐卫, 李建勇, 2013. PET-CT在淋巴瘤中应用的最新进展: 第54届美国血液学会年会深度报道. 白血病·淋巴瘤, 22（1）: 11-12, 16.

武晓红, 2019. 中药注射剂不良反应与安全性评价研究. 山西中医学院学报, 20（1）: 76-77, 79.

项丹珠, 于超, 张春红, 2010. 酪氨酸激酶抑制药的不良反应. 医药导报, 29（7）: 961-962.

肖展翅, 高聚, 李钢, 等. 头痛宁胶囊联合奥卡西平治疗难治性偏头痛的疗效与安全性观察. 中医药导报, 22（1）: 64-66.

肖志坚, 郝玉书, 2006. 急性白血病治疗现况与未来. 白血病. 淋巴瘤, 15（1）: 78-80.

萧惠来, 2017. ICH E14《非抗心律失常药所致QT延长临床评价: 问答第3次修订版》介绍. 药物评价研究, 40（10）: 1378-1385.

谢桂兰, 钱韦韦, 2020. 1例输液港囊袋感染致港体外露的护理体会. 当代护士（下旬刊）, 27（1）: 137-139.

谢松梅, 鲁爽, 2008. 日本抗菌药物临床评价指导原则介绍. 中国临床药理学杂志, （3）: 285-288.

谢振伟, 范华莹, 王璨珏, 等, 2017. 药物临床试验数据核查常见问题与对策建议. 中国临床药理学杂志, 33（22）: 2299-2302, 2307.

宣芸, 2007. 罗格列酮有心血管风险但现不撤市. 药物不良反应杂志, 9（4）: 303.

薛薇, 李可欣, 2015. 新药Ⅰ期临床试验中的加强心电监测的策略探讨. 中国药学杂志, 50（13）: 1153-1155.

闫丽萍, 王庆利, 王海学, 2017. 肿瘤治疗抗体偶联药物首次临床试验起始剂量的拟定. 中国临床药理学杂志, 17: 1725-1727.

严康, 沈爱玲, 2015. 我国药物临床试验受试者保护问题研究. 中国药房, 26（1）: 12-14.

杨厚宇, 2017. 尼达尼布治疗特发性肺间质纤维化的研究进展. 西部医学, 29（4）: 578-581.

杨建良, 石远凯, 桂琳, 等, 2013. 国产盐酸拓扑替康胶囊的安全性及耐受性Ⅰ期临床研究. 中国新药杂志, 22（12）: 1425-1429.

杨君义, 接贵涛, 2019. 治疗急性髓系白血病新药: FLT3抑制剂gilteritinib. 中国新药与临床杂志, 6（38）: 336-339.

杨梦婕, 苑菲, 徐红蓉, 等, 2019. 生物等效性临床试验的伦理审查要点. 中国医学伦理学, 32（5）: 564-567.

杨勇, 李迪, 王俊杰, 等, 2020. 抗高血压药物的合理使用. 人人健康, （5）: 260.

杨忠奇, 张磊, 冼绍祥, 2011. 须重视中药新药临床的心血管安全性评价. 中药新药与临床药理, 22

（6）：694-695，700.

姚婉贞，朱红，赵鸣武，1998. 硫酸爱大霉素的临床疗效及安全性评价. 中国临床药理学杂志，（2）：
　2-3，5-6，18.

叶佳丹，余克富，朱斌，等，2018. 肿瘤靶向药物的分类与研究进展. 药学进展，42（5）：351-358.

叶旋，张旻，闫莉萍，等，2019. 抗肿瘤药物首次临床试验起始剂量的一般考虑. 中国新药杂志，28
　（17）：2117-2119.

易盼盼，戴菱菱，徐平声，等，2014. 慢性丙型肝炎直接抗病毒药物临床试验的有效性和安全性研
　究——美国FDA和欧洲EMA指南解读. 中国感染控制杂志，13（11）：698-701.

毓青，王凤楼，王景华，等，2004. 加巴喷丁胶囊添加治疗癫痫的临床疗效和安全性. 中国新药与临
　床杂志，23（9）：571-575.

袁林，张皋彤，孙蕾，2018. 中国加入ICH始末及其重要意义. 中国食品药品监管，（9）：4-20.

占诗贵，张丽娜，黄正刚，等，2020. 两种不同剂型门冬酰胺酶在儿童急性淋巴细胞白血病诱导治疗
　中的不良反应. 南昌大学学报，60（2）：81-84，88.

张弛，刘利军，翟晓梅，2012. 药物临床试验中受试者权益保护存在的问题及对策. 中国医学伦理学，
　25（2）：148-150.

张聪，孙淑娟，2016. 药物临床试验受试者权益保护方面的不足及改进措施. 临床合理用药杂志，9
　（4）：164-166.

张鸿燕，肖静波，舒良，2014. 精神药物临床试验中的安全性评价. 中国临床药理学杂志，30（1）：
　61-62，69.

张家化，杨俊卿，罗映，2019. 单抗类抗肿瘤代表药物上市后安全信号的挖掘与评价. 中国新药杂志，
　28（13）：1654-1660.

张睐，姜志平，徐萍，等，2019. 伊马替尼血药浓度监测指导慢性粒细胞白血病患者的研究. 中国生
　物工程杂志，39（9）：25-32.

张建忠，2019. 逐浪精神神经类药物研发. 医药经济报，（封2）.

张珏，2013. 急性髓性白血病的药物治疗进展. 天津医科大学学报，19（4）：350-353.

张雷，郝纯毅，廖红舞，等，2017. 抗肿瘤药物临床试验的特点和医学伦理问题. 肿瘤防治研究，44
　（7）：506-508.

张敏，李佳，俞德超，2015. 单克隆抗体药物在肿瘤治疗中的研究进展. 实用肿瘤杂志，30（6）：
　495-500.

张明，郑振茹，段昕波，等，2018. Photosan联合放化疗治疗晚期消化道恶性肿瘤的I期临床试验.
　中国处方药，16（7）：154-155.

张明平，李长青，2019. 中国加入ICH为全球新药申报与临床研发带来的机遇与挑战. 药学进展，43
　（12）：884-891.

张强，单爱莲，2017. 临床试验中异常值有无临床意义的若干思考. 中国临床药理学杂志，33（17）：
　1615-1617，1620.

张羽，何彦瑶，吴攀，2018. 培门冬酶及左旋门冬酰胺酶治疗儿童急性淋巴细胞白血病的疗效及不良
　反应. 临床药物治疗杂志，16（10）：45-49.

章秀锦，李尾莲，郑淑芬，等，2020. 探讨生物等效性临床试验中研究护士的职责及作用. 中西医结
　合护理（中英文），6（1）：156-160.

章之川，戎卫海，1999. 心内膜心肌活检对心肌疾患诊断估价. 上海医学，22（5）：311-312.

赵金鑫，张筱，沈黎，2016. 药物临床试验的伦理问题与对策分析. 齐齐哈尔医学院学报，37（21）：
　2748-2749.

赵艳平，隋哲峰，萨仁高娃，2018. 高脂血症药物治疗措施分析. 现代养生，（10）：96-97.

钟萍，吴爵，程钰娟，等，2019. 仿制药生物等效性试验志愿者静脉密集采血流程的改进及效果. 成都医学院学报，14（4）：505-507.

仲星光，2015. 药物临床试验伦理审查中受试者权益保护的思考. 江苏卫生事业管理，26（3）：102-103.

周海俊，吴慧英，仲向东，等，2019. 药物临床试验信息管理系统的设计与实践. 药学服务与研究，19（6）：473-476.

周励，王建祥，黄晓军，等，2013. 达沙替尼与伊马替尼治疗初发慢性髓性白血病的疗效及安全性初步比较. 中华血液学杂志，34（2）：93-97.

周沁蕾，管宴萍，刘晓琳，等，2021. 吸入剂生物等效性评价方法介绍与比较. 中国新药杂志，30（3）：197-204.

周晔敏，周馥敏，2012. 大剂量甲氨蝶呤在儿童急性淋巴细胞性白血病化疗中的疗效观察及不良反应护理. 海峡药学，2（24）：201-203.

朱文婷，白秋江，2020. FLT3突变型急性髓性白血病的靶向治疗药物吉列替尼. 中国药业，3（29）：74-77.

朱贤慧，刘炳林，唐健元，等，2017. 关注中药新药临床研究中的心脏安全性. 中国新药杂志，26（13）：1498-1502.

朱迎迎，吴剑秋，汤唯艳，等，2014. 临床试验中靶向抗肿瘤药物不良反应分析. 药学与临床研究，4：377-380.

左琨，杨新春，钟久昌，等，2019. 急性缺血性脑卒中损伤机制及其治疗药物研究进展. 药学进展，43（8）：576-583.

Adams Jr HP, Bendixen BH, Kappelle LJ, et al, 1993. Classification of subtype of acute ischemic stroke. Definitions for use in a multicenter clinical trial. TOAST. Trial of Org 10172 in Acute Stroke Treatment. Stroke, 24（1）：35-41.

Aitelhaj M, Lkhouyaali S, Rais G, et al, 2013. Cardiac safety of the adjuvant Trastuzumab in a Moroccan population: observational monocentric study of about 100 patients. BMC Res Notes, 6: 339.

Albera C, 2011. Challenges in idiopathic pulmonary fibrosis trials: the point on end-points. Eur Respir Rev, 20（121）：195-200.

Albers GW, Goldstein LB, Hess DC, et al, 2011. Stroke Treatment Academic Industry Roundtable（STAIR）Recommendations for Maximizing the Use of Intravenous Thrombolytics and Expanding Treatment Options With Intra-arterial and Neuroprotective Therapies. Stroke, 42（9）：2645-2650.

Ambery PD, Klammt S, Posch MG, et al, 2018. MEDI0382, a GLP-1/glucagon receptor dual agonist, meets safety and tolerability endpoints in a single-dose, healthy-subject, randomized, Phase 1 study. Br J Clin Pharmacol, 84（10）：2325-2335.

Anon, 2019. Stroke and transient ischaemic attack in over 16s: diagnosis and initial management. NICE.

Arai K, Morikawa Y, Ubukata N, et al, 2016. CS-3150, a Novel Nonsteroidal Mineralocorticoid Receptor Antagonist, Shows Preventive and Therapeutic Effects On Renal Injury in Deoxycorticosterone Acetate/Salt-Induced Hypertensive Rats. J Pharmacol Exp Ther, 358（3）：548-557.

Arai K, Tsuruoka H, Homma T, 2015. CS-3150, a novel non-steroidal mineralocorticoid receptor antagonist, prevents hypertension and cardiorenal injury in Dahl salt-sensitive hypertensive rats. Eur J Pharmacol, 769: 266-273.

Aubaniac R, 1952. A new route for venous injection or puncture: the subclavicular route, subclavian vein, brachiocephalic trunk. Sem Hop, 28（85）：3445-3447.

Aubaniac R, 1952. Subclavian intravenous injection; advantages and technic. Presse Med, 60（68）：

1456.

Aubaniac R, 1952. Subclavian intravenous transfusion: advantages and technic. Afr Fr Chir, 8（3-4）: 131-135.

Aubaniac R, 1990. The subclavian vein puncture--advantages and technique. 1952. Nutrition, 6（2）: 139-140.

Avins A, 2011. Clinical-trial regulation. Clin Trials, 8（2）: 238.

Bakand S, Hayes A, Dechsakulthorn F, 2012. Nanoparticles: a review ofparticle toxicology following inhalation exposure. InhalToxicol, 24（2）: 125.

Banholzer ML, Wandel C, Barrow P, et al, 2016. Clinical trial considerations on male contraception and collection of pregnancy information from female partner: update. Clin Translat Med, 5（1）: 23.

Barry PJ, Jones AM, 2014. Skin contamination leading to falsely elevated fingerprick tobramycin levels in a patient taking dry powder inhaled tobramycin. J Cyst Fibros, 13（6）: 754.

Bejan-Angoulvant T, JAlexandre J, 2019. Mechanism of action and adverse effects of monoclonal antibodies. Med Sci（Paris）, 35（12）: 1114-1120.

Borjeed D, Christine G, Charles TB, et al, 2014. Cardiac safety research consortium: Can thethorough QT/QTc study be replaced by earlyQT assessment in routine clinicalpharmacology studies? Scientific update and a research proposal for a path forward. Am Heart J, 168（3）: 262-272.

Bossé Y, Thompson C, McMahon S, et al, 2008. Leukotriene D4-induced, epithelial cell-derived transforming growth factor beta1 in human bronchial smooth muscle cell proliferation. Clin Exp Allergy, 38（1）: 113-121.

Böttiger BW, Rott N, 2021. Cardiopulmonary resuscitation 2021: the newguidelines on cardiopulmonary resuscitation, the BIG FIVE et al will help to save hundreds of thousands of lives annually in the world. Curr Opin Crit Care, 27（6）: 611-612.

Brussee JM, Calvier EA, Krekels EH, et al, 2016. Children in clinical trials: towards evidence-based pediatric pharmacotherapy using pharmacokinetic-pharmacodynamic modeling. Expert Rev Clin Pharmacol. 9（9）: 1235-1244.

Cahan A, Cahan S, Cimino JJ, 2017. Computer-aided assessment of the generalizability of clinical trial results. Int J Med Inform, 99: 60-66.

Califano R, Tariq N, Compton S, et al, 2015. Expert consensus on the management of adverse events from EGFR tyrosine kinase inhibitors in the UK. Drugs, 75（12）: 1335-1348.

Campbell IW, 2005. The clinical significance of PPAR gamma agonism. Curr Mol Med, 5: 349-363.

Caves PK, Stinson EB, Graham AF, et al, 1973. Percutaneous transvenous endomyocardial biopsy. JAMA, 225（4）: 288-291.

Chen JF, Liu H, Ni HF, et al, 2013. Improved mitochondrial function underlies the protective effect of pirfenidone against tubulointerstitial fibrosis in 5/6 nephrectomized rats. PloS One, 8（12）: e83593.

Chen JF, Ni HF, Pan MM, et al, 2012. Pirfenidone inhibits macrophage infiltration in 5/6 nephrectomized rats. Am J Physiol Renal Physiol, 304（6）: 676-685.

Comerlato PH, Rebelatto TF, Santiago de Almeida FA, et al, 2017. Complications of central venous catheter insertion in a teaching hospital. Rev Assoc Med Bras（1992）, 63（7）: 613-620.

Cortes JE, Gambacorti-Passerini C, Deininger MW, et al, 2012. Bosutinib versus imatinib in newly diagnosed chronic-phase chronic myeloid leukemia: results from the BELA trial. J Clin Oncol, 30（3）: 231-239.

Cummings J, 2019. The Role of Biomarkers in Alzheimer's Disease Drug Development. Adv Exp Med

Biol，1118：29-61.

Cummings J，Feldman HH，Scheltens P，2019. The "rights" of precision drug development for Alzheimer's disease. Alzheimers Res Ther，11（1）：76.

Cummings J，Lee G，Ritter A，et al，2020. Alzheimer's disease drug development pipeline：2020. Alzheimers Dement（N Y），6（1）：e12050.

Damman K，Beusekamp JC，Boorsma EM，et al，2020. Randomized，double-blind，placebo-controlled，multicentre pilot study on the effects of empagliflozin on clinical outcomes in patients with acute decompensated heart failure（EMPA-RESPONSE-AHF）. Eur J Heart Fail，22（4）：713-722.

Darpo B，Benson C，Dota C，et al，2015. Results from the IQ-CSRC prospective study support replacement of the thorough QT study by QT assessment in the early clinical phase. Clin PharmacolTher，97（4）：325-326.

de Hoog M，Mouton JW，van den Anker JN，2004. Vancomycin：pharmacokinetics and administration regimens in neonates. Clin Pharmacokinet，43（7）：417-440.

Demedts M，Behr J，Buhl R，et al，2005. High-dose acetylcysteine in idiopathic pulmonary fibrosis. N Engl J Med，353（21）：2229-2242.

Dignass A，Schnabel R，Romatowski J，et al，2018. Efficacy and safety of a novel high-dose mesalazine tablet in mild to moderate active ulcerative colitis：a double-blind，multicentre，randomised trial. United European Gastroenterol J，6（1）：138-147.

du Bois RM，Nathan SD，Richeldi L，et al，2012. Idiopathic pulmonary fibrosis：Lung function is a clinically meaningful endpoint for phase Ⅲ trials. Am J Respir Crit Care Med，186（8）：712-715.

Dubois B，Feldman HH，Jacova C，et al，2014. Advancing research diagnostic criteria for Alzheimer's disease：the IWG-2 criteria. Lancet Neurol，13（6）：614-629.

Edgar CJ，Vradenburg G，Hassenstab J，2019. The 2018 Revised FDA Guidance for Early Alzheimer's Disease：Establishing the Meaningfulness of Treatment Effects. J Prev Alzheimers Dis，6（4）：223-227.

Eremina V，Jefferson JA，Kowalewska J，et al，2008. VEGF inhibition and renal thrombotic microangiopathy. N Engl J Med，358（11）：1129-1136.

Farolfi A，Melegari E，Aquilina M，et al，2013. Trastuzumab-induced cardiotoxicity in early breast cancer patients：a retrospective study of possible risk and protective factors. Heart，99（9）：634-639.

Ferber G，Zhou MJ，Dota C，et al，2017. Can bias evaluation provide protection against false-negative results in QT studies without a positive control using exposure-response analysis? J Clin Pharmacol，57（1）：85-95.

Fernandes SD，Koland M，2020. Understanding the Essentialities in Establishing the Bioequivalence of Oral Inhalation Drug Products to be Marketed in the USA. Ther Innov Regul Sci，54（4）：738-748.

Ferrero J，Williams L，Stella H，et al，2016. First-in-human，double-blind，placebo-controlled，single-dose escalation study of aducanumab（BIIB037）in mild-to-moderate Alzheimer's disease. Alzheimers Dement（N Y），2（3）：169-176.

Fiorino G，Sturniolo Giacomo C，Bossa F，2019. A phase 2a，multicenter，randomized，double-blind，parallel-group，placebo-controlled trial of IBD98-M delayed-release capsules to induce remission in patients with active and mild to moderate ulcerative colitis. Cells，8（6）：523.

Fischer L，Knebel P，SchrOder S，et al，2008. Reasons for explantation of totally implantable access ports：a multivariate analysis of 385 consecutive patients. Ann Surg Oncol，15（4）：1124-1129.

Fitchett D，Zinman B，Wanner C，et al，2016. Heart failure outcomes with empagliflozin in patients with type 2 diabetes at high cardiovascular risk：results of the EMPA-REG OUTCOME® trial. Eur Heart J，37（19）：1526-1534.

Fitzgerald K，Frank-Kamenetsky M，Shulga-Morskaya S，et al，2014. Effect of an RNA interference drug on the synthesis of proprotein convertase subtilisin/kexin type 9（PCSK9）and the concentration of serum LDL cholesterol in healthy volunteers：a randomised，single-blind，placebo-controlled，phase 1 trial. Lancet，383（9911）：60-68.

Fowles RE，Mason JW，1982. Endomyocardial biopsy. Ann Intern Med，97（6）：885-894.

Francis R，Lewis C，2018. Myocardial biopsy：techniques and indications. Heart，104（11）：950-958.

Fregonese L，Eichler I，2015. The future of the development of medicines in idiopathic pulmonary fibrosis. BMC Med，13：239.

Garnett C，Bonate PL，Dang QY，et al，2018. Scientific white paper on concentration-QTc modeling. J Pharmacokinet Pharmacodyn，45（3）：383-397.

Glassman AH，Thomas Bigger J，2001. Antipsychotic drugs：prolonged QTc interval，torsade de pointes，and sudden death. Am J Psychiatry，158（11）：1774-1782.

Global Initiative for Asthma. Global strategy for asthma management and prevention. Updated 2022. ［2022-08-15］. https：//ginasthma.org/wp-content/uploads/2022/07/GINA-Main-Report-2022-FINAL-22-07-01-WMS.pdf.

Gore R，Chugh PK，Tripathi CD，et al，2017. Pediatric off-label and unlicensed drug use and its implications. Curr Clin Pharmacol，（12）：18-25.

Graham DJ，Ouellet-Hellstrom R，MaCurdy TE，et al，2010. Risk of acute myocardial infarction，stroke，heart failure，and death in elderly Medicare patients treated with rosiglitazone or pioglitazone. JAMA，304（4）：411-418.

Guo JC，Li HY，2012. Cardiac safety evaluation of innovative drugs and thorough QT/QTc study. Chin Pharm J，47（15）：1185-1188.

Hansel TT，Kropshofer H，Singer T，et al，2010. The safety and side effects of monoclonal antibodies. Nat Rev Drug Discov，9（4）：325-338.

Hao GX，Yuan XX，Guo W，et al，2020. Paediatric drugs trials in China. BMJ Paediatr Open，4（1）：e000618.

Heemskerk CPM，Pereboom M，Van Stralen K，et al，2018. Risk factors for QTc interval prolongation. Eur J Clin Pharmacol，74（2）：183-191.

Heinemann L，Klappoth W，Rave K，et al，2000. Intra-Individual variabil-ity of metabolic effect of Inhaled Insulin together with an absorptionenhancer. Diabetes Care，23（9）：1343.

Helgadottir H，Bjornsson ES，2019. Problems associated with deprescribing of proton pump inhibitors. Int. J. Mol. Sc，20（21）：5469.

Hijiya1 N，Zwaan CM，Rizzari C，et al，2020. Pharmacokinetics of nilotinib in pediatric patients with philadelphia chromosome-positive chronic myeloid leukemia or acute lymphoblastic leukemia. Clin Cancer Res，26（4）：812-820.

Hirose M，Hosoi E，Hamano S，et al，2003. Multidrug resistance in hematological malignancy. J Med Invest，50（3-4）：126-135.

Hoch M，Darpo B，Remenova T，et al，2014. A thorough QT study in the context of an uptitration regimen with selexipag，aselective oral prostacyclin receptor agonist. Drug Des DevTher，17（9）：175-185.

Holzmann M，Nicko A，Kühl U，et al，2008. Complication rate of right ventricular endomyocardial biopsy via the femoral approach: a retrospective and prospective study analyzing 3048 diagnostic procedures over an 11-year period. Circulation, 118（17）: 1722-1728.

Hooper AJ, Burnett JR, 2013. Anti-PCSK9 therapies for the treatment of hypercholesterolemia. Expert Opin Biol Ther, 13（3）: 429-435.

Hossein A, Ahmad Reza J, Farhad G, et al, 2018. A phase Ⅰ/Ⅱ randomized, controlled, clinical trial for assessment of the efficacy and safety of β-D-mannuronic acid in rheumatoid arthritis patients. Inflammopharmacology, 26（3）: 737-745.

Hughes S, Cohen D, Johnson R, 2016. Adverse event assessment methods in published trials of psychotropic drugs: Poor reporting and neglect of emerging safety concerns. Int J Risk Saf Med, 28（2）: 101-114.

Ito S, Itoh H, Rakugi H, et al, 2019. Efficacy and safety of esaxerenone（CS-3150）for the treatment of essential hypertension: a phase 2 randomized, placebo-controlled, double-blind study. J Hum Hypertens, 33（7）: 542-551.

Iyer SN, Gurujeyalakshmi G, Giri SN, 1999. Effects of pirfenidone on procollagen gene expression at the transcriptional level in bleomycin hamster model of lung fibrosis. J Pharmacol Exp Ther, 289（1）: 211-218.

Iyer SN, Hyde DM, Giri SN, 2000. Anti-inflammatory effect of pirfenidone in the bleomycin-hamster model of lung inflammation. Inflammation, 24（5）: 477-491.

Iyer SN, Margolin SB, Hyde DM, et al, 1998. Lung fibrosis is ameliorated by pirfenidone fed in diet after the second dose in a three-dose bleomycin-hamster model. Exp Lung Res, 24（1）: 119-132.

Izzedine H, Ederhy S, Goldwasser F, et al, 2009. Management of hypertension in angiogenesis inhibitor-treated patients. Ann Oncol, 20（5）: 807-815.

Jack Jr CR,., Bennett DA, Blennow K, et al, 2018. NIA-AA Research Framework: Toward a biological definition of Alzheimer's disease. Alzheimers Dement, 14（4）: 535-562.

Jacqz-Aigrain E, Zhao W, Sharland M, et al, 2013. Use of antibacterial agents in the neonate: 50 years of experience with vancomycin administration. Semin Fetal Neonatal Med, 18（1）: 28-34.

Jain NM, Culley A, Knoop T, et al, 2019. Conceptual Framework to Support Clinical Trial Optimization and End-to-End Enrollment Workflow. JCO Clin Cancer Inform, 3: 1-10.

Jakubzick C, Choi ES, Joshi BH, et al, 2003. Therapeutic attenuation of pulmonary fibrosis via targeting of IL-4-and IL-13-responsive cells. J Immunol, 171（5）: 2684-2693.

Jia L, Quan M, Fu Y, et al, 2020. Dementia in China: epidemiology, clinical management, and research advances. The Lancet Neurology, 19（1）: 81-92.

Jia L, Zhu M, Kong C, et al, 2021. Blood neuro-exosomal synaptic proteins predict Alzheimer's disease at the asymptomatic stage. Alzheimers Dement, 17（1）: 49-60.

John F, Daniel B, Kathleenu U, et al, 2009. New precompetitive paradigms: focus on cardiac safety. Am Heart J, 157（5）: 825-826.

Jones D, Wismayer K, Bozas G, et al, 2017. The risk of venous thromboembolism associated with peripherally inserted central catheters in ambulant cancer patients. Thromb J, 15: 25.

Jones SE, Collea R, Paul D, et al, 2013. Adjuvant docetaxel and cyclophosphamide plus trastuzumab in patients with HER2 amplified early stage breast cancer: a single-group, open-label, phase 2 study. Lancet Oncol, 14（11）: 1121-1128.

Kalladka D, Sinden J, Pollock K, et al, 2016. Human neural stem cells in patients with chronic ischaemic stroke（PISCES）: A phase 1, first-in-man study. Lancet, 388（10046）: 787-796.

Kaner RJ，Bajwa EK，EI-Amine M，et al，2019. Design of Idiopathic Pulmonary Fibrosis Clinical Trials in the Era of Approved Therapies. Am J Respir Crit Care Med，200（2）：133-139.

Kato M，Furuie H，Shimizu T，et al，2018. Single-and multiple-dose escalation study to assess pharmacokinetics，pharmacodynamics and safety of oral esaxerenone in healthy Japanese subjects. Br J Clin Pharmacol，84（8）：1821-1829.

Kim JC，Shin SH，Yi HG，et al，2013. Rapid-onset pulmonary arterial hypertension in a patient with acute lymphoblastic leukemia treated with dasatinib. Herz，38（8）：931-933.

Kimmelman J，2015. The secret realm of phase I trials in healthy volunteers. BMJ，350：h3444.

King TE，Albera C，Bradford WZ，et al，2009. Effect of interferon gamma-1b on survival in patients with idiopathic pulmonary fibrosis（INSPIRE）：a multicentre，randomised，placebo-controlled trial. Lancet，374（9685）：222-228.

King TE，Brown KK，Raghu G，et al，2011. Build-3：a randomized，controlled trial of bosentan in idiopathic pulmonary fibrosis. Am J Respir Crit Care Med，184（1）：92-99.

King TJ，Pardo A，Selman M，2011. Idiopathic pulmonary fibrosis. Lancet，378（9807）：1949-1961.

Kondo H，Takahashi N，2019. Reduced hospitalization for heart failure using anti-diabetic drug dapagliflozin：implications of DECLARE-TIMI 58 for the basic science community. Cardiovasc Res，115（6）：e54-e57.

Kukreja JB，Thompson Jr IM，Chapin BF，2019. Organizing a clinical trial for the new investigator. Urol Oncol，37（5）：336-339.

Kulkarni PS，Manjunath K，Agarkhedkar S，et al，2012. Safety and immunogenicity of an adjuvanted whole virion，inactivated A（H1N1）2009 influenza vaccine in young and elderly adults，and children. Vaccine，31（1）：20-22.

Laughon MM，Benjamin DK Jr，Capparelli EV，et al，2011. Innovative clinical trial design for pediatric therapeutics. Expert Rev Clin Pharmacol，4（5）：643-652.

Lederer DJ，Martinez FJ，2018. Idiopathic Pulmonary Fibrosis. N Engl J Med，379（8）：797-798.

Leong EWX，Ge R，2022. Lipid Nanoparticles as Delivery Vehicles for Inhaled Therapeutics. Biomedicines，10（9）：2179.

Leroux S，Jacqz-Aigrain E，Biran V，et al，2016. Clinical utility and safety of a model-based patient-tailored dose of vancomycin in neonates. Antimicrob Agents Chemother，60（4）：2039-2042.

Leroux S，Turner MA，Guellec CB，et al，2015. Pharmacokinetic Studies in Neonates：The Utility of an Opportunistic Sampling Design. Clin Pharmacokinet，54（12）：1273-1285.

Leroux-Roels I，Borkowski A，Vanwolleghem T，et al，2007. Antigen sparing and cross-reactive immunity with an adjuvanted rH5N1 prototype pandemic influenza vaccine：a randomised controlled trial. Lancet，370（9587）：580-589.

Liachopoulou AP，Synodinou-Kamilou EE，Deligiannidi PG，et al，2008. Nurses' training and confidence on deep venous catheterization. Technol Health Care，16（3）：159-169.

Liu HX，Liu CF，Yang WH，2015. Clinical study of continuous micropump infusion of atropine and pralidoxime chloride for treatment of severe acute organophosphorus insecticide poisoning. J Chin Med Assoc，78（12）：709-713.

Louie R，2019. The 2018 NIA-AA research framework：Recommendation and comments. Alzheimers Dement，15（1）：182-183.

Maes A，DePetrillo P，Siddiqui S，et al，2019. Pharmacokinetics of Co-Suspension Delivery Technology Budesonide/Glycopyrronium/Formoterol Fumarate Dihydrate（BGF MDI）and Budesonide/Formoterol

Fumarate Dihydrate（BFF MDI）Fixed-Dose Combinations Compared With an Active Control：A Phase 1，Randomized，Single-Dose，Crossover Study in Healthy Adults. Clin Pharmacol Drug Dev，8（2）：223-233.

Maher TM，2012. Idiopathic pulmonary fibrosis：pathobiology of novel approaches to treatment. Clin Chest Med，33（1）：69-83.

Marasco RA，2020. Current and evolving treatment strategies for the Alzheimer disease continuum. Am J Manag Care，26（8 Suppl）：S167-S176.

Marchesi E，Monti M，Nanni O，et al，2018. New requirements for phase I trials：a challenge for Italian clinical research. Tumori，104（1）：15-21.

Marquez F，Yassa MA，2019. Neuroimaging Biomarkers for Alzheimer's Disease. Mol Neurodegener，14（1）：21.

Martinez FJ，Collard HR，Pardo A，et al，2017. Idiopathic pulmonary fibrosis. Nat Rev Dis Primers，3：17074.

Mathai SK，Schwartz DA，2019. Translational research in pulmonary fibrosis. Transl Res，209：1-13.

McGee DC，Gould MK，2003. Preventing complications of central venous catheterization（Review）. N Engl J Med，348（12）：1123-1133.

McKhann G，Drachman D，Folstein M，et al，1984. Clinical diagnosis of Alzheimer's disease：report of the NINCDS-ADRDA Work Group under the auspices of Department of Health and Human Services Task Force on Alzheimer's Disease. Neurology，34（7）：939-944.

McKhann GM，Knopman DS，Chertkow H，et al，2011. The diagnosis of dementia due to Alzheimer's disease：recommendations from the National Institute on Aging-Alzheimer's Association workgroups on diagnostic guidelines for Alzheimer's disease. Alzheimers Dement，7（3）：263-269.

Mehta R，Riddell K，Gupta A，et al，2015. Comparison of the Pharmacokinetics of Salmeterol and Fluticasone Propionate 50/100 μg Delivered in Combination as a Dry Powder Via a Capsule-Based Inhaler and a Multi-Dose Inhaler. Clin Drug Investig，35（5）：319-326.

Meinolf S，Philipp S，Ingmar G，et al，2018. Front-line imatinib treatment in children and adolescents with chronic myeloid leukemia：results from a phase III trial. Leukemia，32（7）：1657-1669.

Meng FY，Zheng WY，Liu XL，et al，2003. Glivec in Combination with HA Regimen for treatment of 20 Patients with Ph chromosome positive acute leukemia. Chinese Journal of Cancer，22（8）：840-843.

Michel S，Alain P，Henri C，et al，2010. A safety grading scale to support dose escalation and dene stopping rules for healthy subject first-entry-into-man studies. British J Clin Pharmacol，70（5）：736-748.

Miller AB. 1981. WHO recommendations for grading of acute and subacute toxicity. Cancer，47：210-211.

Min SS，Turnerj R，Nada A，et al，2010. Evaluation of ventriculararrhythmias in early clinical pharmacology trials and potential onsequences for later development. Am Heart J，159（5）：716-729.

Mishra A，Sarangi SC，Reeta K，2020. First-in-human dose：current status review for better future perspectives. Eur J Clin Pharmacol，76（9）：1237-1243.

Miwa H，Uedo N，Watari J，et al，2017. Randomised clinical trial：efficacy and safety of vonoprazan vs. lansoprazole in patients with gastric or duodenal ulcers-results from two phase 3，non-inferiority randomised controlled trials. Aliment Pharmacal Ther，45（2）：240-252.

Moureau N，Lamperti M，Kelly LJ，et al，2013. Evidence-based consensus on the insertion of central venous access devices：definition of minimal requirements for training. Br J Anaesth，110（3）：347-

356.

Mullens W, Damman K, Testani JM, et al, 2020. Evaluation of kidney function throughout the heart failure trajectory-a position statement from the Heart Failure Association of the European Society of Cardiology. Eur J Heart Fail, 22（4）: 584-603.

Narducci F, Jean-Laurent M, Boulanger L, et al, 2011. Totally implantable venous access port systems and risk factors for complications: a one-year prospective study in a cancer centre. Eur J Surg Oncol, 37（10）: 913-918.

Nissen SE, Wolski K, 2007. Effect of rosiglitazone on the risk of myocardial infarction and death from cardiovascular causes. N Engl J Med, 356（24）: 2457-2471.

Nissen SE, Wolski K, 2010. Rosiglitazone revisited: an updated meta-analysis of risk for myocardial infarction and cardiovascular mortality. Arch Intern Med, 170（14）: 1191-1201.

Noble PW, Albera C, Bradford WZ, et al, 2011. Pirfenidone in patients with idiopathic pulmonary fibrosis（capacity）: two randomised trials. Lancet, 377（9779）: 1760-1769.

Noble PW, Barkauskas CE, Jiang D, 2012. Pulmonary fibrosis: Patterns and perpetrators. J Clin Invest, 122（8）: 2756-2762.

Norris RE, Behtaj M, Fu P, et al, 2017. Evaluating the role of phase I expansion cohorts in oncologic drug development. Invest New Drugs, 35（1）: 108-114.

Noth I, Anstrom KJ, Calvert SB, et al, 2012. A placebo-controlled randomized trial of warfarin in idiopathic pulmonary fibrosis. Am J Respir Crit Care Med, 186（1）: 88-95.

Olivé-Gadea M, Requena M, Campos D, 2021. Defining a Target Population to Effectively Test a Neuroprotective Drug. Stroke, 52（2）: 505-510.

Panchal AR, Bartos JA, Cabañas JG, 2020. Adult Basic and Advanced Life Support: 2020 American Heart Association Guidelines for Cardiopulmonary Resuscitation and Emergency Cardiovascular Care. Circulation, 142（16_suppl_2）: S366-S468.

Parienti JJ, Mongardon N, Mégarbane B, et al, 2015. Intravascular complications of central venous catheterization by insertion site. N Engl J Med, 373（13）: 1220-1229.

Patil PP, Pawar AP, Mahadik KR, et al, 2021. An overview of regulations for bioequivalence assessment of locally acting orally inhaled drug products for the United States, Europe, Canada, and India. Expert Opin Drug Deliv, 18（12）: 1843-1855.

Peres CM, Aronoff DM, Serezani CH, et al, 2007. Specific leukotriene receptors couple to distinct G proteins to effect stimulation of alveolar macrophage host defense functions. J Immunol, 179（8）: 5454-5461.

Perkovic V, Jardine MJ, Neal B, et al, 2019. Canagliflozin and Renal Outcomes in Type 2 Diabetes and Nephropathy. N Engl J Med, 380（24）: 2295-2306.

Picat MQ, Houédé N, Chamorey E, et al, 2011. Phase 0 exploratory clinical trials: literature review 2006-2009. Bull Cancer, 98（7）: 753-759.

Pocock SJ, McMurray JJV, Collier TJ, 2015. Statistical controversies in reporting of clinical trials: part 2 of a 4-part series on statistics for clinical trials. J Am Coll Cardiol, 66（23）: 2648-2662.

Powers WJ, Rabinstein AA, Ackerson T, et al, 2018. 2018 guidelines for the early management of patients with acute ischemic stroke: a guideline for healthcare professionals from the American Heart Association/American Stroke Association. Stroke, 49（3）: e46-e110.

Powers WJ, Rabinstein AA, Ackerson T, et al, 2019. Guidelines for the Early Management of Patients With Acute Ischemic Stroke: 2019 Update to the 2018 Guidelines for the Early Management of Acute Ischemic Stroke: A Guideline for Healthcare Professionals From the American Heart Association/American Stroke Association. Stroke, 50（12）: e344-e418.

Qiu Y, Mao R, Zhang SH, et al, 2015. Safety profile of thiopurines in crohn disease: analysis of 893 patient-years follow-up in a southern china cohort. Medicine（Baltimore）, 94（41）: e1513.

Raad I, 1998. Intravascuar ar catheter-related infections. Lancet, 35（1）: 893-898.

Raal F, Scott R, Somaratne R, et al, 2012. Low-density lipoprotein cholesterol-lowering effects of AMG 145, a monoclonal antibody to proprotein convertase subtilisin/kexin type 9 serine protease in patients with heterozygous familial hypercholesterolemia: the Reduction of LDL-C with PCSK9 Inhibition in Heterozygous Familial Hypercholesterolemia Disorder（RUTHERFORD）randomized trial. Circulation, 126: 2408-2417.

Raghu G, Anstrom KJ, King TE, et al, 2012. Prednisone, azathioprine, and N-acetylcysteine for pulmonary fibrosis. N Engl J Med, 366（9）: 1968-1977.

Raghu G, Brown KK, Bradford WZ, et al, 2004. Idiopathic Pulmonary Fibrosis Study Group. A placebo-controlled trial of interferon gamma-1b in patients with idiopathic pulmonary fibrosis. N Engl J Med, 350（2）: 125-133.

Raghu G, Collard HR, Anstrom KJ, et al, 2012. Idiopathic pulmonary fibrosis: clinically meaningful primary endpoints in phase 3 clinical trials. Am J Respir Crit Care Med, 185（10）: 1044-1048.

Raghu G, Remy-Jardin M, Richeldi L, et al, 2022. Idiopathic pulmonary fibrosis（an update）and progressive pulmonary fibrosis in adults: an official ATS/ERS/JRS/ALAT Clinical Practice Guideline. Am J Respir Crit Care Med, 205（9）: e18-e47.

Richeldi L, Collard HR, Jones MG, 2017. Idiopathic pulmonary fibrosis. Lancet, 389（10082）: 1941-1952.

Richeldi L, Costabel U, Selman M, et al, 2011. Efficacy of a tyrosine kinase inhibitor in idiopathic pulmonary fibrosis. N Engl J Med, 365: 1079-1087.

Rini BI, Escudier B, Tomczak P, et al, 2011. Axitinib versus sorafenib as second-line therapy for metastatic renal cell carcinoma（mRCC）: results of phase Ⅲ AXIS trial. Clin Genitourin Cancer, 29（15 suppl）: 4503.

Rivard PE, Luther SL, Christiansen CL, et al, 2008. Using patient safety indicators to estimate the impact of potential adverse events on outcomes. Med Care Res Rev, 65（1）: 67-87.

Rogler G, 2020. Efficacy of JAK inhibitors in Crohn's Disease. J Crohns Colitis, 14（Supplement_2）: S746-S754.

Sakakibara S, Konno S, 1982. Endomyocardial biopsy. Jpn Heart J, 3: 537-543.

Sanai N, 2019. Phase 0 clinical trial strategies for the neurosurgical oncologist. Neurosurgery, 85（6）: E967-E974.

Sandborn WJ, Bhandari BR, Fogel R, et al, 2016. Randomised clinical trial: a phase 1, dose-ranging study of the anti-matrix metalloproteinase-9 monoclonal antibody GS-5745 versus placebo for ulcerative colitis. Aliment Pharmacol Ther, 44（2）: 157-169.

Schrier L, Hadjipanayis A, Stiris T, et al, 2020. Off-label use of medicines in neonates, infants, children, and adolescents: a joint policy statement by the European Academy of Paediatrics and the European society for Developmental Perinatal and Pediatric Pharmacology. J. Eur J Pediatr, 179（5）: 839-847.

Sehgal P, Colombel JF, Aboubakr A, et al, 2018. Systematic review: safety of mesalazine in ulcerative colitis. Aliment Pharmacol Ther, 47（12）: 1597-1609.

Shen J, Swift B, Mamelok R, et al, 2019. Design and Conduct Considerations for First-in-Human Trials. Clin Transl Sci, 2（1）: 6-19.

Singletary EM, Zideman DA, Bendall JC, et al, 2020. 2020 International Consensus on First Aid Science With Treatment Recommendations. Circulation, 142（16_suppl_1）: S284-S334.

Smith RN, Nolan JP, 2013. Central venous catheters. BMJ, 347: f6570.

Smolyar AN, Ginzburg LM, Smirnov MA, 2019. Totally implantable central venous port: analysis of complications and their prevention. Khirurgiia（Mosk）,（12）: 13-17.

Somogyi V, Chaudhuri N, Torrisi SE, et al, 2019. The therapy of idiopathic pulmonary fibrosis: what is next? Eur Respir Rev, 28（153）: 190021.

Soverini S, Mancini M, Bavaro L, et al, 2018. Chronic myeloid leukemia: the paradigm of targeting oncogenic tyrosine kinase signaling and counteracting resistance for successful cancer therapy. Molecular Cancer, 17（1）: 49.

Srichana T, Juthong S, Thawithong E, et al, 2016. Clinical equivalence of budesonide dry powder inhaler and pressurized metered dose inhaler. Clin Respir J, 10（1）: 74-82.

Stroke Therapy Academic Industry Roundtable II（STAIR-II）, 2001. Recommendations for Clinical Trial Evaluation of Acute Stroke Therapies. Marc Fisher. Stroke, 32（7）: 1598-1606.

Sullivan D, Olsson AG, Scott R, et al, 2012. Effect of a monoclonal antibody to PCSK9 on low-density lipoprotein cholesterol levels in statin-intolerant patients: the GAUSS randomized trial. JAMA, 308（23）: 2497-2506.

Suntharalingam G, Perry MR, Ward S, et al, 2006. Cytokine storm in a phase 1 trial of the anti-CD28 monoclonal antibody TGN1412. N Engl J Med, 355（10）: 1018-1028.

Taibi A, Ferrero PA, Derbal S, 2020. Chemotherapy drug extravasation in totally implantable venous access port systems: use of subcutaneous wash-out technique（with vidéo）. Gynecol Obstet Fertil Senol, 48（4）: 398-399.

Takaku Y, Kurashima K, Ohta C, et al, 2017. How many instructions are required to correct inhalation errors in patients with asthma and chronic obstructive pulmonary disease? Respir Med, 123: 110-115.

Taniguchi H, Ebina M, Kondoh Y, et al, 2010. Pirfenidone in idiopathic pulmonary fibrosis. Eur Respir J, 35（4）: 821-829.

Tanioka H, Asano M, Kawasaki K, et al, 2019. Gan To Kagaku Ryoho, 46（13）: 2182-2184.

Tukey MH, Wiener RS, 2014. The impact of a medical procedure service on patient safety, procedure quality and resident training opportunities. J Gen Intern Med, 29（3）: 485-490.

Vamecq J, Latruffe N, 1999. Medical significance of peroxisome proliferator-activated receptors. Lancet, 354: 141-148.

Verweij J, Hendriks HR, Zwierzina H, 2019. Innovation in oncology clinical trial design. Cancer Treat Rev, 74: 15-20.

Vicente J, Stockbridge N, Strauss DG, 2016. Evolving regulatory paradigm for proarrhythmic risk assessment for new drugs. J Electrocardiol, 49（6）: 837-842.

Visner GA, Liu F, Bizargity P, et al, 2009. Pirfenidone inhibits T cell activation, proliferation, cytokine and chemokine production, and host alloresponses. Transplantation, 88（3）: 330-338.

Wang YJ, Li ZX, Gu HQ, et al, 2022. China Stroke Statistics 2019: A Report From the National Center for Healthcare Quality Management in Neurological Diseases, China National Clinical Research Center for Neurological Diseases, the Chinese Stroke Association, National Center for Chronic and Non-communicable Disease Control and Prevention, Chinese Center for Disease Control and Prevention and Institute for Global Neuroscience and Stroke Collaborations. Stroke Vasc Neurol, 5（3）: 211-239.

Wells AU，2013．Forced vital capacity as a primary end point in idiopathic pulmonary fibrosis treatment trials：making a silk purse from a sow's ear．Thorax，68（4）：309-310．

Wells AU，Behr J，Costabel U，et al，2012．Mortality as a primary end-point in IPF treatment trials：the best is the enemy of the good．Thorax，67（11）：938-940．

West JB，Luks AM，2017．West呼吸生理学精要．10版．詹庆元，译．北京：北京大学医学出版社．

Woosley RL，Chen Y，Freiman JP，et al，1993．Mechanism of the cardiotoxic actions of terfenadine．JAMA，256（12）：1532-1536．

Yang RX，Ren HX，Zhuang L，et al，2012．Pharmacokinetic and myocardial enzyme profiles of two administration routes of epirubicin in breast cancer patients．Arzneimittelforschung，62（12）：677-681．

Yeh CY，Schulien AJ，Molyneaux BJ，et al，2020．Lessons from Recent Advances in Ischemic Stroke Management and Targeting Kv2.1 for Neuroprotection．Int J Mol Sci，21（17）：6107．

Young PNE，Estarellas M，Coomans E，et al，2020．Imaging biomarkers in neurodegeneration：current and future practices．Alzheimers Res Ther，12（1）：49．

Zhang BS，Chen YP，Lv JL，et al，2019．Comparison of the Efficacy of Nilotinib and Imatinib in the Treatment of Chronic Myeloid Leukemia．J Coll Physicians Surg Pak，29（7）：631-634．

Zhang J，Chen H，Tsong Y，et al，2015．Lessons learned from hundreds of thorough QT studies．Ther Innov Regul Sci，49（3）：392-397．

Zhang J，Wan W，Miao L，et al，2020．Pharmacokinetics，pharmacodynamics and safety of belimumab in Chinese patients with systemic lupus erythematosus：a phase Ⅰ，open-label study．Rheumatol Ther，7（1）：191-200．

Zhang S，Kohli K，Black RG，et al．Systemic interferon-γ increases MHC class Ⅰ expression and T-cell infiltration in cold tumors：results of a phase 0 clinical trial．Cancer Immunol Res，7（8）：1237-1243．

Zhao W，Lopez E，Biran V，et al，2013．Vancomycin continuous infusion in neonates：dosing optimisation and therapeutic drug monitoring．Arch Dis Child．，98（6）：449-453．

Zhao X，Ren YM，Ma T，et al，2016．Efficacy and safety of beclomethasone dipropionate versus 5-aminosalicylic acid in the treatment of ulcerative colitis：a systematic review and meta-analysis．PLoS One．11（8）：e0160500．

Zheng Y，Liu SP，Xu BP，et al，2018．Population pharmacokinetics and dosing optimization of azithromycin in children with community-acquired pneumonia．Antimicrob Agents Chemother，62（9）：e00686-18．

Zhou Q，Chen XY，Yang ZM，et al，2017．The changing landscape of clinical trial and approval processes in China．Nat Rev Clin Oncol，14（9）：577-583．

Zinman B，Wanner C，Lachin JM，et al，2015．Empagliflozin，Cardiovascular Outcomes，and Mortality in Type 2 Diabetes．N Engl J Med，373：2117-2128．

Zou K，Abdullah M，Michikawa M，2020．Current Biomarkers for Alzheimer's Disease：From CSF to Blood．J Pers Med，10（3）：85．

Zuo PY，Chen XL，Liu YW，et al，2014．Increased risk of cerebmvascular events in patients with cancer treated with bevacizumab：a meta-analysis．PLoS One，9（7）：e102484．